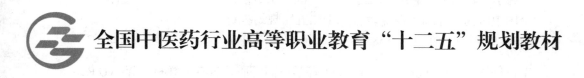

**全国中医药行业高等职业教育"十二五"规划教材**

# 中 药 学

（供中医学、针灸推拿、中医骨伤等专业用）

主　编　李飞雁（遵义医药高等专科学校）
副主编　宋永刚（山东中医药高等专科学校）
　　　　赵珍东（广东食品药品职业学院）
　　　　姬水英（渭南职业技术学院）
编　委　（以姓氏笔画为序）
　　　　王玉霞（重庆医药高等专科学校）
　　　　任丽萍（重庆三峡医药高等专科学校）
　　　　吴志生（北京中医药大学）
　　　　邱　佳（遵义医药高等专科学校）
　　　　何舒澜（福建卫生职业技术学院）
　　　　赵宝林（安徽中医药高等专科学校）
　　　　姚巧林（北京卫生职业学院）
　　　　景晓奇（山西药科职业学院）
　　　　曾　彬（四川中医药高等专科学校）
　　　　廖广辉（浙江中医药大学）

中国中医药出版社
·北　京·

图书在版编目（CIP）数据

中药学 / 李飞雁主编 . —北京：中国中医药出版社，2015.8（2018.3 重印）

全国中医药行业高等职业教育"十二五"规划教材

ISBN 978 – 7 – 5132 – 2558 – 8

Ⅰ . ①中…　Ⅱ . ①李…　Ⅲ . ①中药学—高等职业教育—教材　Ⅳ . ① R28

中国版本图书馆 CIP 数据核字（2015）第 118568 号

中 国 中 医 药 出 版 社 出 版

北京市朝阳区北三环东路 28 号易亨大厦 16 层

邮政编码　100013

传真　010 64405750

山东临沂新华印刷物流集团印刷

各地新华书店经销

*

开本 787×1092　1/16　印张 28.75　字数 645 千字

2015 年 8 月第 1 版　2018 年 3 月第 4 次印刷

书号　ISBN 978 – 7 – 5132 – 2558 – 8

*

定价　58.00 元

网址　www.cptcm.com

# 全国中医药职业教育教学指导委员会

张美林（成都中医药大学附属医院针灸学校党委书记、副校长）

张登山（邢台医学高等专科学校教授）

张震云（山西药科职业学院副院长）

陈　燕（湖南中医药大学护理学院院长）

陈玉奇（沈阳市中医药学校校长）

陈令轩（国家中医药管理局人事教育司综合协调处副主任科员）

周忠民（渭南职业技术学院党委副书记）

胡志方（江西中医药高等专科学校校长）

徐家正（海口市中医药学校校长）

凌　娅（江苏康缘药业股份有限公司副董事长）

郭争鸣（湖南中医药高等专科学校校长）

郭桂明（北京中医医院药学部主任）

唐家奇（湛江中医学校校长、党委书记）

曹世奎（长春中医药大学职业技术学院院长）

龚晋文（山西职工医学院/山西省中医学校党委副书记）

董维春（北京卫生职业学院党委书记、副院长）

谭　工（重庆三峡医药高等专科学校副校长）

潘年松（遵义医药高等专科学校副校长）

秘　书　长　周景玉（国家中医药管理局人事教育司综合协调处副处长）

# 前　言

　　中医药职业教育是我国现代职业教育体系的重要组成部分，肩负着培养中医药多样化人才、传承中医药技术技能、促进中医药就业创业的重要职责。教育要发展，教材是根本，在人才培养上具有举足轻重的作用。为贯彻落实习近平总书记关于加快发展现代职业教育的重要指示精神和《国家中长期教育改革和发展规划纲要（2010—2020年）》，国家中医药管理局教材办公室、全国中医药职业教育教学指导委员会紧密结合中医药职业教育特点，充分发挥中医药高等职业教育的引领作用，满足中医药事业发展对于高素质技术技能中医药人才的需求，突出中医药高等职业教育的特色，组织完成了"全国中医药行业高等职业教育'十二五'规划教材"建设工作。

　　作为全国唯一的中医药行业高等职业教育规划教材，本版教材按照"政府指导、学会主办、院校联办、出版社协办"的运作机制，于2013年启动了教材建设工作。通过广泛调研、全国范围遴选主编，又先后经过主编会议、编委会议、定稿会议等研究论证，在千余位编者的共同努力下，历时一年半时间，完成了84种规划教材的编写工作。

　　"全国中医药行业高等职业教育'十二五'规划教材"，由70余所开展中医药高等职业教育的院校及相关医院、医药企业等单位联合编写，中国中医药出版社出版，供高等职业教育院校中医学、针灸推拿、中医骨伤、临床医学、护理、药学、中药学、药品质量与安全、药品生产技术、中草药栽培与加工、中药生产与加工、药品经营与管理、药品服务与管理、中医康复技术、中医养生保健、康复治疗技术、医学美容技术等17个专业使用。

　　本套教材具有以下特点：

　　1. 坚持以学生为中心，强调以就业为导向、以能力为本位、以岗位需求为标准的原则，按照高素质技术技能人才的培养目标进行编写，体现"工学结合""知行合一"的人才培养模式。

　　2. 注重体现中医药高等职业教育的特点，以教育部新的教学指导意见为纲领，注重针对性、适用性及实用性，贴近学生、贴近岗位、贴近社会，符合中医药高等职业教育教学实际。

　　3. 注重强化质量意识、精品意识，从教材内容结构、知识点、规范化、标准化、编写技巧、语言文字等方面加以改革，具备"精品教材"特质。

　　4. 注重教材内容与教学大纲的统一，教材内容涵盖资格考试全部内容及所有考试要求的知识点，满足学生获得"双证书"及相关工作岗位需求，有利于促进学生就业。

　　5. 注重创新教材呈现形式，版式设计新颖、活泼，图文并茂，配有网络教学大纲指导教与学（相关内容可在中国中医药出版社网站 www.cptcm.com 下载），符合职业院校学生认知规律及特点，以利于增强学生的学习兴趣。

在"全国中医药行业高等职业教育'十二五'规划教材"的组织编写过程中，得到了国家中医药管理局的精心指导，全国高等中医药职业教育院校的大力支持，相关专家和各门教材主编、副主编及参编人员的辛勤努力，保证了教材质量，在此表示诚挚的谢意！

我们衷心希望本套规划教材能在相关课程的教学中发挥积极的作用，通过教学实践的检验不断改进和完善。敬请各教学单位、教学人员及广大学生多提宝贵意见，以便再版时予以修正，提升教材质量。

国家中医药管理局教材办公室
全国中医药职业教育教学指导委员会
中国中医药出版社
2015 年 5 月

# 编写说明

　　《中药学》是"全国中医药行业高等职业教育'十二五'规划教材"之一。本教材是依据习近平总书记关于加快发展现代职业教育的重要指示和《国家中长期教育改革和发展规划纲要（2010—2020年）》精神，为充分发挥中医药高等职业教育的引领作用，满足中医药事业发展对于高素质技术技能中医药人才的需求，由全国中医药职业教育教学指导委员会、国家中医药管理局教材办公室统一规划、宏观指导，中国中医药出版社具体组织，全国中医药高等职业教育院校联合编写，供开展中医药高等职业教育的院校中医学、针灸推拿、中医骨伤等专业教学使用的教材。

　　本教材是按照国家高等职业教育人才培养目标和职业岗位群的要求，以能力培养为宗旨，以提高职业技能为目标，力求体现"立足高职，强化技能，体现特色"的要求。

　　在教材内容的组织和安排上，我们按照高等职业教育中医药相关专业学生后续课程和职业岗位的要求，针对性地增加了实用性强的内容，并兼顾知识体系的完整性，使学生能够掌握中药的基本理论和知识，将传统理论与现代知识有机结合起来。在编写形式与内容上，突破传统形式，增加了技能实训的内容，让学生在学习理论知识的同时，提高动手能力，掌握常用的中药基本技能；增设目标任务、目标检测，目标检测对接助理执业医师和执业医师考试的题型；常用中药采用案例分析导入，增强了教材的实用性与趣味性；并从掌握知识的角度，以及拓宽知识的深度和广度出发，增加了知识链接、知识拓展和课堂互动等内容；总论部分，改变了以往的编写模式，以学生实际应用所需知识为主线，由浅入深地介绍中药基本理论知识；增加了特殊管理的中药一章，目的是强化学生中药使用中的法律意识和规范化管理；常用中药中增加了"药性分析"的内容，旨在培养学生用中医药理论知识分析中药、运用中药的能力，这也是本教材的特色之处。总之，该教材与以往同类教材相比，有较大的创新。

　　本教材共分为三个部分：第一部分阐述中药的基本理论知识，共5章。其中第一章介绍中药及相关概念和中药的起源与发展概况；第二章介绍中药的药性理论，详细阐述中药的四气、五味、升降浮沉、归经等药性理论；第三章介绍中药的应用，包括配伍、用药禁忌、用量用法及煎服方法等；第四章介绍影响中药质量的因素，包括中药的产地、采集、储存、炮制等对中药质量的影响；第五章介绍特殊管理的中药。第二部分共19章，按功效类别分别介绍了19类常用中药，一共收载全国各地常用中药442味，主要内容包括中药的来源、性味归经、功效、药性分析、应用、用量用法、知识链接和知识拓展等。第二部分的中药共分为三个层次，凡目录中标有两个星号（**）者为掌握药物，标有一个星号（*）者为熟悉药物，无任何标记者为了解药物。第三部分为常用中药的技能实训，共4个项目。项目一为中药辨识技能实训，旨在让学生熟悉常用中药的外观形态及饮片性状，具备基本的辨药识药的知识和技能；项目二是常用中药炮制技能实训，旨在让学生熟练掌握必要的中药炮制加工技能；项目三为中药药效观察，旨在通过动物实验让学生观察了解中药的药效及毒副作用，客观、正确地认识中药；项目四为中药审方技能实训，旨在培养学生正确书写处方和审查处方的能力，了解处方调配的基本过程。这一部分技能实训的内容，也是本教材的创新之处。

本教材编写分工如下：第一部分第一章至第五章由李飞雁编写；第二部分第六章由吴志生编写；第七章和实训项目二由赵珍东编写；第八章、九章由何舒澜编写；第十章、十二章由曾彬编写；第十一章由景晓奇编写；第十三章、十六章由宋永刚编写；第十四章、十五章由赵宝林编写；第十七章、十九章由任丽萍编写；第十八章由邱佳编写；第二十章和实训项目三由廖广辉编写；第二十一章和实训项目一由姬水英编写；第二十二章和实训项目四由姚巧林编写；第二十三章、二十四章由王玉霞编写。

本教材在编写过程中得到了参编单位及相关专家的大力支持和指导，在此表示深深的谢意！

本教材在传统教材的基础上进行了一些改革，编者力求将多年的教学经验融入教材之中，但由于水平有限，难免有不足和错漏之处，恳切希望各院校同仁在使用过程中提出宝贵意见，以便再版时修订提高。

《中药学》编委会

2015 年 6 月

# 目　录

# 第一部分　中药的基本理论

# 第二部分　常用中药

# 第一部分　中药的基本理论

## 第一章　绪　论

📖 学习目标

**知识目标**

掌握中药、中药学及相关概念，了解中药的起源和中药学的发展概况；掌握历代重要本草学代表著作的主要内容、学术价值；认识历代主要本草著作对中医药发展的影响和重要性。

**能力目标**

正确认识中药与健康之间的关系，明确继承和发扬祖国传统医药文化的历史使命。

我国地大物博，资源丰富，分布着种类繁多的植物、动物、矿物，将这些天然资源作为药物使用，已有悠久的历史。据清代及之前的典籍所载，中药已超过 3000 种，现代调查的中药资源已达 12800 多种。几千年来，这一宝贵的药材资源一直是我国劳动人民防病治病的重要武器，对保障人民健康和民族繁衍起着重要的作用。

# 第一节 概 述

**目标任务：**
1. 掌握中药及中药学的概念。
2. 熟悉本草、草药、中药材、中药饮片、中成药等基本概念。

## 一、中药的含义

**1.中药的概念** 中药在我国古代医药书籍中一直被称为"药"，中药这一称谓大约是在19世纪后期出现的，由于西方医药传入我国，为了将我国传统医药与西方医药相区别，才出现了中药这一称谓，是人们对我国传统药物的总称。中药是按照中医基础理论认识和使用的，有着独特的理论体系和应用形式，能充分反映我国历史、文化、自然资源等方面的特点。中药必须赋有中医药理论的特有内涵；否则，即使是来源于自然界的植物、动物、矿物及加工品也不能称为中药，只能叫天然药物。总之，中药就是在中医理论指导下用于预防和治疗疾病的物质。由于中药的来源以植物类药材居多，使用也最为普遍，所以古人把中药称为"本草"。

**2.中药学的概念** 自古以来，人们习惯把中药称为"本草"，自然也就把这一学科的理论研究称为"本草学"。及至近代，随着西方医药学传入我国并广泛传播，为了区分中医中药与西医西药，"本草学"逐渐改称为"中药学"。中药学是专门研究中药的基本理论和各种中药的来源、产地、采集、炮制、性能、功效、临床应用、用法等知识的一门学科，是中医药学宝库中的一个重要组成部分。

## 二、中药相关术语的含义

**1.草药** 这一名词始于宋代，主要相对于国家药局的"官药"而言。指那些主流本草尚无记载，只在某一地区流传，或为民间医生所习用的药物。通常根据经验辨证施用，一般是自种、自采、自制、自用，少见或不见于典籍，而且应用地区局限，缺少比较系统的医药学理论及统一的加工炮制规范。又有"中草药"一词，是指中药与草药的合称，有时也是民间百姓对中药的称呼。

**2.中药材** 指经过采收可作为中药使用，但未经加工炮制的天然药物。药材一般需经过适当的加工炮制后才能用于调剂中医处方、配制和生产中成药，而起到医疗作用。

**3.饮片** 指将中药材加工炮制制成一定规格的炮制加工品。

**4.中成药** 是以中药饮片为原料，按处方标准，依据药材的理化性质制成一定剂型的现成制剂。

**5.民族药** 是指我国除汉族外，各少数民族在本民族区域内使用的天然药物，有独特的医药理论体系，以民族医药理论或民族用药经验为指导。民族药是我国传统医药体系的重要组成部分。它的存在与发展，不仅丰富了中国医药学宝库，也促进了中药的发展。中药、民间药和民族药三者既有区别，又有紧密的内在联系。

# 第二节 中药的发展概况

**目标任务：**
1. 了解中药的起源。
2. 熟悉中药的发展概况。
3. 掌握《神农本草经》《本草纲目》《新修本草》《经史证类备急本草》《中华本草》等著名本草学著作的基本内容。

## 一、中药的起源

人类对药物的认识，最初是与觅食活动紧密相连的。在原始社会，我们的祖先靠采食植物生活。人们在寻找食物的过程中，由于饥不择食，经常因食用了某些植物而发生药效反应或引起中毒，甚至导致死亡的现象，从而使人们懂得了在觅食时要有所辨别和选择。当然，有时也会因为偶然吃了某些食物，使原有的疾病或症状减轻甚至消除，从而使人们逐渐认识到这些植物具有治疗疾病的作用。所以说，人们是在长期生活实践中发现了医药，因此我国有"医食同源""药食同源"之说。古人在发现并逐渐熟悉了某些自然产物的性能后，为了同疾病做斗争，又开始有意识地进行口尝身受，逐步积累并丰富了药物知识，这就是早期植物药的发现。如古籍《淮南子·修务训》中就有"神农……尝百草之滋味，水泉之甘苦，令民知所避就，当此之时，一日而遇七十毒"的记载，生动而形象地记录了药物学的知识萌芽和经验积累的实践过程。

随着社会的发展和劳动工具的相继发明，人们进入了狩猎和捕鱼时代。通过长期的生活实践，人们逐渐接触到动物及其肉类、甲壳等，认识到其药用价值，这便是早期动物药的发现。随着生产力的发展和医药学的不断进步，人们对药物的认识和使用与日俱增，药物的来源也由野生逐渐发展到人工栽培或驯养。由于社会工业生产的发展，如采矿、冶炼的兴起，矿物也相继进入了人们的用药范围。在这一时期，人们从野果与谷物自然发酵的启示中，逐步掌握了酒的酿造技术。至殷商时期，酿酒业已十分盛行。酒不仅是一种饮料，同时也是一种很重要的药物，具有温通血脉、行药势和作为溶媒等作用，被古人称为"百药之长"。在此基础上，人工制品类药物如神曲等也相继产生。随着国际交流的深入，有效的外来药也开始为人们所采用。记录和传播这些药物知识的方式也随着文字的产生，由最初的"师学相承""口耳相传"等发展到文字记载，并逐步形成了药学专著，中药学的理论也就初具雏形，并为药物的应用发展奠定了基础。

中药学起源和发展的历史，有文字记载的可以追溯到几千年前。考古表明，在商代金文中已有"药"字出现。西周时期的宫廷已设有专业的"医师"，"掌医之政令，聚毒药以供医事"(《周礼·天官冢宰下》)。《诗经》虽是西周时代的文学作品，但书中记载的植物和动物达 300 多种，其中不少是后世本草学著作中收载的药物。中国最早的旅游地理文学著作《山海经》也记载了 126 种药物。1973 年长沙马王堆出土的帛书《五十二病方》，涉及药物达 240 余种，说明最迟到秦汉之际，本草学的发展已初具规模。

## 二、中药学的发展概况

中药学古代称"本草"。这一称谓始于西汉（前 202—8），已沿用 2000 多年。这一时期，本草学已初具雏形，成为医生必修的学科。汉代医家在总结前人所积累的药物知识后，编著了我国现存最早的药学专著《神农本草经》。该书成书于东汉末期（公元 2 世纪），全书共三卷，载药 365 种，分为上、中、下三品，即后世所称的"三品分类法"。书中系统地总结了汉以前的药学成就，对后世本草学的发展具有深远的影响。书中简要而完备地记述了药学的基本理论，如四气五味，有毒无毒，配伍法度，服药方法及丸、散、膏、酒等多种剂型，为历代中药学的发展奠定了基础。书中所载的药物沿用至今，历用不衰。如黄连治痢、阿胶补血、人参补虚、乌头止痛、常山抗疟、苦楝子驱虫、当归调经等，大多朴实有效，至今仍为临床所习用。原书早佚，目前的版本均系明清以来学者考订、整理、辑复而成。

魏晋南北朝时期，医药学有了进一步的发展，药物种类日渐增多，代表性的本草著作首推梁代陶弘景（456—536）所著《本草经集注》。书中记载药物 730 种，首创按药物的自然属性分类的方法，将所载药物分为玉石、草木、虫兽、果、菜、米食、有名未用 7 类；"序例"部分对《神农本草经》序例条文逐一加以注释、发挥，具有较高的学术水平；还针对当时药材伪劣品较多的状况，补充了大量采收、鉴别、炮制、制剂及合药取量方面的理论和操作原则；增列了"诸病通用药""解百毒及金石等毒例""服药食忌例"（原书无标题，以上题目为后人所习用）等，大大丰富了药学总论的内容。该书系统而全面地整理补充了《神农本草经》的内容，对魏晋以来 300 余年间药学的发展做了全面的总结，反映了魏晋南北朝时期的主要药学成就。

南朝刘宋时期，雷敩撰写的《雷公炮炙论》是我国第一部炮制学专著。该书收录了 300 余种药物的炮制方法，提出药物经过炮制能够提高疗效，降低毒性或烈性，便于贮存、调剂、制剂等，发展了药物加工技术。该书的问世不仅奠定了炮制学发展的基础，也标志着本草学新分支学科的产生。

隋唐时期，随着社会生产力的不断发展，经济文化空前繁荣，医药方面也有很大发展。唐显庆四年（659），政府颁布了由长孙无忌、李勣领衔，苏敬负责，23 人集体编写完成的《新修本草》（又称《唐本草》），是中国历史上第一部官修本草。本书的完成依靠了国家的行政力量和充分的人力和物力，是我国历史上第一部药典性质的本草，也是世界上公开颁行的最早的药典，比 1542 年欧洲的纽伦堡药典还要早 883 年。原书共 54 卷，记载药物 844 种，增加了药物图谱，并附以文字说明，这种图文对照的方法，开创了世界药学著作编撰的先例。全书无论形式和内容，都有崭新的特色，不仅反映了唐代药学的高度成就，而且对我国后世中药学的发展乃至对世界医药学的发展也产生了深远的影响。该书公元 731 年即传入日本，并广为流传。

唐开元年间（713—741），陈藏器编著了《本草拾遗》。此书全面拾取《新修本草》之遗漏，增补了大量民间药物，极大地丰富了本草学的内容。书中按药物的功效，将其分为宣、通、补、泻、轻、重、滑、涩、燥、湿 10 种，为后世中药按临床功效分类的方法和方剂按功效分类奠定了基础。

唐代已开始使用动物组织、器官和激素制剂。《千金方》中已有用羊靥（羊的甲状腺）和鹿靥治疗甲状腺病的记载，酵母制剂也普遍用于医药，如《药性论》中对神曲的功效已有明确的叙述。唐代对外来药和食物药有了专门的研究。《千金方》中专设食疗篇；孟诜著的《食疗本草》全面总结了唐以前的食疗经验和营养理论，是最具代表性的食疗本草。李珣著的《海药本草》则全面介绍了海外输入的药物，丰富了我国本草学的内容。

宋金元时期，北宋的建立，结束了五代十国的分裂，国家的统一，促进了经济、文化和科学技术的进步。雕版印刷术的发明，为本草学的发展与传播提供了有利条件，这一时期出版的中药学著作也较多。其中，大型的官修本草有《开宝本草》《嘉祐补注本草》及《本草图经》（亦称《图经本草》）。《本草图经》内容广泛，图文合一，附药图 900 多幅，是我国现存最早的版刻本草图谱。

这一时期民间校刊的本草著作，最具代表性的首推唐慎微编著的《经史证类备急本草》（简称《证类本草》）。全书 33 卷，载药 1558 种，附方 3000 余首。书中收集整理了大量经史文献中有关药学的资料，内容十分丰富，于各药之后附列方剂以相印证，医药紧密结合。该书集宋以前本草学之大成，是现在完整保存下来的综合本草中年代最早的一部，是目前本草典籍的珍贵文献，具有极高的学术价值和文献价值。李时珍评价该书"使诸家本草及各药单方，垂之千古，不至沦没，皆其功也"。

北宋国家药局的设立也是一大壮举，是我国乃至世界药学史上的重大事件。药局的产生促进了成药生产和药材检验的发展，并带动了制剂技术和炮制技术的提高，并制定了制剂规范。宋代已开始使用升华法制取樟脑、龙脑，已从人尿中提取性激素制剂秋石。

金元时期，医学流派纷争，各学派百家争鸣，极大地推动了中医药学理论的发展。这一时期的本草学著作多由医生撰写，具有明显的临床药物学特征。如刘完素的《素问药注》《本草论》，张元素的《珍珠囊》《脏腑标本药式》，李杲的《药类法象》《用药心法》，朱震亨的《本草衍义补遗》等著作，发展了医学经典中有关升降浮沉、归经等药性理论，使之系统化；同时，注重药物起效原理的探讨；并在前人的基础上，以药物的形、色、气、味为主，应用气化、运气及阴阳五行学说，创立了一套法象药理模式，丰富和发展了中药的药理内容。"十八反""十九畏"歌诀的出现，说明这一时期对药物配伍禁忌开始重视。元代忽思慧所著《饮膳正要》，是饮食疗法的专门著作，记录了不少回族、蒙古族的食疗方药和元、蒙宫廷食物的性质及有关膳食的烹饪方法，至今仍有较高的参考价值。

明代，随着中外交流日益频繁，商品经济迅速发展，科学技术和文化领域也取得了多方面的成就，本草学的成就也达到了顶峰。

刘文泰奉敕编写的官修本草《本草品汇精要》，全书42卷，载药1815种。书中所绘的1385幅彩色药图不失为彩绘本草图中的珍品。

伟大的医药学家李时珍（1518—1593）以毕生精力，实地考察，广收博采，并在临床验证的基础上，以《证类本草》为蓝本，历时27年，三易其稿，终于在1578年编成了《本草纲目》这一科学巨著。全书52卷，载药1892种（新增374种），绘图1109种，附方11000多首；并按药物的自然属性分类，采用纲举目张的分类方法将药物分为16部60类；各药之下分正名、释名、集解、正误、修治、气味、主治、发明、附方诸项，逐一介绍。该书集我国16世纪以前的药学成就之大成，在文献整理、品种考辨、药性理论、功效应用及临床医学理论方面都取得了巨大的成就。书中还广泛介绍了植物学、动物学、矿物学、冶金学等多学科的知识，其影响远远超出了本草学的范畴，是我国古代科技史上极其辉煌的硕果，不仅对我国医药学发展做出了巨大贡献，同时在地理、植物、动物、矿物、冶金等方面也有突出成就。本书17世纪即传播海外，先后有多种文字的译本，对世界自然科学也有举世公认的卓越贡献。

这一时期的专题本草也取得了瞩目的成就。如1406年朱橚的《救荒本草》，记载药物414种之多，记述其名称、形态、性味良毒、食用部位和加工烹饪方法等，在医药、农学、植物学等方面有较高的价值。15世纪中期，兰茂在实地考察云南地区的药物基础上，辑为《滇南本草》，记载药物400余种，是我国现在内容最丰富的古代地方性本草。李中立的《本草原始》偏重于生药学的研究。缪希雍的《炮炙大法》则是影响最大的炮制学专著。

清代，研究本草之风盛行。杰出的医药学家赵学敏（约1719—1805）在《本草纲目》的基础上，对民间草药作了广泛收集和整理，于1765年编著了《本草纲目拾遗》。全书共载药921种，新增药物716种，对《本草纲目》作了重要的补充和订正，大大丰富了我国药学宝库。该书总结了我国16~18世纪本草学发展的新成就，保存了大量已经散失的方药书籍的内容，具有重要的文献价值。

辛亥革命以后，西方医药学逐渐传入我国，对中国的社会及医药事业的发展产生了重大影响，随之出现了一股全盘否定传统文化的思潮，中医药学的发展受到阻碍。当时的国民政府对中医药采取歧视政策，甚至全盘否定。但在仁人志士的努力下，中医药学凭借其卓著的临床疗效和科学底蕴，以其顽强的生命力，在继承和发扬方面均仍有新的发展。其中，中药辞书类的编纂，是民国时期中药学发展的重要成就，其中影响最大的首推陈存仁主编的《中国药学大辞典》（1935）。全书约200万字，收录词目约4300条，既广罗古籍，又博采新说，资料丰富，查阅方便，至今在中药学界仍然具有重要的影响。这一时期，本草学的现代研究开始起步，植物学、生物学工作者在确定中药品种及资源调查方面做了大量工作。许多药学工作者开始致力于中药化学及药理学研究。

新中国成立以来，党和国家高度重视中医药事业的继承和发扬，制定了一系列相应的政策和措施。随着现代自然科学技术和国家经济的发展，本草学得到了前所未有的蓬勃发展。不但陆续影印、重刊和校点评注了《神农本草经》、《新修本草》(残卷)、《证类本草》、《滇南本草》、《本草品汇精要》、《本草纲目》等几十种重要的古代本草专著，还出版了数量众多、门类齐全的中药新书。1977 年出版的《中药大词典》，载药 5767 种，对此前的中药学成就进行了综合与整理，使之成为一部实用的中药学工具书。国家药典委员会迄今已先后出版了 9 个版本的《中国药典》，以法典的形式确立了中药在当代医药卫生事业中的地位。国家中医药管理局《中华本草》编委会于 1999 年出版的《中华本草》，载药 8980 种，总结了我国两千多年来的中药学成就，几乎涵盖了中药学的全部内容，在全面继承传统本草学成就的基础上，增加了化学成分、药理、制剂、药材鉴定和临床报道等内容，是一部反映 20 世纪中药学发展水平的综合性中药学巨著。

在中药学界影响较大的还有《中药志》《全国中草药汇编》《中国本草彩色图鉴》等。

在继承整理丰富浩繁的药学遗产的同时，还培养了大批的药学人才，目前设置有中药专业的高等医药院校约有 30 所；并建立了许多研究机构和基地，用现代科学技术来研究中药。中药产业已初具规模，并被列入国家高新技术行业。中药材生产技术发展迅速，一批 GAP 生产基地相继建立，野生变家种，珍稀濒危野生动植物品种的人工养殖和种植，人工替代品的研究等取得了可喜成绩。在中药的剂型上，应用现代科学技术，开发出了很多新剂型，现代中药已不再局限于传统的膏丹丸散，有了注射剂、片剂、喷雾剂、滴丸等诸多的新剂型，如丹参滴丸、复方丹参注射液等，使传统中药赋予了新的内容。此外，中药加工技术和中药成分化学、药理及临床应用等方面的研究也取得了可喜的成绩。用现代科学手段和方法对古老的中药药性理论、配伍理论进行的研究也越来越深入，尤其是分子生物学特别是生物技术对中药在内的学科产生了十分深刻的影响。分子生物学、生物信息学等现代生物技术与其他现代科学技术相结合进行中药研究开发；从基因组学的高度，从分子水平上来发现、研究中药的基因，寻找有效成分的功能基因，开展中药基因制药及转基因药物生产；生物技术和基因重组可以在培育常用中药的优良品种方面发挥积极作用。物理学、化学，以及药理学等其他学科的先进技术也已广泛应用于中药各个方面的研究。

随着医学模式的转变，传统的生物医学模式逐渐转变为生物－心理－社会医学模式，临床治疗已由单纯的疾病治疗转变为预防、保健、治疗及康复的综合模式。中医的健康观及整体观正好与新的健康医学模式契合，再加上化学药物越来越多被发现存在毒副作用，已难以满足人们的健康需求。因此，人们把目光投向了中医中药，世界上"绿色食品""天然药物"热潮兴起。越来越多的西方国家纷纷立法，为中医的发展确立了合法地位，中医药正逐渐得到世界范围的认可。所有这些，为中药的发展带来了良好的历史机遇和挑战，如何与国际接轨，如何能得到世界范围内不同文化背景的人们的接受，仍然任重而道远。我们相信，古老的中医中药必然会日渐昌盛，并且随着中药现代科学技术的迅速发展，中药必将日益为世界其他国家所重视并走向世界，为全世界人民的健康做出更大的贡献。

**课堂互动**

　　你怎样理解中药的正确含义？中药就是中国出产的药物吗？中医使用的药物就是中药，正确吗？天然药物就是中药吗？

# 小　结

　　1. 中药是指在中医基础理论指导下认识和使用的药物，其有着独特的理论体系和应用形式，能反映我国历史、资源等特点，是中华民族所特有的一种民族药物。
　　2. 中医直接用于临床的是中药饮片和中成药。未经加工炮制的为中药材，不能直接应用于临床。
　　3. 中药起源于原始社会，在人类社会产生的初期，在寻找食物的同时，便开始有了医疗活动。
　　4. 我国现存最早的一部药学专著是《神农本草经》。
　　5.《新修本草》又名《唐本草》，是我国也是世界上最早的一部药典。
　　6.《本草纲目》是明代医药学家李时珍编写的一部科学巨著，集我国16世纪以前药学成就之大成，不仅对我国医药学发展做出了巨大贡献，同时在植物学、动物学、矿物学等方面，对世界科学的发展也有着很大的贡献。
　　7.《中华本草》载药8980种，总结了我国2000多年来的中药学成就，是一部反映20世纪中药学发展水平的综合性中药学巨著。

# 目标测试

**A1型题**（以下每一道题有A、B、C、D、E五个备选答案，从中选择一个最佳答案）
　　1. 我国现存最早的药学专著是（　　　）
　　　　A.《新修本草》　　　　　　B.《神农本草经》　　　　　C.《经史证类备急本草》
　　　　D.《本草纲目》　　　　　　E.《本草纲目拾遗》
　　2. 我国第一部药典是（　　　）
　　　　A.《新修本草》　　　　　　B.《神农本草经》　　　　　C.《证类本草》
　　　　D.《中药大辞典》　　　　　E.《本草纲目》
　　3.《本草纲目》收载多少种药物（　　　）
　　　　A. 365种　　　　　　　　　B. 825种　　　　　　　　　C. 1892种
　　　　D. 1500种　　　　　　　　 E. 1746种
　　4.《本草经集注》新增的药物不可能见于（　　　）
　　　　A.《神农本草经》　　　　　B.《新修本草》　　　　　　C.《经史证类备急本草》
　　　　D.《本草纲目》　　　　　　E.《本草纲目拾遗》

5.首创药物自然属性分类法的本草著作是（　　　）

    A.《神农本草经》        B.《本草纲目拾遗》        C.《本草经集注》

    D.《新修本草》        E.《证类本草》

**B1 型题**（以下提供若干组考题，每组考题共用在考题前列出的 A、B、C、D、E 五个备选答案，从中选择一个与问题关系最密切的答案）

    A. 载药 365 种        B. 载药 730 种        C. 载药 850 种

    D. 载药 1746 种        E. 载药 1892 种

1.《证类本草》的载药数是（　　　）

2.《本草经集注》的载药数是（　　　）

3.《神农本草经》的载药数是（　　　）

4.《新修本草》的载药数是（　　　）

    A.《雷公炮炙论》        B.《本草拾遗》        C.《炮炙大法》

    D.《神农本草经》        E.《新修本草》

5.我国最早的中药炮制专著是（　　　）

6.最早采用图文对照编写方法的本草著作是（　　　）

# 第二章　中药的性能

**知识目标**

掌握中药药性理论的基本概念和各药性的基本内涵，以及中药治病的基本原理；认识中药的性能对临床的指导意义。

**能力目标**

能正确认识中药的药性特征，理解药性特征与药物功效用途的关系；具备用药性特征分析中药功效的能力。

中药的性能，是中医药理论对中药作用性质和特征的高度概括，也是在中医药理论指导下认识和使用中药，并用以阐明药效机制的理论。其与功效相联系，是临床选药组方的依据。前人将这些作用特点和性质从不同角度加以总结，逐步形成了药性理论。中药的性能，不仅表明各种药物的个性特点，还表明某一类药物作用的共性特征。掌握中药的性能，明确药物作用的性质和特征，对于临床准确用药，趋利避害，保证用药安全等都有指导作用。其内容主要包括四气、五味、升降浮沉、归经、毒性等。

中医学认为，一切疾病的发生和发展过程都是由于致病因素作用于人体，引起机体阴阳偏盛偏衰，脏腑功能活动失常的结果。中药治疗疾病的基本原理，就是利用药物的性能，扶正祛邪，消除病因，恢复脏腑功能的协调，纠正阴阳偏盛偏衰的病理状态，使之最大程度上恢复到正常状态，达到治愈疾病，恢复健康的目的。药物之所以有这些基本功效，是由于其各自具有一定的特性和作用，前人称之为偏性。用药物的偏性纠正疾病所表现出的偏盛偏衰，即所谓"以偏纠偏"，使机体恢复平衡，达到治疗疾病的目的。这一理论，是我国历代医家在长期医疗用药实践中，以众多的药物作用为基础，密切结合阴阳五行、脏腑经络、治则等中医理论，逐渐认识并总结出来的用药规律。它是中医学理论体系中的一个重要组成部分，是学习、研究、运用中药所必须掌握的基本理论知识。

# 第一节　中药的四气

四气，又称四性，是指药物所具有的寒、热、温、凉四种药性。《神农本草经·序例》云："药有酸咸甘苦辛五味，又有寒热温凉四气。"这是有关药性四气五味的最早概括。每味药物都有四气五味的不同，因而也就具有不同的治疗作用。历代本草在论述药物的功用时，首先标明其"气"和"味"，可见气与味是药物性能的重要标志之一，这对于认识各种药物的共性和个性及临床用药都有实际意义。宋代寇宗奭为了避免与药物的香臭之气相混淆，主张将"四气"改为"四性"。但不论称为四气还是四性，其含义都是相同的，而四气的称谓沿用日久，习称至今。

此外，有的药物寒热之性不甚明显，作用和缓，称为平性。虽曰平性，但实质上仍有偏温偏凉的不同，只是偏性不明显而已，绝对的平性是没有的。所以药性虽然有五种，但没有超出四性的范畴，故仍称为四性或四气。

四种药性中，温次于热，凉次于寒。温热与寒凉分属于两类不同的性质，温热属阳，寒凉属阴。寒凉与温热是相对立的两种药性。温与热或寒与凉，没有本质区别，只是在程度上有差异。所以从四性的本质而言，实际上只有寒热两种性质的区分。此外，有些药物还标有大热、微温、大寒、微寒等，这也是说明药性程度轻重的不同。它反映了药物对人体阴阳盛衰、寒热变化的作用倾向，为药性理论重要组成部分，是说明药物作用的主要理论依据之一。

药物的四性，是从药物作用于机体所发生的反应概括总结出来的，是与所治疾病的寒热性质相对而言的。如病人表现为高热烦渴、面红目赤、咽喉肿痛、脉洪数等，属阳热证。凡能够减轻或消除阳热证的药物，一般属于寒性或凉性药。如石膏、黄连等能够缓解消除高热口渴等热证，表明这两种药物具有寒凉之性。反之，如病人表现为四肢厥冷、面色㿠白、脘腹冷痛、脉微欲绝等，则属于阴寒证。凡能够减轻或消除阴寒证的药物，一般属于热性或温性。附子、干姜能够减轻或消除这些症状，表明这类药物具有温热性。

一般来说，寒凉药多具有清热泻火、凉血解毒、泄热通便、滋阴除蒸、清热利尿、清心开窍、凉肝息风等功效，适用于热证、阳证。温热药多具有温里散寒、补火助阳、暖肝散结、温阳利水、温经散寒、回阳救逆等功效，适用于寒证、阴证。要正确掌握药物的功效，还必须认识到，药性寒热只是从药物对机体阴阳盛衰、寒热变化的影响这一特定角度来概括药物的性能，只是药物功效的抽象概括，属于共性规律，并不说明药物的具体功效。所以掌握药性寒热，不能脱离药物的具体功效。

《素问·至真要大论》提出的"热者寒之，寒者热之"，以及《神农本草经·序例》

中的"疗寒以热药，疗热以寒药"，指出了如何掌握药物的四气理论以指导临床用药的原则，对于临床治病用药具有重要的指导意义。一是治疗热性疾病用寒凉药物，治疗寒性疾病用温热药物，这是临床必须遵循的用药原则。反之，如果阴寒证用寒凉药，阳热证用温热药，必然会造成以寒益寒、以热益热的不良后果。二是要根据病证寒热程度的差别，分别选用相应的药物。如当用热药而用温药，或当用寒药而用凉药，则病重药轻达不到治愈疾病的目的；反之，当用温药而用热药则反伤其阴，当用凉药而用寒药则易伤其阳，都对治疗不利。三是对于寒热错杂之证，当寒药与热药并用，以寒热并除。四是对于真寒假热之证，当以热药治本，必要时反佐以寒药；若真热假寒之证，当用寒药以治本，必要时反佐以热药。五是掌握四气理论，根据季节不同，指导临床用药。如在寒冬季节无实热证时，不宜过量使用寒性药，以免损伤阳气；在炎热夏季无寒证者，不要过用热性药，以免化燥伤津。

　　药性的寒热并不能全面决定药物的功效，也不能概括药物性能的所有方面。所以，药性必须与其他性能相结合，方能全面认识和掌握药物的功效和临床使用范围。

**知识链接**

### 中药的性能与性状

　　中药的性能与性状是两个不同的概念。中药的性能，是中医药理论对中药作用（主要指功效）性质和特征的高度概括，也是在中医药理论指导下认识和使用中药，并用以阐明其药效机制的理论，是中药理论的核心。其主要内容为四气、五味、归经、升降浮沉、毒性。其与功效相联系，是临床选药组方的依据。

　　性状则是以药材本身为观察对象，用以客观描述药材的各种天然物理特征。其主要内容为药物的性状、颜色、气味、滋味、质地等，是以药材为观察对象。

## 第二节　中药的五味

**目标任务：**

1. 掌握中药五味的基本概念。
2. 掌握五味所代表的功效特征。
3. 正确认识五味对临床的指导意义。

　　中药的五味，主要指中药具有的辛、甘、酸、苦、咸五种基本的滋味。其中甘味中还包含有"淡"味，酸味中还包含有"涩"味，所以说药味实际上有七种。而古人认为淡味附于甘味，如元代医家王好古在《汤液本草》中说："淡附于甘"；又认为涩味与酸味的作用相似，如清代医家徐灵胎说："盖五味中无涩，涩即酸之变味，涩味收敛亦与酸同。"因此，虽有七种药味，但没有超出五味的范畴，故仍然称为五味。

　　五味的确定，最初是依据药物的真实滋味口尝感受而来，如黄连之苦、肉桂之辛、甘草之甘、山楂之酸、芒硝之咸等。通过长期的临床实践观察，不同味道的药物作用于人体，产生了不同的反应，获得不同的治疗效果，从而总结归纳出五味的理论。所以说，药味既包含药物的真实滋味，又超出其真实滋味的范畴，构成了五味理论的主要内容。所以药物的功效是确定药味的最根本依据。也就是说，五味不仅仅是药物味道的真实反映，更重要的是对药物作用的高度概括。自从五味作为归纳药物作用的理论出现后，五味的"味"也就超出了味觉的范围。

　　五味作为药性理论最早见于《内经》《神农本草经》中。《神农本草经·序例》明确指出："药有酸咸甘苦辛五味。"而五味功效的阐述则首见于《素问·脏气法时论》："辛散、酸收、甘缓、苦坚、咸软。"后世医家在此基础上，通过长期的临床实践，不断地加以补充、发展和完善，形成了系统的五味学说理论。现将五味所代表的药物的作用及主治病证归纳如下：

　　1. 辛　"能散、能行"，即具有发散、行气、活血等功效，分别适用于表证、气滞、血瘀等证。如桂枝味辛能发汗解表、陈皮味辛能行气除胀、当归味辛能活血化瘀等。此外，辛味还具有开窍、化湿等作用，分别用于窍闭神昏证、湿阻中焦证等。

　　2. 甘　"能补、能和、能缓"，即具有补益、和中、调和药性、缓急止痛等功效，分别适用于虚证、脾胃不和、拘急疼痛等证。如人参味甘能大补元气、甘草味甘既能调和脾胃又能调和药性、白芍味甘能缓急止痛等。

　　3. 酸　"能收、能涩"，即具有收敛固涩的功效，适用于各种耗散滑脱证，如虚汗、久泻、遗精、遗尿、肺虚久咳等均属于此类病证。能够治疗上述病证的药物如酸枣仁味酸能够敛汗、五倍子味酸能止泻、金樱子涩精、覆盆子缩尿、乌梅敛肺止咳等。此外，酸味尚有生津作用，如五味子、乌梅均能生津止渴。

　　4. 苦　"能泄、能燥"，"泄"有通泄、降泄、清泄之分。通泄是指泻下通便，如大黄味苦，能够泄热通便；降泄是指降泄肺气，如杏仁味苦，止咳平喘；清泄是指清热泻火，如黄连味苦，能够清泻胃火。"燥"指燥湿，用治湿证。苦而温的药如苍术，能够燥湿祛寒，可用治寒湿证；苦而寒的药如黄芩，能够清热燥湿，可用治湿热证。

　　5. 咸　"能软、能下"，即具有软坚散结和泻下通便的功效。如海藻、昆布等味咸，有软坚散结功效，可用治瘰疬、痞块；芒硝味咸能泻下通便，可用治燥结便秘。

　　6. 淡　"能渗、能利"，即具有渗湿利尿的功效，适用于水湿内停或小便不利等证。如茯苓、猪苓等具有淡味，都能渗利小便，治疗消肿、小便不利等。

　　7. 涩　与酸味的功效相似，即能收敛固涩。如具有涩味的龙骨、牡蛎能涩精，赤石脂、禹余粮味涩能够涩肠止泻，莲子味涩能固精止带等。

　　五味的作用还能够与五行、五脏联系起来。如《素问·宣明五气》说："酸入肝（属木）、苦入心（属火）、甘入脾（属土）、辛入肺（属金）、咸入肾（属水）。"即对五味与五行、五脏的关系进行了概括，但这只是一般的规律，不能机械地生搬硬套。如黄柏味苦、性寒，作用是泻肾火而不是泻心火；枸杞子味甘，作用是补肝肾而不是补脾土等。

　　中药有四种药性，五种药味，所以，常把药物的性味合称为"四气五味"，或"四性五味"。

　　每一种药物都有气和味两方面的性能，分别从不同角度说明药物的功效。理解药物的功效，不能单凭药性，也不能只凭药味，只有二者合参才能指导对药物功效的认识。例如黄连、石膏都是寒性，均能清解热邪，但黄连苦寒能清热燥湿，而石膏甘寒能清热泻火。说明药物的性同而味不同，则功效不同。又如麻黄、薄荷都有辛味，均能发散表邪，但麻黄辛温能发散风寒，而薄荷辛凉能发散风热。说明药物的味同性不同，功效也不同。一种药物只有一种药性，但可以有一种或多种药味。一般而言，气味相同，则功能相近；气味相异，则功能不同；味越多，其功效也就越多。

　　药物的气和味只是反映药物性能的两个主要因素，但并不是决定药物功效的唯一因素。只有把药物性味与其他性能结合起来，才能正确而全面地认识药物的功效，以指导临床用药。

## 第三节　中药的升降浮沉

**目标任务：**
1. 掌握升降浮沉的基本概念及升、降、浮、沉所代表的含义。
2. 掌握升降浮沉的划分及所对应的病证。
3. 正确认识升降浮沉对临床的指导意义。

　　中药的升降浮沉是指药物在机体内的作用趋向，也是药物的性能之一。升，即上升提举，趋向于上；降，即下达降逆，趋向于下；浮，即向外发散，趋向于外；沉，向内收敛，趋向于内。升降浮沉也就是指药物对机体产生的向上、向下、向外、向内四种不同作用趋向。

　　升降浮沉的作用趋势是与病势相对而言的。其中，升与降，浮与沉是对立的，升与浮，沉与降，既有区别，又有交叉，难以截然分开。按阴阳属性区分，升浮属阳，沉降属阴。升降浮沉表明了药物作用的定向概念，是药物作用的理论基础之一。由于疾病在病势上常常表现出向上（如呕吐、呃逆、喘息）、向下（如脱肛、遗尿、崩漏）、向外（如自汗、盗汗）、向内（表证未解而入里）的趋势，在病位上则有在表（如外感表证）、在里（如里实便秘）、在上（如目赤肿痛）、在下（如腹水、尿闭）等的不同，故针对病情，凡能改善或消除病势上逆、外泄，治疗病变部位在里在下的病证的药物，具有沉降的作用趋向，具有这种趋势的药物又称沉降药。反之则具有升浮的作用趋势，具有这种趋势的药物又称升浮药。药物的这些作用趋向，分别用升、降、浮、沉来表示。药物的这种作用趋势规律是与病势相反而与病变部位一致。

　　中药的升降浮沉与四气、五味一样，也是通过药物作用于机体所产生的疗效而概括出来的药性理论。药物的升降浮沉性能，可以纠正机体功能的失调，使之恢复正常，或因势利导，有助于祛邪外出。

　　升是上升，浮是发散，其作用趋向类似，主上行向外，统称为升浮药。如荆芥能够发表透疹、升麻能升阳举陷，均属于升浮药。沉是下行，降是下降，其作用趋向类似，主下行向内，统称为沉降药。如半夏能够降逆止呕、酸枣仁能够收敛止汗，均属于沉降药。按阴阳属性区分，升浮属阳，沉降属阴。升浮药大多具有升阳、解表、催吐、开窍等功效，适用于中气下陷、表证、痰涎壅盛、窍闭神昏等证；沉降药大多具有清热泻火、泻下通便、降逆止呕、止咳平喘、利水渗湿等功效，适用于里热、实热便秘、呕吐呃逆、咳喘、水肿等证。

　　大多数中药升浮或沉降的作用趋势是单一的，但有些药物却具有升浮和沉降两方面的作用。如麻黄既能发汗（升浮作用），又能利水（沉降作用）；川芎既能上行头目（升浮作用），又能下行血海（沉降作用）。说明这些药物的作用存在着双向性，这是部分药物的特点。另外，还有一部分药物升降浮沉作用趋势不明显，如南瓜子的杀虫功效、甘草的调和药性功效，就不能用升降浮沉的理论来解释。

　　中药的升浮沉降性能与药物的性味、质地有着密切的联系。一般而言，升浮药的药味大多辛、甘，药性大多温、热；沉降药的药味大多酸、苦、咸，药性大多寒、凉。凡质轻的植物花、叶、皮、枝类药物，大多属于升浮药；质重的种子、果实、矿物、贝壳类等药物，大多沉降。但这只是一般规律。古人所说："诸花皆升，旋覆独降""诸子皆降，蔓荆独升""芫花沉降，苍耳升浮"等，均属例外。所以说，药物的性味、质地与其升浮沉降的特性虽然有着一定的联系，但并非是唯一的决定因素。

　　影响中药升降浮沉的主要因素是炮制和配伍。炮制可以影响或转变药物升降浮沉的性能。如酒炒则性升，姜汁炒则性散，醋炒则收敛，盐水炒则下行。如大黄苦寒泻下，属沉降之性，酒炒之后，善于清上焦热，而表现为升浮。配伍也可以影响药物的升降浮沉性能。升浮药与较多较强的沉降药配伍，则其升浮之性受到制约，整体表现为沉降的趋势；沉降药与较多较强的升浮药配伍，则其沉降之性受到制约，并随之升浮。如牛膝能够引血下行，属沉降，而与桃仁、红花、柴胡、桔梗等同用，可治疗胸中血瘀证，其沉降之性已不明显。这说明药物升浮沉降的性能，在一定条件下可以相互转化，并不是一成不变的，故李时珍说："升降在物，亦在人也。"

　　临床运用升降浮沉的性能，可以调整脏腑功能，恢复阴阳平衡。使药物作用于机体的不同病变部位，因势利导，驱邪外出，从而达到治愈疾病的目的。一般来讲，病变部位在上在表者，宜升浮而不宜沉降，如治疗外感风热则应选用桑叶、菊花等升浮药以疏散表邪；病变部位在下在里者，宜沉降而不宜升浮，如治疗热结便秘则应选用大黄、芒硝等沉降药以泄热通便；病势上逆者，宜降而不宜升，如肝阳上亢则应选用赭石、石决明等沉降药以镇潜肝阳；病势下陷者，宜升而不宜降，如气虚下陷久泻脱肛则应选用黄芪、柴胡等升浮药以升阳举陷。所以临床治疗疾病时，必须针对病变部位的上、下、里、外等的不同，以及病势逆上、陷下等的区别，根据药物升降浮沉的不同特性，恰当地选用药物。对于病情复杂的病证，还可以采用升降浮沉并用的用药方法，能够起到相反相成的治疗效果。如治疗表邪未解，邪热壅肺之表寒里热证，常用沉降之石膏清泄肺热，肃降肺气，配伍升浮之麻黄解表散寒，宣肺平喘。二药配伍，降肺与宣肺相合，一清一宣，升降并用，以调肺气之宣降。又如血府逐瘀汤中配伍桔梗、枳壳，桔梗为升浮药，枳壳为沉降药，二药配伍，一升一降，理气宽胸，使气畅血行。可见升降并用是适应复杂病机，调节脏腑功能紊乱的有效用药方法，也是临床常用的用药方法。

<h1 style="text-align:center">第四节　中药的归经</h1>

**目标任务：**
1. 掌握归经的概念。
2. 正确认识归经对临床的指导意义。

归经是指中药对人体某部分的选择性作用。即某药对某些脏腑经络有特殊的亲和作用，因而对这些部位的病变起着主要或特殊的治疗作用。归经指出了药物的作用部位或适应范围。药物归某经用来说明某种药物对某经或某几经起治疗作用，而对其他经的作用较小，甚至没有作用。归经也是阐明药物作用的机理，指导临床用药的药性理论之一。药物的归经不同，其治疗作用也不同。归经指明了药物治病的适用范围，也就是说明了药效所在。

中药归经理论的形成是在中医基本理论指导下，以脏腑经络学说为基础，以药物所治疗的具体病证为依据，将药物对人体的治疗作用进行归纳，经过长期临床实践总结出来的用药理论。它与机体因素即脏腑经络生理特点、临床经验的积累、中医辨证理论体系的不断发展与完善及药物自身的特性密不可分。如咳喘胸闷是肺经病变，杏仁能治咳喘胸闷，即认定其归肺经；心悸属于心经的病变，朱砂能清心安神定悸，即认定其归心经。药物由于归经不同，其作用部位不同，治疗作用也不同。如黄连、黄柏同属寒性药，都有清热作用，由于其归经不同，黄连偏于清胃火，黄柏偏于泻肾火，临床用途也就不同。

掌握归经理论，有助于提高临床用药的准确性，使用药更为合理。首先，要根据疾病的临床表现，通过辨证审因，诊断出病变所在脏腑经络的部位，再按照归经学说选用归该经的药物。如治肺热咳喘，选用归肺经而善清肺热的黄芩、鱼腥草等，以泻肺平喘；若胃火牙痛，则选用归胃经而善清胃热的升麻、黄连等，以清泻胃火。其次，因为脏腑、经络在生理上相互联系，病理上相互影响，所以治疗某一脏腑或经络的病变时，除选用归该经的药物外，还要根据脏腑病变的传变规律，以归经理论为指导，恰当选择相关药物进行治疗。如治疗肺气不足的病证，除应用补肺气的药物外，又经常配伍补脾的药物，在治法上称为"培土生金"；肝阳上亢之证多因肾阴不足所致，治疗时每以平肝潜阳药与滋补肾阴药同用，此为"滋水涵木"法。若忽视脏腑经络之间的关系，而拘泥于见肺治肺、见肝治肝的单纯分经用药的方法，则势必会影响临床疗效。

掌握归经理论还有助于区别功效相似的药物，帮助对相似药物的功效进行鉴别，从而指导临床选用药物。如羌活、白芷、柴胡均可用治头痛，但由于归经不同，各药所治头痛的类型是不同的，羌活善治太阳经头痛、白芷善治阳明经头痛、柴胡善治少阳经头痛。

在运用归经理论指导临床用药时，必须与四气、五味、升降浮沉等药性理论结合起来，全面分析，才能更准确地理解药物的功效。如同归肺经的黄芩、干姜，由于药性的不同，其作用也不同。黄芩性寒，能清肺火；干姜性热，能温肺寒。同归肺经的麻黄、人参、乌梅、黄芩、蛤蚧，由于药味不同，其作用也不同。麻黄味辛，能解表散寒；人参味甘，能补肺益气；乌梅味酸，能敛肺止咳；黄芩味苦，能清肺泻火；蛤蚧味咸，能纳气平喘。同归肺经的桔梗、苦杏仁，由于升降浮沉不同，其作用也不同。桔梗药性升浮，功能宣肺；苦杏仁药性沉降，功能降肺。所以说，归经只是药物性能的一个方面，在应用药物的时候，必须把药物的归经与四气、五味、升降浮沉等药性理论结合起来，才能指导我们正确掌握药物的功效。如同归肺经的药物，由于有四气的不同，其治疗作用也不同。如紫苏叶温散肺经风寒、薄荷凉散肺经风热、干姜性热温肺化饮、黄芩性寒清肺泻火。同归肺经的药物，由于五味的不同，作用也不同。四气五味只是说明药物具有不同的寒热属性和治疗作用，升降浮沉只是说明药物的作用趋向，归经理论把药物的治疗作用与病变所在的脏腑经络部位有机地联系起来。

**知识链接**

### 归　经

归经是药物作用的定位概念，其理论起源于秦汉、发展于唐宋、完善于明清，从萌芽到系统化，经历了较长的历史时期。

归经这一术语首见于清代医药学家沈金鳌所著的《要药分剂》。书中对归经做了全面总结，将历代的"引经""行经""走""归""入"及某经药等众多的说法，统一称为"归经"。该提法得到普遍认同，且沿用至今。

# 第五节　中药的毒性

**目标任务：**

1. 掌握中药毒性的含义。
2. 正确认识毒性大小对临床用药的指导意义。
3. 能正确使用有毒中药。

我们的祖先在寻觅食物的过程中，不可避免地会接触到有毒物质，并付出了惨痛代价，故毒性也成为人们较早认识的一种性能。在商周及春秋战国时期的文献中，已经有不少关于毒性和毒药的记载。《黄帝内经》中已将毒性作为中药的一种性能进行了较为系统的论述。《神农本草经》中已将毒性作为药物分类的依据，并明确提出有毒无毒与四气五味一样，均属于中药的性能之一。自此历代本草书籍中，常在每一味药物的性味之下，标明其有毒、无毒。有毒的则标注其毒性的大小，如小毒、大毒等，以确保用药安全。

## 一、毒性的含义

古代医家对药物毒性的认识不尽一致，概括起来，大致有两方面的含义：一是指药物的偏性。广义的毒性观点认为，药物之所以能祛邪治病是因为药物具有的某种偏性，"以偏纠偏"，这种偏性就是毒性。就此而论，毒药即是药物的总称，认为毒性具有普遍性，凡药都有毒。如"医师掌医之政令，聚毒药以供医事"(《周礼》)和"药以治病，因毒为能，所谓毒者，因气味之偏也"(《类经》)，二句中所言"毒药"均泛指药物。二是指药物毒副作用大小的标志。如《素问·五常政大论》云："大毒治病，十去其六；常毒治病，十去其七；小毒治病，十去其八；无毒治病，十去其九；谷肉果菜食养尽之，无使过之，伤其正也。"此处所言"大毒""常毒""小毒""无毒"，即是标明了药物毒副作用的大小。

随着社会的进步，科学技术的发展，人们对药物毒性的认识逐步加深。一般认为，毒性是指药物对机体所产生的严重不良影响和损害性反应。包括急性毒性、慢性毒性和特殊毒性如致癌、致突变、致畸胎等。有毒药物中的毒性成分进入机体后，能发生化学反应或产生物理作用，破坏体内组织结构和生理功能，引起功能障碍，导致疾病甚至死亡。毒药一般是指对机体发生物理或化学作用，能损害机体引起功能障碍疾病甚至死亡的药物。所以，对有毒药物的应用要十分慎重。

中药毒性的大小，历史上没有统一的区分标准，近代也缺乏毒性分级的试验数据，目前采用的是《中华人民共和国药典》记载的大毒、有毒、小毒的三级分类方法。掌握药物毒性的大小，就可认识其作用的峻急和缓，以便根据体质的强弱、病情的轻重，恰当地选择药物并确定用量，做到中病即止，以防止过量中毒或蓄积中毒。

## 二、中药中毒的原因

产生中毒的原因，除药物本身的毒性外，一与剂量过大，服用时间过长有关。如马钱子的常用剂量为每日 0.1~0.3g，若超过此用量，则易中毒。朱砂有毒，但能够重镇安神，若服用时间过长，则易产生蓄积性中毒。二是炮制不当。如附子一般炮制后入药，若用生品，则极不安全；使用未经炮制的生附子、生乌头极易导致中毒。三是配伍失宜。如甘遂与甘草同用、乌头与瓜蒌同用而致中毒。四是煎服方法错误。如乌头、附子中毒，多与煎煮时间太短有关，其次还与药不对证、个体差异等多种因素有关。误服伪品也是导致中毒的原因之一，如误以华山参、商陆代人参，独角莲代天麻使用等。

## 三、正确使用有毒中药

临床应用有毒的药物要特别慎重，应注意做到：

1. 用药要合理，杜绝乱用滥投。根据病情，在保证用药安全的情况下，既可采用"以毒攻毒"的治法，又可根据病情和药物的毒性，避免盲目使用有毒的药物。

2. 配伍要适宜，注意配伍禁忌。凡两药合用能产生毒副作用的，要禁止配伍应用。

3. 用量要适当，应采用小量渐增法。有毒药物的治疗剂量与中毒剂量比较接近或相当，因而在治疗用药时安全度小，应从小量开始，逐渐加量，切忌初服时即给足量，以免引起中毒。无毒的药物安全度较大，但并非绝对不会引起中毒反应。如人参、艾叶等无毒药物也有产生中毒反应的报道，这与剂量过大或服用时间过长等有密切关系，并不是因为这些药物有毒所致。

4. 选用适宜的炮制、制剂等方法降低或消除其毒性。如乌头、甘遂等药物一般都要经过炮制后才能应用。而附子的毒性，经过久煎，也可大大降低。生半夏有毒，但与姜汁同炒，其毒性则可减弱或消失，或者半夏与生姜配伍应用，也能减轻半夏的毒性。雄黄、硫黄有毒，只入丸散剂服用，而不入汤剂。

5. 识别过敏者。有些药物并无毒性，但由于个体差异而可能产生过敏反应，对人体造成伤害。所以应密切观察，一旦发生过敏，要及早予以治疗。

毒性大小是选用药物，确定剂量和使用时间长短的依据，可帮助理解药物的作用强度和可能产生的毒副作用。有毒药在应用时应通过必要的炮制和恰当的配伍、选用适当的剂型、注意用药方法等多个环节来减轻或消除有毒因素，确保用药安全。有毒药物使用得当，可发挥良好治疗作用，以毒攻毒、解毒疗疮均是中医临床的常用方法。

### 知识链接

#### 正确认识中药的毒性

中药相对于化学药物来说，毒性较小，但也有一定的毒性。应正确认识、正确对待中药的毒性，认为中药纯天然无毒副作用，能有病治病、无病防病，这种认识是不正确，不客观的。2003 年，新华社系列报道了大量服用龙胆泻肝丸导致肾脏损害的病例。之前在 1993 年，比利时学者报道了 100 多名患者服用含广防己的中草药减肥治疗后，出现了进行性肾损害。医学界称此类肾病为"中草药肾病"。有研究表明，马兜铃酸还可导致输尿管癌、肾盂癌、膀胱癌等，具有较强的致癌作用。很多国家禁止使用含有马兜铃酸的植物药。自然界中含有马兜铃酸成分的植物主要为马兜铃科植物，共 8 属 600 余种。我国产 4 属 70 余种。马兜铃酸广泛存在于马兜铃科植物中。最常见的含马兜铃酸的中药材有关木通、广防己、青木香、马兜铃、天仙藤、寻骨风（绵毛马兜铃）、青香藤等。2003 年以后，关木通、广防己、青木香已经被国家食品药品监督管理部门禁止使用。

## 小 结

1. 中药的药性理论是研究药性形成的机制及其临床运用规律的理论，用于阐释中药作用机制，其与功效相联系，是临床选药组方的依据。其内容主要包括四气、五味、升降浮沉、归经、毒性等。

2. 四气是指药物具有的寒、热、温、凉四种性质。四气理论奠定了中医治病用药的基本原则，即"寒者热之，热者寒之"。

3. 五味是指药物具有的辛、甘、酸、苦、咸五种基本的滋味。五味不仅仅表达的是药物的滋味，更多的是表示药物具有的功能。

4. 升降浮沉是指药物的作用趋势，是药物作用的定向概念。

5. 归经是指药物对人体某部分的选择作用，指出了药物的作用部位或适应范围，为临床准确用药提供了依据。

6. 毒性包括广义和狭义的概念。广义的毒性是指药物的偏性，既包含了治疗作用，也包括毒副作用；狭义的毒性则是指药物的毒副作用，现在的毒性概念即为狭义的，古时候的毒性即为广义的。

# 目标测试

**A1 型题**（以下每一道题有 A、B、C、D、E 五个备选答案，从中选择一个最佳答案）

1. 中药的性能是（　　）

    A. 中药治病的原理　　　　　　　　　　B. 中药的偏性

    C. 中药作用的性质和特征的高度概括　　D. 每味药的功效特点

    E. 以上都不

2. 中药四气是如何确定的（　　）

    A. 是从人体的感官感觉出来的

    B. 是从机体的反应总结出来的

    C. 是从疾病的性质总结出来的

    D. 是由药物作用于人体所产生的不同反应和所获得的不同疗效总结出来的

    E. 是从药物的质地轻重、药用部位、炮制方法等推导出来的

3. 能够减轻或消除热证的药物，其药性一般多属于（　　）

    A. 热性　　　　　　　　B. 温性　　　　　　　　C. 平性

    D. 寒、凉之性　　　　　E. 温、热之性

4. 能够减轻或消除寒证的药物，其药性一般属（　　）

    A. 温性　　　　　　　　B. 热性　　　　　　　　C. 平性

    D. 温、热之性　　　　　E. 寒、凉之性

5. 甘味药可用于痛证，其作用是（　　）

    A. 温中止痛　　　　　　B. 活血止痛　　　　　　C. 缓急止痛

    D. 祛风止痛　　　　　　E. 行气止痛

6. 酸味药具有的作用是（　　）

    A. 收敛、固涩　　　　　B. 收敛、补虚　　　　　C. 收敛、清热

    D. 收敛、软坚　　　　　E. 收敛、温中

7. 五味之中，兼有坚阴作用的药味是（　　）

    A. 甘味　　　　　　　　B. 苦味　　　　　　　　C. 咸味

D. 酸味　　　　　　　　　E. 辛味

8. 咸味药的主要作用是（　　　）

　　A. 清热泻火　　　　　　B. 引血下行　　　　　　C. 降逆止呕
　　D. 利水渗湿　　　　　　E. 软坚泻下

9. 具有清热燥湿功效的药物大多具有（　　　）

　　A. 甘味　　　　　　　　B. 苦味　　　　　　　　C. 咸味
　　D. 酸味　　　　　　　　E. 辛味

10. 具有利水渗湿功效的药物大多具有（　　　）

　　A. 淡味　　　　　　　　B. 苦味　　　　　　　　C. 咸味
　　D. 酸味　　　　　　　　E. 辛味

11. 具有芳香化湿作用的药物大多具有

　　A. 甘味　　　　　　　　B. 苦味　　　　　　　　C. 咸味
　　D. 酸味　　　　　　　　E. 辛味

12. 升降浮沉是指药物的（　　　）

　　A. 药物有无毒副作用　　B. 作用部位的选择性　　C. 作用趋向性
　　D. 药物有无补泻作用　　E. 药物作用的峻猛与否

13. 下列哪一组药物的性、味，其作用趋向一般属于升浮（　　　）

　　A. 甘、辛，凉　　　　　B. 辛、苦，热　　　　　C. 辛、甘，温
　　D. 甘、淡，寒　　　　　E. 酸、咸，热

14. 酒炙药物对升降浮沉的影响是（　　　）

　　A. 有收敛作用　　　　　B. 有降下作用　　　　　C. 有升提作用
　　D. 有下行作用　　　　　E. 无影响

15. 盐炙对升降浮沉的影响是（　　　）

　　A. 升提　　　　　　　　B. 下行　　　　　　　　C. 发散
　　D. 收敛　　　　　　　　E. 无影响

16. 升浮药的作用趋向是（　　　）

　　A. 向上、向外　　　　　B. 向下、向里　　　　　C. 向气、向血
　　D. 向阴、向阳　　　　　E. 以上都不是

17. 沉降药的作用趋向是（　　　）

　　A. 表示发散、上升　　　B. 表示能降逆、泄利　　C. 表示向下、向内
　　D. 表示向阴、向阳　　　E. 以上均不是

18. 病变在上在表时一般宜选用药性属（　　　）者

　　A. 沉　　　　　　　　　B. 降　　　　　　　　　C. 升浮
　　D. 沉降　　　　　　　　E. 以上都不是

19. 病势下陷者宜选用药性属（　　　）者

　　A. 凉　　　　　　　　　B. 寒　　　　　　　　　C. 降
　　D. 升　　　　　　　　　E. 以上均不宜

20. 中药归经指的是（　　　）

    A. 药物对于机体某部分的选择性作用

    B. 药物寒热温凉四性

    C. 药物的五种滋味

    D. 药物具有的升、降、浮、沉的作用趋向

    E. 药物对于机体有无毒副作用

**B1 型题**（以下提供若干组考题，每组考题共用在考题前列出的 A、B、C、D、E 五个备选答案，从中选择一个与问题关系最密切的答案）

A. 发汗、解表、行气、活血

B. 补中益气、缓急止痛、调和药性、和中

C. 收敛固涩

D. 软坚散结、泻下通便

E. 渗湿利水、利尿通淋

1. 甘味药的作用是（　　　）

2. 辛味药的作用是（　　　）

    A. 通泄作用　　　　B. 发散作用　　　　C. 升提作用

    D. 收敛作用　　　　E. 补益作用

3. 苦味药的作用是（　　　）

4. 酸味药的作用是（　　　）

    A. 能散、能行　　　　B. 辟秽、化湿、开窍　　　　C. 能燥、能泄

    D. 能缓、能和　　　　E. 能软坚、润下

5. 咸味药的作用为（　　　）

6. 甘味药的作用为（　　　）

    A. 病势表现为向上，如呕吐、喘咳、呃逆

    B. 病势表现为向下，如泄利、脱肛、子宫下垂

    C. 病势表现为向外，如自汗、盗汗

    D. 病势表现为向内，如表证不解

    E. 以上均不是

7. 具有降的作用趋向的药物能治疗（　　　）

8. 具有升的作用趋向的药物能治疗（　　　）

    A. 病变在上在表的疾病，如头痛、头晕

    B. 病变在下在里的疾病，如腹痛、腹泻

    C. 病势逆上者，如肝火上炎头痛、目赤

    D. 病势陷下者，如中气下陷脱肛、子宫下垂

    E. 以上都不是

9. 升浮药可治（　　　）

10. 沉降药可治（　　　）

# 第三章　中药的应用

 **学习目标**

**知识目标**

掌握七情配伍、用药禁忌的主要内容及剂量和煎服方法等基本用药知识。

**能力目标**

能认识中药组方的配伍规律；能根据所学知识正确使用中药，并指导患者正确应用。

## 第一节　中药的配伍

**目标任务：**

1. 掌握配伍的概念。

2. 熟悉中药七情配伍的主要内容。

3. 认识中药的配伍规律。

### 一、配伍

以单味药组合成复方使用是中药应用的主要形式。合理的组合应用中药可提高疗效和用药安全性，而不合理的组合应用中药却会降低甚至丧失疗效或使毒副作用增强。故我国历来重视中药的配伍应用。配伍，就是按照病情需要和药物性能，有选择地将两种以上的药物组合在一起使用。

从中药的发展来看，在医药萌芽时期，治疗疾病一般都是采用单味药。后来由于药物的发现日益增多，对疾病的认识也逐渐深化，因此对于病情较重或者比较复杂的病证，用药也由简到繁，出现了多种药物配合应用的方法。在由单味药发展到多种药配合应用，以及进一步将药物组成方剂的漫长过程中，人们通过大量的实践，掌握了丰富的配伍经验，了解到药物在配伍应用后可以对较复杂的病证予以全面照顾，同时又能获得安全而更高的疗效。因此，药物的配伍对于临床处方具有重要意义。通过配伍可提高临床疗效。因单味药物的力量有限，难以治疗病情较重的病证，通过配伍能增强药物作用，提高临床疗效。对于病情比较复杂的患者，配伍用药可以达到既分清主次，又全面兼顾，适宜病情的复杂性。对于会产生毒副反应的药物，通过配伍可以降低或消除其毒副作用，使用药安全。

在配伍应用的情况下，由于药物与药物之间出现相互作用的关系，有些药物因协同作用而增进疗效，但是也有些药物却可能互相对抗而抵消、削弱原有的功效，有些药物因为相互配用而减轻或消除了毒性或副作用，但是也有些药物反而因为相互作用而使作用减弱或发生不利于人体的作用。

对于上述的单味药应用和药物之间的相互作用关系，古人曾将其总结归纳为七种情况，称为药性"七情"。

## 二、中药七情

前人将单味药的应用及药与药之间的配伍关系总结为七个方面，称为药物的"七情"。七情最早的记载见于《神农本草经·序例》："有单行者，有相须者，有相使者，有相畏者，有相恶者，有相反者，有相杀者，凡此七情，合和视之。"七情的内容包括单行、相须、相使、相畏、相杀、相恶、相反七种情形。

**1. 单行**  是指单用一味药来治疗疾病。对于病情单纯而轻者，只用一味针对性强的药物即能获得疗效。如用一味马齿苋治疗痢疾；单用黄芩即清金散，治疗轻度的肺热咳嗽；独参汤用一味人参大补元气，治疗虚脱等。

**2. 相须**  即两种以上性能功效类似的药物配合应用，能明显增强其原有的疗效。如石膏配伍知母，明显增强清热泻火的作用；麻黄配伍桂枝，能明显地增强发汗解表的作用。相须配伍一般是同类药物合用，它构成了复方用药的配伍核心，是中药应用的最常用配伍。

**3. 相使**  即在功效方面有某种共性的药物，分主辅合用后，能够提高主药的疗效。如黄芪配茯苓治疗脾虚水肿，黄芪为补气利水的主药，茯苓通过利水健脾，能增强黄芪补气利水的功效；大黄配厚朴治疗热结便秘，大黄为泄热通便的主药，厚朴能下气除满，可推动积滞下行，增强大黄的泻下作用。相使配伍大多不是同类药物，一主一辅，相辅相成，这也是中药配伍的常用形式。

**4. 相畏**  即一种药物的毒性反应或副作用，能被另一种药物减轻或消除。如生半夏和生天南星的毒性能被生姜减轻或消除，即可以说生半夏和生天南星畏生姜；甘遂畏大枣，是因为大枣能抑制甘遂峻下逐水，损伤正气的毒副作用。相畏是临床应用有毒、作用峻猛或有副作用的药物时常用的配伍方法。

**5. 相杀**  即一种药物能减轻或消除另一种药物的毒性反应或副作用。如生姜能减轻或消除生半夏和生天南星的毒性，所以称生姜能杀生半夏和生天南星的毒性。相杀与相畏实际上是同一配伍关系的两个不同的表述，其实质是相同的。

**6. 相恶**  即两种药物合用后，各自的性能相互牵制而使原有的疗效降低甚至丧失。如干姜与黄芩相恶，是因为干姜的温肺、温胃功效与黄芩的清肺、清胃功效能相互牵制而降低疗效；人参恶莱菔子，是因莱菔子能削弱人参的补气作用。这种配伍关系在临床上尽量避免使用。

**7. 相反** 即两种药物合用后，能产生毒性反应或副作用。如同用药禁忌中讲述的"十八反""十九畏"的相关药物。此属配伍禁忌，原则上不能同用。

上述配伍关系，可以概括为四个方面：一是相须与相使，能使药物产生协同作用而提高疗效，是临床用药时应充分利用的配伍关系；二是相畏与相杀，能减轻或消除药物的毒性反应或副作用，是应用有毒药物或烈性药时必须考虑选用的配伍关系；三是相恶，能使药物相互拮抗而削弱或抵消原有功效，是用药时应注意避免的配伍关系；四是相反，能使药物产生毒性或增加副作用，属于配伍禁忌，原则上不用。

# 第二节 用药禁忌

**目标任务：**
1. 掌握中药"十八反""十九畏"配伍禁忌的内容。
2. 掌握妊娠用药禁忌的主要内容。
3. 熟悉证候禁忌及饮食禁忌的主要内容。

用药禁忌是指患者在用药期间不宜或不可使用的药物或食物。主要包括妊娠用药禁忌、病证用药禁忌、配伍禁忌、服药的饮食禁忌。掌握中药的用药禁忌知识，对于提高临床疗效、确保用药安全、避免毒副作用的产生有着重要的意义，是正确使用中药所必须掌握的重要内容。

## 一、配伍禁忌

在复方配伍中，根据用药法度，有些药物应避免在同一方内合用的称为配伍禁忌。凡是合用后能使疗效降低或使毒副作用增强，或产生新的毒害效应者，原则上都应尽量避免使用。《神农本草经》称这些药物之间的关系为"相恶"和"相反""勿用相恶、相反者"。但相恶与相反导致的结果不一样，相恶配伍可使药物的某些功效减弱，而"相反为害甚于相恶"，可能会危害患者的健康甚至危及生命。故相反的药物原则上是属于禁止配伍使用的。据《蜀本草》统计，《神农本草经》所载药物中，"相恶者六十种，相反者十八种"。历代关于配伍禁忌的认识和发展，在古籍中说法并不一致。金元时期概括为"十八反"和"十九畏"，是目前公认的配伍禁忌。

### （一）十八反

"十八反"歌诀最早见于张子和的《儒门事亲》："本草明言十八反，半蒌贝蔹及攻乌，藻戟遂芫俱战草，诸参辛芍叛藜芦。"歌诀共记载 18 种相反的药物，即乌头反半夏、瓜蒌、贝母、白蔹、白及；甘草反海藻、大戟、甘遂、芫花；藜芦反人参、沙参、丹参、玄参、细辛、芍药。

### （二）十九畏

"十九畏"之"畏"，是指相反的意思，不同于药物的"七情"中的"相畏"。

"十九畏"歌诀首见于明代刘纯《医经小学》："硫黄原是火中精，朴硝一见便相争，水银莫与砒霜见，狼毒最怕密陀僧，巴豆性烈最为上，偏与牵牛不顺情，丁香莫与郁金见，牙硝难合京三棱，川乌草乌不顺犀，人参最怕五灵脂，官桂善能调冷气，若逢石脂便相欺，大凡修合看顺逆，炮爁炙煿莫相依。"歌诀共记载19种药物相畏，即：硫黄畏朴硝，水银畏砒霜，狼毒畏密陀僧，巴豆畏牵牛子，丁香畏郁金，牙硝畏三棱，川乌、草乌畏犀角，人参畏五灵脂，官桂畏赤石脂。

"十八反""十九畏"记载的药物都为配伍禁忌，这是前人在长期的医疗实践中发现并总结出来的。但是历代医家的看法却不尽一致，至今也不能完全定论，在学术上一直存在着争议。主要有以下几个方面：

**1.数量问题。**如有的学者认为瓜蒌应分为瓜蒌实、瓜蒌根；贝母分为川贝母、浙贝母；乌头分为川乌头、草乌头、附子；"诸参"还应包括党参、西洋参、太子参、苦参等；芍药分为白芍、赤芍等。如果包含这些药物，则相反的药物数量就超出了18种，而且历代本草学书籍记载的相反药物也各不相同。

**2.概念混乱。**"十九畏"中"畏"的涵义与"七情"中"相畏"的涵义并不相同，尤其是宋代以后，畏、恶、反名称使用较为混乱。

**3.是否相反。**有人认为"十八反""十九畏"中某些药物合用并非绝对禁忌，因为古方中就有把"十八反""十九畏"的某些药物同用，现在临床上也有同用的报道。还有的学者认为，相反药同用，能起到相反相成的作用，运用得当，可愈沉疴痼疾。

**4.实验结果不同。**在现代的药理实验研究中，各地的实验条件、实验方法、技术水平均存在着差别，导致实验结果也存在很大差异，甚至出现相互矛盾的结果。

"十八反"和"十九畏"诸药，有一部分同实际应用有些出入，历代医家也有所论及，引古方为据，证明某些药物仍然可以合用。如感应丸中，巴豆与牵牛同用；甘遂半夏汤以甘草同甘遂并列；散肿溃坚汤、海藻玉壶汤等均合用甘草和海藻；十香返魂丹是将丁香、郁金同用；大活络丹乌头与犀角同用等等。现代这方面的研究工作做得不多。有些实验研究初步表明：如甘草、甘遂两种药合用时，毒性的大小主要取决于甘草的用量比例，甘草的剂量若相等或大于甘遂，毒性较大；又如贝母和半夏分别与乌头配伍未见明显的增强毒性，而细辛配伍藜芦则可导致实验动物中毒死亡。由于对"十八反"和"十九畏"的研究还有待进一步进行较深入的实验和观察，并研究其机理，因此目前应采取慎重态度。一般来讲，对于其中一些药物，若无充分根据和应用经验，仍须避免盲目配合应用。

## 二、妊娠用药禁忌

妊娠用药禁忌是指妇女在妊娠期间除中断妊娠、引产外，不能使用的药物。因为某些药物有损害母体及胎元，甚至导致堕胎的作用。总之，凡是对母体胎儿不安全及不利于优生优育的药物均属于妊娠用药禁忌。

古代医家很早就对妊娠禁忌药有所认识。《神农本草经》中就载有具有堕胎作用的药物。南宋《卫生家宝产科备要》所载妊娠禁忌药73种，是现存文献中最早收载妊娠禁忌药的，其后历代均有增加。

根据药物对胎元损害程度的不同，一般分为禁用药和慎用药两大类。禁用的药物，多为毒性较强或药性峻烈及有堕胎作用之品，如水银、砒霜、马钱子、斑蝥、轻粉、蟾酥、瓜蒂、藜芦、雄黄、麝香、川乌、草乌、巴豆、甘遂、大戟、芫花、商陆、水蛭、三棱、莪术等，是不能用于孕妇的。慎用的药物，主要包括具有较强的祛瘀通经、行气、攻下、辛热、滑利及有毒之品，如牛膝、桃仁、红花、枳实、大黄、芒硝、附子、肉桂、川芎、番泻叶、芦荟、姜黄等。凡属禁用的药物，绝对不能使用，以防发生意外。慎用的药物可以根据病情的需要，斟酌使用。如果孕妇患有严重疾病，可酌情使用慎用药，但必须辨证准确，掌握好剂量与疗程，选择恰当的炮制和配伍，以确保用药安全。如明代吴又可治孕妇时疫，大便秘结，腹满胀痛的阳明腑实证，仍用大承气汤（含泻下之大黄、破气之枳实）攻下，且屡治屡验，并无堕胎损胎现象发生，此即《内经》所云"有故无殒亦无殒也"的用药范例。但必须强调指出，除非必须使用时，一般应尽量避免使用，以防发生事故。

### 三、证候禁忌

对于某类病证，应当避免使用某种（类）的药物，称证候用药禁忌。任何一种药物，对于特定的证候，都是有宜有忌的。这是由于药物的药性不同，其作用各有专长，各有一定的适应范围，因此，临床用药也就有所禁忌。药物各有偏性，有的偏寒、有的偏热，有的升浮、有的沉降，有的能补、有的能泻，如使用得当，可发挥以偏纠偏的治疗作用，但若使用不当，其偏性又会反助病势，使病情加重或生出新的病证。故在使用药物的时候，就要注意药是否对证。如里热证，就忌用温里药；里寒证，则忌用寒凉清热的药；妇女经期，就不宜使用活血化瘀药，凡此种种，都属于证候禁忌的范围。具体药物如麻黄，能发汗解表、宣肺平喘、利尿，但由于其性味辛温，故只适宜于外感风寒表实无汗或肺气不宣的喘咳，而对表虚自汗及阴虚盗汗、肺肾虚喘则应禁止使用。所以除了药性极为平和者无须禁忌外，一般药物都有证候用药禁忌，其内容详见各论中每味药物的"使用注意"部分。

### 四、服药期间饮食禁忌

患者在服药期间，不能食用的食物，称为服药时的饮食禁忌，俗称忌口。中医历来重视服药时的饮食禁忌。一般而言，在服药期间，都应忌食生冷、辛热、油腻、腥膻及有刺激性等妨碍脾胃运化功能的食物。从病证方面而言，热证、阳证应忌食辛辣、油腻、煎炸等助热伤阴的食物；寒证、阴证应忌食生冷等寒凉伤阳的食物；肝阳上亢之头晕目眩、烦躁易怒等应忌食胡椒、辣椒、大蒜、酒等辛热助阳升浮之品；胃肠虚弱及高热者应忌食油炸黏腻、生冷坚硬不易消化的食物；疮痈肿毒忌食羊肉、鱼、蟹、虾等腥膻发物及辛辣刺激性食品。另外，根据古籍记载，常山忌葱，地黄、何首乌忌葱、蒜、萝卜，薄荷忌鳖肉，茯苓忌醋，鳖甲忌苋菜，以及蜜反生葱、柿反蟹等，也应作为服药禁忌的参考。

**课堂互动**

某医生为一脾虚食少便溏的患者开具的一张处方：

| | | | | | |
|---|---|---|---|---|---|
| 人参 15g | 党参 10g | 五灵脂 6g | 茯苓 10g | 白术 10g | 陈皮 8g |
| 炒山楂 6g | 麦芽 8g | 莱菔子 8g | 藜芦 5g | 白扁豆 8g | 甘草 3g |

试问，这张处方有什么问题吗？

# 第三节　中药的剂量

**目标任务：**
1. 掌握剂量的含义及包含的内容。
2. 熟悉确定剂量的依据。
3. 能对古今剂量进行正确换算。

## 一、剂量的含义

剂量，一是指单味药的成人一日内服用量，本书所标注的药物用量，除特别注明以外，都是指干燥后的生药在汤剂中的成人一日内服量；二是指药物间的相对用量，即单味药在组成复方时，药与药之间的用量比例，如六一散等；三是指制剂的实际服用量。

中药的计量单位，古代有重量（铢、两、钱、斤）、度量（尺、寸）、容量（斗、升、合）等多种计量方法，此外，还有一些特殊的如"刀圭""方寸匕""握""枚"等粗略的计量方法。明清以来，普遍采用16位制的"市制"计量方法，即1斤=16两=160钱。自1979年1月1日起，我国统一采用公制计量单位，即1kg=1000g。运用宋代以后的方药时，按照1斤=500g进行换算。为计算方便，按国家计量局规定采用近似值进行换算，即1两（16进位制）=30g，1钱=3g，1分=0.3g。汉唐方据考证，汉代1斤（仍为16两）约等于现代的250g。据此，汉代1两=15.625g。可供临床选方用药时参考。

用药剂量是否得当，是确保用药安全、提高临床疗效的重要因素。若剂量过小，则达不到治疗效果；若剂量过大，容易耗伤正气，或者造成不必要的浪费。一般来讲，临床上主要依据所用药物的性质、给药方法、患者的状况、气候地域等多方面的因素来确定药物的用量。

## 二、确定剂量的依据

### （一）根据药物确定剂量

**1. 药材质量** 同一药材，质优者药力充足，用量不宜过大；质次者药力不足，用量可适当加大。

**2. 药材质地** 质地较轻的花、叶类无毒药物，用量宜轻，一般为 3 ~ 10g；质地较重的矿物、贝壳类无毒药物，用量宜重，一般为 10 ~ 30g。同一药材，干品用量宜小，鲜品用量宜大。

**3. 药物气味** 气味淡薄、作用缓和的药物，用量可稍重；气味浓厚、作用峻猛的药物，用量则宜轻。

**4. 毒性** 相对而言，有毒的药物用量宜小，并严格控制在安全范围之内。由于不同人体对药物耐受量的不同，用药应从小剂量开始，逐渐增加用量；无毒的药物，用量变化的幅度较大，可以适当增加用量。

### （二）根据应用确定剂量

**1. 配伍** 单味药应用时，用量宜大；在复方中应用时，用量宜小；同一药物在复方中做主药时用量宜大，做辅药时用量宜小。

**2. 剂型** 针对同一病情，同一药物，入汤剂时用量宜大，入丸、散剂时用量宜小。

**3. 用药目的** 由于用药目的不同，同一药物的用量可能不同。如槟榔，用以消积行气利水时，常用量为 3 ~ 9g；而用以驱杀姜片虫、绦虫时，常用量为 30 ~ 60g。

### （三）根据患者确定剂量

**1. 年龄** 由于小儿身体发育尚未健全，老年人气血渐衰，对药物的耐受力均较弱，故用量应适当低于青壮年的用药量。特别是作用峻猛，容易损伤正气的药物，更应该注意用量。一般而言，5 岁以内的小儿，通常用成人量的 1/4，6 岁以上可按成人量减半应用。老年人应根据年龄、体质等情况，酌减用量。

**2. 体质** 体质强壮者，用量宜重；体质虚弱者，用量宜轻，即使是使用补益药也应从小剂量开始，以免虚不受补。

**3. 病程** 一般来说，新病患者正气损伤较小，用量宜重；久病患者正气损伤较大，用量宜轻。

**4. 病势** 病重势急者用量宜重，可力挫病势；病轻势缓者用量宜轻，即可治愈。

**5. 性别** 一般来说，男女用量区别不大，但妇女在月经期、妊娠期，使用活血化瘀药、泻下药时，用量不宜过大。

### （四）因时因地制宜

确定药物的剂量，应注意季节、地域、居处等自然环境方面的因素，做到因时、因地而适当加减药量。如发汗药及辛热药，在夏季不宜多用，而在冬季可用量稍大。

此外，还应考虑到患者职业、生活习惯等方面的差异。如体力劳动者与脑力劳动者相比，腠理一般较致密，在使用发汗解表药时，对体力劳动者的用量较脑力劳动者可稍重一些；用辛热药治病时，对于平素不食辛辣者，用量宜小，反之可重用。

# 第四节　中药的煎服方法

目标任务：
1. 掌握中药正确的煎煮方法。
2. 认识煎服方法对中药疗效的影响。
3. 能正确指导患者煎服中药。

汤剂是中药最常用的剂型，煎服方法得当与否，与临床疗效、药物的毒性等有着直接的关系。中医历来重视中药的煎煮与服药方法。徐灵胎在《医学源流论》中说："煎药之法，最宜深讲，药之效不效，全在乎此。"汤剂的制作对煎药用具、用水、火候、煮法等均有一定的要求。

## 一、汤剂煎煮法

### （一）一般煎法与过程

**1. 煎药器具**　以砂锅最为常用，不仅价廉，而且其性质稳定，不易与药物发生化学反应；也可使用搪瓷器皿、不锈钢锅等。不宜用铜、铁、铝锅等金属器皿，因金属元素容易与某些中药成分发生化学反应，可能会影响疗效。

**2. 煎药用水**　以水质纯净为原则，凡人们在生活中可作饮用的水都可用来煎煮中药。用水量应根据药物质地、煎药时间、患者病情等情况而定。从理论上推算，加水量应为所需药液量、饮片吸水量、煎煮过程中蒸发量三者的总和，但实际操作时加水量很难做到精确。一般用水量为饮片浸泡后并适当按压，以淹没过饮片 2～3cm 为宜。质地坚硬、黏稠或应久煎的药物加水量应适当多一些；质地疏松或有效成分容易挥发、煎煮时间较短的药物，加水量则可适当少一些。

**3. 煎前浸泡**　中药饮片一般为干品，煎煮前用冷水浸泡，能使水分充分渗透到药材内部，既有利于有效成分充分溶出，又可缩短煎煮时间，避免因煎煮时间过长，导致有效成分散失或破坏过多。如不经浸泡直接煎煮，会因饮片表面淀粉、蛋白质膨胀，阻塞毛细管道，使水分难以进入药材内部，使有效成分难以向外扩散。一般药物煎前浸泡为30 分钟左右，种子、果实等药物可浸泡 1 小时或以上，以泡透为原则，然后煎煮。

**4. 煎药火候及时间**　大多数药物都应该先大火后小火，即先武后文，开始用武火，煮沸后改用文火，以免药汁溢出或过快熬干。解表药及芳香类药物，一般用武火急煎，煎药时间宜短，以免药效挥发，降低疗效；有效成分不易煎出的补益药及矿物、贝壳类药物煮沸后宜文火久煎，可使有效成分充分溶出；有毒药物也应文火久煎，以降低毒性。在煎煮过程中，若煎煳则弃之，切勿加水再煎。

**5. 滤取药液**　按上法煎煮后，煎得药液 100 ~ 150mL，滤出。再加水适量，一般为第一煎的 1/2 左右，重复煎煮，仍得药液 100 ~ 150mL 时滤出。一般药物可煎 2 次，应该久煎的药物也可以煎 3 次。煎煮完毕之后，应压榨取汁，否则会造成有效成分的损失和浪费。

## （二）特殊煎法

有些药物由于性味、质地或应用等的不同，应做特殊处理。这些药物的特殊处理法，须在处方中相应的位置注明。

**1. 先煎**　介壳类、矿物类等药物，因质地坚硬，有效成分难以煎出，应打碎先煎，煮沸 20 ~ 30 分钟后，再加入其他经浸泡后的药物同煎，如生石膏、赭石、鳖甲等。对于毒副作用较强的药物，如川乌、草乌、附子等，则应先煎 45 ~ 60 分钟，再加入其他经浸泡后的药物同煎，以降低毒性，保证用药安全。

**2. 后下**　凡气味芳香借挥发油取效的药物，宜在一般药物即将煎好前加入，同煎 5 分钟左右即可，以防有效成分散失，如砂仁、薄荷、青蒿等。此外，有些药物虽不属芳香药，但久煎也能破坏其有效成分，如钩藤久煎影响其平肝疗效，大黄久煎则减弱其泻下作用。

**3. 包煎**　是指用纱布将药物包好，再放入锅内煎煮。须包煎的药物包括花粉类、细小种子类药物，因其质地过轻，易漂浮在水面上不利煎煮，也不易滤过，如海金沙、蒲黄等；研细粉的药物，煎煮时易使药液浑浊或成糊状，不利于服用，如滑石粉等；带有绒毛的药物，混入药液中则刺激咽喉和消化道引起呕吐，如旋覆花、辛夷等；含黏液质较多的药物易沉于锅底，加热时引起黏锅煳化、焦化，如车前子等。

**4. 另炖**　某些贵重药物，为了更好地煎出药物的有效成分，并减少同煎时有效成分被他药吸收，须单独放入加盖盅内，隔水炖 2 ~ 3 小时，或单独煎煮。煎液可以另服，也可以与他药煎液混匀服用，如人参、西洋参、鹿茸等。

**5. 烊化**　凡属胶质、黏性大而且易溶化的药物，为防止煎煮时黏锅煮焦或黏附他药，用水、黄酒或煎好的药液加热化开后服用。凡属胶类药物均需烊化，如阿胶、鹿角胶等。

**6. 冲服**　指用温开水或其他药物煎液冲开服用。需冲服的药物包括：贵重类药物，如牛黄、麝香等；有效成分难溶于水的药物，如鹤草芽、琥珀等；遇高温容易被破坏药效的药物，如雷丸等；遇高热易产生或增强毒性的药物，如朱砂等；入水即化的药物，如芒硝等；汁液性药物，如竹沥、姜汁等。

**7. 泡服**　又称焗服，是指有效成分易溶于水或久煎容易破坏药效的药物，可用开水加盖浸泡后服用，如胖大海、番泻叶等。

**8. 煎汤代水**　是指某些药物为了防止与其他药物同煎使煎液混浊，难以服用，宜先煎后取其上清液代水再煎煮其他药物，如灶心土等。此外，某些药物质地较轻、用量较大、体积大、吸水量大，也须煎汤代水，如玉米须、芦根等。

## 二、服药法

服药方法是根据病情和药性决定的。服药方法是否得当，对疗效有着直接影响。

### （一）服药时间

适时服药是合理用药的重要方面，是充分发挥药效的重要因素。服药时间一般分为：

**1. 空腹服** 多指清晨时服药，此时胃肠内没有食物，可避免所服药物与食物混合，因而能迅速发挥药效。如驱虫药、峻下药等，均宜空腹服用。

**2. 饭前服** 指于吃饭之前 0.5 ~ 1 小时服药，此时胃中也没有食物，有利于药物的消化吸收。如补益药及治疗胃肠道疾病的药物，均宜饭前服用。

**3. 饭后服** 指吃饭之后 0.5 ~ 1 小时服药，此时胃中存有食物，药物与食物混合，可减轻药物对胃肠道的刺激。故健胃药和对胃肠道有刺激性的药物，均应在饭后服用。

**4. 睡前服** 为了顺应人体生理节律而充分发挥药效，有些药物宜在睡前服。如安神药用于安眠时宜在睡前半小时服，以便于安眠；涩精止遗药宜在睡前服，以便治疗梦遗滑精；缓下剂宜在睡前服，以便翌日清晨排便。不过，从目前实际情况来看，此类药物大多日服两次，而非睡前服。

**5. 定时服** 有些疾病定时发作，只有在发病前服药才能发挥药效。如治疟药应在疟疾发作前 1 ~ 2 小时服用。

**6. 不拘时服** 对于病势急、病情重者，则当不拘时服，可力挫病势，以挽救病情。

一般疾病服用汤剂时，多为每日 1 剂，煎 2 次分服，两次间隔时间为 4 ~ 6 小时。临床用药时可根据病情增减。如病情急重者，可每隔 4 小时服药 1 次，昼夜不停，使药力持续，顿挫病势；急性病、热性病可 1 日 2 剂；病情轻缓者，可 2 日 1 剂，以图缓治。至于饭前还是饭后服则主要决定于病变部位和性质。一般来讲，病在胸膈以上者如眩晕、头痛、目疾、咽痛等，宜饭后服；如病在胸腹以下，如胃、肝、肾等脏疾患，则宜饭前服。某些对胃肠有刺激性的药物宜饭后服；补益药多滋腻碍胃，宜空腹服；治疟药宜在疟疾发作前的两小时服用；安神药宜睡前服；慢性病定时服；急性病、呕吐、惊厥及石淋、咽喉病须煎汤代茶饮者，均可不定时服。

### （二）服药方法

一般而言，汤剂宜温服。治热证用寒药宜冷服，治寒证用热药宜热服，这样的服法可以增强药效。对于用辛温解表药治疗风寒表实证，不仅宜热服，服后还需覆被取汗，以助发汗。对于热在胃肠，患者喜饮冷者可凉服；而热在其他脏腑，患者不欲饮冷者，仍以温服为宜。而应用从治法时，则应热药冷服或凉药热服，有利于机体接受，可防止寒热格拒。此外，服用丸、散等固体药剂，除特别规定外，一般都宜用温开水送服。

**1. 汤剂** 一般宜温服。但解表药要偏热服，服后还须温覆盖好衣被，或进热粥，以助汗出；寒证用热药宜热服，热证用寒药宜冷服，以防格拒于外。如出现真热假寒当寒药温服，真寒假热者则当热药冷服，此即《内经》所谓"治热以寒，温以行之；治寒以热，凉以行之"的服药方法。

**2. 丸剂**　颗粒较小者，可直接用温开水送服；大蜜丸者，可以分成小粒吞服；若水丸质硬者，可用开水溶化后服。

**3. 散剂、粉剂**　可用蜂蜜加以调和送服，或装入胶囊中吞服，避免直接吞服而刺激咽喉。

**4. 膏剂**　宜用开水冲服，避免直接倒入口中吞咽，以免粘喉引起呕吐。

**5. 冲剂、糖浆剂**　冲剂宜用开水冲服，而糖浆剂则可以直接吞服。

此外，危重病人宜少量频服；呕吐患者可以浓煎药汁，少量频服；对于神志不清或因其他原因不能口服时，可采用鼻饲给药法。在应用发汗、泻下、清热药时，若药力较强，要注意患者个体差异，一般得汗、泻下、热降即可停药，适可而止，不必尽剂，以免汗、下、清热太过，损伤人体的正气。

### 三、中药的外用方法

汤剂外用，多用于熏洗疮痈、痒疹和赤眼等；散剂多用于外敷湿疮、溃疡、外伤出血等；软膏药多用于外涂疮肿；酒剂多用于外擦风湿痹痛、跌打损伤。以上用量可根据疾病的面积来确定，用药一般为每日 2～4 次。硬膏药多用于外贴风湿痹痛、跌打伤痛和疮痈，在加热变软后趁热贴敷，一般 2～3 日 1 次。

## 小　结

1. 中药的七情配伍是指七种配伍关系，概括了药物配伍以后产生的不同反应。其中相须、相使的配伍能产生协同作用，使疗效增加；相畏、相杀的配伍使毒性降低；相恶的配伍使作用减弱，疗效降低；相反的配伍则使毒性增加。

2. 配伍禁忌是指处方用药时不能合用的药物，是中医处方用药应严格掌握并遵循的法度，其主要内容为"十八反""十九畏"。

3. 妊娠用药禁忌是指妇女在孕期不能应用的药物，否则会对母体胎儿产生损害甚至引起堕胎，包括禁用和慎用。医生在处方用药时应严格遵循。

4. 剂量是指单味药的成人 1 日量。

5. 中药的特殊煎法主要有先煎、后下、包煎、烊化、另煎、冲服等。

## 目标测试

**A1 型题**（以下每一道题有 A、B、C、D、E 五个备选答案，从中选择一个最佳答案）

1. 中药配伍中的相畏指的是（　　）

　　A. 治疗目的相同的药物配伍应用

　　B. 性能功效相类似的药物配合应用，可以增强原有疗效的配伍

　　C. 一种药物的毒副作用，能被另一种药物消除或降低的配伍

　　D. 一种药物能使另一种药物功效降低或丧失的配伍

　　E. 以上都不是

2. 中药配伍中的相杀指的是（　　　）

　　A. 一种药物和另一种药有某些相同功效的配伍

　　B. 一种药物能减轻或消除另一种药物的毒性或副作用的配伍

　　C. 两种性能或功效相似药物的配伍

　　D. 一种药物能使另一种药物的功效降低或消失的配伍

　　E. 以上均不是

3. 相须、相使配伍的共同点是什么（　　　）

　　A. 协同作用，使疗效增强　　B. 拮抗作用，使疗效降低

　　C. 减轻或消除毒副作用　　　D. 产生毒副作用

　　E. 以上都不是

4. 脾胃虚弱患者应忌食（　　　）

　　A. 鱼、虾、蟹等腥膻发物

　　B. 油炸黏腻食物、寒冷固硬食物、不易消化食物

　　C. 胡椒、辣椒、大蒜

　　D. 脂肪、动物内脏

　　E. 葱、蒜、萝卜

5. 临床应用属禁忌的是（　　　）

　　A. 相使　　　　　　　　B. 相畏　　　　　　　　C. 相杀

　　D. 相恶　　　　　　　　E. 单行

6. 下列为配伍禁忌的是（　　　）

　　A. 甘草与芫花　　　　　B. 大戟与海藻　　　　　C. 贝母与半夏

　　D. 大戟与芫花　　　　　E. 白及与瓜蒌

7. 中药配伍禁忌包括（　　　）

　　A. 相畏　　　　　　　　B. 十九畏　　　　　　　C. 相须

　　D. 相杀　　　　　　　　E. 相使

8. 与乌头相反的药（　　　）

　　A. 白及　　　　　　　　B. 天南星　　　　　　　C. 大戟

　　D. 甘草　　　　　　　　E. 瓜蒌

9. 大黄与芒硝的配伍关系属于（　　　）

　　A. 相须　　　　　　　　B. 相使　　　　　　　　C. 相畏

　　D. 相恶　　　　　　　　E. 相反

10. 一种药物的毒性能被另一种药物减轻或消除的配伍关系，称为（　　　）

　　A. 相使　　　　　　　　B. 相畏　　　　　　　　C. 相杀

　　D. 相恶　　　　　　　　E. 相反

**B1 型题**（以下提供若干组考题，每组考题共用在考题前列出的 A、B、C、D、E 五个备选答案，从中选择一个与问题关系最密切的答案）

A. 性能功效相似药物配合应用，可以增强原有疗效的配伍

B. 性能功效有部分共性的药物配合应用

C. 一种药物的毒副作用能被另一种药物减轻或消除的配伍

D. 一种药物能减轻或消除另一种药毒性的配伍

E. 一种药物能使另一种药物的功效降低或消失的配伍

1. 相恶的定义是（　　　）

2. 相须的定义是（　　　）

A. 生南星与生姜配伍　　　　B. 黄芪与茯苓配伍　　　　C. 石膏与知母配伍

D. 黄芩与生姜配伍　　　　E. 以上都不是

3. 相使配伍是（　　　）

4. 相恶配伍是（　　　）

A. 药物配伍时能产生协同作用而增进疗效

B. 药物配伍时能互相拮抗而抵消、消弱原有功效

C. 药物配伍时能减轻或消除原有毒副作用

D. 药物配伍时能产生或增强毒副作用

E. 以上都不是

5. 在用药时应避免的是（　　　）

6. 在用药时属于配伍禁忌的是（　　　）

A. 黄芪配知母　　　　B. 当归配桂枝　　　　C. 乌头配半夏

D. 干姜配细辛　　　　E. 丁香配郁金

7. 属相反配伍的是（　　　）

8. 属十九畏内容的是（　　　）

A. 石膏配知母　　　　B. 当归配桂枝　　　　C. 乌头配半夏

D. 干姜配细辛　　　　E. 黄芪配茯苓

9. 属相须配伍的是（　　　）

10. 属相使配伍的是（　　　）

A. 川乌、草乌、三棱、莪术

B. 黄连、桂枝、党参、山药

C. 肉桂、附子、枳实、枳壳

D. 木香、香附、柴胡、前胡

E. 麦冬、玉竹、阿胶、杜仲

11. 妊娠慎用药是（　　　）

12. 妊娠禁用药是（　　　）

# 第四章　影响中药质量的因素

**知识目标**

掌握中药采收、加工炮制、贮存等基本知识和方法。

**能力目标**

认识影响中药疗效的综合因素，学会常用的采收、加工、储藏中药的基本方法和技能。

中药的质量受多种因素的影响，从中药的生长环境到采收加工、炮制、生产、贮存等，每一个环节都与中药的质量密切相关，一个环节质量控制不好，都会导致中药的质量出现问题，进而影响临床疗效甚至导致毒副作用的增加，故认识影响中药质量的因素，对确保中药质量、保证临床药效有重要意义。

## 第一节　中药产地、采收、贮存对中药质量的影响

**目标任务：**

1. 认识中药产地及采收时间对中药质量及疗效的影响。

2. 掌握道地药材的概念，正确认识道地药材。

3. 熟悉中药采收的基本规律。

中药是以植物药为主，还包括部分动物药、矿物药和少量的人工制品。同一品种的中药，由于产地不同，其内在成分的质和量会存在明显的差异。同一产地的中药，由于采收时间和加工方法不同，其有效成分也会出现明显差异，从而直接影响临床疗效，历代医家对此具有深刻的认识。所以，中药的产地与采集是否适宜，是影响药材质量的关键因素，也是保护药材资源和保证药物疗效的重要因素。

### 一、中药的产地

天然药材的分布和生长，离不开长期形成的稳定的自然条件。我国的疆域纵横万

里，江河湖泽、山陵丘壑、平原沃野及辽阔海域的自然地理状况十分复杂，水土、气候、日照、生物分布等生态环境也各不相同，甚至差异很大，因而形成了天然中药材生长及其质量的地域性。中药的产地与其质量有着密切关系，即使是分布较广的药材，也由于产地不同而有明显的质量优劣。前人在长期的用药实践中发现了天然药材的质量差异，因而十分重视药材的产地，逐渐形成了"道地药材"的概念。

道地药材，也称为"地道药材"，是优质药材的专用名词，专指来源于原产地，质量优良，疗效卓著的药材。其临床疗效突出、货真质优、炮制考究、带有地域性特点，是中药领域中控制药材质量的一项独具特色的综合判别标准。道地药材的确定，与药材的产地、品种、质量等多种因素有关，而临床疗效则是其关键因素。如宁夏的枸杞，四川的黄连、川芎、附子，东北的人参、五味子、细辛，河南的地黄、山药、牛膝、菊花（习称四大怀药），山东的阿胶，甘肃的当归，江苏的薄荷、苍术，云南的茯苓，广东的广藿香、砂仁等，都是著名的道地药材。古今医家在处方时，习惯在这些药名前冠以产地，如川芎、云苓、潞党参等。在医疗实践中，重视道地药材的使用，对于提高临床疗效有着十分重要的作用，所以道地药材被历代医家推崇备至。《神农本草经》中强调用药要重视"土地所处"。《本草蒙筌》曰："凡诸草木、昆虫，各有相宜地产，气味功力自异寻常""地产南北相殊，药力大小悬隔"。

道地药材形成的原因是多方面的，但关键是临床疗效。首先是品种优良，其次是有适宜的生长环境，以及产区合理的栽培加工技术，才使得药材品种优良，疗效显著。道地药材是在长期的生产和用药实践中形成的，但并不是一成不变的。如三七原产于广西，称为广三七、田七，云南后来居上，所产三七称为滇三七，成为三七的新道地产区。

长期的医疗实践证明，重视道地药材的生产和使用，对于保证药材质量起着十分重要的作用。然而，由于道地药材的产量有限，加上有的药材生产周期长，所以道地药材显然不能满足需求。特别是近年来，中医药热在世界范围内急剧升温，道地药材已远远供不应求。在这种情况下，进行药材的引种栽培及药用动物的驯养，成为解决道地药材不足的重要途径。但引种和驯养都必须注重科学性，避免盲目性，以确保药材的性能和疗效。我国很早就进行了这方面的工作，在现代技术条件下，对名贵或短缺药材进行异地引种和动物驯养，取得了一定的成绩。如原依靠进口的西洋参在我国东北、华北、华东等地大量引种成功；天麻原产于贵州、四川，而今在山东、陕西等地也大面积种植；人工培育牛黄、人工养鹿取茸、人工养麝及活麝取香等，都已获得成功的经验。为了进一步发展优质药材的生产，我国自2002年6月1日起颁行了《中药材生产质量管理规范（试行）》（GAP），许多地区正在按照规范标准建立中药材的生产基地，如河南宛西山茱萸生产基地、白云山穿心莲生产基地等，这对于促进中药资源的开发和利用，提高中药材的质量，以及对于生态环境的保护，都具有重要意义。

**道地药材产地的变迁**

　　道地药材非一成不变，在不同的历史时期其产地可能会发生变迁。著名中药三七，原产地为广西田阳（田州），称为田七或广三七。后因土壤不佳，移植于该自治区的靖西、镇安等地，但产量不大，很快云南引种三七成功，后来者居上，成为新的著名道地药材。

## 二、中药的采收

　　中药的采收季节、时间、方法和贮藏等，与中药的品质好坏有着密切的关系，是保证药物质量的重要环节。中药多以植物药为主，有着不同的药用部位，植物的根、茎、叶、花、果实、种子等各有不同的成熟季节，其所含有效成分的含量也不同。不同入药部位所含的有效成分是药物防病治病的物质基础，其有效成分的含量与中药材的采收季节、时间和方法有着密切的关系。正确的采收时间，可以保证药材的质量。古代医家历来重视中药的采收。唐代孙思邈《千金翼方》云："夫药采取，不知时节，不以阴干曝干，虽有药名，终无药实，故不依时采取，与朽木不殊，虚费人工，卒无裨益。"药材的采集，应在有效成分含量最多的时候进行，以保证药材质量，确保临床疗效。以入药部位的成熟程度为标志。除矿物类药材可随时采集外，植物、动物类药材都有最佳的采集时节。采药要根据不同的药用部分（如植物的根、茎、叶、花、果实、种子或全草都有一定的生长成熟时期，动物亦有一定的捕捉与加工时期），有计划地来进行采制和贮藏，这样才能得到较高的产量和品质较好的药物，以保证药物的供应和疗效。

### （一）植物类药材的采集

　　植物类药材的根、茎、叶、花、果实、种子等各部位的生长成熟期有明显的周期性和季节性，有效成分的含量在其不同的生长发育阶段有着显著的差异。其采收时节和方法应该以入药部位的生长特性为依据，即在有效成分含量最高时采集最佳。如甘草中的有效成分，生长 3~4 年者的含量比生长仅 1 年者的含量几乎高出 1 倍；人参皂苷的含量，以生长 6~7 年者最高。植物类药材在一年中的生长过程里，有效成分的含量也各有不同，如丹参的有效成分含量最高是 7 月份，此时采收最为适宜。还有的植物在 1 天中的有效成分含量也不相同，如金银花以上午 9 时采摘最好，否则会因花蕾开放而降低质量。但是，迄今为止，对多数药用植物中有效成分含量高低的规律尚未完全清楚，大多停留在经验阶段，所以古人经验显得尤为重要。今后应加强研究，依据科学手段，根据含量测定和分析的结果，选择采集的最佳时节和方法。

　　根据植物类药材入药部位及有效成分含量的不同，通常在其根、茎、叶、花、实等各个入药部位生长旺盛或成熟的时节采集为佳，但也有不同的情况，结合前人长期的实践经验，大致按药用部位归纳如下：

**1. 全草类** 全草入药的植物，通常在其充分成长、枝叶茂盛的花前期或刚开花时采集。地上部分入药的，则从根以上割取地上部分，如薄荷、益母草、香薷、荆芥等。全草入药的，则连根拔起全株，如车前草、蒲公英、小蓟等。茎叶同时入药的藤本植物，采收原则与此相同，应在植株生长旺盛时割取，如夜交藤、忍冬藤等。

**2. 叶类** 叶类药材通常在花蕾即将开放或正在盛开的时候进行，此时正值植物生长茂盛的阶段，性味完壮，药力雄厚，最适宜采集，如大青叶、枇杷叶、艾叶等。但有些特定的品种，则应在特定的时节里采集，如桑叶须在深秋经霜后采集。

**3. 花类** 花类药材的采收一般在花正开放时进行，如果花朵次第开放，则要分次采摘。采摘时间很重要，若采摘过迟，则易致花瓣脱落和变色，使气味散失，影响质量，如菊花、旋覆花等。有些花则要求在含苞欲放时采摘，如金银花、槐花、辛夷等；有的在刚开放时采摘最佳，如月季花；而红花则宜于花冠由黄色变为橙红色时采摘；至于蒲黄之类以花粉入药的，则应在花朵盛开时采摘。

**4. 果实和种子类** 多数果实类药材，应在果实成熟时采收，如瓜蒌、栀子、山楂等。有的在成熟经霜后采摘为佳，如山茱萸经霜变红、川楝子经霜变黄时采收。少数品种还应当采收未成熟的幼果，如枳实、青皮等。如果成熟期不一致，要随熟随采，过早则肉薄产量较低，过迟则果肉松泡，影响质量，如木瓜等。容易变质的浆果，在略熟时于清晨或傍晚采收为好，如枸杞子、女贞子等。以种子入药的，如果同一果序的果实成熟期相近，可以割取整个果序，悬挂于干燥通风处，待果实全部成熟，然后进行脱粒。有些干果成熟后很快脱落，或果壳易裂开，种子散失，最好在刚成熟时适时采收，如豆蔻、小茴香、牵牛子等。

**5. 根和根茎类** 古时以二、八月采集为最佳，因为初春"津润始萌，未充枝叶，势力淳浓"，"至秋枝叶干枯，津润归流于下"，同时要求"春宁宜早，秋宁宜晚"（《本草纲目》），这是古人的经验总结。药理研究也证明早春及深秋时，植物的根或根茎中有效成分含量最高，此时采收则产量和质量都很高，如苍术、葛根、大黄等。天麻在冬季茎枯时采挖者名"冬麻"，质重色亮，呈半透明状，质量上乘；春季发芽时采挖者名"春麻"，质轻色暗而枯，质量较差。也有少数例外的，如半夏、延胡索等则以夏季采收为宜，否则因其地上部分枯萎而难以发现。

**6. 树皮和根皮类** 树皮类药材通常在清明至夏至之间采收，此时植物生长旺盛，树木枝干内浆液充足，容易剥离，且有效成分含量较高，如黄柏、厚朴、杜仲等；但肉桂应在10月油多时采收。木本植物生长周期一般较长，应尽量避免伐树取皮或环剥树皮等简单方法，以保护药源。根皮类药材通常在秋后苗枯或早春萌发前挖根后剥取，或趁鲜抽去木心，如五加皮、牡丹皮等。

## （二）动物类药材的采集

动物、昆虫类药材因品种不同，生活习性的差别，采集方法各异，其具体时间以保证药效及容易捕获为原则。如鹿茸应在清明后45～60天截取，过时则角化；驴皮应在冬至后剥取，此时皮厚质佳；潜藏在地下的虫类药材，如全蝎一般在春夏季节容易捕捉，特别是春季捕捉的全蝎质量大多上乘；桑螵蛸应在秋、冬季采收，并用开水煮烫以杀死虫卵；小昆虫类药物，应在夏秋季节数量较多的活动期捕获，如斑蝥于夏秋季清晨露水未干时捕捉。

## 三、中药的贮存与养护

中药品质的好坏，除与采收加工得当与否有密切关系外，贮藏保管对其品质亦有直接的影响。中药材内主要化学成分生物碱、挥发油、苷类等都不稳定，在贮存过程中，由于微生物、温度、湿度、阳光、空气等的影响，还有虫类的破坏等，很容易发生变质或耗损。如果贮藏不当，往往受潮、霉烂、虫蛀、变色、泛油等，药材会产生不同的变质现象，使质量降低甚至完全失去疗效。

### （一）中药饮片贮存中常见的变异现象

中药饮片在保管中由于干燥程度不当，或所含的某些成分受到外界气候或虫害等的影响，就会发生变化，使药物的颜色、气味、形态、内部组织等出现各种各样的变异。常见的变异现象大致可分为以下几种：

**1. 虫蛀** 是指饮片被成虫蛀蚀的现象。一般易在饮片重叠空隙处、裂痕及碎屑中发生。虫蛀饮片大多数先危害表面，继而深入内部为害，有的则在药材表面产卵，卵孵化为幼虫后，幼虫在内部为害。饮片中含淀粉、糖、脂肪、蛋白质等成分，是有利于害虫生长繁殖的营养，故最易生虫。如白芷、北沙参、前胡、大黄、桑螵蛸等。

**2. 发霉** 又称霉变，是指饮片受潮后在适宜温度条件下，引发寄生在其表面或内部寄生和繁殖的霉菌所致的发霉现象。霉变对饮片贮藏危害最大。开始时可见许多白色毛状、线状、网状物或斑点，继而萌发成黄色或绿色的菌丝，这些菌逐渐分泌酵素，溶蚀药材组织，使很多有机物分解，饮片腐烂变质、气味走失，而且有效成分也遭到很大的破坏，以致不能药用。如车前草、马齿苋、独活、紫菀等。

**3. 泛油** 习称"走油"，是指因饮片中所含挥发油、油脂、糖类等，在受热或受潮时其表面返软、发黏、颜色变深、呈现油状物质并发出油败气味的现象。饮片泛油是一种酸败变质现象，影响疗效，甚至可产生不良反应。如当归、丁香、柏子仁、桃仁、麦冬、熟地黄等。

**4. 变色** 是指饮片的色泽起了变化，如由浅变深或由鲜变暗等。各种药物都有固有的色泽，药物变色是由于所含色素受到外界影响（如发热、霉变等）而失去了其原有的色泽。由于保管不善，某些药物的颜色由浅变深，如泽泻、白芷、山药、天花粉等；有些药物由深变浅，如黄芪、黄柏等；有些药物由鲜艳变暗淡，如花类药红花、菊花、金银花、腊梅花等。因此，色泽的变化不仅改变饮片的外观，而且也影响药物的内在质量。

**5. 气味散失** 是指饮片固有的气味在外界因素的影响下，或因贮藏日久，气味散失或变淡薄。药物固有的气味，是由其所含的各种成分决定的，这些成分大多是治病的主要物质，如果气味散失或变淡变薄，就会使药性受到影响，从而影响药效。药物发霉、泛油、变色，均能使药物气味散失；含挥发油的药物，如肉桂、沉香等，由于受温度和空气等影响，也会逐渐失去油润而干枯，以致气味散失；豆蔻、砂仁粉碎后，气味会逐渐挥发散失，从而影响质量。

**6. 风化**　是指含结晶水的盐类药物，经与干燥空气接触，日久逐渐失去结晶水，变为非结晶状的无水物质，从而变为粉末状。药物一经风化，其质量和药性也随之发生了改变。如胆矾、硼砂、芒硝等。

**7. 潮解**　习称返潮、回潮。是指固体饮片吸收潮湿空气中的水分，使其表面慢慢溶化成液体状态的现象。如青盐、咸秋石、芒硝等药物，这些饮片一旦变异后更难贮藏。

**8. 粘连**　是指固体饮片，因受热发黏而连结在一起，使原来形态发生改变的现象。如芦荟、没药、阿胶、乳香、鹿角胶、儿茶等。

**9. 腐烂**　是指新鲜饮片，因受温度和空气中微生物影响，引起微生物繁殖和活动而导致腐烂败坏的现象。如鲜生姜、鲜生地、鲜芦根、鲜石斛等。饮片一经腐烂，即不能再入药。

## （二）贮存中药的注意事项及常用方法

1. 严格控制饮片的水分。药材切制成不同规格的饮片后，由于截面积增加，与外界空气接触面扩大，吸湿及污染的机会也增多，因此应将饮片的水分严格控制在9%～13%之间，且须根据饮片及所加辅料的性质，选用适当的容器贮存。

2. 饮片库房应保持通风、阴凉及干燥，避免日光的直接照射，室温应控制在25℃以下，相对湿度保持在75%以下为宜。

3. 饮片的贮存容器必须合适，一般可贮存于木箱、纤维纸箱中，最好置严密封口的铁罐、铁桶中，以防止湿气的侵入。有些则可置于陶瓷罐、缸或瓮中，并加入石灰或硅胶等干燥剂。至于量多者可暂时用竹篓、筐贮存，但不宜久放，以免霉蛀。

4. 对于含不同化学成分或用不同炮制方法炮制的饮片，可根据其具体情况，确定不同的贮存方法。例如：含淀粉多的饮片如泽泻、山药、葛根、白芍等，贮于通风、干燥处，以防虫蛀；含挥发油多的饮片如薄荷、当归、木香、川芎、荆芥等，贮藏时室温不可太高，否则容易走失香气或泛油，应置阴凉、干燥处贮存；含糖分及黏液质较多的饮片如肉苁蓉、熟地黄、天门冬、党参等，宜于通风干燥处贮存；种子类药材因炒制后增加了香气，如紫苏子、莱菔子、薏苡仁、扁豆等，若包装不坚固易受虫害及鼠咬，所以多密闭贮藏于缸、罐中；加酒炮制的饮片如当归、常山、大黄等，及加醋炮制的饮片如芫花、大戟、香附、甘遂等，均应贮于密闭容器中，置阴凉处贮存；盐炙饮片如泽泻、知母、车前子等，易吸收空气中的湿气而受潮，若温度过高，盐分则会从表面析出，故应贮于密闭容器内，置通风干燥处贮存；蜜炙的饮片如款冬花、甘草等，易被污染、虫蛀、霉变或鼠咬，常密闭贮于缸、罐内，置通风、干燥、凉爽处贮存，以免吸潮；某些矿物类饮片如硼砂、芒硝等，在干燥空气中容易失去结晶水而风化，故应贮于密封的缸、罐中，置于凉爽处贮存；少数贵重饮片应与一般饮片分开，专人管理。细贵药品中的麝香，应用瓶装密闭，以防香气走失；牛黄宜瓶装，在霉季时放入石灰缸中，以防受潮霉变；人参极易受潮、发霉、虫蛀、泛油、变色，在霉季也应放入石灰箱内贮存。此外，毒性中药应严格按照有关的管理规定办理，切不可与一般饮片混贮，以免发生意外事故。

## （三）中药饮片的养护

中药养护是运用现代科学的方法研究中药保管及养护的一门综合性技术。现代中药养护是以预防为主，近年来还进一步研究如何防止中药在贮养过程中受到毒物的污染，以符合无残毒、无公害绿色中药的要求。中药饮片的养护技术分为传统养护技术和现代养护新技术。其中，传统养护技术具有经济、有效、简便易行等优点，是目前饮片贮存养护中重要的基础措施。

**1. 清洁养护法**　搞好中药与仓库的清洁卫生是一切防治工作的基础。由于搞好清洁卫生可以杜绝害虫感染，恶化害虫的生活条件，因此清洁卫生是防止仓虫入侵的最基本和最有效的力法。

**2. 除湿养护法**　通过养护技术来改变库房的小环境，或利用自然吸湿物，如生石灰等在密封不严条件下吸湿，可起到抑制害虫和霉菌生长的作用。常用的方法有通风法、吸湿法和防潮法。

**3. 密封（密闭）养护法**　采用密封或密闭养护的目的是使饮片及其炮制品与外界的温度、湿度、空气、光线、细菌、害虫等隔离，尽量减少这些因素对药物的影响，保持饮片的原有质量，以防虫蛀、霉变。但在密封前饮片的水分不应超过安全值，且无变质现象，否则反而会有利于霉变、虫蛀的发生。一般采用缸、罐、坛、瓶、箱、柜、铁桶等容器，密封或密闭贮存。如密封或密闭前后库内湿度较高或因密封、密闭不严，外界潮气会不断侵入，则可加入木炭、硅胶、生石灰等吸湿剂，这样密封和吸湿结合，可取得较好的养护效果。传统方法还有用干沙、稻糠、花椒等对遇热敏感的饮片进行密封。现有密封性能更高的新材料——塑料薄膜帐、袋，以及密封库、密封小室等密封养护技术，更能增强干燥防霉、防虫的效果。当气温逐渐升高，空气中相对湿度增大或当各种霉菌、害虫繁殖生长旺季时，宜采用密封法或密闭法。

**4. 对抗贮存法**　是将两种或两种以上药物同贮或将一些有特殊气味的物品同贮，相互克制起到防止虫蛀、霉变的养护方法。该法一般适用于数量不多的药物，如牡丹皮与泽泻同贮，蛤蚧与花椒、吴茱萸或荜澄茄同贮，人参与细辛同贮，冰片与灯心草同贮，硼砂与绿豆同贮等。与特殊气味的物品密封同贮，如山苍子油、花椒、樟脑、大蒜、白酒等，有时也可达到良好的防蛀、防霉效果。如动物昆虫类炮制品乌梢蛇、地龙、蛤蚧等，含糖饮片如枸杞子、龙眼肉、黄芪、大枣等，含挥发油类饮片如当归、川芎、瓜蒌等，贵重饮片如冬虫夏草、鹿茸等，均可采用喷洒少量95%药用乙醇或50度左右的白酒密封养护，可达到良好的防蛀、防霉效果。

**5. 低温养护法**　采用低温贮存饮片，可以有效地预防生虫、发霉、变色等变质现象发生。有些贵重中药也多采用低温养护。梅雨季节来临时，可将饮片贮藏于冷藏库中，温度以2℃~10℃为宜，不仅能防霉、防虫、防变色及走油，而且不影响药材品质。由于此法需要一定的设备，费用较大，故主要用于贵重药材，特别是容易霉蛀的药材及无其他较好办法保管的药材。例如哈蟆油、银耳、人参等常用低温养护法保管。冷藏最好在梅雨季节前进行，并且过了梅雨季节才能出库，同时温度不能低于2℃，以免降低饮片的质量。

**6. 高温养护法**　中药害虫对高温的抵抗力均很差，因此采用高温（如暴晒或烘烤）贮存中药饮片，可有效地防止虫害的侵袭。一般温度高于40℃害虫就停止发育、繁殖，当温度高于50℃时，害虫将在短时间内死亡。但注意含挥发油的饮片烘烤时温度不宜超过60℃，以免影响饮片的质量。

# 第二节　炮制对中药质量的影响

**目标任务：**
1. 认识中药炮制对中药质量及疗效的影响。
2. 掌握中药炮制的概念，熟悉炮制的基本方法。

中药的炮制，是我国一项传统的制药技术，在古代又称为炮炙、修事、修治等。是指药物在应用前或制成各种剂型以前必需的加工过程，包括对原药材进行一般的修治整理和部分药材的特殊处理。中药的炮制必须以中医药理论为指导，根据临床用药的需要和药物自身的特性，以及调剂、制剂等不同要求，进行加工处理。由于中药材大都是生药，种类繁多，成分复杂，必须经过炮制之后方能入药。中药的炮制直接关系到药物的疗效，合理的炮制能提高药物的疗效，增加药物的应用范围，降低有毒药物的毒副作用；而不合理的炮制则不仅不能提高疗效，反而可能使疗效降低。认识中药炮制对药物质量及疗效的影响，对指导今后临床实践有着极为重要的意义。

## 一、中药炮制的目的

为了提高药物的疗效、降低药物的毒副作用、利于服用等，许多药物在应用前必须进行炮制。一般来讲，炮制的目的大致可以归纳为以下六个方面：

### （一）增强药物的作用，提高临床疗效

在炮制过程中，有的药物需要加入一些辅助药料拌和，能起到协同作用而增强疗效。如蜜炙百部、蜜炙枇杷叶等能增强润肺止咳作用，酒炒川芎能增强其活血作用，醋炙延胡索能增强止痛作用等。有的药物不加辅料进行炮制，也能增强药物的功效，如槐花经炒制后，能增强止血作用。

### （二）降低或消除药物的毒副作用，保证用药安全

有毒副作用的药物，经过炮制则可明显降低甚至消除其毒性或副作用，从而确保用药安全。如附子经炮制后毒性大为降低；巴豆泻下作用剧烈，宜去油制霜用；厚朴生品

辛辣峻烈，对咽喉有刺激性，姜制后则可消除其副作用。

### （三）改变药物的性能，使之更加适合病情的需要

有些药物经过炮制处理，能在一定程度上改变其性能，改变其应用范围，使之更加适应病情的需要。如地黄生用凉血，若制成熟地黄后，其性微温而能补血；何首乌生用能泻下、解毒，用黑豆汁蒸后则失去泻下作用而长于补益肝肾。

### （四）纯净药材，保证用量准确

一般药材都要除去杂质，洗去泥沙，除去非药用部分，使药材纯净，才能用量准确，从而保证药效。如根茎类药材要洗净并去须根，枇杷叶要刷去毛，巴戟天要去木质心，蛤蚧去头足鳞片等。

### （五）矫除不良气味，利于服用

某些药物具有令人不适的气味，难以口服或服后出现恶心呕吐等不良反应。这些药物通过漂洗、醋制、酒制等方法处理后，能消除腥臭和怪味，利于服用。如水漂昆布、醋制五灵脂、酒制蕲蛇等。

### （六）改变药物的某些性状，便于贮存和制剂

药物在加工炮制过程中都要经过干燥处理，使其含水量降低，并能杀死霉菌，防止霉变，有利于贮存、制剂等。有些药材还要经过特殊处理，如秋季采集的肉苁蓉，其肉质茎富含汁液，需投入盐水中，加工为盐苁蓉，方可避免腐烂变质；桑螵蛸必须蒸后晒干，杀死虫卵，以防止贮存过程中因虫卵孵化而失效；矿物类、甲壳类药物要经过粉碎处理，使有效成分易于溶出，有利于制剂。

## 二、中药炮制的方法

中药的炮制方法有着悠久历史，经过历代的不断发展、充实与总结，其内容逐渐丰富，体系日臻完善。现代的炮制方法在古代炮制经验的基础上又有了很大的发展和改进。综合起来，可分为以下 5 大类型：

### （一）修制

修制为药材的初步处理过程，包括净制、粉碎、切制处理 3 道工序。

**1. 净制处理** 借助一定的工具，采用挑、拣、簸、筛、刮、刷等方法，除去灰屑、杂质及非药用部分，使药材纯净。如通过挑选，可以区别天麻、冬虫夏草的药材等级，以示不同的质量；拣去合欢花中的枝叶；刷除枇杷叶背面的绒毛；刮去肉桂的粗皮等。

**2. 粉碎处理** 采用捣、碾、研、磨、镑、锉等方法，使药物粉碎至一定程度，以符合制剂和其他炮制法的要求。如将牡蛎、龙骨捣碎，便于有效成分的煎出；川贝母研粉，便于吞服。现代多用药碾、粉碎机直接将药物研磨成粉末，如三七粉、人参粉等，

以供散剂、制剂或其他炮制用。

**3. 切制处理** 采用切、铡、刨、劈等方法，把药物切制成饮片，使药物有效成分易于溶出，便于进行其他炮制，也有利于干燥、贮藏和调剂时的称重。根据药材的性质和医疗需要，切制有很多规格，如杭白芷、槟榔宜切薄片，泽泻、白术宜切厚片，黄芪、鸡血藤宜切斜片，桑白皮、枇杷叶宜切丝，茯苓、葛根宜切成块，白茅根、麻黄则宜铡成段，檀香刨成片，苏木劈成小块等。

## （二）水制

用水或其他液体辅料处理药物的方法称为水制法。水制的目的主要是清洁药物、除去杂质、软化药材、便于切制、调整药性等。常用的方法有漂洗、淋、泡、润、水飞等。

**1. 漂洗** 将药材放入宽水或长流水中反复地冲洗，除去上浮的杂物及下沉的脏物，使其清洁和软化，或漂去盐分、腥味等。如将丹参、芦根洗去泥沙等，海藻、昆布漂去盐分，紫河车漂去腥味等。

**2. 淋** 将质地疏松的药材，用少量清水浇洒喷淋，使其清洁和软化。如喷淋薄荷、荆芥等。

**3. 泡** 将质地坚硬的药材，在保证药效的原则下，放入水中浸泡，使其变软。如泡槟榔、白术等。

**4. 润** 使清水或其他液体辅料徐徐浸入药物内部，在不损失或少损失药物有效成分的前提下，使药材软化，便于切制饮片。根据药材质地的软硬，加工时的气温、工具，分为浸润、伏润（闷润）、盖润等多种方法，如厚朴用姜汁浸润、槟榔泡后伏润、荆芥淋后盖润等。

**5. 水飞** 是借药物的粗细粉末在水中悬浮性的不同，将不溶于水的矿物、贝壳类等药物，经反复研磨，制备成极细粉末的方法。具体操作是：将药材粉碎后置乳钵或碾槽内加水共研，若大量生产则用球磨机研磨，再加入多量的水搅拌，较粗的粉粒即下沉，细粉混悬于水中，倾出后，粗粒再研再飞，倾出的混悬液沉淀后将水除净，干燥后即成极细粉末。此法所制粉末极细，并能减少研磨中粉末的飞扬损失。常用于水飞的药物有朱砂、炉甘石、雄黄等。

## （三）火制

火制是将药物用火加热处理的方法。根据加热的温度、时间和方法的不同，常用的火制法有炒、炙、煅、煨、烘焙等。

**1. 炒** 分为清炒法与加辅料炒法两大类。炒法的目的是增强疗效、缓和或改变药性、降低毒副作用、矫除不良气味、便于贮存和制剂等。

（1）清炒法 是指不加辅料的炒法，分为炒黄、炒焦、炒炭3种。用文火或中火炒至药物表面呈黄色或较原色稍深，或发泡鼓起，或爆裂，并逸出药物固有气味的方法，称为炒黄，如炒紫苏子、炒王不留行等；用中火炒至药物表面呈焦黄或焦褐色，内部颜色加深，并具有焦香气味，称为炒焦，如焦栀子、焦山楂等；用武火或中火炒至药物表面焦黑色，部分炭化，内部焦黄或焦褐色，但保留药材的固有气味，即"炒灰存性"，称为炒炭，如栀子炭、荆芥炭等。

（2）加辅料炒法　是指与固体辅料同炒的方法。根据所用辅料的不同，分为土炒、砂炒、麸炒、米炒等。如土炒白术、麸炒泽泻、米炒斑蝥等。

**2. 炙**　是将药材与液体辅料拌炒，使辅料逐渐渗入药材内部，以改变药性，增强疗效或减少副作用的方法。通常使用的液体辅料有蜂蜜、黄酒、米醋、姜汁、盐水等。如蜜炙百部、紫菀可增强润肺止咳作用；酒炙川芎、丹参可增强活血作用；醋炙香附、柴胡可增强疏肝止痛作用；醋炙甘遂、芫花可降低毒性；姜炙半夏、竹茹可增强止呕作用；盐水炙杜仲、补骨脂可引药入肾，并增强补肾作用。

**3. 煅**　将药物用猛火直接或间接煅烧，使药物质地松脆，易于粉碎，便于有效成分的煎出，以充分发挥疗效。药物煅制时，不隔绝空气的方法称为明煅，也叫直接煅，此法多用于矿物药或贝壳类药物，如煅龙骨、煅牡蛎等；药物在高温缺氧条件下煅烧成炭的方法称为密闭煅或闷煅，也叫间接煅，此法适用于质地疏松，炒炭时易灰化的药物，如煅血余炭、煅棕榈炭等。

**4. 烫**　先在锅内加热中间物体，如砂石、滑石粉、蛤粉等，温度可达150℃～300℃，用以烫制药物，可使其受热均匀酥脆，筛去中间物体，冷却即得。如砂烫穿山甲、蛤粉烫阿胶珠等。

**5. 煨**　将药物用湿纸或湿面皮包裹后，与麦麸同置热锅内加热，或将药物与吸油纸分层隔放加热，或将药物置于加热的滑石粉中加热的方法，统称为煨法。其目的是除去药物中的刺激性成分，以缓和药性，降低副作用，增强疗效。如煨肉豆蔻、煨葛根、煨生姜、煨木香等。

**6. 烘焙**　是将药物用文火直接或间接加热，使之充分干燥的方法。焙后可消除腥臭气味，降低毒性，且便于粉碎。如焙蜈蚣、焙虻虫等。

## （四）水火共制

有些炮制方法既要用水，又要用火，故称水火共制。其方法主要包括煮、蒸、炖、淬等。

**1. 煮**　是将净选的药物加辅料（固体辅料需先捣碎）或不加辅料放入锅内，加适量清水同煮的方法。煮法可降低药物的毒性或烈性，并能增强药物的疗效，如清水煮草乌、醋煮芫花等。

**2. 蒸**　是将净选或切制好的药物加辅料或不加辅料装入蒸制容器内隔水加热至规定程度的方法。其中，不加辅料者为清蒸法，加辅料者为加辅料蒸法。蒸法的时间，视炮制目的而定。如要改变药物的性味功效，宜久蒸或反复蒸晒，如蒸制熟地黄、何首乌；为使药材软化，以便于切制，则以蒸至变软透心为度，如蒸黄芩、木瓜；为便于干燥或杀死虫卵，以利于保存者，则加热蒸至"圆气"，即可取出晒干，如蒸桑螵蛸。

**3. 炖**　是蒸法的演变和发展，其方法是将药物置于钢罐中或搪瓷器皿中，同时加入一定的液体辅料，盖严后，放入水锅中文火炖至一定的时间。其优点是不使药效散失，如炖制熟地黄、黄精等。

**4. 燀**　是将药物置沸水中浸煮短暂时间，立即取出的方法。常用于种子类药物除去非药用的部分，如燀杏仁、桃仁以去皮；也可用于分离不同的药用部位，如白扁豆燀后，分离为扁豆仁和扁豆衣；还可以用于药物的干燥，如燀马齿苋。

**5. 淬**　是将药物煅烧红后，迅速投入冷水或液体辅料中使其酥脆的方法。药物淬后易于粉碎，有效成分也易于煎出，如醋淬鳖甲、自然铜等。

### （五）其他制法

其他较为常用的制法还有发芽、发酵、制霜等。其目的在于改变药物原有的性能，增加新的疗效，或减少毒性，或降低副作用等。如谷芽、麦芽的制备，发酵法制取神曲、淡豆豉，巴豆的去油制霜，西瓜的加工制霜等。

## 小　结

1. 中药的产地及生长环境对中药疗效产生影响。道地药材是指来源于原产地，质量优良，疗效卓著，有地区特色的药材。

2. 采收时间对中药疗效产生影响。中药的采收应在有效成分含量最高的时候进行，方能得到优质药材。

3. 中药炮制是中医用药的特色，任何药材必须经过炮制以后方能应用于临床。

4. 合理的炮制可增加疗效，降低毒副作用，改变药物的药性，适应病情的需要。

5. 贮藏保管对中药品质有直接影响。贮藏不当，受潮、霉烂、虫蛀、变色、泛油等，会导致药材变质，使质量降低甚至完全失去疗效。

6. 影响中药疗效的因素有多方面，中药的质量直接关系到疗效。中药的产地、采收、加工炮制、贮藏等各个环节均会对疗效产生影响。

## 目标测试

**A1 型题**（以下每一道题有 A、B、C、D、E 五个备选答案，从中选择一个最佳答案）

1. 属于云南道地药材的是（　　　　）

　A. 阿胶　　　　　　　　B. 三七　　　　　　　　C. 附子

　D. 人参　　　　　　　　E. 当归

2. 可以随时采收的药材是（　　　　）

　A. 矿物药　　　　　　　B. 动物药　　　　　　　C. 根类植物药

　D. 叶类植物药　　　　　E. 树皮类植物药

3. 以下哪项是炮制"炙"的辅料（　　　　）

　A. 土　　　　　　　　　B. 米　　　　　　　　　C. 蜜

  D. 蛤粉        E. 滑石粉

4. 以下哪项是炮制"炒"的辅料（　　　）

  A. 酒        B. 土        C. 醋

  D. 姜汁       E. 盐水

5. 炮制后可缓和辛散之性的是（　　　）

  A. 阿胶       B. 三七       C. 附子

  D. 人参       E. 麻黄

6. 炮制后可改变药性，扩大应用范围的药是（　　　）

  A. 姜半夏      B. 法半夏      C. 清半夏

  D. 胆南星      E. 制南星

7. 可引药上行的炙法是（　　　）

  A. 醋炙       B. 蜜炙       C. 姜炙

  D. 酒炙       E. 盐炙

8. 为使矿物药质脆易碎，便于调剂和制剂，多采用（　　　）

  A. 炒法       B. 炙法       C. 煅法

  D. 提净法      E. 水飞法

9. 炒后增强开胃消食作用的是（　　　）

  A. 酸枣仁      B. 麦芽       C. 瓜蒌仁

  D. 紫苏子      E. 栀子

10. 止血、止泻宜选用（　　　）

  A. 山楂       B. 炒山楂      C. 焦山楂

  D. 山楂炭      E. 麸炒山楂

11. 全草入药的植物通常在何时采集为佳（　　　）

  A. 花朵次第开放时        B. 果实成熟时或将熟时

  C. 春、秋季（阴历二、八月）    D. 春夏（清明至夏至）间

  E. 花前期或初见花开时

12. 叶类药材采收时期通常是（　　　）

  A. 秋季至次年早春植株开始生长时期    B. 冬天枝叶凋零时进行

  C. 花蕾即将开放或正在盛开的时候     D. 果实成熟期

  E. 种子成熟期

13. 为避免发霉、变色、虫蛀及有效成分的分解和破坏，药材贮藏前一般均需（　　　）

  A. 干燥       B. 蒸、煮、烫     C. 熏硫

  D. 发汗       E. 切片

14. 采收皮类药材一般宜在（　　　）

  A. 春末夏初      B. 盛夏       C. 夏末秋初

  D. 秋末冬初      E. 初春

**B1 型题**（以下提供若干组考题，每组考题共用在考题前列出的 A、B、C、D、E 五个备选答案，从中选择一个与问题关系最密切的答案）

A. 阿胶、沙参　　　　B. 黄连、川芎　　　　C. 人参、细辛
D. 地黄、山药　　　　E. 浙贝母、杭菊花

1. 山东的道地药材是（　　）
2. 东北的道地药材有（　　）
3. 四川的道地药材有（　　）

A. 秋末初冬，经霜打以后　B. 夏季果熟期　　　C. 枝叶茂盛期
D. 花开初期　　　　　　　E. 早春及深秋

4. 红花的采收时间是（　　）
5. 大黄的采收时间是（　　）
6. 桑叶的采收时间是（　　）

# 第五章　特殊管理的中药

## 学习目标

**知识目标**

掌握医疗用毒性药品和麻醉药品的概念，以及属于这类需特殊管理的中药品种；掌握中药毒麻药的特殊管理方法。

**能力目标**

能正确认识特殊管理药品的特殊性和重要性。

中药是指在中医理论指导下应用的中成药、中药材及饮片、植物油脂和提取物。特殊管理类中药，即指需要特殊管理的麻醉中药和毒性中药。

《药品管理法》第三十九条规定，国家对麻醉药品、精神药品、毒性药品、放射性药品实行特殊管理办法。因上述四类药品如管理不善或使用不当极易造成瘾癖、中毒或产生依赖性，危害人民健康，失之管理，就会发生流弊，危害社会治安。因此对这类药品必须实行有别于一般药品的特殊管理方式，如定点生产、定点供应、限量购买、控制进口等。毒麻药品管理不善或使用不当，会对人民的健康、公共卫生及社会治安造成危害。《中华人民共和国药品管理法》（中华人民共和国主席令第 45 号）第三十五条规定："国家对麻醉药品、精神药品、医疗用毒性药品、放射性药品，实行特殊管理。"其目的在于正确发挥特殊药品防病治病的积极作用，严防因管理不善或使用不当而造成对人民的健康、公共卫生及社会治安的危害。特殊管理类中药在使用中应严格执行国务院《麻醉药品和精神药品管理条例》（国务院令第 442 号）和《医疗用毒性药品管理办法》（国务院令第 23 号）的相关规定。

## 第一节　毒性中药的特殊管理

**目标任务：**

1. 明确毒性中药特殊管理的意义。

2. 掌握毒性中药的概念，以及需特殊管理的中药品种。

3. 掌握特殊管理中药的管理要点。

医疗用毒性药品（简称毒性药品），系指毒性剧烈，治疗剂量与中毒剂量相近，使用不当会致人中毒或死亡的药品。如三氧化二砷、士的宁等。由于这些药物毒性剧烈，一旦管理不严发生流失，会对社会造成重大的影响和危害，严重损坏人民的健康和生命安全。故国家制定了相应的法律法规来对这些药物进行监督管理。各级部门和单位必须按照《医疗用毒性药品管理办法》的规定，对毒性药品的生产、经营、储运和使用等进行严格监管。以保证人民用药安全有效，防止发生中毒等严重事件，维护社会的稳定。

药物和毒物之间并没有严格的界限。任何药物的效应和它的制剂浓度有着直接关系，用量大，药物的血药浓度高，则效应相对增强，超过剂量就会出现毒性。这属于药品不良反应的监察范围，不属于法定毒性药品的管理范围，在管理上应予区别。毒性反应也叫毒性作用，是指药物引起身体较重的功能紊乱或组织病理变化。一般是由于病人的个体差异、病理状态或合用其他药物引起敏感性增加而引起的。那些药理作用较强，治疗剂量与中毒剂量较为接近的药物容易引起毒性反应。此外，肝、肾功能不全者，老人、儿童易发生毒性反应。少数人对药物的作用过于敏感，或者自身的肝、肾功能等不正常，在常规治疗剂量范围内就能出现别人过量用药时才出现的症状。

## 一、医疗用毒性药品管理范围

毒性中药系指毒性剧烈，治疗剂量与中毒剂量相近，使用不当会致人中毒或死亡的中药。

**1.毒性中药的品种范围**  根据原卫生部的规定，目前我国毒性药品的管理品种中有毒性中药28种（指原药材及其饮片）。即砒石（红砒、白砒）、砒霜、水银、生马钱子、生川乌、生草乌、生白附子、生附子、生半夏、生南星、生巴豆、斑蝥、青娘子、红娘子、生甘遂、生狼毒、藤黄、生千金子、生天仙子、闹羊花、雪上一枝蒿、红升丹、白降丹、蟾酥、洋金花、红粉、轻粉、雄黄。

**2.毒性西药品种**  按原卫生部规定，毒性西药管理的品种有：去乙酰毛花甙丙、阿托品、洋地黄毒甙、氢溴酸后马托品、三氧化二砷、毛果芸香碱、升汞、水杨酸毒扁豆碱、亚砷酸钾、氢溴酸东莨菪碱、士的宁。

## 二、毒性药品管理要点

1.《药品管理法》第三十五条规定：国家对麻醉药品、精神药品、医疗用毒性药品、放射性药品实行特殊管理。管理办法由国务院制定。

2.毒性药品的管理品种，由原卫生部会同原国家医药管理局、国家中医药管理局规定。

3.《医疗用毒性药品管理办法》关于医疗用毒性药品生产管理的有关规定：

（1）医疗用毒性药品年度生产计划由省级药品监督管理部门制定。

（2）药厂必须由专业人员负责生产、配制和质量检验，并建立严格的管理制度，严防与其他药品混杂。

（3）每次配料，必须经2人以上复核无误，并详细记录每次生产所用原料和成品数，经手人要签字备查。所有工具、容器要处理干净，以防污染其他药品。

（4）毒性药品的包装容器上必须印有毒药标志。在运输毒性药品的过程中，应当采取有效措施防止发生事故。

（5）生产毒性药品及其制剂，必须严格执行生产工艺操作规程，在本单位药品检验人员的监督下准确投料，并建立完整的生产记录，保存 5 年备查。

（6）凡加工炮制毒性中药，必须按照《中华人民共和国药典》或省级药品监督管理主管部门制定的《炮制规范》有关规定进行。药材符合药用要求的，方可供应、配方和用于中成药生产或医疗单位自制制剂制备。

4. 收购、经营、加工、使用毒性药品规定

（1）毒性药品的收购、经营，由各级药品监督管理部门指定的药品经营单位负责。

（2）经营单位必须建立健全保管、验收、领发、核对等制度。

（3）严防收假、发错，严禁与其他药品混杂，做到划定仓间或仓位，专柜加锁并由专人保管。

（4）医疗单位供应和调配毒性药品，凭医师签名的正式处方。

（5）国营药店供应和调配毒性药品，凭盖有医师所在的医疗单位公章的正式处方。

（6）每次处方剂量不得超过 2 天极量。

（7）调配处方时，必须认真负责，计量准确，按医嘱注明要求，并由配方人员及具有药师以上技术职称的复核人员签名盖章后方可发出。

（8）对处方未注明"生用"的毒性中药，应当付炮制品。

（9）如发现处方有疑问时，须经原处方医师重新审定后再行调配。

（10）处方 1 次有效，取药后处方保存 2 年备查。

（11）科研教学单位所需的毒性药品，必须持本单位的证明信，经单位所在地县级以上药品监督管理部门批准后，供应部门方可发售。

（12）群众自配民间单、秘、验方需用毒性中药，购买时要持本单位或者城市街道办事处、乡人民政府的证明信，供应部门方可发售。

5. 擅自生产、收购、经营毒性药品的单位或者个人由县以上药品监督管理部门没收其全部毒性药品，并处以警告或按非法所得的 5～10 倍罚款。情节严重、致人伤残或死亡，构成犯罪的，由司法机关依法追究其刑事责任。

# 第二节　麻醉中药的特殊管理

> 目标任务：
> 1. 认识麻醉中药特殊管理的意义。
> 2 掌握麻醉药品的概念及范围。
> 3 掌握麻醉药品的管理要点。

麻醉中药是指连续使用后易产生生理依赖性，能成为瘾癖的一类中药。它与具有麻醉作用的乙醚、普鲁卡因、利多卡因等麻醉药是不同的。1996 年 1 月国务院颁布的《麻

醉药品品种目录》中，中药罂粟壳始作为麻醉品被列入。2005 年 11 月 1 日起施行的《麻醉药品和精神药品管理条例》（国务院令第 442 号）中，将罂粟壳及其单方制剂列入麻醉药品目录。《麻醉药品和精神药品管理条例》所称的麻醉药品和精神药品，是指列入麻醉药品目录、精神药品目录的药品和其他物质。精神药品分为第一类精神药品和第二类精神药品。目录由国务院药品监督管理部门会同国务院公安部门、国务院卫生主管部门制定、调整并公布。

麻醉药品：是指具有依赖性潜力，滥用或不合理使用易产生身体依赖性和精神依赖性的药品，人们连续使用后易产生身体依赖性和成瘾癖。

成瘾性：指连续使用会使人形成强烈的病态的生理依赖和精神依赖。瘾君子往往不择手段获取钱财来购买毒品。

精神药品：指直接作用于人体中枢神经系统，使之兴奋或抑制，连续使用能产生依赖性的药品。

## 一、麻醉药品的范围

根据我国《麻醉药品管理办法》规定，麻醉药品包括阿片类、吗啡类、盐酸乙基吗啡类、可待因类、福尔可定类、可卡因类、全阿片素类（潘托邦类）、大麻类和合成药类。其中罂粟壳属于合成类麻醉药品，复方桔梗散、复方桔梗片属于阿片类麻醉药品的管理范围。

## 二、麻醉药品的管理要点

**1. 计划生产** 国家根据麻醉药品和精神药品的医疗、国家储备和企业生产所需原料的需要确定需求总量，对麻醉药品药用原植物的种植、麻醉药品和精神药品的生产实行总量控制。国务院药品监督管理部门根据麻醉药品和精神药品的需求总量制定年度生产计划。国务院药品监督管理部门和国务院农业主管部门根据麻醉药品年度生产计划，制定麻醉药品药用原植物年度种植计划。

**2. 定点生产** 国家对麻醉药品和精神药品实行定点生产制度。定点生产企业应当严格按照麻醉药品和精神药品年度生产计划安排生产，并依照规定向所在地省、自治区、直辖市人民政府药品监督管理部门报告生产情况。定点生产企业应当依照本条例的规定，将麻醉药品和精神药品销售给具有麻醉药品和精神药品经营资格的企业或者依照本条例规定批准的其他单位。

**3. 定点经营** 国家对麻醉药品和精神药品实行定点经营制度。全国性批发企业和区域性批发企业向医疗机构销售麻醉药品和第一类精神药品，应当将药品送至医疗机构。医疗机构不得自行提货。麻醉药品和第一类精神药品不得零售。禁止使用现金进行麻醉药品和精神药品交易，但是个人合法购买麻醉药品和精神药品的除外。经所在地设区的市级药品监督管理部门批准，实行统一进货、统一配送、统一管理的药品零售连锁企业可以从事第二类精神药品零售业务。第二类精神药品零售企业应当凭执业医师出具的处方，按规定剂量销售第二类精神药品，并将处方保存 2 年备查；禁止超剂量或者无处方销售第二类精神药品；不得向未成年人销售第二类精神药品。

**4. 政府定价**　麻醉药品和精神药品实行政府定价，在制定出厂和批发价格的基础上，逐步实行全国统一零售价格。具体办法由国务院价格主管部门制定。

**5. 购用管理**　医疗机构需要使用麻醉药品和第一类精神药品的，应当经所在地设区的市级人民政府卫生主管部门批准，取得麻醉药品、第一类精神药品购用印鉴卡。凭印鉴卡向本省、市行政区域内的定点批发企业购买。医疗机构应当按照国务院卫生主管部门的规定，对本单位执业医师进行有关麻醉药品和精神药品使用知识的培训、考核，经考核合格的，授予麻醉药品和第一类精神药品处方资格。

执业医师取得麻醉药品和第一类精神药品的处方资格后，方可在本医疗机构开具麻醉药品和第一类精神药品处方，但不得为自己开具该种处方。执业医师应当使用专用处方开具麻醉药品和精神药品，单张处方的最大用量应当符合国务院卫生主管部门的规定。

麻醉药品限量规定：注射剂每张处方为 1 次常用量，控缓释制剂不得超过 7 日常用量，其他剂型不得超过 3 日常用量。精神药品：一类：同麻醉药品；二类：不得超过 7 日常用量（对慢性病或特殊情况可适当延长）。晚期癌症病人：注射剂每张处方为 3 日常用量，控缓释制剂不得超过 15 日常用量，其他剂型不得超过 7 日常用量。住院病人：麻醉药品和第一类精神药品逐日开具。特别管制：盐酸二氢埃托啡，每张处方为 1 次常用量，仅限于二级以上医院内使用；盐酸哌替啶，每张处方为 1 次常用量，仅限于医疗机构内使用。

医疗机构应当对麻醉药品和精神药品处方进行专册登记，加强管理。麻醉药品、第一类精神药品处方至少保存 3 年，第二类精神药品处方至少保存 2 年。

**6. 储存、运输要求**　麻醉药品药用原植物种植企业、定点生产企业、全国性批发企业和区域性批发企业及国家设立的麻醉药品储存单位，应当设置储存麻醉药品和第一类精神药品的专库。该专库应当符合下列要求：安装专用防盗门，实行双人双锁管理；具有相应的防火设施；具有监控设施和报警装置，报警装置应当与公安机关报警系统联网。

麻醉药品药用原植物种植企业、定点生产企业、全国性批发企业和区域性批发企业、国家设立的麻醉药品储存单位及麻醉药品和第一类精神药品的使用单位，应当配备专人负责管理工作，并建立储存麻醉药品和第一类精神药品的专用账册。药品入库双人验收，出库双人复核，做到账物相符。专用账册的保存期限应当自药品有效期期满之日起不少于 5 年。

托运、承运和自行运输麻醉药品和精神药品的，应当采取安全保障措施，防止麻醉药品和精神药品在运输过程中被盗、被抢、丢失。邮寄麻醉药品和精神药品，寄件人应当提交所在地省、自治区、直辖市人民政府药品监督管理部门出具的准予邮寄证明。

**7. 监督管理要求**　药品监督管理部门应当根据规定的职责权限，对麻醉药品药用原植物的种植及麻醉药品和精神药品的实验研究、生产、经营、使用、储存、运输活动进行监督检查。

省级以上人民政府药品监督管理部门根据实际情况建立监控信息网络，对定点生产企业、定点批发企业和使用单位的麻醉药品和精神药品生产、进货、销售、库存、使用的数量及流向实行实时监控，并与同级公安机关做到信息共享。

尚未连接监控信息网络的麻醉药品和精神药品定点生产企业、定点批发企业和使用单位，应当每月通过电子信息、传真、书面等方式，将本单位麻醉药品和精神药品生产、进货、销售、库存、使用的数量及流向，报所在地设区的市级药品监督管理部门和公安机关；医疗机构还应当报所在地设区的市级人民政府卫生主管部门。

设区的市级药品监督管理部门应当每 3 个月向上一级药品监督管理部门报告本地区麻醉药品和精神药品的相关情况。

麻醉药品和精神药品的生产、经营企业和使用单位对过期、损坏的麻醉药品和精神药品应当登记造册，并向所在地县级药品监督管理部门申请销毁。药品监督管理部门应当自接到申请之日起 5 日内到场监督销毁。医疗机构对存放在本单位的过期、损坏麻醉药品和精神药品，应当按照本条规定的程序向卫生主管部门提出申请，由卫生主管部门负责监督销毁。

## 小 结

1. 国家对麻醉药品、精神药品、医疗用毒性药品、放射性药品实行特殊管理。

2. 特殊管理类中药在使用中应严格执行国务院《麻醉药品和精神药品管理条例》（国务院令第 442 号）和《医疗用毒性药品管理办法》（国务院令第 23 号）的相关规定。

3. 医疗用毒性药品（简称毒性药品），系指毒性剧烈，治疗剂量与中毒剂量相近，使用不当会致人中毒或死亡的药品。目前我国毒性中药的管理品种中有 28 种（指原药材及其饮片）。

4. 麻醉药品是指具有依赖性潜力，滥用或不合理使用易产生身体依赖性和精神依赖性的药品，人们连续使用后易产生身体依赖性和成瘾癖。

5.《麻醉药品和精神药品管理条例》（国务院令第 442 号）将罂粟壳及其单方制剂列入麻醉药品目录。

## 目标测试

**A1 型题**（以下每一道题有 A、B、C、D、E 五个备选答案，从中选择一个最佳答案）

1. 关于麻醉中药的调剂与管理说法错误的是（ ）

　A. 麻醉中药是指连续使用后易产生生理依赖性、能成瘾癖的一类中药

　B. 罂粟壳的供应必须根据医疗、教学和科研的需要，有计划地进行

　C. 经营和使用单位禁止非法使用、贮存、转让或借用罂粟壳

　D. 无麻醉药品处方权的医师在夜班急救需给病人使用罂粟壳时，可限开 1 日量

　E. 凡使用罂粟壳的患者必须建立病历

2. 下列说法不正确的是（ ）

　A. 毒性中药的管理品种，由原卫生部会同原国家食品药品监督管理局、国家中

医药管理局规定

    B. 其他任何单位或个人不得从事毒性中药的收购、经营和配方业务

    C. 毒性中药的包装容器上必须印有毒药标志

    D. 凡加工炮制毒性中药，必须按照《中国药典》或者省、自治区、直辖市卫生行政部门制定的炮制规范的规定进行

    E. 制备含毒性中药的制剂，必须建立完整的制剂记录，保存 3 年备查

3. 关于毒性中药的调剂与管理说法错误的是（　　　）

    A. 毒性中药系指毒性剧烈、治疗量与中毒量相近、使用不当会致人中毒或死亡的一类中药

    B. 毒性中药的收购、经营，由各级医药管理部门指定的药品经营单位负责

    C. 收购、经营、加工、使用毒性中药的单位必须建立健全保管、验收等制度

    D. 毒性中药的包装容器上必须印有毒药标志

    E. 凡加工炮制毒性中药，必须按照当地卫生行政部门制定的炮制规范的规定进行

4. 载有罂粟壳的处方保留（　　　）

    A. 1 年　　　　　　　B. 2 年　　　　　　　C. 3 年

    D. 4 年　　　　　　　E. 5 年

**B1 型题**（以下提供若干组考题，每组考题共用在考题前列出的 A、B、C、D、E 五个备选答案，从中选择一个与问题关系最密切的答案）

    A. 每张处方不超过 3 日常用量

    B. 每张处方不超过 2 日常用量

    C. 每张处方不超过 7 日常用量

    D. 每张处方不超过 2 日极量

    E. 其他

1. 麻醉药品（　　　）

2. 毒性中药（　　　）

3. 普通药品（　　　）

    A. 斑蝥　　　　　　　B. 何首乌　　　　　　C. 龙骨

    D. 牛黄　　　　　　　E. 罂粟壳

4. 属于毒性中药的是（　　　）

5. 属于麻醉中药的是（　　　）

    A. 0.1 ~ 0.3g　　　　　B. 0.3 ~ 0.6g　　　　　C. 3 ~ 6g

    D. 3 ~ 9g　　　　　　E. 3 ~ 15g

6. 马钱子的成人 1 日常用量是（　　　）

7. 附子的成人 1 日常用量是（　　　）

8. 洋金花的成人 1 日常用量是（　　　）

# 第二部分　常用中药

## 第六章　解表药

### 学习目标

知识目标

掌握解表药的药效特征及主治；掌握解表药的分类及常用解表药的功效应用、用量用法、使用注意及毒副作用。

能力目标

能正确认识、合理使用解表药。

凡能发散表邪，以治疗表证为主的药物，称为解表药。

本类药物大多辛散轻扬，主入肺、膀胱经，能促使机体发汗，使表邪随汗出而解，具有发汗解表的作用。主要适用于表证，症见恶寒、发热、头痛、身痛、无汗或有汗不畅、脉浮等。部分解表药还兼有利尿消肿、止咳平喘、透疹、止痛、消疮等作用，可用治水肿、咳喘、麻疹风疹、风湿痹痛、疮疡初起等兼有表证者。

根据解表药性能特点和适应证的不同，分为发散风寒药和发散风热药。

使用解表药时，应针对外感表邪的不同，相应选择发散风寒药或发散风热药。还要根据四时气候的不同，分别配伍相应的药物。如冬季多风寒，春季多风热，夏季多夹暑湿，秋季燥邪偏盛，须相应地配伍温里药、清热药、祛暑化湿药、润燥药等。若虚人外感，正虚邪实，则应根据辨证，分别与补气、温阳、滋阴、养血等补益药配伍，以扶正祛邪。温病初起，邪在卫分，常配伍清热解毒药。

使用本类药物时，对于多汗、热病伤津、久患疮痈、失血及阴虚发热等病证，虽有表证，也应慎用，以免劫伤阴血。解表药的用量应因时因地因人而异，春夏季节、南方地区用量均宜轻，秋冬季节、北方地区用量均宜重；发汗力强者，用量不宜过大，以免发汗太过，伤阴耗气。本类药大多含挥发油，故不宜久煎，以免有效成分挥发而降低疗效。

# 第一节　发散风寒药

**目标任务：**

1. 认识发散风寒药常用药物的外观形态。

2. 掌握发散风寒药重点药物麻黄、桂枝、荆芥、防风、白芷、紫苏、生姜、香薷、羌活、细辛等的功用特征、用量用法、使用注意事项，认识该类药物的毒副作用。

3. 总结本类药物药性功用的特征规律。

 **案例分析**

患者，男，50岁。因起居不慎，感受风寒，症见恶寒发热、无汗、头痛、身体疼痛、鼻塞流涕、舌苔薄白、脉浮紧。

该患者为哪一型表证？如何治疗？

发散风寒药，性味多辛温，发汗作用较强，以发散风寒为主。主要适用于外感风寒表证，症见恶寒发热、无汗、鼻塞或流清涕、舌苔薄白、口不渴、脉浮等。部分药对于咳嗽气喘、脚气水肿及风湿痛等初起具有上述表证者，亦可应用。

## 麻黄 Mahuang
### 《神农本草经》

本品为麻黄科植物草麻黄 *Ephedra sinica* Stapf、中麻黄 *Ephedra intermedia* Schrenk et C. A. Mey. 或木贼麻黄 *Ephedra equisetina* Bge. 的干燥草质茎。主产于河北、山西、内蒙古、甘肃等地。秋季采割绿色的草质茎，晒干，除去木质茎、残根及杂质，切段。生用、蜜炙用或捣绒用。

【性味归经】辛、微苦，温。归肺、膀胱经。

【功效】发汗解表，宣肺平喘，利水消肿。

【药性分析】麻黄辛温发散，主入肺与膀胱经。善宣肺气、开腠理、透毛窍而发汗解表，为辛温解表之峻剂，用于外感风寒表实无汗重证；亦能开宣肺气，散肺经之寒，宣肺止咳平喘作用较强；还能宣发肺气，通调水道，利水消肿，用治风水证。

【应用】

**1. 风寒表实证**　本品发汗解表作用强，治外感风寒，腠理密闭无汗的风寒表实证，每与桂枝相须为用，如麻黄汤。

**2. 咳喘实证**　凡肺气壅遏所致的咳嗽气喘，无论寒、热、痰、饮及有无表证者，均可随证配伍应用。为治疗肺气壅遏之喘咳的要药，常与苦杏仁、甘草等配伍，如三拗汤；治寒痰停饮，咳嗽气喘，痰多清稀者，常配伍细辛、干姜、半夏等，如小青龙汤；若肺热壅盛，高热喘急者，常与石膏、苦杏仁、甘草配用，如麻杏石甘汤。

**3. 风水水肿**　本品能宣肺利水消肿，凡风邪袭表，肺失宣降的水肿、小便不利而兼有表证的风水证，常与甘草同用，如再配以生姜、白术等疗效更佳，如越婢加术汤。

此外，本品散寒通滞，亦可用治风寒痹证、阴疽、痰核等证。

【用量用法】2～10g，煎服。解表生用，平喘蜜炙用。年老及体弱者宜用麻黄绒。

【注意事项】本品发汗力强，凡表虚自汗、阴虚盗汗、虚喘、高血压及失眠患者慎用；不可与麻黄根混用，麻黄根具止汗作用。

## 知识拓展

### 麻黄的现代研究与应用

麻黄主含麻黄碱、少量伪麻黄碱、挥发油、黄酮类化合物、麻黄多糖等。其主要有发汗、解热、缓解支气管平滑肌痉挛、利尿、中枢兴奋、抗菌、抗炎等作用，现代用于治疗慢性支气管炎、支气管哮喘、肺炎等。

麻黄所含成分麻黄素，是制造苯丙胺类毒品的原料，而甲基苯丙胺（冰毒）称去氧麻黄碱，被称为"毒品之王"。因此，麻黄及麻黄素的生产加工、销售、使用要严格监管。

## 知识链接

### 鉴别用药：麻黄与麻黄根

麻黄与麻黄根均可治汗，且同出一源。麻黄以草质茎入药，善发散表邪，解表发汗，常用于外感风寒表实证；麻黄根以其地下根及根茎入药，善敛肺固表止汗，为止汗专药，可用治自汗、盗汗证。

# 桂枝 Guizhi

《神农本草经》

本品为樟科植物肉桂 *Cinnamomum cassia* Presl 的干燥嫩枝。主产于广东、广西及云南省。春、夏二季采收，除去叶，晒干或切片晒干。生用。

【性味归经】辛、甘，温。归心、肺、膀胱经。

【功效】发汗解肌，温通经脉，助阳化气。

【药性分析】桂枝辛甘温煦，甘温通阳扶卫，其开腠发汗之力较麻黄温和，而善宣阳气于卫分，畅营血于肌表，故有助卫实表，发汗解肌之功效。其具温通之性，上能通心阳以复脉、通胸阳以止痛，中可通脾阳以化饮，下可通肾阳以利水；又善入血通经，还能温通经络而止痹痛。

### 课堂互动

麻黄、桂枝均能发汗解表，如何区别使用？

【应用】

**1. 风寒表证** 本品发汗解表，作用温和，无论表实无汗、表虚有汗及阳虚受寒者，均宜使用。治外感风寒、表实无汗者，常与麻黄同用，如麻黄汤；治外感风寒、表虚有汗者，当与白芍同用，以调和营卫，发汗解肌，如桂枝汤；若素体阳虚、外感风寒者，每与麻黄、附子配伍。

**2. 寒凝血滞诸痛** 本品辛散温通，具有温通经脉，散寒止痛之功。用治胸阳不振，心脉瘀阻，胸痹心痛者，常与枳实、薤白同用，如枳实薤白桂枝汤；治中焦虚寒，脘腹冷痛，每与白芍、饴糖等同用，如小建中汤；治妇女寒凝血滞，月经不调，经闭痛经，产后腹痛，多与当归、吴茱萸同用；治风寒湿痹，肩臂疼痛，可与附子同用。

**3. 痰饮，蓄水证** 本品助阳化气行水，为治痰饮病、蓄水证之常用药。治脾阳不运，水湿内停所致的眩晕、心悸、咳嗽者，常与茯苓、白术同用；若膀胱气化不行，水肿、小便不利者，每与茯苓、猪苓、泽泻等同用。

**4. 心悸** 本品能助心阳，通血脉，止悸动。治心阳不振的心悸动、脉结代，常与甘草、人参、麦冬等同用，如炙甘草汤；若阴寒内盛，引动下焦冲气，上凌心胸所致奔豚者，常重用桂枝，如桂枝加桂汤。

【用量用法】3～10g，煎服。

【注意事项】本品辛温助热，易伤阴动血，凡外感热病、阴虚火旺、血热妄行等证，均当忌用；孕妇及月经过多者慎用。

### 知识拓展

**桂枝的现代研究与应用**

桂枝主含挥发油，主要成分为桂皮醛。其主要有抗菌、健胃、缓解胃肠道痉挛及利尿、强心等作用；桂皮醛有镇痛、镇静、抗惊厥作用；挥发油有止咳、祛痰等作用。桂枝现代用于治疗低血压、子宫肌瘤、冻疮、预防感冒和流感等。

**鉴别用药：肉桂与桂枝**

　　肉桂为樟科植物肉桂的干皮及枝皮。肉桂、桂枝来源于同一植物的不同药用部位，性味均辛甘温，能散寒止痛、温经通脉，用治寒凝血滞之胸痹、闭经、痛经、风寒湿痹证。肉桂长于温里寒，用治里寒证；又能补火助阳，引火归源，用治肾阳不足、命门火衰之阳痿宫冷，下元虚衰、虚阳上浮之虚喘、心悸等。桂枝长于散表寒，用治风寒表证；又能助阳化气，用治痰饮、蓄水证。

# 荆芥 Jingjie
### 《神农本草经》

　　本品为唇形科植物荆芥 *Schizonepeta tenuifolia* Briq. 的干燥地上部分。主产于江苏、浙江、河南、河北、山东等地。多为栽培。夏、秋二季花开到顶、穗绿时采割，除去杂质，晒干，切段。生用或炒炭用。

　　【性味归经】辛，微温。归肺、肝经。

　　【功效】祛风解表，透疹消疮，止血。

　　【药性分析】荆芥辛散气香，长于发表散风，且微温不烈，药性和缓，为平和之品。外感表证，无论风寒、风热或寒热不明显者，均可广泛使用；又质轻透散，有祛风止痒，宣散疹毒之功；炒炭后入血分，长于收敛止血。

　　【应用】

　　**1. 外感表证**　本品祛风解表，药性微温，无论风寒、风热，均可随证配伍。治风寒感冒，发热恶寒、无汗、头痛、身痛者，常与防风、羌活同用，如荆防败毒散；治风热感冒，发热头痛者，常与薄荷、菊花、桑叶等配伍，如银翘散。

　　**2. 麻疹不透，风疹瘙痒**　本品能透疹止痒，治表邪外束、麻疹初起、疹出不畅，常配薄荷、蝉蜕等，如透疹汤；若风疹瘙痒、湿疹痒痛，则配苦参、防风等，如消风散。

　　**3. 疮疡初起兼有表证**　本品能祛风解表，透散邪气，可用于疮疡初起而有表证者。偏于风寒者，可配伍羌活、独活、川芎等药；偏于风热者，常与金银花、连翘、柴胡等配伍。

　　**4. 吐衄下血**　本品炒炭能收敛止血，可用治便血、崩漏等之出血，常与其他止血药同用。

　　【用量用法】5～10g，煎服。

　　【注意事项】发表透疹消疮宜生用；止血宜炒用。荆芥穗更长于祛风。

知识拓展

**荆芥的现代研究与应用**

荆芥主含挥发油，主要成分为右旋薄荷酮、消旋薄荷酮、胡椒酮及少量右旋柠檬烯等。其主要有发汗、微弱解热、抗菌、镇痛、抗炎等作用；另荆芥炭有明显的止血作用。荆芥现代用于治疗感冒、荨麻疹、皮肤瘙痒等。

知识链接

**鉴别用药：荆芥、荆芥炭、荆芥穗、荆芥穗炭**

荆芥一药，分为荆芥、荆芥炭、荆芥穗、荆芥穗炭四种。荆芥为地上部分入药，茎穗同用，可散风寒风热之邪，炒炭后能收敛止血。荆芥花穗为荆芥穗，质轻性扬，具升散之性，主要用于散头部之风邪；炒炭后为荆芥穗炭，功效与应用同荆芥炭。

# 防风 Fangfeng
## 《神农本草经》

本品为伞形科植物防风 *Saposhnikovia divaricata*（Turez.）Schischk. 的根。主产于东北及内蒙古东部。春、秋二季采挖未抽花茎植株的根，除去须根及泥沙，晒干。切片，生用或炒炭用。

【性味归经】辛、甘，微温。归膀胱、肝、脾经。

【功效】祛风解表，胜湿止痛，止痉。

【药性分析】防风辛，微温不燥，甘缓不峻，有"风药中之润剂"之称。入肝经，又可祛风解痉，广泛用于各种"风证"；兼有胜湿止痛之效。

课堂互动

为什么防风被称为"风药中之润剂"？

【应用】

**1. 外感表证**　本品辛散祛风解表，能胜湿、止痛，对于外感表证，无论风寒、风湿、风热均可使用。治风寒表证，常配荆芥、羌活等药，如荆防败毒散；治外感风湿，头痛如裹、身重肢痛者，常配羌活、藁本等，如羌活胜湿汤；治风热表证，常配伍薄荷、蝉蜕等药。

**2. 风疹瘙痒**　本品可治多种皮肤瘙痒，尤以风邪所致之瘾疹瘙痒较为常用，对于风寒、风热所致之瘾疹瘙痒皆可配伍使用。若风寒者，常与麻黄、白芷等配伍；风热者，常配伍薄荷、蝉蜕等；湿热者，可与土茯苓、白鲜皮等同用；若血虚风燥者，常与当归、地黄等配伍；若兼里实热结者，常配伍大黄、芒硝等药。

3. **风湿痹痛证** 本品能祛风湿、止痹痛，且较为常用。治风寒湿痹，肢节疼痛、筋脉挛急者，可配羌活、独活等，如蠲痹汤；若风寒湿邪郁而化热，关节红肿热痛，可与地龙、薏苡仁等药同用。

4. **破伤风** 本品入肝经，有祛风、解痉之效，治破伤风之角弓反张、痉挛抽搐，常配伍天麻、天南星等，如玉真散。

【用量用法】5～10g，煎服。

【注意事项】本品药性偏温，阴血亏虚、热病动风者不宜使用。

### 知识拓展

**防风的现代研究与应用**

防风主含挥发油、甘露醇、β-谷甾醇、苦味苷、酚类、多糖类及有机酸等。其主要有解热、抗炎、镇静、镇痛、抗惊厥、抗过敏等作用，现代用于治疗感冒、风湿性关节炎、面神经麻痹、扁平疣、皮肤瘙痒等。

## 白芷 Baizhi
### 《神农本草经》

本品为伞形科植物白芷 *Angelica dahurica*（Fisch. ex Hoffm.）Benth. et Hook. f. 或杭白芷 *Angelica dahurica*（Fisch. ex Hoffm.）Benth. et Hook. f. var. *formosana*（Boiss.）Shan et Yuan 的干燥根。白芷产于河南长葛、禹县者习称"禹白芷"，产于河北安国者习称"祁白芷"，此外陕西和东北亦产。杭白芷产于浙江、福建、四川等省，习称"杭白芷"和"川白芷"。夏、秋间叶黄时采挖，除去须根及泥沙，晒干或低温干燥。切片，生用。

【性味归经】辛，温。归肺、胃、大肠经。

【功效】解表散寒，祛风止痛，宣通鼻窍，燥湿止带，消肿排脓。

【药性分析】白芷辛散温通香燥，芳香上达，入阳明经，善除阳明经湿邪而燥湿止带，祛风解表散寒之力温和，以止痛、通鼻窍见长，为治鼻渊头痛之要药。

【应用】

1. **风寒表证** 本品辛温，既能祛风散寒，又能燥湿，尤宜于治外感风寒夹湿之证。常与防风、羌活等同用，如九味羌活汤。

2. **阳明头痛、鼻渊、牙痛等** 本品辛散温通，长于止痛，治阳明头痛、眉棱骨痛、头风痛等症。属外感风寒者，可单用，如都梁丸，或与祛风止痛药防风、川芎等配伍，如川芎茶调散；属外感风热者，可配伍薄荷、菊花等药。治鼻渊头痛，常配伍苍耳子、辛夷等，如苍耳散；治风冷牙痛，可配伍细辛；治风火牙痛，可配伍生石膏、黄连等。

3. **疮痈肿毒** 本品散结消肿止痛。治疮疡初起，红肿热痛者，常与金银花、当归、穿山甲等药同用，如仙方活命饮；若脓成难溃者，常与益气补血药同用。

4. **带下证** 本品善除阳明经湿邪而燥湿止带。治寒湿下注，白带过多者，可与白术、山药等配伍为用；若湿热下注，带下黄稠，则可与黄柏、车前子同用。

5. **风寒湿痹** 本品长于止痛。治风寒湿痹，关节疼痛，屈伸不利者，常与苍术、川芎等同用。

此外，本品祛风止痒，用治皮肤风湿瘙痒。

【用量用法】3～10g，煎服。外用适量。

【注意事项】本品辛香温燥，阴虚血热者忌服。

### 知识拓展

**白芷的现代研究与应用**

白芷含挥发油，并含欧前胡素、白当归素等多种香豆素类化合物，另含白芷毒素、花椒毒素、甾醇、硬脂酸等。其主要有兴奋中枢神经、解热、抗炎、镇痛、解痉、抗癌等作用，现代用于治疗感冒、鼻窦炎、副鼻窦炎等引起的头痛、额窦炎、牙痛等。

## 紫苏 Zisu
### 《名医别录》

本品为唇形科植物紫苏 *Perilla frutescens*（L.）Britt. 的茎、叶，其叶称紫苏叶，其茎称紫苏梗。我国南北均产。夏秋季采收。除去杂质，晒干，生用。

【性味归经】辛，温。归肺、脾经。

【功效】解表散寒，行气宽中。

【药性分析】紫苏辛散性温，质轻升扬发散，药性和缓，发汗作用不及麻黄、桂枝。味辛能行气宽中除胀，和胃止呕，兼理气安胎。

### 课堂互动

鲜紫苏叶在日常生活中有何妙用？

【应用】

1. **风寒表证** 本品辛温，发汗解表散寒作用缓和，略兼有化痰止咳之功。治外感风寒咳嗽，可配伍前胡、苦杏仁等，如杏苏散；若风寒表证兼气滞，胸脘满闷、咳喘痰多者，常配香附、陈皮，如香苏散。

2. **脾胃气滞证** 本品行气宽中，治外感风寒，内伤湿滞之胸脘胀满，恶心呕吐者，常与广藿香、半夏等配伍，如藿香正气散；若胎气上逆，胸闷呕吐，常配砂仁、陈皮同用。

此外，本品能解鱼蟹毒，用于食鱼蟹后引起的吐泻腹痛，可单用煎汤服，或配伍生姜、陈皮等药。

【用量用法】5~10g，煎服。

---

知识拓展

**紫苏的现代研究与应用**

紫苏主含挥发油，其中主要为紫苏醛、左旋柠檬烯及少量 α-蒎烯等。其主要有缓和的解热作用；促进消化液分泌，增进胃肠蠕动的作用；能减少支气管分泌，缓解支气管痉挛。并有抗菌、升高血糖等作用。紫苏现代用于治疗感冒、慢性气管炎、皮炎等。

---

## 生姜 Shengjiang
### 《名医别录》

本品为姜科植物姜 *Zingiber officinale* Rosc. 的新鲜根茎。各地均产。秋、冬二季采挖，除去须根及泥沙。

【性味归经】辛，微温。归肺、脾、胃经。

【功效】发汗解表，温中止呕，温肺止咳。

【药性分析】生姜味辛发散，微温散寒。入肺经，散风寒而发汗解表，温肺寒而化痰止咳，为风寒感冒与咳嗽之常用药。又入脾、胃经，善温中止呕，有"呕家圣药"之称。

【应用】

**1. 风寒表证**　本品辛温发汗解表，用于风寒表证较轻者，多作为辅助之品，与发散风寒药同用，以增强发汗解表之力。

**2. 胃寒呕吐**　本品能辛散温通，能温胃散寒，和中降逆止呕。可随证配伍治疗多种呕吐。胃寒呕吐，常配伍半夏，如小半夏汤；胃热呕吐，可配伍黄连、竹茹等清胃止呕药。

**3. 肺寒咳嗽**　本品能温肺散寒、化痰止咳，对肺寒咳嗽，无论有无外感风寒，或痰多痰少，皆可选用。外无表邪而痰多者，常与陈皮，半夏等同用，如二陈汤。

此外，生姜对生半夏、生南星等药物之毒，以及鱼蟹中毒等，均有一定的解毒作用。

【用量用法】3~10g，煎服或捣汁服。

---

知识拓展

**生姜的现代研究与应用**

生姜主含挥发油类、姜辣素、二苯基庚烷等，其主要有抗氧化、抗炎、降血糖、降血脂和抗动脉硬化、抗肿瘤等作用，现代用于治疗重症呕吐、烧烫伤、脂溢性皮炎褥疮等。

## 香薷 Xiangru
### 《名医别录》

本品为唇形科植物石香薷 *Mosla chinensis* Maxim. 或江香薷 *Mosla chinensis* 'Jiangxiangru' 的干燥地上部分。前者习称"青香薷"，后者习称"江香薷"。青香薷主产于广西、湖南、湖北等地，系野生，多自产自销；江香薷主产于江西分宜县，为栽培品，产量大而质量佳，行销全国。夏季茎叶茂盛、花盛时择晴天采割，除去杂质，阴干。

【性味归经】辛，微温。归肺、胃经。

【功效】发汗解表，化湿和中，利水消肿。

【药性分析】香薷辛、微温，入肺经能发汗解表而散寒，与麻黄类似，但发汗力稍弱，其气芳香，入脾胃又能化湿和中而祛暑，故有"夏日之麻黄"之称。其又能利水消肿，用治水肿。

### 课堂互动

香薷有"夏日之麻黄"之称的缘由是什么？

【应用】

1. 阴暑证　本品外能发汗解表而散寒，内能化湿。治风寒感冒而兼脾胃湿困，症见恶寒、发热、头痛身重、无汗、纳差、苔腻，或恶心呕吐、腹泻者，常配伍厚朴、白扁豆，如香薷散；治暑季嗜食生冷，湿阻脾胃引起的呕吐、泄泻，可与白扁豆、黄连、厚朴等配伍。

2. 水肿脚气　本品能利尿退肿。治水肿、小便不利及脚气浮肿者，可单用或配伍健脾利水的白术，如深师薷术丸。

【用量用法】3～10g，煎服。

【注意事项】汗多表虚者忌用。利水退肿须浓煎。

### 知识拓展

#### 香薷的现代研究与应用

香薷含挥发油，油中主要有香荆芥酚、百里香酚等成分；另含甾醇、黄酮苷等。其主要有广谱抗菌、抗流感病毒等作用。香薷现代用于治疗轻症低钾血性软病、急性细菌性痢疾等。

## 羌活 Qianghuo
《神农本草经》

本品为伞形科植物羌活 *Notopterygium incisum Tncisum* Ting ex H. T. Chang 或宽叶羌活 *Notopterygium forbesii* Boiss. 的干燥根茎及根。羌活主产于四川、云南、青海、甘肃等省。宽叶羌活主产于四川、青海、陕西、河南等省。春、秋二季采挖，除去须根及泥沙，晒干。切片，生用。

【性味归经】辛、苦，温。归膀胱、肾经。

【功效】解表散寒，祛风除湿，止痛。

【药性分析】羌活辛散祛风、味苦燥湿、性温散寒，气味雄烈，祛风湿、止痛作用较强，善祛在表之邪；入足太阳膀胱经，以除头项肩背之痛见长，故上半身风寒湿痹、肩背肢节疼痛者尤为多用。

【应用】

1. 风寒表证　本品有较强的解表散寒、祛风胜湿、止痛之功。尤适用治外感风寒表证夹湿之恶寒发热、无汗、头痛、肢体酸痛，常与防风、白芷等药同用，如九味羌活汤；若风湿在表，头项强痛，腰背酸重者，可与防风、独活等配伍为用，如羌活胜湿汤。

2. 风寒湿痹　本品能祛风湿，散寒邪，利关节而止痛，为治痹常用药，作用部位偏上，故善治腰以上风寒湿痹，尤以肩背肢节疼痛者为佳。常与防风、姜黄等配伍，如蠲痹汤。

【用量用法】3～10g，煎服。

【注意事项】本品辛香温燥之性较烈，故阴血亏虚者慎用。用量过多，易致呕吐，脾胃虚弱者不宜服。

### 知识拓展

#### 羌活的现代研究与应用

羌活主含挥发油、香豆素类等化学成分。其主要有抗炎、镇痛、解热、抗过敏和抗心律失常等作用，现代用于治疗感冒、上呼吸道感染、慢性风湿性关节炎、扁桃体炎等。

## 细辛 Xixin
《神农本草经》

本品为马兜铃科植物北细辛 *Asarum heterotropoides* Fr.Schmidt var. *mandshuricum*（Maxim.）kitag.、汉城细辛 *Asarum sieboldii* Miq. Var. *seoulense* Nakai 或华细辛 *Asarum sieboldii* Miq. 的干燥全草。前两种习称"辽细辛"，主产于东北地区；华细辛主产于陕西、河南、山东、浙江等省。夏季果熟期或初秋采挖，除去泥沙，阴干。切段，生用。

【性味归经】辛、温。有小毒。归肺、肾、心经。

【功效】祛风散寒，祛风止痛，通窍，温肺化饮。

【药性分析】细辛辛温发散，芳香透达，上达颠顶，通利九窍，善祛风散寒，通窍止痛之力颇强，外能发散风寒，内能温肺化饮。

【应用】

**1. 外感风寒表证** 本品长于解表散寒，祛风止痛。治外感风寒，头身疼痛较重者，常与羌活、防风等同用；因其能通鼻窍，尤宜用于风寒感冒，鼻塞流涕者，常配伍白芷、苍耳子等药；治阳虚外感，发热恶寒者，常与麻黄、附子等配伍，如麻黄附子细辛汤。

**2. 头痛、牙痛、风湿痹痛等** 本品祛风散寒，且止痛之力较强，用于风寒性头痛、牙痛、痹痛等多种寒性痛证。治少阴头痛，常配伍独活、川芎等药；治外感风邪，偏正头痛，常与川芎、白芷、羌活同用；治风冷牙痛，可单用或与白芷、荜茇煎汤含漱；若胃火牙痛者，可配伍生石膏、黄连、升麻等药；若龋齿牙痛者，可配杀虫止痛之蜂房煎汤含漱。

**3. 鼻渊** 本品辛散温通，芳香透达通鼻窍，常用治鼻渊之鼻塞、流涕、头痛，为治鼻渊之良药，常与白芷、苍耳子、辛夷等配伍。

**4. 肺寒咳喘** 本品外能发散风寒，内能温肺化饮，常与散寒宣肺、温化痰饮药同用。治外感风寒，水饮内停之恶寒发热、无汗、喘咳、痰多清稀者，常与麻黄、桂枝等同用，如小青龙汤；若寒痰停饮射肺，咳嗽胸满、气逆喘急者，可配伍茯苓、干姜等药，如苓甘五味姜辛汤。

【用量用法】1～3g，煎服。散剂每次服0.5～1g。

【注意事项】阴虚阳亢头痛、肺燥伤阴干咳者忌用。不宜与藜芦同用。

### 知识拓展

**细辛的现代研究与应用**

细辛主含甲基丁香油酚、细辛醚、黄樟醚等多种成分，另含N-异丁基十二碳四烯胺、消旋去甲乌药碱、谷甾醇、豆甾醇等。其主要有解热、抗炎、镇静、抗惊厥及局麻作用；大剂量挥发油可使中枢神经系统先兴奋后抑制，并有一定的毒副作用。细辛现代用于治疗头疼、牙痛、冠心病心绞痛急性发作、小儿口疮等。

其他发散风寒药见表6-1。

**表6-1 其他发散风寒药**

| 药名 | 来源 | 药性 | 功效 | 主治 | 用量用法 |
|---|---|---|---|---|---|
| 苍耳子 | 菊科植物苍耳的成熟带总苞的果实 | 辛、苦，温。有毒。归肺经 | 发散风寒，通鼻窍，祛风湿，止痛 | 1.风寒表证 2.鼻渊 3.风湿痹痛 | 3～9g，煎服或入丸、散 |
| 辛夷 | 木兰科植物望春花、玉兰的干燥花蕾 | 辛，温。归肺、胃经 | 发散风寒，通鼻窍 | 1.风寒表证 2.鼻渊 | 3～9g，煎服，包煎 |
| 藁本 | 伞形科植物藁本的根茎及根 | 辛，温。归膀胱经 | 祛风散寒，除湿止痛 | 1.风寒表证 2.风寒湿痹 | 3～9g，煎服 |

<h1>第二节　发散风热药</h1>

目标任务：

1. 认识发散风热药常用药物的外观形态。

2. 掌握发散风热药重点药物薄荷、蝉蜕、柴胡、升麻、葛根、牛蒡子、桑叶、菊花的功用特征、用量用法、使用注意事项，认识该类药物的毒副作用。

3. 熟悉发散风热药其他药的功效与主治。

4. 总结本类药物药性功用的特征规律。

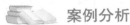

## 案例分析

患者，女，35 岁。症见身热盛，汗泄不畅，微恶风寒，咳嗽痰黄，咽喉、乳蛾红肿疼痛，鼻塞，口渴，苔白微黄，脉浮数。

该患者为何证？应如何治疗？

发散风热药性味多辛凉，辛以发散，凉以清热，故以发散风热为主要功效，发汗力比较和缓。主要适用于外感风热或温病初起，症见发热、微恶风寒、咽干口渴、头痛目赤、舌苔薄黄、脉浮数等。某些药物还可用治风热所致的目赤多泪、咽喉肿痛、麻疹不透及风热咳嗽等。

<h2 style="text-align:center">薄荷 Bohe</h2>
《新修本草》

本品为唇形科植物薄荷 *Mentha haplocalyx* Briq. 的干燥地上部分。主产于江苏的太仓及浙江、湖南等省。夏、秋二季茎叶茂盛或花开至三轮时，选晴天，分次采割，晒干或阴干。切段，生用。

【性味归经】辛，凉。归肺、肝经。

【功效】疏散风热，清利头目，利咽透疹，疏肝行气。

【药性分析】薄荷辛凉，气味芳香，质轻上浮，性能疏泄，善散上焦风热之邪而清利头目、利咽喉、透疹毒；又入肝经，有疏肝解郁之功。

### 课堂互动

薄荷入煎剂时为什么宜后下？

【应用】

**1. 外感风热表证或温病初起**　本品为疏散风热之常用品，用于风热表证、温病初起，常与金银花、连翘等配伍，如银翘散。

2. 风热上攻之头痛眩晕，目赤多泪，咽喉肿痛　本品疏散上焦风热，清头目、利咽喉。治风热上攻，头痛眩晕，宜与川芎、石膏等药配伍，如上清散；治风热上攻之目赤多泪，可与桑叶、菊花等同用；治风热壅盛，咽喉肿痛，常配伍桔梗、生甘草等同用。

3. 麻疹不透，风疹瘙痒　本品有透疹、祛风止痒之功。治风热束表，麻疹不透，常配伍蝉蜕、牛蒡子等药，如竹叶柳蒡汤；治风疹瘙痒，可与荆芥、防风等祛风止痒药同用。

4. 肝郁气滞，胸闷胁痛　本品能疏肝行气，常配伍柴胡、白芍等药，如逍遥散。

【用量用法】3～6g，煎服，宜后下。

【注意事项】本品芳香辛散，发汗耗气，故体虚多汗者不宜使用。薄荷叶长于发汗解表，薄荷梗偏于行气和中。

---

### 知识拓展

#### 薄荷的现代研究与应用

薄荷主含薄荷醇、薄荷酮、异薄荷酮、薄荷脑等挥发油成分，另含异端叶灵、薄荷糖苷及多种游离氨基酸等。其主要有解热、利胆、祛痰、止咳、抑菌、消炎、止痛、止痒、局部麻醉和抗刺激等作用，另对癌肿放疗区域皮肤也有一定保护作用。薄荷现代用于治疗感冒、慢性荨麻疹、急性乳腺炎、急性结膜炎、湿疹等。

---

### 知识链接

#### 薄荷油

薄荷油为无色或淡黄色的澄清液体，有特殊清凉香气，味初辛后凉。唇形科植物薄荷的新鲜茎和叶经水蒸气蒸馏得油，一般得率为 0.3%～0.6%。存放日久，色渐变深。

---

## 蝉蜕 Chantui
### 《名医别录》

本品为蝉科昆虫黑蚱 *Cryptotympana pustulata* Fabricius 若虫羽化时脱落的皮壳。主产于山东、河北、河南、江苏等省。全国大部分地区亦产。夏、秋二季采集，除去泥土、杂质，晒干，生用。

【性味归经】甘，寒。归肺、肝经。

【功效】疏散风热，利咽，透疹，明目退翳，息风止痉。

【药性分析】蝉蜕甘寒清热，质轻上浮，入肺经，长于疏散肺经风热以宣肺利咽，开音疗哑；又质轻宣散，善透疹止痒；入肝经，善散肝经风热而明目退翳，还能凉肝息风止痉。

【应用】

**1. 风热表证或温病初起**　对声音嘶哑或咽喉肿痛者，尤为适宜。治风热表证或温病初起，发热恶风、头痛口渴者，常配伍薄荷、牛蒡子等药；治风热火毒上攻之咽喉疼痛、声音嘶哑，常与薄荷、金银花、牛蒡子等同用，如蝉薄饮。

**2. 麻疹不透，风疹瘙痒**　本品能透疹止痒，治麻疹不透，常与麻黄、牛蒡子等同用，如麻黄散；治风湿浸淫肌肤血脉，皮肤瘙痒，常配荆芥、防风、苦参等同用，如消风散。

**3. 目赤翳障**　本品善疏散肝经风热而有明目退翳之功，故可治风热上攻或肝火上炎之目赤肿痛、翳膜遮睛，常与菊花、决明子等同用，如蝉花散。

**4. 急慢惊风，破伤风**　本品可凉肝息风止痉。治小儿急惊风，可与天竺黄、栀子、僵蚕等药配伍；治小儿慢惊风，可与全蝎、天南星等配伍；治破伤风，可与天麻、全蝎等同用。

【用量用法】3～6g，煎服。或单味研末冲服。

【注意事项】孕妇慎用。

### 知识拓展

#### 蝉蜕的现代研究与应用

蝉蜕主含大量甲壳质，并含异黄质蝶呤、赤蝶呤、蛋白质、氨基酸、有机酸、酚类化合物等成分。其主要有抗惊厥、镇静、解热等作用，现代用于治疗麻疹不透、风疹、慢性荨麻疹、头痛等疾患。

### 知识链接

#### 蝉蜕与胖大海的配伍

蝉蜕甘寒质轻，能疏散风热、宣肺疗音；胖大海甘寒，功能为清宣肺气、利咽开音。两药合用，清宣肺气、利咽开音力强，善治风热或肺热之咽痛音哑。

## 柴胡 Chaihu
《神农本草经》

本品为伞形科植物柴胡 *Bupleurum chinense* DC. 或狭叶柴胡 *Bupleurum scorzonerifolium* Willd. 的干燥根。按性状不同，分别习称"北柴胡"及"南柴胡"。北柴胡主产于河北、河南、辽宁、湖北、陕西等省；南柴胡主产于湖北、四川、安徽、黑龙江、吉林等省。春、秋二季采挖，除去茎叶及泥沙，干燥。切段，生用或醋炙用。

【性味归经】苦、辛，微寒。归肝、胆经。

【功效】解表退热，疏肝解郁，升举阳气。

【药性分析】柴胡辛散苦泄，性寒清热，具有既轻清升散，又能疏泄的特点。主入肝胆经，善解少阳半表半里之邪，和解退热，为治少阳证的要药；又能疏泄肝气之郁结，还具升发清阳之气而有举陷之功。

### 课堂互动

中成药"小柴胡颗粒"中是否含有柴胡？

【应用】

**1. 伤寒少阳证及外感发热**　本品有较佳的退热之功，善疏散少阳半表半里之邪。若伤寒邪在少阳之寒热往来、胸胁苦满、口苦咽干，常与黄芩同用，如小柴胡汤；治风寒表证，恶寒发热、头身疼痛，可配伍生姜、防风等，如正柴胡饮；如外感风寒，寒邪入里化热，则与葛根、黄芩、石膏等配伍，如柴葛解肌汤。

**2. 肝郁气滞证**　本品能条达肝气，疏肝解郁。治肝气郁结所致的胸胁胀痛、情志抑郁、妇女月经失调、痛经等症，常与香附、川芎同用，如柴胡疏肝散；若肝郁血虚，脾失健运，妇女月经不调、乳房胀痛、胁肋作痛，常配伍当归、白芍等，如逍遥散。

**3. 气虚下陷证**　本品能升举脾胃清阳之气，可治中气不足，气虚下陷所致的脘腹重坠作胀，食少倦怠，久泻脱肛、子宫下垂等脏器脱垂，常与人参、黄芪、升麻等同用，如补中益气汤。

此外，本品还可退热截疟，为治疟疾寒热的常用药，常与黄芩、常山等同用。

【用量用法】3～10g，煎服。解表退热宜生用，且用量宜稍重；疏肝解郁宜醋炙，升阳可生用或酒炙，其用量均宜稍轻。

【注意事项】柴胡其性升散，古人有"柴胡劫肝阴"之说，阴虚阳亢，肝风内动，阴虚火旺及气机上逆者忌用或慎用。

### 知识拓展

#### 柴胡的现代研究与应用

柴胡主含 $\alpha$ – 菠菜甾醇，柴胡皂苷 a、c、d，另含挥发油等。其主要有镇静、镇痛、解热、镇咳、抗炎、降血脂、抗菌、抗肿瘤、抗辐射及增强免疫功能等作用，现代用于治疗上呼吸道感染、流行性腮腺炎、肝炎、急性肾盂肾炎、胃及十二指肠溃疡等。

## 知识链接

### 少阳病证

少阳病证，是指人体受外邪侵袭，邪正分争于半表半里之间，少阳枢机不利所表现出的临床证候。临床表现为：往来寒热，胸胁苦满，不欲饮食，心烦喜呕，口苦，咽干，目眩，苔薄白，脉弦。

## 升麻 Shengma
### 《神农本草经》

本品为毛茛科植物大三叶升麻 *Cimicifuga heracleifolia* Kom.、兴安升麻 *Cimicifuga dahurica*（Turcz.）Maxim. 或升麻 *Cimicifuga foetida* L. 的干燥根茎。主产于辽宁、吉林、黑龙江，河北、山西、陕西、四川、青海等省亦产。秋季采挖，除去泥沙，晒至须根干时，燎去或除去须根，晒干。切片，生用或蜜制用。

【性味归经】辛、微甘，微寒。归肺、脾、胃、大肠经。

【功效】解表透疹，清热解毒，升举阳气。

【药性分析】升麻辛甘微寒，升散之性较强，能发散表邪，透疹外出；入脾、胃经，既能清解阳明之热毒，又善引脾胃清阳之气上升。

【应用】

1. 外感表证　本品能发表退热，治风热感冒，温病初起，可与桑叶、菊花等同用。治风寒感冒，恶寒发热、无汗、头痛，常配伍麻黄、紫苏等药。

2. 麻疹不透　本品能透疹，用治麻疹初起，透发不畅，常与葛根、白芍等同用，如升麻葛根汤。

3. 热毒所致的多种病证　本品清热解毒作用较佳，尤善清解阳明热毒，故胃火炽盛之牙龈肿痛、口舌生疮、咽肿喉痛及皮肤疮毒等尤为多用。治胃火炽盛的牙龈肿痛、口舌生疮，多与生石膏、黄连等同用，如清胃散；若风热疫毒上攻之大头瘟，头面红肿、咽喉肿痛，常与黄芩、黄连等药配伍，如普济消毒饮；治痄腮肿痛，可与黄连、连翘等药配伍。

4. 气虚下陷证　本品善引脾胃清阳之气上升，其升提之力较柴胡为强。故常用治中气不足，气虚下陷所致的脘腹重坠作胀、久泻脱肛、子宫下垂等脏器脱垂，多与黄芪、人参、柴胡等同用，以补气升阳，如补中益气汤。

【用量用法】3 ～ 10g，煎服。发表透疹、清热解毒宜生用，升阳举陷宜炙用。

【注意事项】麻疹已透，阴虚火旺，以及阴虚阳亢者，均当忌用。

## 知识拓展

### 升麻的现代研究与应用

升麻含升麻碱、水杨酸、咖啡酸、阿魏酸、鞣质等；兴安升麻含升麻苦味素、升麻醇、升麻醇木糖苷、北升麻醇、异阿魏酸、齿阿米素、齿阿米醇、升麻素、皂苷等。升麻主要有抗菌、解热、抗炎、镇痛、抗惊厥、升高白细胞、抑制血小板聚集及释放等作用，现代用于治疗子宫脱垂、胃下垂、便血等。

# 葛根 Gegen
## 《神农本草经》

本品为豆科植物野葛 *Pueraria lobata*（Willd.）Ohwi. 或甘葛藤 *Pueraria thomsonii* Benth. 的干燥根。野葛主产于湖南、河南、广东、浙江、四川等省；甘葛藤多为栽培，主产于广西、广东等省，四川、云南地区亦产。秋、冬二季采挖。野葛多趁鲜切成厚片或小块，干燥；甘葛藤习称"粉葛"，多除去外皮，用硫黄熏后，稍干，截段或再纵切两半，干燥。生用，或煨用。

【性味归经】甘、辛，凉。归脾、胃经。

【功效】解肌退热，透疹，生津止渴，升阳止泻。

【药性分析】葛根辛甘性凉，其性升散，长于散肌腠、经络之风邪，为外感表证，邪在肌腠、经络，经气不利，项背强痛之要药；入脾、胃经，能鼓舞脾气上行，升阳明清气，故有升阳止泻、生津止渴、透发疹毒之功。

## 课堂互动

葛根用于药膳，选取那种最合适？

【应用】

**1. 风热表证，项背强痛等** 本品发汗解表，解肌退热。用于外感表证发热，无论风寒与风热均可。治风热表证，可与薄荷、菊花等同用；治风寒表证，常配伍柴胡、黄芩等药，如柴葛解肌汤。用于外邪郁阻，筋脉失养所致的颈背强痛，常与麻黄、桂枝等同用，如葛根汤；若表虚汗出，恶风，项背强痛者，常与枝枝、白芍等配伍，如桂枝加葛根汤。

**2. 麻疹不透** 本品有发表散邪，解肌退热，透发麻疹之功。治麻疹初起，疹出不畅，常与升麻、芍药等同用，如升麻葛根汤。

**3. 热病口渴，消渴证** 本品于清热之中，又能鼓舞脾胃清阳之气上升，而有生津止渴之功。治热病津伤口渴，常与芦根、天花粉等同用；治消渴，可与天花粉、麦门冬等药配伍，如天花散；若内热口渴多饮，体瘦乏力，气阴不足者，又多配伍天花粉、麦冬等药。

**4. 泄泻痢疾** 本品能升发清阳，鼓舞脾胃清阳之气上升而奏止泻痢之效。治脾虚泄泻，常配伍人参、白术等药，如七味白术散；若是表证未解，邪热入里，身热泻痢，常与黄芩、黄连同用，如葛根芩连汤。

【用量用法】10～15g，煎服。解肌退热、透疹、生津宜生用，升阳止泻宜煨用。

**葛根的现代研究与应用**

葛根主含黄酮类物质如大豆苷、大豆苷元、葛根素等。其主要有扩张冠脉血管和脑血管、增加冠脉血流量和脑血流量、降低心肌耗氧量、增加氧供应等作用，现代用于治疗感冒、偏头痛、痔疮、急性胃肠炎、冠心病心绞痛、高血压伴颈项强直疼痛等。

知识链接

**鉴别用药：葛根与葛花**

葛根来源于野葛或甘葛藤的根。药典将葛根的来源确定为前者，后者称为粉葛，单列，要注意。

葛花为葛的未开放的花蕾。性味甘，平。具有解酒毒，醒脾和胃的功效。主要用于饮酒过度，头痛头昏、烦渴、呕吐、胸膈饱胀等症。常用量3～15g。

## 牛蒡子 Niubangzi
### 《名医别录》

本品为菊科植物牛蒡 *Arctium lappa* L. 的干燥成熟果实。主产于东北及浙江省。此外，四川、湖北、河北、河南、陕西等省亦产。秋季果实成熟时采收果序，晒干，打下果实，除去杂质，再晒干。生用或炒用，用时捣碎。

【性味归经】辛、苦，寒。归肺、胃经。

【功效】疏散风热，宣肺透疹，解毒利咽。

【药性分析】牛蒡子味辛疏散，性寒清热，入肺经，其发散之力虽不及薄荷，但长于解毒利咽；清泄透散，能够透疹止痒；苦寒之性，又有清热解毒消肿之功。

【应用】

1. 风热表证或温病初起　本品疏散风热，发散之力虽不及薄荷，但长于宣肺祛痰，清利咽喉，故常用于风热感冒而见咽喉红肿疼痛，或咳嗽痰多不利者，常配金银花、连翘等药，如银翘散。若风热咳嗽，痰多不畅者，常配伍桑叶、桔梗等药。

2. 麻疹不透，风疹瘙痒　本品能散风止痒，常与荆芥、蝉蜕等药配伍，如消风散。

3. 痈肿疮毒，丹毒，痄腮喉痹　本品能外散风热，内解热毒，有清热解毒，消肿利咽之效。治乳痈肿痛，尚未成脓者，可与金银花、连翘等药同用，如牛蒡子汤；还可治疔痄腮喉痹等热毒之证，如普济消毒饮。

【用量用法】6~12g，煎服。炒用可使其苦寒及滑肠之性略减。

【注意事项】本品性寒，滑肠通便，气虚便溏者慎用。

---

### 知识拓展

#### 牛蒡子的现代研究与应用

牛蒡子主含牛蒡子苷、脂肪油、生物碱等成分。其主要有抗菌、解热、利尿、降低血糖、抗肿瘤等作用，现代用于治疗面神经麻痹、麻疹不透、咽喉肿痛等。

---

## 桑叶 Sangye
### 《神农本草经》

本品为桑科植物桑 *Morus alba* L. 的干燥叶。我国各地大都有野生或栽培。初霜后采收，除去杂质，晒干。生用或蜜炙用。

【性味归经】甘、苦，寒。归肺、肝经。

【功效】疏散风热，清肺润燥，平抑肝阳，清肝明目。

【药性分析】桑叶轻清疏散，性寒清热，甘寒而润，苦寒清降；入肺经，既散肺经风热，又能清肺润燥；入肝能清肝明目。

【应用】

1. 外感风热，温病初起　本品疏散风热作用较为缓和，但能清肺热、润肺燥，故常用于风热感冒，或温病初起，温热犯肺，症见发热、咽痒、咳嗽等，常与菊花相须为用，如桑菊饮。

2. 肺热咳嗽、燥热咳嗽证　本品既能清肺热，又能润肺燥，故可用于肺热或燥热伤肺，咳嗽痰少，色黄黏稠，或干咳少痰。燥热轻者可配苦杏仁、沙参、贝母等同用，如桑杏汤；重者可配生石膏、麦冬、阿胶等同用，如清燥救肺汤。

3. 肝阳上亢证　本品能平抑肝阳，故可用治肝阳上亢，头痛眩晕，烦躁易怒者，常与菊花、石决明、白芍等同用。

4. 风热及肝热目疾　本品既能疏散风热，又能泄肝热，故常用治风热上攻、肝火上炎所致的目赤、涩痛、多泪，可配伍菊花、蝉蜕等疏散风热、清肝明目之品；若肝肾精血不足，目失所养，眼目昏花，常配伍滋补精血之黑芝麻，如扶桑至宝丹；若肝热引起的头昏、头痛，可与菊花、石决明、夏枯草等清肝药同用。

【用量用法】5~10g，煎服或入丸、散剂，外用煎水洗眼。

【注意事项】桑叶蜜制能增强润肺止咳的作用，故肺燥咳嗽多用蜜制桑叶。

**桑叶的现代研究与应用**

桑叶主含脱皮固酮、芸香苷、桑苷、槲皮素等成分。其主要有抗菌、降糖、降血脂等作用，现代用于治疗感冒、银屑病、高血压、急性结膜炎等。

# 菊花 Juhua
## 《神农本草经》

本品为菊科植物菊 *Chrysanthemum morifolium* Ramat. 的干燥头状花序。主产于浙江、安徽、河南等省。四川、河北、山东等省亦产。多栽培。9～11 月花盛开时分批采收，阴干或焙干，或熏、蒸后晒干。生用。药材按产地和加工方法的不同，分为"毫菊""滁菊""贡菊""杭菊"等，以毫菊和滁菊品质最优。

【性味归经】辛、甘、苦，微寒。归肺、肝经。

【功效】疏散风热，平抑肝阳，清肝明目，清热解毒。

【药性分析】菊花辛香轻散，甘寒清润，苦寒清解，能升能降；入肺经，疏散风热，清利头目；入肝经，清肝热而平肝阳。

课堂互动

生活中如何选择菊花来泡茶饮用？

【应用】

**1.风热表证或温病初起**　本品能疏散肺经风热，发散表邪之力不强。常用治风热表证，常与桑叶相须为用，如桑菊饮。

**2.肝阳上亢证**　本品能清肝热、平肝阳。治肝阳上亢，头痛眩晕，每与平肝潜阳药同用。若肝火上攻所致的眩晕、头痛，可与羚羊角、钩藤等药同用，如羚角钩藤汤。

**3.风热、肝热目疾**　本品既能疏散肝经风热，又能清泄肝热以明目。治风热目疾，常与蝉蜕、木贼等配伍，如菊花散；治肝火上攻所致目赤肿痛，可与石决明、决明子等同用。

**4.热毒疮肿**　本品能清热解毒，可用治疮痈肿毒，常与金银花、生甘草同用。因其清热解毒、消散痈肿之力不及野菊花，故临床较野菊花少用。

【用量用法】5～10g，煎服。

【注意事项】疏散风热宜用黄菊花，平肝、清肝明目宜用白菊花。

**菊花的现代研究与应用**

　　菊花主含龙脑、樟脑等挥发油,尚含有菊苷、腺嘌呤等成分。其主要有抗菌、扩张冠状动脉、增加冠脉血流量、提高心肌耗氧量,以及降压、缩短凝血时间、解热、抗炎、镇静等作用;现代用于治疗感冒、高血压、冠心病、慢性结肠炎等。

**鉴别用药:白菊、黄菊、野菊**

　　菊花一药,主要分白菊、黄菊、野菊。黄、白两菊,都有疏散风热、平肝明目、清热解毒的功效。白菊花味甘,清热力稍弱,长于平肝明目;黄菊花味苦,泄热力较强,长于疏散风热;野菊花味甚苦,清热解毒的力量很强。

其他辛凉解表药见表 6-2。

表 6-2　其他辛凉解表药

| 药名 | 来源 | 药性 | 功效 | 主治 | 用量用法 |
|---|---|---|---|---|---|
| 淡豆豉 | 豆科植物大豆成熟种子发酵加工品 | 辛、苦、凉。归肺、胃经 | 解表,除烦,宣发郁热 | 1.外感表证<br>2.热病烦闷 | 6～12g,煎服 |
| 蔓荆子 | 马鞭草科植物蔓荆的干燥成熟果实 | 甘、苦,凉。归肺、肝、经 | 疏散风热,明目退翳 | 1.风热表证<br>2.风热上攻的目赤肿痛 | 5～9g,煎服 |
| 木贼 | 木贼科植物木贼的干燥地上部分 | 辛,温。归肺、胃经 | 发散风寒,通鼻窍 | 1.风热目赤,翳障多泪<br>2.便血、痔血等出血证 | 3～10g,煎服 |

# 小　结

　　1. 本类药物多辛散轻扬,能发汗解表,主治表证。分为发散风寒药和发散风热药。

　　2. 发散风寒药用于外感风寒表证。其中麻黄为辛温发汗解表之峻药,用于外感风寒表实无汗之重症,为治咳喘之要药。桂枝发汗解表作用温和,风寒表实、表虚均可配伍使用。荆芥与紫苏均能发汗解表,紫苏散寒力强,偏入气分,能理气宽中。荆芥祛风力胜,偏入血分,炒炭能止血。在理气方中常用紫苏,在理血剂中多用荆芥。防风善祛风胜湿而发表、止痛、止痒、解痉,为治风通用药。无论外风、内风、风湿所致病证,也无论兼寒兼热,皆可使用,被称为"风药中之润剂"。白芷为治疗鼻渊头疼的要药。生姜为呕家圣药。香薷为"夏月之麻黄",用于夏季外感风寒,内伤湿滞的阴暑证。羌活能祛风湿，散寒邪，利关节，其上行发散之功较强，善治头及上肢关节疼痛。细辛善祛风散寒，通窍止痛之力颇强，外能发散风寒，内能温肺化饮。细辛有小毒，用量有"辛不过钱"之说。

3. 发散风热药用于外感风热或温病初起。其中薄荷善散上焦风热之邪而清利头目、利咽喉、透疹毒，又入肝经，有疏肝解郁之功。蝉蜕长于疏散肺经风热以宣肺利咽，开音疗哑；质轻宣散，善透疹止痒；又入肝经，用于散肝经风热而明目退翳，还能凉肝息风止痉。柴胡为治疗伤寒少阳证的要药。升麻是治气虚下陷之要药。葛根是治疗项背强疼之要药。牛蒡子长于解毒利咽，能透疹止痒，又有清热解毒消肿之功。桑叶蜜制能增强润肺止咳的作用。菊花能升能降，疏散风热，清利头目，还能清肝热而平肝阳；作为为常用之品，疏风热宜用黄菊花，平肝、清肝明目宜用白菊花。

# 目标测试

**A1 型题**（以下每一道题有 A、B、C、D、E 五个备选答案，从中选择一个最佳答案）

1. 解表药主要用于（　　）
   A. 风寒或风热表证　　　　B. 水肿初起兼有表证　　　C. 肺气不宣咳嗽
   D. 麻疹初起透发不畅　　　E. 风湿性关节疼痛

2. 用治水肿兼表者当用（　　）
   A. 黄芪　　　　　　　　　B. 木通　　　　　　　　　C. 麻黄
   D. 茯苓　　　　　　　　　E. 白术

3. 表虚有汗，恶风发热当选用（　　）
   A. 麻黄　　　　　　　　　B. 桂枝　　　　　　　　　C. 防风
   D. 紫苏　　　　　　　　　E. 以上都不是

4. 桂枝治"胸痹疼痛"是因为（　　）
   A. 温通经络　　　　　　　B. 温经散寒　　　　　　　C. 温经通阳
   D. 温通血脉　　　　　　　E. 行气化痰

5. 经寒瘀滞之痛经、经闭当首选（　　）
   A. 益母草　　　　　　　　B. 丹参　　　　　　　　　C. 赤芍
   D. 桂枝　　　　　　　　　E. 郁金

6. 风寒表证兼脾胃气滞者，当选用（　　）
   A. 生姜　　　　　　　　　B. 厚朴　　　　　　　　　C. 砂仁
   D. 紫苏叶　　　　　　　　E. 香薷

7. 感受暑湿，发热恶寒，呕吐泄泻，当用何药最宜（　　）
   A. 荆芥　　　　　　　　　B. 紫苏　　　　　　　　　C. 生姜
   D. 香薷　　　　　　　　　E. 白芷

8. 风热外感，咽喉肿痛，可选用（　　）
   A. 细辛　　　　　　　　　B. 羌活　　　　　　　　　C. 桂枝

D. 白芷                    E. 薄荷

9. 风湿侵犯上半身，当选用（    ）
    A. 白芷                    B. 防风                    C. 荆芥
    D. 羌活                    E. 紫苏叶

10. 风寒夹湿所致太阳头痛，当选用（    ）
    A. 白芷                    B. 细辛                    C. 柴胡
    D. 羌活                    E. 麻黄

11. "风家润剂"指何药（    ）
    A. 麻黄                    B. 桂枝                    C. 紫苏
    D. 羌活                    E. 防风

12. 风寒所致颠顶头痛，当用（    ）
    A. 羌活                    B. 白芷                    C. 荆芥
    D. 苍耳子                  E. 藁本

13. 具有消肿排脓作用的是（    ）
    A. 桂枝                    B. 羌活                    C. 防风
    D. 白芷                    E. 辛夷

14. 疏散风热，疏肝解郁的是（    ）
    A. 桑叶                    B. 菊花                    C. 牛蒡子
    D. 薄荷                    E. 蝉衣

15. 风热上攻致发热恶风、头痛、目赤、咽痛，宜用（    ）
    A. 桑叶                    B. 菊花                    C. 牛蒡子
    D. 薄荷                    E. 蝉衣

16. 风热犯肺，痰黄，咳嗽，当首选（    ）
    A. 菊花                    B. 桑叶                    C. 薄荷
    D. 防风                    E. 淡豆豉

17. 功能息风止痉，用治抽搐痉挛的药物为（    ）
    A. 桑叶                    B. 菊花                    C. 升麻
    D. 葛根                    E. 蝉蜕

18. 风热上攻，咽喉肿痛，多用（    ）
    A. 桑叶                    B. 牛蒡子                  C. 葛根
    D. 柴胡                    E. 蔓荆子

19. 可用治项背强痛的是（    ）
    A. 葛根                    B. 桑叶                    C. 菊花
    D. 蔓荆子                  E. 淡豆豉

20. 治疗少阳证的是（    ）
    A. 桑叶                    B. 菊花                    C. 薄荷
    D. 牛蒡子                  E. 柴胡

**A2 型题**（以下每个案例有 A、B、C、D、E 五个备选答案，从中选择一个最佳答案）

1. 患者，男，26 岁。症见恶寒发热，头痛身痛鼻塞，无汗而喘，舌苔薄白，脉浮紧。用解表法治疗，应首选（　　　）

 A. 香薷　　　　　　　　B. 麻黄　　　　　　　　C. 薄荷
 D. 防风　　　　　　　　E. 细辛

2. 患者，女，30 岁。症见恶寒发热不渴，咳嗽气喘，痰多清稀，无汗，浮肿，脉浮。诊为停饮，应首选（　　　）

 A. 麻黄　　　　　　　　B. 细辛　　　　　　　　C. 桂枝
 D. 羌活　　　　　　　　E. 藁本

3. 患者，男，20 岁。症见发热头痛，汗出恶风，或鼻塞干呕，身痛舌苔薄白，脉浮缓。解表应首选（　　　）

 A. 麻黄　　　　　　　　B. 细辛　　　　　　　　C. 桂枝
 D. 香薷　　　　　　　　E. 藁本

4. 患者，男，32 岁。外感风寒，症见恶寒发热，不渴，无汗，身体疼重，胸痞，干呕，咳喘，脉浮。与麻黄配伍治疗内停水饮，应首选（　　　）

 A. 辛夷　　　　　　　　B. 细辛　　　　　　　　C. 桂枝
 D. 香薷　　　　　　　　E. 防风

5. 患者，男，40 岁。症见恶寒发热，咳喘，眼睑浮肿，继则四肢及全身皆肿，小便不利，肢节酸楚，舌苔薄白，脉浮滑紧。宜首选（　　　）

 A. 麻黄配桂枝　　　　　B. 麻黄配白术　　　　　C. 白术配茯苓
 D. 白术配苍术　　　　　E. 麻黄配连翘

6. 患者，男，30 岁。症见恶寒发热，肌表无汗，头痛项强，肢体酸楚疼痛，口苦而渴，苔白，脉浮。宜首选（　　　）

 A. 紫苏叶配防风　　　　B. 羌活配防风　　　　　C. 麻黄配防风
 D. 麻黄配桂枝　　　　　E. 香薷配桂枝

7. 患者，男，50 岁。起居不慎，感受风寒，症见恶寒发热，无汗头痛，身体疼痛，鼻塞流涕，舌苔薄白，脉浮紧。宜首选（　　　）

 A. 麻黄配桂枝　　　　　B. 紫苏配荆芥　　　　　C. 白芷配防风
 D. 荆芥配防风　　　　　E. 桂枝配芍药

8. 患者，男，20 岁。症见有汗不畅，微恶风，身热，头昏重胀痛，肢体酸痛，流浊涕，心烦，口中黏腻，胸闷，腹痛吐泻，舌苔薄黄而腻，脉濡数。宜首选（　　　）

 A. 麻黄　　　　　　　　B. 薄荷　　　　　　　　C. 香薷
 D. 防风　　　　　　　　E. 羌活

9. 患者，男，35 岁。外感风寒，恶寒渐轻，无汗头痛，项背强痛，脉浮者。宜首选（　　　）

 A. 葛根　　　　　　　　B. 桑叶　　　　　　　　C. 菊花
 D. 薄荷　　　　　　　　E. 紫苏叶

10. 患者，女，35岁。初起鼻塞，头痛，微寒，身热，咽喉干痛，痰少不易咳出，舌苔薄黄，脉浮数。宜选（　　　）

    A. 桑叶                B. 柴胡                C. 葛根

    D. 香薷                 E. 紫苏叶

**B1 型题**（以下提供若干组考题，每组考题共用在考题前列出的 A、B、C、D、E 五个备选答案，从中选择一个与问题关系最密切的答案）

    A. 宜先煎            B. 不宜久煎          C. 宜包煎

    D. 宜另煎            E. 宜后下

1. 薄荷入汤剂（　　　）

2. 辛夷入汤剂（　　　）

    A. 发表散风         B. 行气宽中         C. 温肺止咳

    D. 通窍，止痛      E. 发汗，利水消肿

3. 麻黄、香薷都能（　　　）

4. 荆芥、防风都能（　　　）

    A. 麻黄                B. 香薷              C. 防风

    D. 桂枝                E. 白芷

5. 风寒、风热表证均可使用的药物是（　　　）

6. 风寒头痛、鼻渊头痛均可使用的药物是（　　　）

    A. 桑叶                B. 蝉蜕              C. 葛根

    D. 升麻                E. 柴胡

7. 肝郁气滞，月经不调，胸胁胀痛，常选用的药物是（　　　）

8. 咽痛音哑，目赤肿痛，麻疹不透，常选用的药物是（　　　）

    A. 麻黄配细辛      B. 麻黄配白术      C. 麻黄配茯苓

    D. 麻黄配苦杏仁    E. 麻黄配石膏

9. 患者，女，35岁。症见恶寒发热，无汗喘咳，痰多而稀，不得平卧，头面四肢浮肿，舌苔白滑，脉浮者。宜首选（　　　）

10. 患者，女，25岁。症见身热不解，咳逆气急，一身悉肿，肢节酸楚，舌苔薄白，脉浮者。宜首选（　　　）

# 第七章　清热药

**知识目标**

掌握清热药的药效特征及主治；掌握清热药的分类、常用清热药的功效应用、用量用法、使用注意。

**能力目标**

能正确认识、合理使用清热药。

凡以清解里热为主要功效，用来治疗里热证的药物，称为清热药。

本类药物药性寒凉，沉降入里，通过清热泻火、解毒、凉血及清虚热等作用，使感受外邪入里化热，或热邪直中于里，或阴虚生热等里热证得以清解。因导致里热证的因素、疾病所属阶段及热在脏腑、部位之不同，需选择相应的清热药进行治疗。

清热药根据其性能和适应证的不同，分为以下五类：1 清热泻火药，能清气分热，用于气分实热证；2 清热燥湿药，能清热燥湿，用于湿热泻痢、黄疸等证；3 清热解毒药，能清解热毒，用于热毒炽盛之疮痈肿疡、泻痢、咽喉肿痛等证；4 清热凉血药，能清解营血之热，用于热入营血，高热神昏、吐衄发斑等营血分实热证；5 清虚热药，能清虚热、退骨蒸，用于热邪伤阴、阴虚发热等虚热证。

由于里热证发病原因不一，病情变化不同，患者体质各异，因此使用清热药时，要注意辨证准确，需分清里热证气分、血分之别，实热、虚热之异。其次，里热兼有表证时，当先解表后清里，或与解表药同用，以达表里双解。此外，还需注意有无兼证，如气血两燔应气血两清，若里热兼有积滞宜配伍泻下药。

清热药药性多寒凉，易伤脾胃，故脾胃虚弱、食少便溏者慎用。苦寒药易化燥伤阴，热证伤阴或阴虚者慎用，或配伍养阴生津药。清热药也禁用于阴盛格阳或真寒假热证。此外，还应注意中病即止，避免克伐太过，正气受损。

## 第一节　清热泻火药

**目标任务：**

1. 认识清热泻火药常用药物的外观形态。

2. 掌握清热泻火药重点药物石膏、知母、栀子、夏枯草、天花粉、芦根、淡竹叶、决明子等的功用特征、用量用法、使用注意事项，认识该类药物的毒副作用。

3. 总结本类药物药性功用的特征规律。

 **案例分析**

患者，女，35岁。感冒发热5天，症见面红，目赤，口渴，烦躁，汗出蒸蒸。舌红，苔黄厚，脉数，体温39.8℃。

该患者为何证？应如何治疗？

清热泻火药，性味多属苦寒或甘寒，清泄气分邪热之力较强。主要适用于邪在气分之实热证。症见高热、口渴、汗出、烦躁，甚则神昏谵语、脉洪大等，以及肺热、胃热、心火、肝火等脏腑热证。体虚有里热证时，应注意顾护正气，宜配伍补虚药，以扶正祛邪。

### 石膏 Shigao
《神农本草经》

本品为硫酸盐类矿物硬石膏族石膏，主含含水硫酸钙（$CaSO_4 \cdot 2H_2O$）。主产于湖北、甘肃、安徽、四川等地。全年可采，除去泥沙及杂石。打碎生用或煅用。

【性味归经】甘、辛，大寒。归肺、胃经。

【功效】清热泻火，除烦止渴，收敛生肌。

【药性分析】石膏大辛大寒，主入肺胃经，大寒清热泻火，甘寒生津除烦，为清热泻火之要药；且善清肺热，泻胃火，为治肺热咳嗽、胃火牙痛之佳品。煅后外用，能清热收湿、敛疮生肌，常用于疮疡不敛、湿疹、水火烫伤等。

【应用】

**1. 气分实热证**　本品解肌退热，清热泻火，清胃热除烦止渴，为清泻肺胃气分实热之要药。治温病病邪在气分之壮热、烦渴、脉洪大，常与知母相须为用，如白虎汤；治温邪渐入血分，气血两燔之高热不退、发斑发疹者，常与玄参、牡丹皮等配伍，如清瘟败毒饮；治暑热初起，耗气伤阴或热病后期，余热未尽，气津两亏者，可与竹叶、人参、麦冬等配伍，如竹叶石膏汤。

**2. 肺热喘咳**　本品能清泄肺热。治邪热袭肺之气急喘促、发热咳嗽、鼻扇者，常与麻黄、杏仁、甘草配伍，如麻杏石甘汤。

3.**胃火牙痛** 本品能清胃泻火。治胃热上攻之牙龈肿痛，常与升麻、黄连等配伍，如清胃散；治胃热阴虚，牙痛烦渴，常与地黄、麦冬等同用，如玉女煎。

4.**溃疡不敛，湿疹瘙痒，水火烫伤** 本品煅后能清热收湿、敛疮生肌。治疮疡溃后不敛，常与升药配伍，如九一丹；治湿疮，常与黄柏研末外敷，如石黄散；治水火烫伤，常配青黛，如牡蛎散。

【用量用法】15～60g，先煎。外用适量，研末外敷患处。清热泻火、除烦止渴宜生用；收敛生肌宜煅用。

【注意事项】脾胃虚寒及阴虚内热者慎用。

### 石膏的现代研究与应用

石膏主含含水硫酸钙（$CaSO_4 \cdot 2H_2O$），尚含有机物、硫化物等。其主要有解热、促进吞噬细胞成熟、缩短凝血时间、促进胆汁排泄、利尿及降血糖等作用，现代用于治疗病毒性肺炎、急性胃炎、阑尾炎、接触性皮炎、唇疱疹、癌症多汗等。

## 知母 Zhimu
### 《神农本草经》

本品为百合科植物知母 *Anemarrhena asphodeloides* Bge. 的干燥根茎。主产于河北、陕西、山西、内蒙古。春、秋二季采挖，除去须根和泥土，晒干，习称"毛知母"；趁新鲜剥去外皮，晒干，习称"知母肉"。切片入药，生用或盐水炙用。

【性味归经】苦、甘，寒。归肺、胃、肾经。

【功效】清热泻火，滋阴润燥。

【药性分析】知母苦甘寒，入肺、胃、肾经。能清肺润燥、泻胃生津、滋肾降火；既清实热，又退虚热。

课堂互动

石膏、知母在功用方面有何异同？

【应用】

1.**气分实热证** 本品能清热泻火除烦，生津润燥止渴。治温热病邪邪在气分之壮热、烦渴、脉洪大，常与石膏相须为用，如白虎汤。

2.**肺热咳嗽，阴虚燥咳** 本品能清肺热、润肺燥。治肺热咳嗽，咯痰色黄，常与黄芩、栀子、瓜蒌等同用，如二母宁嗽丸；治肺热阴虚，燥咳无痰，常配贝母，如二母散。

3. **阴虚消渴**　本品能滋阴润燥、生津止渴。治内热伤津、口渴引饮，可与天花粉、葛根等配伍，如玉液汤。

4. **骨蒸潮热**　本品能滋肾阴、泄肾火、退骨蒸。治肾阴亏虚，阴虚火旺，骨蒸潮热，盗汗失眠，常与黄柏合六味地黄丸同用，如知柏地黄丸。

【用量用法】6~12g，煎服。清热泻火宜生用，滋阴润燥宜盐水炙用。

【注意事项】本品有滑肠之弊，脾虚便溏者慎用。

---

**知识拓展**

**知母的现代研究与应用**

知母主含皂苷，主要为知母皂苷A-Ⅰ、A-Ⅱ等。其主要有解热、抗炎、抗菌、利尿、祛痰、降低血糖、抗癌等作用，现代用于治疗慢性前列腺炎、急性肾炎、急性痛风性关节炎、鼻咽癌放疗副作用、更年期综合征等。

---

# 栀子 Zhizi
## 《神农本草经》

本品为茜草科植物栀子 *Gardenia jasminoides* Ellis 的干燥成熟果实。主产于江西、湖南、江西、四川等地。9~11月采收。蒸制至上气或置沸水中略烫，取出，干燥。生用或炒焦用。

【性味归经】苦，寒。归心、肺、三焦经。

【功效】泻火除烦，清热利湿，凉血解毒。

【药性分析】栀子味苦性寒清降，善清泻三焦之火，为治热病烦闷之要药。其性清利，能清利肝胆湿热，治湿热黄疸；又能泻火解毒，凉血止血，用治热毒疮疡，血热出血；外用能消肿止痛，用治跌打损伤之肿痛。

【应用】

1. **热病烦闷**　本品能清泻三焦火邪，清心除烦。治外感心烦郁闷，躁扰不宁，每与淡豆豉配伍，如栀子豉汤；治热病高热烦躁，神昏谵语，常与黄芩、黄连、黄柏等配伍，如黄连解毒汤。

2. **湿热黄疸**　本品能清利肝胆湿热。治肝胆湿热之黄疸，常与茵陈、大黄等配伍，如茵陈蒿汤；亦可与黄柏、甘草配伍，如栀子柏皮汤。

3. **血热出血**　本品入血分，能清热凉血。治血热妄行之吐血、衄血、尿血等，可与白茅根、生地黄、黄芩等同用。

4. **热毒疮疡**　本品能泻火凉血解毒。治疮疡红肿热痛，常与金银花、连翘、蒲公英等同用。

此外，本品外用能消肿止痛。生栀子粉用黄酒调成糊状，外敷患处，治跌打损伤之肿痛。

【用量用法】3~10g，煎服。外用生品适量，研末调敷。生用走气分而泻火，炒黑入血分而止血。

【注意事项】本品苦寒伤胃，脾虚便溏者慎用。

**栀子的现代研究与应用**

栀子含环烯醚萜苷类，主要为栀子苷、羟异栀子苷、栀子素等，尚含绿原酸、熊果酸等。其主要有抗炎、抗菌、镇静、抗惊厥、促进胆汁分泌、降压、保肝等作用，现代用于治疗急性上呼吸道感染、扁桃体炎、病毒性心肌炎、黄疸型病毒性肝炎、小儿发热、扭挫伤等。

## 天花粉 Tianhuafen
### 《神农本草经》

本品为葫芦科植物栝楼 *Trichosanthes kirilowii* Maxm. 或双边栝楼 *Trichosanthes. rosthornii* Harms 的干燥根。主产于山东、河南、安徽、四川等地。秋、冬二季采挖。切厚片，生用。

【性味归经】甘、微苦，微寒。归肺、胃经。

【功效】清热泻火，生津止渴，消肿排脓。

【药性分析】天花粉甘苦寒，入肺、胃经。善清肺胃之热，生津止渴；既治热病口渴、内热消渴，又治肺热、肺燥咳嗽；且能消肿排脓，用治痈肿疮疡。

【应用】

1. **热病口渴，内热消渴** 本品能清肺胃实热，生津止渴。治热病烦渴，常与芦根、麦冬等同用；治阴虚内热，消渴多饮，常与葛根、知母、山药等配伍，如玉液汤。

2. **肺热燥咳** 本品能清肺热、润肺燥。治燥热伤肺，干咳少痰、痰中带血者，可与天冬、麦冬、地黄等同用，如滋燥饮；治肺热咳痰黄稠，咽喉不利，常配射干、马兜铃等，如射干兜铃汤。

3. **痈肿疮疡** 本品能泻火解毒，消肿排脓疗疮。治疮疡初起之红肿热痛，或脓成未溃者，常与金银花、白芷、防风等配伍，如仙方活命饮。

【用量用法】10~15g，煎服。

【注意事项】孕妇慎用。不宜与川乌、制川乌、草乌、制草乌、附子同用。

**天花粉的现代研究与应用**

天花粉含蛋白质，主要成分为天花粉蛋白。其主要有抗早孕、致流产、抑制蛋白质生物合成、降血糖、抗菌等作用，现代用于治疗妊娠中期引产、恶性滋养细胞肿瘤、葡萄胎、绒毛膜上皮癌等。

## 夏枯草 Xiakucao
《神农本草经》

本品为唇形科植物夏枯草 *Prunella vulgaris* L. 的干燥果穗。主产于浙江、江苏、安徽、河南、湖北等地。夏季果穗呈棕红色时采收。晒干。生用。

【性味归经】辛、苦，寒。归肝、胆经。

【功效】清肝泻火，明目，散结消肿。

【药性分析】夏枯草苦寒降泄，入肝、胆经。善清肝火，明目，为治肝火目赤、目珠疼痛之要药；亦能消肿散结，为治痰火凝结之瘰疬、瘿瘤常用药。

【应用】

1. 目赤肿痛，头痛眩晕，目珠疼痛　本品善清肝火明目。治肝火上炎之目赤肿痛、头痛眩晕，常与菊花、决明子等同用；治肝虚目珠疼痛，入夜加剧者，宜与当归、地黄、白芍等同用。

2. 瘰疬，瘿瘤　本品能清热散结。治瘰疬，常与贝母、香附等配伍，如夏枯草汤；治瘿瘤，常与昆布、玄参等同用，如夏枯草膏。

【用量用法】9~15g，煎服，或熬膏服。

**夏枯草的现代研究与应用**

夏枯草含迷迭香酸等有机酸，齐墩果酸、熊果酸等三萜类成分。其主要有降压、抗心律失常、免疫抑制、抗菌、抗炎等作用，现代用于治疗急性扁桃体炎、腮腺炎、渗出性胸膜炎、高血压病、失眠症、肝癌、卵巢囊肿、慢性乙型肝炎等。

## 决明子 Juemingzi
《神农本草经》

本品为豆科植物决明 *Cassia obtusifolia* L. 或小决明 *Cassia tora* L. 的干燥成熟种子。主产于安徽、广西、四川、浙江、广东等地。秋季采收，晒干，打下种子。生用或炒用。用时捣碎。

【性味归经】甘、苦、咸，微寒。归肝、大肠经。

【功效】清肝明目，润肠通便。

【药性分析】决明子性味甘苦咸。其善清肝热明目，为治目疾要药；又泻肝火、平肝阳，用治肝火上攻或肝阳上亢头痛眩晕；质润滋燥，性寒清热，治肠燥便秘。

【应用】

1. 目赤肿痛，目暗不明　本品善清肝明目。治风热上攻之头痛目赤，常配伍菊花、青葙子等；治肝火上炎之目赤肿痛、羞明多泪，常与黄芩、赤芍、木贼等同用，如决明子散；治肝肾阴亏，目暗不明，可与山茱萸、地黄等同用，如决明散。

2. 头痛眩晕　本品能泻肝火、平肝阳。治肝火上攻或肝阳上亢之头痛眩晕，常与菊花、钩藤、夏枯草等配伍，亦可单味略炒，水煎代茶。

3. 肠燥便秘　本品能清热润肠通便。治内热肠燥，大便秘结，常与火麻仁、瓜蒌仁、郁李仁等同用。

【用量用法】9 ~ 15g，煎服。

【注意事项】气虚大便溏者慎用。

**知识拓展**

### 决明子的现代研究与应用

决明子主含蒽醌类，主要成分为决明素、决明子素等。其主要有降压、降脂、利尿、抗菌作用，现代用于治疗高血压病、高脂血症、脂肪肝、单纯性肥胖、慢性肝炎、肝硬化等。

## 淡竹叶 Danzhuye
### 《本草纲目》

本品为禾本科植物淡竹叶 *Lophatherum gracile* Brongn. 的干燥茎叶。主产于浙江、江苏、安徽等地，以浙江产量大、质量优。夏末抽花穗前采收，除去杂质。切段，生用。

【性味归经】甘、淡，寒。归心、胃、小肠经。

【功效】清热泻火，除烦止渴，利尿通淋。

【药性分析】淡竹叶甘淡寒，善清心泻火、除烦止渴、清热利尿，用治热病烦渴，心火亢盛之口舌生疮，以及热移小肠之热淋涩痛。

【应用】

1. 热病烦渴　本品能泻心火、除烦渴。治热病津伤，心烦口渴，常配石膏、知母、芦根等；或与知母、黄芩、麦冬等同用，如淡竹叶汤。

2. 口舌生疮，尿赤淋浊　本品能清心降火，渗湿利尿。治心火上炎之口舌生疮或热移小肠之小便短赤涩痛，常与木通、滑石、石韦等配伍；治湿热蕴结膀胱之淋浊涩痛，多与车前子、海金沙等同用。

【用量用法】6 ~ 10g，煎服。

## 芦根 Lugen
### 《名医别录》

本品为禾本科植物芦苇 *Phragmites communis* Trin. 的新鲜或干燥根茎。全国大部地方均产。全年均可采挖。鲜用或晒干用。

【性味归经】甘，寒。归肺、胃经。

【功效】清热泻火，生津止渴，除烦，止呕，利尿。

【药性分析】芦根甘寒，性不滋腻，生津不恋邪，用治温热病之津伤口渴；且善清泄肺胃热，用治肺热咳嗽、胃热呕吐；又能祛痰排脓，为治肺痈常用；亦能清热利尿，治热淋涩痛。

【应用】

**1. 热病烦渴** 本品能清泄肺胃实热，生津止渴，除烦。治热病伤津，烦热口渴，常与天花粉、石膏等同用。

**2. 胃热呕吐** 本品能清胃热、止呕吐。可单味煎汁饮服，或配伍竹茹、姜汁等同用，如芦根饮子。

**3. 肺热咳嗽，肺痈吐脓** 本品能清泄肺热、祛痰排脓。治肺热咳嗽，痰稠色黄，常与黄芩、瓜蒌等配伍；治肺痈咳吐脓血，常与薏苡仁、冬瓜仁等配伍，如苇茎汤。

**4. 热淋涩痛** 本品能清热利尿。治热淋涩痛，小便短赤，常与白茅根、车前草等同用。

【用量用法】15～30g，煎服。鲜品用量加倍。

其他清热泻炎药见表7-1。

表7-1 其他清热泻火药

| 药名 | 来源 | 药性 | 功效 | 主治 | 用量用法 |
|---|---|---|---|---|---|
| 竹叶 | 禾本科植物淡竹的干燥叶 | 甘、辛、淡、寒。归心、胃、小肠经 | 清热泻火，除烦，生津，利尿 | 1. 热病烦渴<br>2. 口舌生疮<br>3. 小便短赤涩痛 | 6～15g，煎服，鲜品15～30g |
| 鸭跖草 | 鸭跖草科植物鸭跖草的干燥地上部分 | 甘、苦，寒。归肺、胃、膀胱经 | 清热泻火，解毒，利水消肿 | 1. 热病发热<br>2. 咽痛，疮疡，毒蛇咬伤<br>3. 水肿，热淋 | 15～30g，鲜品用量加倍，煎服。外用适量 |
| 谷精草 | 谷精草科植物谷精草的干燥带花茎的头状花序 | 辛、甘，平。归肝、肺经 | 疏散风热，明目退翳 | 1. 风热目赤<br>2. 风热头痛 | 5～10g |
| 密蒙花 | 马钱科植物密蒙花的干燥花蕾及花序 | 甘，微寒。归肝经 | 清热泻火，养肝明目，退翳 | 1. 目赤肿痛<br>2. 肝虚目暗 | 3～9g，煎服 |
| 青葙子 | 苋科植物青葙的干燥成熟种子 | 苦，微寒。归肝经 | 清肝泻火，明目退翳 | 1. 肝热目赤<br>2. 肝火眩晕 | 9～15g，煎服。有扩散瞳孔的作用，青光眼患者禁用 |

# 第二节　清热燥湿药

目标任务：

1. 认识常用清热燥湿药物的外观形态。

2. 掌握清热燥湿药重点药物黄芩、黄连、黄柏、龙胆、苦参的功用特征、用量用法、使用注意事项，认识该类药物的毒副作用。

3. 熟悉其他清热燥湿药的功效与主治。

4. 总结本类药物药性功用的特征规律。

 案例分析

患者，男，40岁。前日因吃不洁饮食，现症见赤白下利，里急后重，肛门灼热，舌红，苔黄腻，脉滑数。

该患者为何证？应如何治疗？

本类药物性味苦寒，苦能燥湿，寒能清热，故有清热燥湿之功，并能清热泻火。主要用于湿热证及火热证。如湿温或暑温夹湿的身热不扬、胸膈痞闷、小便短赤；脾胃湿热内蕴所致的恶心、呕吐；肝胆湿热引起的黄疸、耳肿流脓；湿热下注之带下腥臭，或湿热蕴结膀胱之热淋涩痛，或湿热滞于大肠的泻痢，里急后重；湿热流注关节之关节红肿疼痛等；湿热浸淫肌肤之湿疹、湿疮等。本类药物还能泻火解毒，可用于火盛热毒之证。

因本类药物苦寒燥湿力强，凡脾胃虚寒或津伤阴亏者当慎用，或配伍健脾益胃、养阴生津药同用。

## 黄芩 Huangqin
### 《神农本草经》

本品为唇形科植物黄芩 *Scutellaria baicalensis* Georgi. 的干燥根。主产于河北、山西、河南、内蒙古、陕西等地。春、秋二季采挖，晒干。生用或炒用、酒炙用。

【性味归经】苦，寒。归肺、胆、脾、大肠、小肠经。

【功效】清热燥湿，泻火解毒，止血，安胎。

【药性分析】黄芩性味苦寒，清热燥湿，尤善清中上焦湿热及肺火，为治湿温暑湿及肺热咳嗽之要药；又能清泻胆火而和解少阳，治邪在少阳，寒热往来；且能凉血止血，治血热出血；还能清胎热安胎，治热扰胎动不安。

【应用】

**1. 湿温暑湿，黄疸泻痢，热淋涩痛**　本品能清肺、胆、脾、大肠、小肠湿热，尤善清中焦湿热。治湿温、暑湿之胸脘痞闷、身热不扬、恶心呕吐，常与滑石、豆蔻等配伍，如黄芩滑石汤；治湿热蕴结大肠之泻痢腹痛、里急后重，常与葛根、黄连等配伍，如葛根芩连汤；治湿热下注膀胱之热淋涩痛，可配白茅根、车前子等同用；治湿热黄疸，每与茵陈、栀子等同用。

**2.肺热咳嗽，热病烦渴** 本品善清肺热，为治肺热咳嗽之要药，单用即效，如清金丸；或与胆南星、瓜蒌等配伍，如清气化痰丸。本品亦能清气分实热，并有退热之功，可治外感热病，邪郁于内之壮热烦渴、溲赤便秘，常与连翘、栀子、大黄等同用，如凉膈散。若与柴胡同用，可治邪在少阳，寒热往来，如小柴胡汤。

**3.痈肿疮毒，咽喉肿痛** 本品能泻火解毒，清热消肿。治痈肿疮毒，常与黄连、黄柏、栀子配伍，如黄连解毒汤；治热盛咽痛，常与金银花、连翘、板蓝根等配伍。

**4.血热出血证** 本品炒炭能泻火凉血止血。治热迫血行之吐血、衄血、便血、崩漏等，常与地黄、白茅根、三七等同用。

**5.胎动不安** 本品有清热安胎之效。治胎热胎动不安，常与当归、白术等同用，如当归散。

【用量用法】3～10g，煎服。清热泻火、解毒宜生用，安胎炒用，清上焦热酒炒用，止血炒炭用。

【注意事项】脾胃虚寒者慎用。

---

### 知识拓展

**黄芩的现代研究与应用**

黄芩含黄酮类成分，主要成分为黄芩苷、黄芩苷元、汉黄芩苷、黄芩新素等。其主要有抗菌、抑制流感病毒、乙型肝炎病毒、镇静、降压、降血脂、保肝、利胆、抗凝血和抗血栓形成、抗肿瘤等作用，现代用于治疗小儿病毒性肺炎、病毒肝炎、胆囊炎、胆石症、麦粒肿、急性胆道感染、高血压等。

---

### 知识链接

**鉴别用药：枯芩与子芩**

黄芩分枯芩与子芩。枯芩为生长年久的宿根，中空而枯，体轻主浮，善清上焦肺火，主治肺热咳嗽；子芩为生长年少的子根，体实而坚，质重主降，善泻大肠湿热，主治湿热泻痢腹痛。

---

## 黄连 Huanglian
### 《神农本草经》

本品为毛茛科植物黄连 *Coptis chinensis* Franch.、三角叶黄连 *Coptis deltoidea* C.Y. Cheng et Hsiao 或云连 *Coptis teeta* Wall. 的干燥根茎。以上三种分别习称"味连""雅

连""云连"。主产于四川、云南、湖北、陕西、贵州等地。秋季采挖，干燥。生用或炒用、炙用。

【性味归经】苦，寒。归心、脾、胃、肝、胆、大肠经。

【功效】清热燥湿，泻火解毒。

【药性分析】黄连大苦大寒，清热燥湿、泻火解毒力优。尤长于清泄中焦湿热，主治湿热中阻、脘腹痞满等，为治湿热泻痢要药；又善清心热、泻胃火，为治心热烦躁失眠及胃热呕吐之良品；且能泻火凉血解毒，治热盛血热出血；亦治疮痈、疔疮、目赤肿痛等，取其泻火解毒疗疮之效。

【应用】

1. 湿热中阻，呕吐，泻痢　本品清热燥湿之功颇强。尤长于清泄中焦脾胃、大肠湿热。湿热中阻，气机失常、脘腹痞满、恶心呕吐，常与半夏、干姜等配伍，如半夏泻心汤。治湿热泻痢，轻者单用有效；若泻痢伴有腹痛，每与木香同用，如香连丸；治湿热泻痢兼有表证者，常配黄芩、葛根、甘草等，如葛根芩连汤。

2. 热病高热　本品清热泻火之力强，尤善清心火。治热病高热烦躁、神昏谵语，常与黄芩、黄柏、栀子等配伍，如黄连解毒汤。

3. 心火亢盛，心悸失眠，胃热呕吐　本品善清心胃之火，兼清肝热。治心火亢盛，热盛耗伤阴血之虚烦失眠，心悸怔忡，常与白芍、阿胶等配伍，如黄连阿胶汤；治心火上炎，心肾不交，夜不能寐者，每与肉桂同用，如交泰丸；治胃热呕吐，常与半夏、竹茹、橘皮等配伍，如黄连橘皮竹茹汤；治肝火犯胃，呕吐吞酸，常与吴茱萸配伍，如左金丸。

4. 痈肿疮毒，皮肤湿疮，目赤肿痛　本品能泻火解毒、清热疗疮。治痈肿疔毒，常与黄芩、黄柏、栀子等配伍，如黄连解毒汤；治皮肤湿疮，可用黄连制膏外用；治目赤肿痛，可与淡竹叶同用，如黄连汤。

5. 血热吐衄　本品善泻火凉血解毒。治热迫血行之吐血、衄血等，常与大黄、黄芩配伍，如泻心汤。

【用量用法】2～5g，煎服。外用适量。黄连生用清热燥湿，泻火解毒；酒黄连善清上焦火热，用于目赤、口疮；姜黄连清胃和胃止呕，用于寒热互结，湿热中阻，痞满呕吐；萸黄连舒肝和胃止呕，用于肝胃不和，呕吐吞酸。

【注意事项】本品大苦大寒，脾胃虚弱者忌用；苦燥伤阴，阴虚津伤者慎用。

---

**知识拓展**

**黄连的现代研究与应用**

　　黄连主含生物碱，主要成分为小檗碱、黄连碱、甲基黄连碱等。其主要有抗菌、解热、抗炎、降血压、降血糖、抗肿瘤、利胆、抗胃溃疡等作用，现代用于治疗心律失常、急性病毒性心肌炎、萎缩性胃炎、消化性溃疡、宫颈糜烂、糖尿病等。

## 黄柏 Huangbo
*《神农本草经》*

本品为芸香科植物黄檗 *Phellodendron amurense* Rupr. 或黄皮树 *Phellodendron chinense* Schneid. 的干燥树皮。前者习称"关黄柏",后者习称"川黄柏"。关黄柏主产于辽宁、吉林、黑龙江、河北、内蒙古等地,川黄柏主产于四川、贵州等地。剥取树皮,除去粗皮,晒干压平。生用或炙用、炒炭。

【性味归经】苦,寒。归肾、膀胱经。

【功效】清热燥湿,泻火解毒,除骨蒸。

【药性分析】黄柏味苦性寒,沉降,清热燥湿之中善清泄下焦湿热,为下焦湿热诸证常用;且能清热泻火解毒,用治疮痈、湿疹、湿疮;还能入肾,清相火、退虚热,治阴虚发热、盗汗遗精。本品实为实热、虚热两清之品。

### 课堂互动

黄芩、黄连、黄柏功用有何不同?

【应用】

**1. 湿热泻痢,黄疸尿赤,带下阴痒,热淋涩痛** 本品善清下焦湿热。治湿热泻痢腹痛,可与白头翁、黄连、秦皮等同用,如白头翁汤;治湿热黄疸,与栀子、甘草配伍,如栀子柏皮汤;治湿热下注膀胱,小便短赤涩痛,常与木通、滑石等同用;治湿热下注,带下腥臭,常与莲子、芡实、车前子等配伍,如易黄汤;治湿热所致足膝肿痛,多与牛膝、苍术配伍,如三妙丸。

**2. 疮疡肿毒,湿疹湿疮** 本品能清热燥湿,泻火解毒。治热毒疮疡,常与黄连、黄芩、栀子等配伍,外用将本品研细末,加猪胆汁调敷;治湿疹湿疮,可与荆芥、苦参等配合煎服,或用煎汁洗患处。

**3. 骨蒸劳热,盗汗遗精** 本品能泻相火、退虚热。治阴虚火旺、骨蒸潮热、遗精盗汗等症,常与知母、地黄等同用,如知柏地黄丸;或与地黄、龟甲等同用,如大补阴丸。

【用量用法】3~12g。煎服。外用适量。清热燥湿、泻火解毒宜生用,滋阴降火宜盐炙用。

【注意事项】脾胃虚寒者慎用。

### 知识拓展

**黄柏的现代研究与应用**

黄柏主含小檗碱及少量木兰碱、黄柏碱、掌叶防己碱等。主要有抗菌、利胆、利尿、降压、解热、降血糖等作用。现代用于黄疸性肝炎、急性胆囊炎、急慢性肠炎、肝硬化、急性尿路感染、宫颈糜烂、糖尿病等疾患。

知识链接

### 鉴别用药：黄柏、黄芩、黄连

三黄（黄柏、黄芩、黄连），均为苦寒之品，以黄连为苦寒之最；均能清热燥湿、泻火解毒，用治湿热内盛或热毒炽盛之证。其中黄芩偏清上焦热，肺热咳嗽者多用，且能止血安胎；黄连偏泻心火而除烦，善止呕逆，中焦湿热、呕逆及心火亢旺、高热心烦者多用；黄柏偏泻肾火而除骨蒸，湿热下注诸证及骨蒸劳热者多用。

## 龙胆 Longdan
### 《神农本草经》

本品为龙胆科植物条叶龙胆 *Gentiana manshurica* Kitag.、龙胆 *Gentiana scabra* Bge.、三花龙胆 *Gentiana triflora* Pall. 或滇龙胆 *Gentiana rigescens* Franch. 的干燥根及根茎。前三种习称"龙胆"，主产于东北地区；后一种习称"坚龙胆"，主产于云南、四川等地。春、秋二季采挖，晒干。切段，生用。

【性味归经】苦，寒。归肝、胆、膀胱经。

【功效】清热燥湿，泻肝胆火。

【药性分析】龙胆味苦寒凉，入肝、胆经。善清下焦湿热，治黄疸、阴肿阴痒、带下湿疹；并善泻肝胆实火，治肝火上炎之胁痛口苦、目赤耳聋，以及肝经实热之高热抽搐。

【应用】

1. 湿热黄疸，带下，湿疹瘙痒 本品善清热燥湿，尤善清下焦湿热。治湿热黄疸，身黄尿赤，常与苦参同用，如苦参丸；治湿热下注，带下腥臭，阴肿阴痒，湿疹瘙痒，或男子阴囊肿痛等，常与木通、泽泻、车前子等配伍，如龙胆泻肝汤。

2. 肝火头痛，目赤肿痛，惊风抽搐 本品善泻肝火。治肝火头痛、目赤肿痛、口苦耳聋，常与柴胡、黄芩、栀子等配伍，如龙胆泻肝汤；治肝经热盛，热极生风之高热惊风、手足抽搐，常与黄连、牛黄、钩藤等配伍，如凉惊丸。

【用量用法】3～6g，煎服。外用适量。

【注意事项】脾胃虚寒者忌用，津伤阴亏者慎用。

知识拓展

### 龙胆的现代研究与应用

龙胆主含环烯醚萜苷，主要成分为龙胆苦苷、苦樟苷等。其主要有降血压、保肝、降低谷丙转氨酶、利胆、抗炎、抑杀疟原虫等作用，现代用于治疗慢性乙型肝炎、高血压病、慢性前列腺炎、流行性乙型脑炎、带状疱疹、更年期综合征、突发性耳聋等。

# 苦参 Kushen
*《神农本草经》*

本品为豆科植物苦参 *Sophora flavescens* Ait. 的干燥根。我国大部分地区均产。春、秋二季采挖，晒干。切厚片，生用。

【性味归经】苦，寒。归心、肝、胃、大肠、膀胱经。

【功效】清热燥湿，杀虫止痒，利尿。

【药性分析】苦参苦寒，清热燥湿，善清下焦湿热，治湿热蕴结大肠之泻痢、肠风下血，以及带下诸证；尚能利尿，治膀胱湿热之小便淋沥涩痛；且善杀虫止痒，祛风燥湿，为治皮肤病之常用药。

【应用】

**1. 湿热泻痢，黄疸，带下，便血**  本品能清热燥湿，善清下焦湿热，可用治多种湿热证。治湿热蕴结肠胃，下痢腹痛泄泻，可单味应用，或与木香、甘草配伍，如香参丸；治湿热下注，灼伤肠络，肠风便血、痔漏下血，常与地黄配伍，如苦参地黄丸；治湿热黄疸，多与茵陈、栀子等同用；治湿热带下、阴痒，可与蛇床子、黄柏等配伍，内服或外洗。

**2. 湿疹湿疮，皮肤瘙痒，疥癣**  本品能祛风杀虫，燥湿止痒。既可内服，又可外用，为皮肤病之常用药。治湿疹、湿疮，单用苦参煎洗，或配蛇床子、黄柏等煎洗；治皮肤瘙痒，常配防风、荆芥等内服，或配川椒、百部煎汤外洗；治疥癣瘙痒，可与黄柏、蛇床子、地肤子等配伍，如苦参汤，或配枯矾、硫黄制膏外涂。

**3. 湿热淋痛，小便不通**  本品能清热利尿。治湿热蕴结膀胱之小便不利，常与车前子、石韦、栀子等同用。

【用量用法】4.5~9g，煎服。外用适量，煎汤洗患处。

【注意事项】脾胃虚寒者慎用。不宜与藜芦同用。

其他清热燥湿药见表7-2。

表 7-2  其他清热燥湿药

| 药名 | 来源 | 药性 | 功效 | 主治 | 用量用法 |
|------|------|------|------|------|----------|
| 秦皮 | 木犀科植物白蜡树、白蜡或尖叶白蜡树、宿柱白蜡树等的干燥树皮 | 苦、涩，寒。归大肠、肝、胆经 | 清热解毒，燥湿止痢，止带，明目 | 1. 湿热泻痢，赤白带下 2. 目赤肿痛，目生翳障 | 6~12g，煎服。外用适量 |
| 白鲜皮 | 芸香科植物白鲜的干燥根皮 | 苦，寒。归脾、胃、膀胱经 | 清热燥湿，祛风解毒 | 1. 湿热疮毒，湿疹，疥癣 2. 湿热黄疸 3. 风湿热痹 | 5~10g，煎服。外用适量 |

# 第三节　清热解毒药

目标任务：

1. 认识清热解毒常用药物的外观形态。

2. 掌握清热解毒药重点药物金银花、连翘、板蓝根、鱼腥草、蒲公英、紫花地丁、穿心莲、大血藤、败酱草、白头翁、山豆根、射干的功用特征、用量用法、使用注意事项，认识该类药物的毒副作用。

3. 熟悉其他清热解毒药的功效与主治。

4. 总结本类药物药性功用的特征规律。

 案例分析

患者，男，26 岁。3 天前吃火锅后，脸颊局部出现红肿，焮痛，苔黄，脉数有力。

该患者为何证？应如何治疗？

本类药物性味多属苦寒，能清解热毒或火毒。主要用于多种热毒证，如痈肿疔毒、丹毒、痄腮、热毒下痢、咽喉肿痛、虫蛇咬伤、癌肿、烧烫伤及温热病等。因本类药物功效特性各异，应根据临床各种证候的不同表现及兼证，有针对性地选择药物。

本类药物药性寒凉，过量或久用易伤脾胃，宜中病即止。

## 金银花 Jinyinhua
### 《名医别录》

本品为忍冬科植物忍冬 *Lonicera japonica* Thunb. 的干燥花蕾或带初开的花。主产于河南、山东、江西、广东等地。夏初花开放前采摘，阴干。生用或炒炭用。

【性味归经】甘，寒。归肺、心、胃经。

【功效】清热解毒，疏散风热。

【药性分析】金银花甘寒，功善清热毒、散痈消肿，为疮痈要药；且芳香疏散，善清肺经之热邪，用治外感风热、温病初起。其炒炭则能解毒凉血止痢，而治热毒血痢；蒸馏制露具清热解暑之效，治暑热烦渴、热疮等。

【应用】

1. 疮痈疔肿　本品能清热解毒、消散痈肿，为治各种热毒疮痈之要药。治疮痈初起，红肿热痛，可单用煎服，或者与白芷、天花粉、防风等同用，如仙方活命饮；治疗疮肿毒，坚硬根深者，常与野菊花、蒲公英、紫花地丁等配伍，如五味消毒饮；治脱疽热毒内蕴，溃烂脓水淋漓，常配玄参、当归、甘草同用，如四妙勇安汤；治肠痈腹痛，常与地榆、玄参、当归等同用，如清肠饮；治肺痈咳吐脓血，常与鱼腥草、天花粉、芦根等配伍。

**2. 外感风热，温病初起** 本品能清肺经之邪以疏风透热，又泄心胃之热以清解热毒。治外感风热或温病初起，常配连翘、薄荷、牛蒡子等，如银翘散；治热入营血，神烦少寐，可与地黄、麦冬、黄连等配伍，如清营汤。本品亦能清解暑热，煎汤代茶饮，或用金银花露，或与鲜扁豆花、鲜荷叶等同用，如清络饮。

**3. 热毒血痢** 本品能清热解毒，凉血止痢。治热毒血痢，下痢脓血者，可单用或配伍白头翁、秦皮、黄连等同用。

【用量用法】6~15g，煎服。

【注意事项】脾胃虚寒或气虚疮疡脓清者慎用。

---

### 知识拓展

#### 金银花的现代研究与应用

金银花含绿原酸、异绿原酸、木犀草素、忍冬苷等。其主要有抗菌、抗内毒素、促进白细胞吞噬、提高淋巴细胞转化率、降血脂、抗早孕等作用，现代用于治疗肝癌、肺癌、鼻咽癌、消化性溃疡、牙周炎、荨麻疹等。

---

### 知识链接

#### 忍冬藤

忍冬藤为忍冬科植物忍冬 *Lonicera japonica* Thunb. 的干燥茎枝。性味甘，寒。功能清热解毒，疏风通络。用于温病发热，热毒血痢，痈肿疮疡，风湿热痹，关节红肿热痛。用量9~30g，煎服。

---

## 连翘 Lianqiao
### 《神农本草经》

本品为木犀科植物连翘 *Forsythia suspensa*（Thunb.）Vahl 的干燥果实。主产于山西、河南、陕西、山东等地。秋季果实初熟尚带绿色时采收，除去杂质，蒸熟，晒干，习称"青翘"；果实熟透时采收，晒干，除去杂质，习称"老翘"。筛去种子作连翘心用。晒干，生用。

【性味归经】苦，微寒。归肺、心、小肠经。

【功效】清热解毒，消肿散结，疏散风热。

【药性分析】连翘苦微寒，能清热解毒，消痈散结，有"疮家圣药"之称，善治疮痈、瘰疬；且清解热毒，兼升浮宣散透热，常用治外感风热、温病初起。而连翘心善清心泻火，多用治热入心包之高热烦躁。其诚为清疏兼能、表里气血两清之品。

**课堂互动**

比较金银花、连翘功用的差异。

【应用】

**1. 疮痈肿毒，瘰疬结核** 本品能清热解毒、消肿散结。治疮痈初起，红肿未溃，常与蒲公英、皂角刺等同用，如加减消毒饮；治疮疡溃烂，红肿脓出不畅，则与天花粉、牡丹皮等同用；治瘰疬痰核，多与夏枯草、玄参、浙贝母等同用。

**2. 外感风热，温病初起** 本品能清热解毒、疏风透热。治外感风热、温病初起之发热、咽痛口渴，常与金银花、薄荷、牛蒡子等配伍，如银翘散；治热入营血，神昏舌绛，则与黄连、生地黄等同用，如清营汤；治热陷心包，高热、烦躁、神昏谵语，常与莲子心等配伍，如清宫汤。

**3. 热淋涩痛** 本品还能清心利尿。治湿热蕴结之小便不利，常与车前子、竹叶、白茅根等同用。

【用量用法】6～15g，煎服。

【注意事项】脾胃虚寒或气虚疮疡脓清者慎用。

**知识拓展**

### 连翘的现代研究与应用

连翘含挥发油，主要成分为 α-蒎烯、β-蒎烯等。其主要有抗菌、抑制炎性渗出、解热、镇吐、利尿等作用，现代用于治疗神经性呕吐、口腔溃疡、急性传染性肝炎、过敏性紫癜、便秘等。

## 板蓝根 Banlangen
### 《本草纲目》

本品为十字花科植物菘蓝 *Isatis indigotica* Fort. 的干燥根。主产于江苏、河北、陕西、安徽等地。秋季采挖，晒干。切厚片，生用。

【性味归经】苦，寒。归心、胃经。

【功效】清热解毒，凉血利咽。

【药性分析】板蓝根苦寒，善清热解毒、凉血利咽，治温病发热、头痛、喉痛，或身发斑疹、大头瘟疫、丹毒痄腮等证。

【应用】

**1. 温病发热，头痛，喉痛或身发斑疹** 本品善解毒散结、凉血利咽。治温病发热，头痛咽痛，或身发斑疹，常与金银花、石膏、连翘等同用。

**2. 大头瘟疫，丹毒，痄腮** 本品能清热解毒。治大头瘟疫，头面红肿、咽喉不利，以及丹毒、痄腮，常与黄连、黄芩、牛蒡子等配伍，如普济消毒饮。

【用量用法】9~15g，煎服。

【注意事项】脾胃虚寒者忌用。

**板蓝根的现代研究与应用**

板蓝根含靛蓝、靛玉红及板蓝根乙素、丙素、丁素等。其主要有抗菌、抗流感病毒、增强免疫功能等作用，现代用于治疗传染性肝炎、流行性乙型脑炎、扁平疣、尖锐湿疣、传染性单核细胞增多症、急性结膜炎、带状疱疹等。

## 鱼腥草 Yuxingcao
*《名医别录》*

本品为三白草科植物蕺菜 *Houttynia cordata* Thunb. 的新鲜全草或干燥地上部分。主产于长江以南各省。夏季茎叶茂盛花穗多时采收，晒干。生用。

【性味归经】辛，微寒。归肺经。

【功效】清热解毒，消痈排脓，利尿通淋。

【药性分析】鱼腥草辛微寒，专入肺经，善清热解毒，散痈排脓，为治肺痈、肺热咳嗽之要药；亦为热毒疮痈之常品。此外，本品能清热除湿、利尿通淋，治热淋涩痛。

【应用】

**1.肺痈吐脓，痰热咳嗽**　本品善清泄肺热。治肺痈咳吐脓血，常与桔梗、芦根等同用；治肺热咳嗽，痰黄气急，多与黄芩、浙贝母、瓜蒌等配伍。

**2.热毒疮痈**　本品能清热解毒，消肿散痈。治热毒疮痈，红肿热痛，常与连翘、金银花、野菊花等配伍，亦可用鲜品捣烂外敷。

**3.热淋**　本品能清热除湿，利尿通淋。治热淋小便涩痛，常与车前草、海金沙、白茅根等配伍。

【用量用法】15~25g，煎服，不宜久煎。鲜品用量加倍，水煎或捣汁服。外用适量，捣敷或煎汤熏洗患处。

**鱼腥草的现代研究与应用**

鱼腥草主含挥发油，有效成分为癸酰乙醛、月桂醛、月桂烯等。其主要有抗菌、抗炎、镇咳、平喘等作用，现代用于治疗百日咳、小儿急性荨麻疹、急性角膜炎、癌性胸水、钩端螺旋体病、习惯性便秘等。

## 蒲公英 Pugongying
《新修本草》

本品为菊科植物蒲公英 *Taraxacum mongolicum* Hand.–Mazz.、碱地蒲公英 *Taraxacum Sinicum* Kitag. 或同属数种植物的干燥全草。全国各地均产。夏至秋季花初开时采收，晒干。生用。

【性味归经】苦、甘，寒。归肝、胃经。

【功效】清热解毒，消肿散结，利尿通淋。

【药性分析】蒲公英性味苦甘寒，主归肝、胃经，善清热解毒，消痈散结，兼通乳，用治内外痈肿，为治乳痈要药；且下泄通利，亦能清利湿热，通淋，用治热淋涩痛，湿热黄疸。

【应用】

1. 疮痈，乳痈，内痈　本品能通乳，善清热解毒，消痈散结。治乳痈，可用本品捣烂外敷，或配伍全瓜蒌、连翘等内服；治热毒疮疡痈肿，常与金银花、紫花地丁、野菊花等配伍，如五味消毒饮；治肠痈腹痛，常与大黄、牡丹皮等同用；治肺痈吐脓，与鱼腥草、芦根、冬瓜仁等同用。

2. 热淋，黄疸　本品能清利湿热，利尿通淋。治热淋涩痛，常与金钱草、车前子等同用；治湿热黄疸，常与茵陈、大黄、栀子等同用。

此外，本品还有清肝明目的作用，用治肝火上炎之目赤肿痛。可单用取汁点眼，或浓煎内服；亦可与夏枯草、菊花、决明子等同用。

【用量用法】10~15g，煎服。外用适量。

【注意事项】大量可致缓泻。

## 紫花地丁 Zihuadiding
《本草纲目》

本品为堇菜科植物紫花地丁 *Viola yedoensis* Makino 的干燥全草。主产于江苏、浙江、安徽、福建、河南等地。春、秋二季采收。鲜用，或晒干生用。

【性味归经】苦，寒。归心、肝经。

【功效】清热解毒，凉血消肿。

【药性分析】紫花地丁性味苦寒，功善清解热毒，凉血消肿。适用于热毒炽盛之内外诸痈肿，尤为治疔疮之要药；且能解蛇毒，治毒蛇咬伤。

【应用】

1. 疮痈疔肿，乳痈，肠痈　本品能清热解毒，凉血消肿，消痈散结，为治痈肿疔毒之常用药。治热毒疮痈肿毒，可与金银花、蒲公英、野菊花等配伍，如五味消毒饮；治乳痈，常与蒲公英等配伍，内服或外敷均可；治肠痈，可与大血藤、白花蛇舌草等同用。

**2. 毒蛇咬伤** 本品能解蛇毒。治毒蛇咬伤，单用鲜品捣汁内服，或配雄黄少许，捣烂外敷。

【用量用法】15~30g，煎服。外用适量。

【注意事项】体质虚寒者忌服。

## 穿心莲 Chuanxinlian
*《岭南采药录》*

本品为爵床科植物穿心莲 *Andrographis paniculata* （Burm.f.）Nees 的干燥地上部分。主产于广东、广西、福建等地。秋初茎叶茂盛时采收，晒干。切段，生用。

【性味归经】苦，寒。归心、肺、大肠、膀胱经。

【功效】清热解毒，凉血，消肿。

【药性分析】穿心莲苦寒泄降，善清热解毒，长于清肺热，用治温病发热、肺热咳嗽、肺痈、咽痛；又能凉血消痈，治疮痈、毒蛇咬伤；还能清热燥湿止痢，治多种湿热病证。

【应用】

**1. 温病初起，肺热咳嗽，肺痈，咽喉肿痛** 本品善清热解毒，长于清肺。治温病初起或外感风热，发热头痛，可单用，如穿心莲片，或与金银花、连翘、薄荷等同用；治肺热咳嗽，常配伍黄芩、瓜蒌、桑白皮等同用；治肺痈咳吐脓血，常与鱼腥草、芦根、桔梗等配伍；治咽喉肿痛，口舌生疮，可单味应用，亦可配伍板蓝根、牛蒡子、大青叶等同用。

**2. 痈肿疮毒，毒蛇咬伤** 本品能消散痈肿，解除蛇毒。治热毒疮痈，常与野菊花、紫花地丁、金银花等配伍；治蛇虫咬伤，可单用本品捣烂外敷，或与白花蛇舌草、半边莲等水煎服。

**3. 湿热泻痢，湿疹瘙痒，热淋** 本品味苦燥湿，性寒清热，能清热燥湿止痢。治湿热泻痢，常与马齿苋、黄连等配伍；治湿疹瘙痒，可用研末，甘油调外敷；治膀胱湿热之小便淋沥涩痛，常与车前子、白茅根等配伍。

【用量用法】6~9g，煎服。煎剂易致呕吐，故多作丸、散、片剂服用。外用适量。

【注意事项】不宜多服久服，脾胃虚寒者不宜用。

## 大血藤 Daxueteng
*《本草图经》*

本品为木通科植物大血藤 *Sargentodoxa cuneata* （Oliv.）Rehd. et Wils. 的干燥藤茎。又称红藤。主产于江西、湖北、湖南、江苏等地。秋、冬二季采收，除去侧枝，截段，干燥。切厚片，生用。

【性味归经】苦，平。归大肠、肝经。

【功效】清热解毒，活血，祛风止痛。

【药性分析】大血藤性味苦平，入大肠、肝经。功能清热解毒，活血消痈，以治疮痈肿毒，为治肠痈要药，也治其他热毒疮疡；且能活血祛瘀，通络止痛，以治跌打瘀痛、经闭痛经及风湿痹痛等证。

【应用】

1.肠痈，疮疡　本品善清热解毒，消痈止痛，主归大肠经，为肠痈要药。治肠痈腹痛，常与金银花、连翘、牡丹皮等配伍，如红藤煎；治热毒疮痈，多与金银花、连翘、蒲公英等配伍。

2.跌打损伤，经行腹痛，风湿痹痛　本品能活血祛瘀、通络止痛。治跌打损伤，瘀肿疼痛，常与赤芍、续断等同用；治经闭痛经，常与当归、香附、益母草等配伍；治风湿痹痛，关节不利，可与独活、防风、威灵仙等同用。

【用量用法】9～15g，煎服。

## 败酱草 Baijiangcao
### 《神农本草经》

本品为败酱科植物黄花败酱 *Patrinia scabiosaefolia* Fisch. ex Link.、白花败酱 *Patrinina. villose* Juss. 的干燥全草。全国大部分地区均产。夏季花开前采收。鲜用或阴干，生用。

【性味归经】辛、苦，微寒。归胃、大肠、肝经。

【功效】清热解毒，消痈排脓，祛瘀止痛。

【药性分析】败酱草辛苦微寒，功善清热解毒，消痈排脓，为治肠痈要药，兼治肺痈、疮痈。本品辛散行滞，能活血祛瘀，通经止痛，可治产后瘀阻腹痛。

【应用】

1.肠痈，肺痈，疮痈肿毒　本品能清热解毒，消痈排脓，且能活血止痛，为治肠痈之要药。治肠痈初起，常配伍大血藤、牡丹皮、桃仁等；若肠痈脓成，常与薏苡仁、附子同用，如薏苡附子败酱散；治肺痈咳吐脓血，常与鱼腥草、桔梗等同用；治疮痈肿痛，可单味煎汤顿服，或用鲜品捣烂外敷，亦可与金银花、连翘等同用。

2.产后腹痛　本品能活血祛瘀，通经止痛。治产后瘀阻腹痛，可与五灵脂、香附、当归等同用。

【用量用法】6～15g，煎服。外用适量。

【注意事项】脾胃虚弱者慎用。

---

### 知识链接

#### 墓头回

墓头回为败酱科植物异叶败酱 *Patrinia heterophylla* Bunge 及糙叶败酱 *Patrinia seabra* Bunge 的根。主产于山西、河南、河北、广西等地。秋季采挖，去净泥土，晒干。味辛、苦，性微寒。效用与败酱草相似，兼有止血、止带之功，多用治崩漏下血、赤白带下等证。用法用量同败酱草。

## 射干 Shegan
《神农本草经》

本品为鸢尾科植物射干 *Belamcanda chinensis*（L.）DC. 的干燥根茎。主产于湖北、河南、江苏、安徽等地。春初刚发芽或秋末茎叶枯萎时采挖，晒干。切片，生用。

【性味归经】苦，寒。归肺经。

【功效】清热解毒，消痰，利咽。

【药性分析】射干苦寒，专入肺经。善清热解毒，利咽喉，为治咽喉肿痛之要药；又能消痰利咽，为治痰壅咳喘之常品。

【应用】

1. 咽喉肿痛　本品能清热毒、利咽喉。治热毒咽喉肿痛，痰火郁结，可单味应用，如射干汤，亦可配伍升麻、甘草等同用。

2. 痰壅咳喘　本品能清肺祛痰。治肺热咳嗽，痰稠色黄，常与桑白皮、马兜铃、桔梗等配伍，如射干兜铃汤；治寒痰咳喘，痰多清稀，与麻黄、细辛、半夏等同用，如射干麻黄汤。

【用量用法】3～10g，煎服。

【注意事项】本品苦寒，脾虚便溏者不宜使用。

## 山豆根 Shandougen
《开宝本草》

本品为豆科植物越南槐 *Sophora tonkinensis* Gapnep. 的干燥根及根茎。又名广豆根。主产于广西。秋季采挖，晒干。切片，生用。

【性味归经】苦，寒；有毒。归肺、胃经。

【功效】清热解毒，消肿利咽。

【药性分析】山豆根苦寒，善清热解毒，消肿利咽，为治热毒咽痛之要药；又能清肺胃热，以治胃火炽盛之牙龈肿痛及肺热咳嗽等证。

【应用】

1. 咽喉肿痛　本品善清解热毒，利咽消肿。治热毒蕴结，咽喉肿痛，轻者可单味煎服或含漱，重者可配伍连翘、桔梗、栀子等，如清凉散；治乳蛾喉痹，可与射干、花粉、麦冬等同用，如山豆根汤。

2. 牙龈肿痛　本品有清胃热之效。治胃火炽盛，牙龈肿痛、口舌生疮，可单用煎汤漱口，或与黄连、石膏、升麻等同用。

此外，本品还可用治湿热黄疸、肺热咳嗽、疮痈肿毒等。

【用量用法】3～6g，煎服。

【注意事项】本品有毒，过量服用易引起呕吐、腹泻、胸闷、心悸等，故用量不宜过大。脾胃虚寒者慎用。

知识链接

**北豆根**

北豆根为防己科植物蝙蝠葛 *Menispermum dauricum* DC. 的干燥根茎。为北方地区所习用。性味苦，寒；有小毒。功能清热解毒，祛风止痛，用于咽喉肿痛、热毒泻痢、风湿痹痛。用量 3～10g，煎服。脾胃虚寒者不宜使用。

## 白头翁 Baitouweng
《神农本草经》

本品为毛茛科植物白头翁 *Pulsatilla chinensis*（Bge.）Regel 的干燥根。全国大部分地区均产。春、秋二季采挖，晒干。切薄片，生用。

【性味归经】苦，寒。归胃、大肠经。

【功效】清热解毒，凉血止痢。

【药性分析】本品苦寒，入大肠经。清热解毒、凉血止痢之力强，善清大肠湿热及血分热毒，为治热毒血痢之良药。

【应用】

热毒血痢  本品能清热解毒，凉血止痢，尤善清胃肠湿热及血分热毒，为治热毒血痢之良药。治热毒血痢，里急后重，下痢脓血，可单用，或与黄连、黄柏、秦皮配伍，如白头翁汤；治产后下痢，常与阿胶、黄柏、甘草同用；治赤痢下血，日久不愈，腹中冷痛，可与干姜、赤石脂等同用。

此外，本品与秦皮配伍，煎汤外洗，可治阴痒。

【用量用法】9～15g，外用适量。煎服。

【注意事项】虚寒泻痢者忌服。

其他清热解毒药见表 7-3。

表 7-3  其他清热解毒药

| 药名 | 来源 | 药性 | 功效 | 主治 | 用量用法 |
|---|---|---|---|---|---|
| 大青叶 | 为十字花科植物菘蓝的干燥叶 | 苦，寒。归心、胃经 | 清热解毒，凉血消斑 | 1. 疮痈丹毒，口疮，咽痛<br>2. 外感风热，温病初起<br>3. 热入营血，高热斑疹 | 9～15g，煎服 |
| 青黛 | 爵床科植物马蓝、蓼科植物蓼蓝或十字花科植物菘蓝的叶或茎叶经加工制得后的干燥粉末、团块或颗粒 | 咸，寒。归肝经 | 清热解毒，凉血消斑，泻火定惊 | 1. 痄腮喉痹，疮痈丹毒<br>2. 热毒发斑，吐血衄血<br>3. 小儿惊痫<br>4. 咳嗽痰血 | 1.5～3g，宜入丸散。外用适量 |

| 药名 | 来源 | 药性 | 功效 | 主治 | 用量用法 |
|---|---|---|---|---|---|
| 南板蓝根 | 爵床科植物马蓝的干燥根茎和根 | 苦，寒。归心、胃经 | 清热解毒，凉血消斑 | 1. 温疫时毒<br>2. 发热咽痛<br>3. 温毒发斑 | 9～15g，煎服 |
| 绵马贯众 | 为鳞毛蕨科植物粗茎鳞毛蕨的干燥根茎及叶柄残基 | 苦，微寒；有小毒。归肝、胃经 | 清热解毒，止血，杀虫 | 1. 风热感冒，热毒斑疹<br>2. 吐血衄血，便血崩漏<br>3. 虫积腹痛 | 5～10g，煎服 |
| 野菊花 | 菊科植物野菊的干燥头状花序 | 苦、辛，微寒。归心、肝经 | 清热解毒，泻火平肝 | 1. 疮痈疔肿，咽喉肿痛<br>2. 目赤肿痛，头痛眩晕 | 9～15g，煎服。外用适量 |
| 重楼 | 百合科植物云南重楼或七叶一枝花的干燥根茎 | 苦，微寒；有小毒。归肝经 | 清热解毒，消肿止痛，凉肝定惊 | 1. 疔疮痈肿<br>2. 跌扑伤痛<br>3. 惊风抽搐 | 3～9g，煎服。外用适量，研末调敷 |
| 拳参 | 蓼科植物拳参的干燥根茎 | 苦、涩，微寒。归肺、肝、大肠经 | 清热解毒，消肿，止血 | 1. 赤痢热泻<br>2. 痈肿瘰疬<br>3. 血热吐衄，痔疮出血 | 5～10g，煎服。外用适量 |
| 漏芦 | 为菊科植物祁州漏芦的干燥根 | 苦，寒。归胃经 | 清热解毒，消痈，下乳，舒筋通脉 | 1. 疮痈，乳痈<br>2. 乳房胀痛，乳汁不下<br>3. 湿痹拘挛 | 5～9g，煎服 |
| 土茯苓 | 百合科植物光叶菝葜的干燥根茎 | 甘、淡，平。归肝、胃经 | 解毒，除湿，通利关节 | 1. 梅毒及汞中毒<br>2. 湿热淋浊带下<br>3. 痈肿，瘰疬 | 15～60g，煎服 |
| 金荞麦 | 为蓼科植物金荞麦的干燥根茎及块根 | 微辛、涩，凉。归肺经 | 清热解毒，排脓祛瘀 | 1. 肺痈吐脓<br>2. 咽喉肿痛<br>3. 痈肿疮疖 | 15～45g，用水或黄酒隔水密闭炖服。外用适量 |
| 马勃 | 灰包科真菌脱皮马勃、大马勃或紫色马勃的干燥子实体 | 辛，平。归肺经 | 清热利咽，止血 | 1. 咽喉肿痛，咳嗽失音<br>2. 吐血衄血，外伤出血 | 2～6g，煎服。外用适量 |
| 青果 | 橄榄科植物橄榄的干燥成熟果实 | 甘、酸，平。归肺、胃经 | 清热解毒，利咽，生津 | 1. 咽喉肿痛<br>2. 酒毒和鱼蟹毒 | 5～10g，煎服 |
| 锦灯笼 | 茄科植物酸浆的干燥宿萼或带果实的宿萼 | 苦，寒。归肺经 | 清热解毒，利咽化痰，利尿通淋 | 1. 咽痛音哑<br>2. 痰热咳嗽<br>3. 小便不利，热淋涩痛 | 5～9g，煎服。外用适量，捣敷患处 |
| 金果榄 | 防己科植物青牛胆或金果榄的干燥块根 | 苦，寒。归肺、大肠经 | 清热解毒，利咽，止痛 | 1. 咽喉肿痛<br>2. 疮痈肿痛<br>3. 泻痢腹痛 | 3～9g，外用适量，研末吹喉或醋磨涂敷患处 |

| 药名 | 来源 | 药性 | 功效 | 主治 | 用量用法 |
|------|------|------|------|------|----------|
| 木蝴蝶 | 紫葳科植物木蝴蝶的干燥成熟种子 | 苦、甘，凉。归肺、肝、胃经 | 清热利咽，疏肝和胃 | 1.咽喉肿痛<br>2.肝胃气痛 | 1～3g，煎服 |
| 马齿苋 | 马齿苋科植物马齿苋的干燥全草 | 酸，寒。归肝、大肠经 | 清热解毒，凉血止血，止痢 | 1.热毒血痢<br>2.疮痈肿毒<br>3.崩漏便血<br>4.热淋、血淋 | 9～15g，鲜品用量加倍，煎服。外用适量 |
| 鸦胆子 | 苦木科植物灌木鸦胆子的干燥成熟果实 | 苦，寒；有小毒。归大肠、肝经 | 清热解毒，截疟，止痢；外用腐蚀赘疣 | 1.热毒血痢<br>2.疟疾<br>3.鸡眼赘疣 | 0.5～2g，用龙眼肉包裹或装入胶囊吞服。外用适量 |
| 地锦草 | 大戟科植物地锦或斑地锦的干燥全草 | 辛，平。归肝、大肠经 | 清热解毒，活血止血，利湿退黄 | 1.热毒泻痢<br>2.热毒疮痈，毒蛇咬伤<br>3.血热出血<br>4.湿热黄疸 | 9～20g煎服。外用适量 |
| 半边莲 | 为桔梗科植物半边莲的干燥全草 | 辛，平。归心、小肠、肺经 | 清热解毒，利尿消肿 | 1.疮痈肿毒，毒蛇咬伤<br>2.大腹水肿<br>3.湿热黄疸 | 9～15g。鲜品30～60g，煎服。外用适量 |
| 白花蛇舌草 | 为茜草科植物白花蛇舌草的干燥全草 | 微苦、甘，寒。归胃、大肠、小肠经 | 清热解毒，利湿通淋 | 1.疮疡肿毒，咽喉肿痛，毒蛇咬伤<br>2.肠痈腹痛<br>3.热淋涩痛 | 15～60g，煎服。外用适量 |
| 山慈菇 | 兰科植物杜鹃兰、独蒜兰或云南独蒜兰的干燥假鳞茎 | 甘、微辛，凉。归肝、脾经 | 清热解毒，化痰散结 | 1.痈疽疔毒，瘰疬痰核<br>2.癥瘕痞块 | 3～9g，煎服。外用适量 |
| 熊胆粉 | 熊科动物黑熊或棕熊的干燥胆汁 | 苦，寒。归肝、胆、心经 | 清热解毒，息风止痉，清肝明目 | 1.惊痫抽搐<br>2.热毒疮痈，痔疮，咽喉肿痛<br>3.肝热目赤 | 0.25～0.5g，多入丸散。外用适量，研末水调敷患处 |
| 千里光 | 为菊科植物千里光的干燥地上部分 | 苦，寒。归肺、肝经 | 清热解毒，明目，利湿 | 1.疮痈疖肿，水火烫伤<br>2.目赤肿痛<br>3.湿热泻痢 | 15～30g，煎服。外用适量 |
| 白蔹 | 葡萄科植物白蔹的干燥块根 | 苦，微寒。归心、胃经 | 清热解毒，消痈散结，敛疮生肌 | 1.疮痈肿痛<br>2.烧烫伤<br>3.瘰疬 | 5～10g，煎服。外用适量。不宜与川乌、制川乌、草乌、制草乌、附子同用 |

续表

| 药名 | 来源 | 药性 | 功效 | 主治 | 用量用法 |
|---|---|---|---|---|---|
| 四季青 | 冬青科植物冬青的干燥叶 | 苦、涩，凉。归肺、大肠、膀胱经 | 清热解毒，消肿祛瘀 | 1.烧烫伤，皮肤溃疡<br>2..肺热咳嗽，咽喉肿痛 | 15~60g，煎服。外用适量，水煎外涂 |
| 绿豆 | 豆科植物绿豆的干燥成熟种子 | 甘，寒。归心、胃经 | 清热解毒，消暑利水 | 1.疮痈肿毒<br>2.药食中毒<br>3.暑热烦渴<br>4.水肿，小便不利 | 15~30g，煎服。外用适量 |

# 第四节　清热凉血药

**目标任务：**

1.认识清热凉血常用药物的外观形态。

2.掌握清热凉血药重点药物地黄、玄参、牡丹皮、赤芍、紫草、水牛角的功用特征、用量用法、使用注意事项，认识该类药物的毒副作用。

3.熟悉其他清热凉血药的功效与主治。

4.总结本类药物药性功用的特征规律。

　案例分析

患者，女，33岁。经常鼻孔出血，全身皮肤可见紫斑，午后身热，口渴，咽干，大便干结，小便黄赤，舌红绛，脉细数。

该患者为何证？应如何治疗？

本类药物多为甘苦咸寒之品，具有清解营分、血分热邪的作用。主要用于营分、血分之实热证。如温热病热入营分，心神被扰，症见身热夜甚、心烦不寐、舌红绛、脉细数，甚则神昏谵语；热入血分，热盛迫血，扰乱心神，症见吐血衄血、尿血便血、斑疹紫暗、躁扰不宁、甚或昏狂。本类药物中有部分药物又可滋阴生津，用治热病伤阴口渴等证。

## 地黄 Dihuang
### 《神农本草经》

本品为玄参科植物地黄 *Rehmannia glutinosa* Libosch. 的新鲜或干燥块根。主产于河南，为"四大怀药"之一。秋季采收，鲜用，习称"鲜地黄"；或烘焙至约八成干，习称"生地黄"。切片，生用。

【性味归经】甘，寒。归心、肝、肾经。

【功效】清热凉血，养阴生津。

【药性分析】地黄甘寒，入心、肝经，为清热凉血要药。用治热入营血及血热出血等证；又能养阴润燥，治热病口渴，消渴及肠燥便秘等证。

【应用】

1. 热入营血，温毒发斑　本品能清热凉血，养阴生津。治温热病热入营分，身热口干、神昏舌绛者，常与玄参、金银花、连翘等配伍，如清营汤；治热病后期，余热未清，夜热早凉，常与青蒿、知母、鳖甲等配伍，如青蒿鳖甲汤。

2. 吐血衄血，便血崩漏，热毒斑疹　本品能凉血止血。治血热妄行之吐血衄血、便血崩漏，常与荷叶、艾叶、侧柏叶同用，如四生丸；治热毒斑疹，色紫暗，多与玄参、紫草等配伍。

3. 热病口渴，内伤消渴，肠燥便秘　本品善清热养阴、生津润燥。治热病伤津，舌红口干，常与沙参、麦冬等同用；治内伤消渴，多与山药、黄芪等配伍，或与葛根、天花粉、五味子等同用，如玉泉散；若热伤津液，大便秘结，常与玄参、麦冬配伍，如增液汤。

【用量用法】10～15g，煎服。鲜品养阴力弱，清热凉血生津力强。

【注意事项】脾虚湿滞，腹满便溏者不宜用。

### 知识拓展

**地黄的现代研究与应用**

地黄主含环烯醚萜、单萜及其苷类。其主要有降压、抗炎、镇静、利尿、降血糖及保肝等作用，现代用于治疗原发性血小板减少性紫癜、红斑狼疮性肢痛、席汉氏综合征、神经性皮炎、糖尿病神经病变、功能性子宫出血等。

### 知识链接

**鲜地黄**

2010年版药典明示：地黄为正名。饮片包括：鲜地黄：甘、苦，寒；归心、肝、肾经；功能清热生津，凉血，止血；用于热病伤阴，舌绛烦渴，温毒发斑，吐血，衄血，咽喉肿痛。生地黄：见地黄。用量：鲜地黄，12～30g。

## 玄参 Xuanshen
《神农本草经》

本品为玄参科植物玄参 *Scrophularia ningpoensis* Hemsl. 的干燥根。主产于浙江。冬季茎叶枯萎时采挖，晒或烘至半干，堆放3～6天，反复数次至干燥。切片，生用。

【性味归经】甘、苦、咸，寒。归肺、胃、肾经。

【功效】清热凉血，滋阴降火，解毒散结。

【药性分析】玄参甘苦咸寒，善清营血之热，治热入营血证；又甘寒质润，滋阴降火，生津润燥，治阴亏劳嗽、骨蒸、消渴等证；咸寒能泻火解毒，软坚散结，治咽喉肿痛、瘰疬疮痈。

### 课堂互动

地黄、玄参在功用方面有何异同？

【应用】

**1. 温热病热入营血证**　本品能清热凉血、泻火解毒。治温热病热入营血，身热口干、神昏舌绛，常与地黄、连翘等配伍，如清营汤；治热入心包，神昏谵语，常配莲子心、竹叶卷心、连翘心等，如清宫汤；治温热病气血两燔，发斑发疹，常与石膏、知母、升麻等同用，如化斑汤。

**2. 咽喉肿痛，瘰疬痰核，脱疽**　本品能泻火解毒，软坚散结。治热毒壅盛，咽喉肿痛、大头瘟疫，常与连翘、板蓝根、黄芩等同用，如普济消毒饮；治瘰疬痰核，常配牡蛎、浙贝母，如消瘰丸；治热毒炽盛之脱疽，常与金银花、当归、甘草同用，如四妙勇安汤；治阴虚火旺，咽喉肿痛，可与地黄、麦冬、川贝母等同用，如养阴清肺汤。

**3. 热病伤阴，舌绛烦渴，阴虚发热，消渴便秘**　本品甘寒质润，滋阴降火，生津润燥。治热病伤阴，舌绛烦渴，可与生地黄、天冬等配伍；治肺肾阴虚，骨蒸劳嗽，可与生地黄、百合、贝母等配伍，如百合固金汤；治津伤便秘，多与地黄、麦冬配伍，如增液汤。

【用量用法】10～15g，煎服。

【注意事项】脾胃虚寒，食少便溏者不宜用。不宜与藜芦同用。

### 知识拓展

**玄参的现代研究与应用**

玄参主含环烯醚萜类，主要成分为哈巴苷、哈巴酯苷、哈巴俄苷等。其主要有抗菌、扩张冠状动脉、降压、抑制血小板聚集、镇痛、抗炎、保肝等作用，现代用于治疗乳糜尿、突发性耳聋、血栓性脉管炎、小儿高热、慢性前列腺炎、淋巴结肿大等。

## 牡丹皮 Mudanpi
### 《神农本草经》

本品为毛茛科植物牡丹 *Paeonia suffruticosa* Andr. 的干燥根皮。主产于安徽、河南、四川、湖南、湖北等地。秋季采挖根部，除去细根和泥沙，剥取根皮，晒干。生用或酒炙用。

【性味归经】苦、辛，微寒。归心、肝、肾经。

【功效】清热凉血，活血散瘀。

【药性分析】牡丹皮苦泄清热，辛散透发。善清热凉血，用治血热斑疹吐衄；又善活血散瘀，治瘀阻经闭痛经、癥瘕积聚、跌打损伤；还能入阴分而清虚热，为无汗骨蒸之佳品；此外，能凉血散瘀，清热消痈，治热壅血瘀所致的外痈或内痈。

【应用】

1. 血热斑疹吐衄　本品能清热凉血。治温热病热入营血，身发斑疹、吐血衄血，常配地黄、赤芍等同用，如犀角地黄汤。

2. 阴虚发热　本品善于清透阴分伏热。治温病伤阴，邪伏阴分，夜热早凉，热退无汗，常配青蒿、鳖甲、地黄等，如青蒿鳖甲汤；治血热吐衄，可与大蓟、大黄、茜草根等同用，如十灰散。

3. 经闭痛经，癥瘕积聚，跌打损伤　本品能活血通经，祛瘀。治血滞经闭、痛经，常与丹参、川芎、桂枝等同用，如桂枝茯苓丸；治跌打损伤，常配乳香、没药等同用。

4. 痈肿疮毒　本品能凉血散瘀，清热消痈。治火毒炽盛，痈肿疮毒，可配大黄、白芷、甘草等同用，如将军散；治肠痈腹痛，常与大黄、桃仁等配伍，如大黄牡丹皮汤。

【用量用法】6～12g，煎服。清热凉血宜生用，活血散瘀宜酒炒用。

【注意事项】孕妇及月经过多者慎用。

### 知识拓展

#### 牡丹皮的现代研究与应用

牡丹皮主含酚类，主要成分为丹皮酚、牡丹酚原苷、牡丹酚新苷等。其主要有抗菌、抗血栓、降压、抗炎、镇痛、镇静、解热、利尿等作用，现代用于治疗过敏性鼻炎、窦房结功能低下、急慢性湿疹、皮肤瘙痒症、高血压、血小板减少性紫癜等。

## 赤芍 Chishao
### 《开宝本草》

本品为毛茛科植物芍药 *Paeonia lactiflora* Pall. 或川赤芍 *Paeonia veitchii* Lynch 的干燥

根。主产于内蒙古、辽宁、河北、四川。春、秋季二季采挖。切片，生用或炒用。

【性味归经】苦，微寒。归肝经。

【功效】清热凉血，散瘀止痛。

【药性分析】赤芍苦微寒，专入肝经。善清血分郁热，能清热凉血，为血热斑疹、吐衄等证常用；又能散瘀止痛，为瘀血阻滞所致诸证多用；且能清泻肝火，治肝火目赤肿痛。

【应用】

**1. 血热斑疹、吐衄**　本品善清热凉血。治温热病热入营血，迫血妄行，身发斑疹，常与牡丹皮等同用；治血热所致之吐衄，多与地黄、白茅根、大黄等配伍。

**2. 经闭痛经，癥瘕积聚，跌打损伤，疮痈肿痛**　本品能活血通经，散瘀止痛。治血滞经闭、痛经、癥瘕腹痛，可与当归、赤芍、延胡索等同用，如少腹逐瘀汤；治跌打损伤，瘀肿疼痛，可与虎杖同用，如虎杖散，或配桃仁、红花、当归等同用；治热毒疮痈，则与金银花、黄连等配伍，如夺命丹。

**3. 目赤肿痛**　本品能清泻肝火。治肝热目赤，或目生翳障，常与菊花、夏枯草等同用。

【用量用法】6~12g，煎服。

【注意事项】血虚经闭不宜用。不宜与藜芦同用。

### 知识拓展

赤芍主含芍药苷、羟基芍药苷、氧化芍药苷、芍药吉酮、芍药新苷等。其主要有扩张冠状动脉、抗血小板聚集、抗血栓形成、镇静、镇痛、解热及抗惊厥、抗溃疡和降压作用，现代用于治疗神经痛、变态反应性鼻炎、急性脑血栓、急性黄疸型肝炎、带状疱疹等。

## 紫草 Zicao
《神农本草经》

本品为紫草科植物新疆紫草 *Arnebia euchroma*（Royle）Johnst. 或内蒙紫草 *Arnebia guttata* Bunge 的干燥根。主产于辽宁、湖南、河北、新疆等地。春、秋二季采挖，晒干。切片，生用。

【性味归经】甘、咸，寒。归心、肝经。

【功效】清热凉血，活血解毒，透疹消斑。

【药性分析】紫草甘咸性寒，入心、肝经。善清热凉血解毒，为治热毒血滞之斑疹、麻疹的要药；制膏外用或油浸外涂能凉血解毒、活血消痈，治疮痈湿疹、水火烫伤。

【应用】

1. 斑疹紫黑，麻疹不透　本品能凉血活血，解毒透疹。治温热病发斑紫黑者，常与赤芍、蝉蜕等配伍，如紫草发斑汤；治麻疹不透，疹色紫暗，兼咽喉肿痛者，可与牛蒡子、山豆根、连翘等同用，如紫草消毒饮。

2. 痈疽疮疡，湿疹瘙痒，水火烫伤　本品能清热解毒，活血消肿。治疮痈久溃不敛，常与当归、白芷等配伍，如生肌玉红膏；治湿疹瘙痒，可配黄连、黄柏等同用；治烧烫伤，本品用植物油浸泡，滤取油液，外涂患处，或配黄柏、牡丹皮、大黄等，麻油熬膏外搽。

【用量用法】5～10g，煎服。外用适量，熬膏或用植物油浸泡涂擦。

【注意事项】脾虚便溏者忌服。

## 水牛角 Shuiniujiao
### 《名医别录》

本品为牛科动物水牛 *Bubalus bubalis* Linnaeus 的角。主产于华南、华东地区。取角后，水煮，去角塞，干燥。镑片或锉粉用。

【性味归经】苦，寒。归心、肝经。

【功效】清热凉血，解毒，定惊。

【药性分析】水牛角味苦咸寒，入心、肝经。能清热凉血，解毒，定惊。治热入营血，高热神昏，血热出血；且能解毒消肿，治疮痈、喉痹。

【应用】

1. 热入营血证　本品能清泄营血之热。治温热病热入营血，高热不退，甚则神昏谵语，或身发斑疹，常与金银花、玄参等配伍；治高热惊厥抽搐，多与羚羊角等同用。

2. 血热吐衄　本品有凉血止血之效。治血热出血，常与地黄、牡丹皮等配伍；治外伤出血，可锉末外敷。

3. 痈肿疮疡　本品能清热解毒，凉血消肿。治疮痈红肿，多与连翘等配伍；治热毒喉痹咽痛，常与玄参、桔梗等同用；治痈肿疮疡，咽喉肿痛，可与黄连、黄芩、连翘等同用，如水牛角解毒丸。

【用量用法】15～30g，宜先煎3小时以上。或锉末冲服。外用适量。

### 知识链接

#### 水牛角浓缩粉

水牛角浓缩粉为水牛角的半浓缩粉。其性味功效、主治与水牛角同。冲服，每次1.5～3g，一日2次。

由于犀角明令禁用，故现今临床多以水牛角替代犀角。但水牛角较犀角气薄力逊，当以加量用之，方能奏效。

# 第五节　清虚热药

目标任务：
1. 认识常用清虚热药物的外观形态。
2. 掌握清虚热药重点药物青蒿、地骨皮等的功用特征、用量用法、使用注意事项，认识该类药物的毒副作用。
3. 总结本类药物药性功用的特征规律。

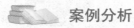 案例分析

患者，男，56岁。症见午后低热，月余不退，形体消瘦，口常干渴，脉沉细数，舌质嫩红，苔少。

该患者为何证？应如何治疗？

本类药物寒凉，主入阴分，具有清虚热、退骨蒸之功。适用于肝肾阴虚所致的骨蒸潮热、手足心热、午后发热、虚烦不眠、遗精盗汗、舌红少苔、脉细数等证。亦可用于热病后期，余热未清，伤阴劫液之夜热早凉、热退无汗、舌质红绛、脉细数等证。

## 青蒿 Qinghao
《神农本草经》

本品为菊科植物黄花蒿 *Artemisia annua* L. 的干燥地上部分。全国大部分地区均产。秋季花盛开时采割。阴干。切段，生用。

【性味归经】苦、辛，寒。归肝、胆、肾经。

【功效】清虚热，除骨蒸，解暑热，截疟。

【药性分析】青蒿苦辛寒凉，入肝、胆、肾经。其气味芳香，辛散苦泄，善清虚热，既凉血退热治热病伤阴发热，又退蒸除热，疗阴虚骨蒸发热；且能清透少阳寒热，截疟，为治疟疾要药；此外，还善解暑热，为治暑湿外感之要药。

【应用】

1. **热病伤阴，夜热早凉**　本品长于清透阴分伏热。治热病后期，余热未清，邪伏阴分，伤阴劫液，夜热早凉，热退无汗，或热病后低热不退等，常与鳖甲、知母、地黄等同用，如青蒿鳖甲汤。

2. **阴虚发热**　本品能退蒸除热。治阴虚内热，虚劳骨蒸，日晡潮热，手足心热，古方常单味应用，亦可与知母、银柴胡、胡黄连等配伍，如清骨散。

3. **外感暑热**　本品能清热解暑。治暑天外感，发热头痛、烦渴、脉数，常与广藿香、荷叶等同用。

**4.疟疾**　本品善截疟，为治疟疾要药。治疟疾，可用大量鲜青蒿绞汁服用，或与草果等同用。

【用量用法】6~12g，煎服。入汤剂宜后下。或鲜品绞汁服。

【注意事项】脾胃虚弱、肠滑泄泻者忌服。

### 青蒿的现代研究与应用

青蒿含倍半萜类，主要成分为青蒿素、青蒿酸、青蒿内酯、青蒿醇等。其主要有抗疟、促进机体细胞免疫、抗流感病毒、利胆、祛痰、镇咳、抗菌等作用，现代用于治疗疟疾、红斑性狼疮、感冒、急慢性支气管炎、口腔扁平苔藓、癌症发热、日本血吸虫病等。

知识链接

### 青蒿素的发现

青蒿素已被药理和临床证明具有抗疟作用，效果良好，得到中国乃至世界同行的认同。其发现者是我国著名科学家屠呦呦，2011年因为"发现青蒿素——一种用于治疗疟疾的药物，挽救了全球特别是发展中国家的数百万人的生命"而获拉斯克奖，这也是至今为止，中国生物医学界获得的世界级最高大奖。

## 地骨皮 Digupi
### 《神农本草经》

本品为茄科植物枸杞 *Lycium chinense* Mill. 或宁夏枸杞 *Lycium barbarum* L. 的干燥根皮。全国大部分地区均产。春初或秋后采挖，剥取根皮，晒干。切段，生用。

【性味归经】甘，寒。归肺、肝、肾经。

【功效】凉血除蒸，清肺降火。

【药性分析】地骨皮甘寒，入肺、肝、肾经。其甘寒清润而入血分，既善清肝肾虚热，除有汗骨蒸，为凉血退热除蒸之佳品；又泄实热而凉血止血，治血热出血；且善清泄肺热，除肺中郁火，治肺热咳嗽。

【应用】

**1.阴虚发热**　本品善清虚热、除骨蒸。治阴虚发热，常与知母、鳖甲、银柴胡等配伍，如地骨皮汤；治阴虚内热，虚劳骨蒸，心烦盗汗，常与银柴胡、知母等配伍，如清骨散；治盗汗骨蒸，肌瘦潮热，常与秦艽、鳖甲等配伍，如秦艽鳖甲散。

**2.血热出血**　本品能清热凉血以止血。治血热妄行的吐血、衄血、尿血诸证，可单味煎服，或配伍小蓟、侧柏叶、白茅根等同用。

**3.肺热咳嗽**　本品善清泄肺热。治肺火郁结之气逆不降，咳嗽气喘，常与桑白皮、甘草等同用，如泻白散。

此外，本品还能泄热，生津止渴，常与天花粉、地黄、五味子等同用，治内热消渴。

【用量用法】9～15g，煎服。

【注意事项】外感风寒发热或脾虚便溏者不宜用。

> **知识拓展**
>
> ### 地骨皮的现代研究与应用
>
> 　　地骨皮主含桂皮酸、甜菜碱、苦柯碱A、枸杞素A、枸杞素B、亚油酸、亚麻酸及酚类等。其主要有解热、降压、抗菌等作用，现代用于治疗糖尿病、原发性高血压、化脓性溃疡、过敏性皮肤病等。

其他清虚热药见表7-4。

**表7-4　其他清虚热药**

| 药名 | 来源 | 药性 | 功效 | 主治 | 用量用法 |
|---|---|---|---|---|---|
| 白薇 | 萝藦科植物白薇或蔓生白薇的干燥根及根茎 | 苦、咸，寒。归胃、肝、肾经 | 清热凉血，利尿通淋，解毒疗疮 | 1.阴虚发热<br>2.热淋，血淋<br>3.痈疽肿毒 | 5～10g，煎服。外用适量 |
| 银柴胡 | 石竹科植物银柴胡的干燥根 | 甘，微寒。归肝、胃经 | 清虚热，除疳热 | 1.阴虚发热<br>2.小儿疳热 | 3～10g，煎服 |
| 胡黄连 | 玄参科植物胡黄连的干燥根茎 | 苦，寒。归肝、胃、大肠经 | 清虚热，除疳热，清湿热 | 1.阴虚发热<br>2.疳积发热<br>3.湿热泻痢<br>4.痔疮肿痛 | 3～10g，煎服 |

# 小　结

1.本类药物药性寒凉，能清泄里热，主治里热证。分为清热泻火药、清热燥湿药、清热解毒药、清热凉血药、清虚热药5类。

2.清热泻火药，用于气分实热证及脏腑实热证。石膏为清气分大热的要药，还善清肺胃之火。知母既能清热泻火，又能润肺胃之阴。栀子善清三焦火邪而除烦，为治热病烦闷之要药。夏枯草为治目珠疼痛之要药。天花粉为清热生津之品，为外科疮疡要药。芦根为治肺热咳嗽、肺痈吐脓的常用药。淡竹叶多用于心热移于小肠之烦渴、口舌生疮。决明子能润肠通便，治燥热便秘。

3. 清热燥湿药，用于湿热证。黄芩、黄连、黄柏（"三黄"），均能清热燥湿、泻火解毒，用治湿热、火毒之证。其中黄芩善清上焦湿热及肺火，还能泻火止血。黄连善清心火及中焦湿热，为治湿热泻痢、胃热呕吐之要药，还善治痈疽疔毒。黄柏善清下焦湿热，为治湿热下注之良药。龙胆尤善清下焦湿热，长于泻肝胆实火。苦参亦善清下焦湿热，且能杀虫、利尿。

4. 清热解毒药，用于热毒或火毒证。金银花善清热解毒、疏散风热，为治外感风热或温热病之要药。连翘为疮家要药。板蓝根善清热解毒，善治咽喉肿痛、疮痈肿毒等证。鱼腥草为肺经专药，善治肺痈。蒲公英为治乳痈要药，亦治肠痈。紫花地丁为治疗疮要药。穿心莲能清热解毒，治肺痈、咳吐脓血。大血藤善治肠痈。败酱草善治肠痈，亦治肺痈。白头翁为治痢专药。山豆根为解毒利咽第一要药。射干能清热解毒利咽，兼降气祛痰。

5. 清热凉血药，用于热入营血的实热证。地黄清热凉血、养阴生津、凉血止血。玄参解毒散结，火盛阴亏多用。牡丹皮既能清热凉血，又活血散瘀。赤芍善清泄肝热。紫草为治疹毒内陷、斑疹紫黑要药。水牛角善清营血之热，善治热入营血、高热神昏、身发斑疹。

6. 清虚热药，用于阴虚发热，或热病后期，夜热早凉。青蒿能清透阴分伏热，为治疟疾要药。地骨皮凉血退蒸、清肺降火，为治肝肾虚热，骨蒸潮热的常用药。

# 目标测试

**A1 型题**（以下每一道题有 A、B、C、D、E 五个备选答案，从中选择一个最佳答案）

1. 清热药的主要功效是（　　　）

    A. 清热泻火　　　　　　　B. 清热燥湿　　　　　　　C. 清解里热

    D. 清退虚热　　　　　　　E. 清热凉血

2. 清热泻火药的主治证是（　　　）

    A. 气分实热证　　　　　　B. 营血分实热证　　　　　C. 虚热证

    D. 里热证　　　　　　　　E. 热毒证

3. 善解肌退热的药物是（　　　）

    A. 石膏　　　　　　　　　B. 知母　　　　　　　　　C. 黄芩

    D. 芦根　　　　　　　　　E. 天花粉

4. 既能清热泻火润燥，又善除骨蒸的是（　　　）

    A. 地骨皮　　　　　　　　B. 地黄　　　　　　　　　C. 牡丹皮

    D. 青蒿　　　　　　　　　E. 知母

5. 心移热于小肠，而见小便短赤涩痛。最宜用（　　　）

    A. 石膏　　　　　　　　　B. 知母　　　　　　　　　C. 淡竹叶

    D. 芦根　　　　　　　　　E. 栀子

6. 功能清肝火、散郁结的是（　　　）

    A. 栀子　　　　　　　　　B. 知母　　　　　　　　　C. 夏枯草

    D. 龙胆　　　　　　　　　E. 黄芩

7. 善泻三焦火邪除烦的是（　　　）

    A. 竹叶　　　　　　　　　B. 栀子　　　　　　　　　C. 黄连

    D. 淡竹叶　　　　　　　　E. 鱼腥草

8. 不是龙胆适应证的是（　　　）

    A. 湿热下注之带下、阴痒　　B. 风热上攻之目赤　　　　C. 肝火头痛

    D. 黄疸尿赤　　　　　　　　E. 肝经热盛动风之高热、抽搐

9. 善清肺热的药物是（　　　）

    A. 黄芩　　　　　　　　　B. 黄连　　　　　　　　　C. 黄柏

    D. 栀子　　　　　　　　　E. 龙胆

10. 清热解毒药的适应证不包括（　　　）

    A. 热毒痈肿疔疮　　　　　B. 热毒泻痢　　　　　　　C. 热毒咽喉肿痛

    D. 湿热带下　　　　　　　E. 丹毒

11. 既能清热解毒，又善疏散表热的是（　　　）

    A. 桑叶　　　　　　　　　B. 金银花　　　　　　　　C. 柴胡

    D. 薄荷　　　　　　　　　E. 葛根

12. 有"疮家圣药"之称的药物是（　　　）

    A. 鱼腥草　　　　　　　　B. 金银花　　　　　　　　C. 连翘

    D. 菊花　　　　　　　　　E. 石膏

13. 能凉血利咽，善治咽喉肿痛的药物是（　　　）

    A. 青黛　　　　　　　　　B. 薄荷　　　　　　　　　C. 地黄

    D. 大青叶　　　　　　　　E. 板蓝根

14. 既能清血分实热，又能退虚热的是（　　　）

    A. 石膏　　　　　　　　　B. 知母　　　　　　　　　C. 赤芍

    D. 地黄　　　　　　　　　E. 牡丹皮

15. 性味咸寒，既能清热凉血，又能解毒的是（　　　）

    A. 水牛角　　　　　　　　B. 玄参　　　　　　　　　C. 地黄

    D. 牡丹皮　　　　　　　　E. 紫草

16. 青蒿主治证无（　　　）

    A. 温邪伤阴，夜热早凉　　B. 肺热咳嗽　　　　　　　C. 阴虚发热，劳热骨蒸

    D. 感受暑邪，发热头痛　　E. 疟疾

17. 既清虚热，又截疟的是（　　　）

    A. 知母　　　　　　　　　B. 青蒿　　　　　　　　　C. 牡丹皮

    D. 银柴胡　　　　　　　　E. 胡黄连

18. 功能凉血退蒸，清肺降火的是（　　　）

    A. 白薇　　　　　　　　　B. 黄柏　　　　　　　　　C. 黄芩

    D. 地骨皮　　　　　　　　E. 芦根

**A2 型题**（以下每个案例有 A、B、C、D、E 五个备选答案，从中选择一个最佳答案）

1. 患者，男，26 岁。症见高热，面红，烦渴，汗出恶热，脉洪有力。用清热法治疗，应首选（　　　）

    A. 石膏　　　　　　　　　B. 天花粉　　　　　　　　C. 夏枯草

    D. 淡竹叶　　　　　　　　E. 竹叶

2. 患者，男，36 岁。症见身发高热，咳嗽，气急鼻扇。治疗时选用麻黄与何药配伍（　　　）

    A. 地黄　　　　　　　　　B. 地骨皮　　　　　　　　C. 石膏

    D. 夏枯草　　　　　　　　E. 白头翁

3. 患者，男，58 岁。症见骨蒸潮热，遗精盗汗，舌红，脉细数。下列最宜选用何药物与六味地黄丸治疗（　　　）

    A. 知母　　　　　　　　　B. 黄连　　　　　　　　　C. 青蒿

    D. 地黄　　　　　　　　　E. 芦根

4. 患者，女，38 岁。为肝火上炎所致的目赤肿痛，头痛，眩晕，舌红，脉细数。下列最宜选用药物的是（　　　）

    A. 苦参　　　　　　　　　B. 淡竹叶　　　　　　　　C. 板蓝根

    D. 射干　　　　　　　　　E. 夏枯草

5. 患者，女，45 岁。发怒后出现头痛、胸胁疼痛、目赤红肿、口苦咽干等。应首选（　　　）

    A 知母　　　　　　　　　B. 鱼腥草　　　　　　　　C. 败酱草

    D. 石膏　　　　　　　　　E. 龙胆

6. 患者，男，30 岁。因吃不洁食物，出现腹痛、泻泄、苔黄腻等。应首选（　　　）

    A. 龙胆　　　　　　　　　B. 夏枯草　　　　　　　　C. 黄芩

    D. 黄连　　　　　　　　　E. 青蒿

7. 患者，男，50 岁。症见泻痢，脓血便，腹痛，里急后重。首选下列何药（　　　）

    A. 败酱草　　　　　　　　B. 黄连　　　　　　　　　C. 金银花

    D. 白头翁　　　　　　　　E. 败酱草

8. 患者，女，33 岁。症见发热，微恶风寒，头痛口渴，咳嗽咽痛，舌尖红，苔薄白，脉浮数。应首选（　　　）

    A. 荆芥　　　　　　　　　B. 菊花　　　　　　　　　C. 黄芩

    D. 金银花　　　　　　　　E. 栀子

9. 患者，男，25 岁。症见咽喉肿痛，口咽干燥，腮部肿胀。应首选（　　　）

    A. 石膏　　　　　　　　　B. 板蓝根　　　　　　　　C. 天花粉

    D. 地骨皮　　　　　　　　E. 鱼腥草

10.患者，女，53岁。症见夜热早凉，热退无汗，舌红苔少，脉细数。应首选
（　　）

    A. 知母            B. 石膏           C. 青蒿

    D. 牡丹皮         E. 薄荷

**B1 型题**（以下提供若干组考题，每组考题共用在考题前列出的 A、B、C、D、E 五个备选答案，从中选择一个与问题关系最密切的答案）

    A. 肺热咳嗽         B. 皮肤瘙痒，疥癣，麻风    C. 骨蒸潮热

    D. 肝胆实热，湿疹，黄疸   E. 心火亢盛，烦躁失眠

1. 黄芩主治（　　　　）

2. 黄连主治（　　　　）

3. 黄柏主治（　　　　）

4. 龙胆主治（　　　　）

5. 苦参主治（　　　　）

    A. 清热解毒，祛痰利咽   B. 清热生津，消肿排脓   C. 清肝明目，润肠通便

    D. 清热解毒，疏散风热   E. 泻火除烦，清热利湿，凉血止血

6. 金银花的功效是（　　　　）

7. 栀子的功效是（　　　　）

8. 射干的功效是（　　　　）

9. 决明子的功效是（　　　　）

10. 天花粉的功效是（　　　　）

    A. 紫花地丁         B. 蒲公英         C. 鱼腥草

    D. 白头翁         E. 败酱草

11. 常用于治疗肺痈的药物是（　　　　）

12. 常用于治疗肠痈的药物是（　　　　）

13. 常用于治疗乳痈的药物是（　　　　）

14. 常用于治疗痈肿疔疮的药物是（　　　　）

15. 常用于治疗热毒泻痢的药物是（　　　　）

# 第八章　泻下药

知识目标

掌握泻下药的药效特征及主治；掌握泻下药的分类及常用泻下药的功效应用、用量用法、使用注意及毒副作用。

能力目标

能正确认识、合理使用泻下中药。

凡能引起腹泻，或润滑大肠，能促进排便的药物称为泻下药。

本类药多味苦而泄，为沉降之品，有的质润而滑，主归大肠经。主要作用为泻下通便，以排除胃肠积滞及其他有害物质；或清热泻火，以泻下为手段，将体内实热火邪清除；或逐水退肿，使水湿停饮从大小便排出；部分药还兼有解毒、活血祛瘀等作用。本类药主要适用于大便秘结、胃肠积滞、实热内结及水肿停饮等里实证，部分药还可用于疮痈肿毒及瘀血证。

根据泻下作用强弱及适应证的不同，泻下药可分为攻下药、润下药及峻下逐水药三类。其中攻下药泻下作用强烈，润下药泻下作用缓和，峻下逐水药泻下作用最为猛烈。

使用本类药，应根据患者的体质与兼证进行配伍。若患者里实兼有表邪，当先解表后攻里，必要时可配伍解表药，以表里双解；若患者里实而正虚，则配伍补虚药，以攻补兼施，使攻下而不伤正；若患者实热内积，则配伍清热药；若患者寒积便秘，则配伍温里药。有时为加强泻下导滞，也常配伍行气药。

应用本类药物，须急下者，可选用汤剂，必要时可适当加大剂量；缓下者可选用丸剂，用量不宜过大。攻下药、峻下逐水药药性峻猛，部分药物毒性较强，易伤正气，宜中病即止，不可过剂，年老体虚、脾胃虚弱，妇女胎前产后及月经期应慎用或忌用。对于毒性强烈的泻下药，一定要严格炮制法度，控制用量，避免中毒，确保用药安全。

# 第一节 攻下药

**目标任务：**

1. 认识常用攻下药药物的外观形态。

2. 掌握攻下药重点药物大黄、芒硝、番泻叶的功用特征、用量用法、使用注意事项，认识该类药物的毒副作用。

3. 总结本类药物药性功用的特征规律。

 **案例分析**

患者，男，35岁。平素喜食辛辣之品，近日大便干结，口干口臭，小便短赤，舌红，苔黄燥，脉滑数。

该患者为哪一型便秘？如何治疗？

本类药大多苦寒沉降，主入胃、大肠经。攻下通便作用较强，兼能清热泻火。主要用于实热积滞、里热炽盛、大便秘结、燥屎坚结等里热实证。常配伍清热药、行气药，以加强泻下及消除胀满。若证属冷积便秘，当配伍温里药。

## 大黄 Dahuang
### 《神农本草经》

本品为蓼科植物掌叶大黄 *Rheum palmatum* L.、唐古特大黄 *Rheum tanguticum* Maxim. ex Balf. 或药用大黄 *Rheum officinale* Baill. 的干燥根及根茎。掌叶大黄和唐古特大黄药材称北大黄，主产于青海、甘肃等地；药用大黄药材称南大黄，主产于四川。于秋末茎叶枯萎或次春发芽前采挖。除去须根，刮去外皮，切瓣或段，绳穿成串，干燥，或直接干燥。生用（生大黄），或酒炖或蒸（酒大黄），炒炭（大黄炭）用。

【性味归经】苦，寒。归脾、胃、大肠、肝、心包经。

【功效】泻下攻积，清热泻火，凉血解毒，逐瘀通经，利湿退黄。

【药性分析】大黄苦寒沉降，峻下实热，荡涤胃肠，走而不守，斩关夺门，有"将军"之美誉，为治实热便秘、壮热神昏等阳明腑实证之要药；亦可攻积导滞，泄热通肠，可用于湿热下痢、里急后重、大便不爽。大黄还可泄胃肠、血分实热，可用治血热吐衄、目赤咽肿、痈肿疮毒；还能活血通经，用于瘀血经闭、产后瘀阻、癥瘕积聚、跌打损伤等。本品外用可清火消肿，用于火毒疮疡、水火烫伤。

【应用】

**1. 胃肠积滞，大便秘结** 本品泻下攻积作用强，为治积滞便秘之要药，尤宜于实热便秘。治热结便秘，腹痛胀满，常配伍芒硝、厚朴、枳实等，如大承气汤；治里实热结兼气血亏虚，常配伍人参、当归等，如黄龙汤；治热结津伤，常配伍麦冬、地黄、玄参等，如增液承气汤；治脾阳不足，冷积便秘，常配伍附子、干姜等，如温脾汤；治食积泻痢，常配伍青皮、槟榔等，如木香槟榔丸；治湿热痢疾初起，里急后重，常配伍黄连、木香，如芍药汤。

**2. 血热吐衄，目赤咽肿，口舌生疮，牙龈肿痛** 本品苦降，能使上炎之火下泄，又能清热泻火，凉血止血。治血热妄行之吐血、衄血、咯血，常配伍黄连、黄芩，如泻心汤；治火邪上炎所致的目赤咽肿、牙龈肿痛，常配伍黄芩、栀子等，如凉膈散；治上消化道出血，也可单用大黄粉内服。

**3. 热毒疮疡，烧烫伤，丹毒** 内服能以泻下为手段，使热毒从大便而去，外用可清热泻火，凉血消肿。治热毒痈肿疔疮，常配伍金银花、蒲公英、连翘等；治肠痈腹痛，可配伍牡丹皮、桃仁、芒硝等，如大黄牡丹汤；治乳痈，可与粉草共研末，酒熬成膏；治口疮糜烂，可与枯矾等份为末擦患处；治烧烫伤，可单用粉，或配地榆粉，用麻油调敷患处。

**4. 瘀血证** 本品治瘀血不分新久，既下瘀血，又清瘀热，为治血瘀证之常用药。治妇女瘀血经闭，常配伍桃核、桂枝等，如桃核承气汤；治妇女产后瘀阻腹痛、恶露不尽，常配伍桃仁、土鳖虫等，如下瘀血汤；治跌打损伤，瘀血肿痛，常配伍当归、红花、穿山甲等，如复元活血汤。

**5. 湿热黄疸，痢疾，淋证** 本品可泄热通便，利大小肠，导湿热从二便而出，可用于多种湿热病证。治湿热黄疸，常配伍茵陈、栀子，如茵陈蒿汤；治湿热淋证，常配伍木通、车前子、栀子等，如八正散；治肠道湿热积滞的痢疾，单用本品即可奏效。

【用量用法】3～15g，煎服。用于泻下应后下，或用开水泡服。外用适量。

【注意事项】本品易伤正气，如非实证，不宜妄用；脾胃虚弱者慎用；妇女怀孕、月经期、哺乳期忌用。

---

**知识拓展**

### 大黄的现代研究与应用

大黄主含蒽醌衍生物，主要成分为蒽醌苷和双蒽醌苷。其主要有抗感染、抗流感病毒、利胆、健胃、止血、保肝、降压、降血清胆固醇等作用，现代用于治疗急腹症、上消化道出血、胃炎、急性菌痢、肠炎、高脂血症及肥胖症等。

---

## 芒硝 Mangxiao
### 《名医别录》

本品为含硫酸钠的天然矿物经精制而成的结晶体。主含含水硫酸钠（$Na_2SO_4 \cdot 10H_2O$）。主产于河北、河南、山东、江苏、安徽等地。将天然产品用热水溶解，滤过，放冷析出结晶，通称"皮硝"。再取萝卜洗净切片，置锅内加水与皮硝共煮，取上层液，放冷析出结晶，即芒硝。以青白色、透明块状结晶、清洁无杂质者为佳。芒硝经风化失去结晶水而成白色粉末称玄明粉（元明粉）。

【性味归经】咸、苦，寒。归胃、大肠经。

【功效】泻下攻积，润燥软坚，清热消肿。

【药性分析】芒硝咸寒，咸以软坚，寒可清热，能泄热通便，润燥软坚，荡涤胃肠三焦实热，善除燥屎，可用治实热积聚、大便燥结等阳明腑实证；兼善清痰火，可用治痰热郁肺，痰滞经络，痰热蒙蔽清窍等。芒硝外用能清火消肿，用于痈肿疮毒、咽喉肿痛、口舌生疮等。

## 课堂互动

大黄、芒硝功用有何不同？

【应用】

**1. 实热积滞，燥结便秘** 本品功似大黄，长于润燥软坚，稀释燥结，实热积滞，大便燥结者尤为适宜。治胃肠实热积滞，大便干结，腹满胀痛，常配伍大黄，如大承气汤；治热邪水饮互结，水结胸胁，常配伍大黄、甘遂，如大陷胸汤，临床常用于胆石症腹痛便秘者。

**2. 咽痛，口疮，目赤及痈疮肿痛** 本品外用清热消肿止痛，效果好。治咽喉肿痛、口舌生疮，可将芒硝置西瓜中制成的西瓜霜外用，或常配伍硼砂、冰片、朱砂，如冰硼散；治目赤肿痛，可用玄明粉化水滴眼；治乳痈初起，可用本品化水或用纱布包裹外敷；治肠痈初起，可与大黄、大蒜同用，捣烂外敷；治痔疮肿痛，可单用本品煎汤外洗。

【用量用法】6~12g，冲入药汁内或开水溶化后服。外用适量。

【使用注意】孕妇及哺乳期妇女忌用。

## 知识拓展

### 芒硝的现代研究与应用

芒硝主含硫酸钠，尚含少量氯化钠、硫酸镁、硫酸钙等。其主要有致泻作用，其原理与所含硫酸根离子不易被肠壁吸收，存留肠内形成高渗溶液，阻止肠内水分的吸收，使肠内容积增大，引起机械刺激，促进肠蠕动有关。芒硝现代用于治疗急性乳腺炎、睾丸炎、角膜翳、肠梗阻等。

### 番泻叶 Fanxieye
《饮片新参》

本品为豆科植物狭叶番泻 *Cassia angustifolia* Vah 或尖叶番泻 *Cassia.acutifolia* Delile 的干燥小叶。前者主产于印度、埃及和苏丹；后者主产于埃及，我国广东、广西及云南亦有栽培。通常于 9 月采收，晒干。生用。

【性味归经】甘、苦，寒。归大肠经。

【功效】泻下通便，利水。

【药性分析】番泻叶味苦性寒，能泄积热，润肠燥，通大便，用治热结或食积便秘，兼能行水消胀。番泻叶为攻克之品，能引起恶心、呕吐、腹痛等副作用。

【应用】

1. 热结便秘　本品苦寒降泄，能泻下导滞，清导实热，适用于热结便秘，习惯性便秘及老年便秘亦可使用。单味泡服，小剂量可起缓泻作用，大剂量则可攻下；治热结便秘，腹满胀痛者，可配伍枳实、厚朴。

2. 腹水肿胀　本品能泻下行水消胀，用于腹水肿胀，单味泡服，或与牵牛子、大腹皮等同用。

【用量用法】2~6g，煎服，宜后下。1.5~3g，温开水泡服。

【使用注意】妇女哺乳期、月经期及孕妇忌用。

### 知识拓展

#### 番泻叶的现代研究与应用

番泻叶主含番泻苷、芦荟大黄素、葡萄糖苷、大黄酸葡萄糖苷及芦荟大黄素、大黄酸、山柰酚等。其主要有致泻、抗菌等作用，现代用于治疗消化道出血、肠梗阻、急性胰腺炎、细菌性痢疾等。

其他攻下药见表 8-1。

表 8-1　其他攻下药

| 药名 | 来源 | 药性 | 功效 | 主治 | 用量用法 |
|---|---|---|---|---|---|
| 芦荟 | 百合科植物库拉索芦荟及好望角芦荟的叶的汁液经浓缩的干燥物 | 苦，寒。归肝、胃、大肠经 | 泻下通便，清肝泻火，杀虫疗疳 | 1. 热结便秘 2. 惊痫抽搐 3. 小儿疳积 | 2~5g，煎服。宜入丸散 |

## 第二节　润下药

目标任务：

1. 认识润下药常用药物的外观形态。

2. 掌握润下药重点药物火麻仁、郁李仁的功用特征、用量用法、使用注意事项，认识该类药物的毒副作用。

3. 熟悉其他润下药的功效与主治。

4. 总结本类药物药性功用的特征规律。

**案例分析**

患者，女，46岁。症见大便干结，面色无华，皮肤干燥，头晕目眩，心悸气短，健忘少寐，口唇色淡，舌淡苔少，脉细。

该患者为何证？应如何治疗？

本类药物多为植物种子和种仁，富含油脂，味甘质润，多入脾、大肠经，能润滑大肠，促使排便。主要适用于年老津枯、产后血虚、热病伤津及失血等所致的肠燥津枯便秘。使用时常配伍具有养阴生津、滋补精血的药物；兼气滞者，配伍行气药。一般入丸剂使用。

## 火麻仁 Huomaren
*《神农本草经》*

本品为桑科植物大麻 *Cannabis sativa* L. 的干燥成熟果实。主产于山东、河北、黑龙江、吉林、辽宁等地。秋季果实成熟时采收，除去杂质，晒干。生用或炒用。

【性味归经】甘，平。归脾、胃、大肠经。

【功效】润肠通便。

【药性分析】火麻仁甘平油润，有润燥滑肠之功，兼能补虚，可用治津液枯燥，产后气血不顺，病后元气未复等所致肠燥便秘者。

【应用】血虚津亏，肠燥便秘　本品主要用于肠燥便秘，尤适用于老人、产妇及体弱津血不足之肠燥便秘，是临床常用的润肠通便药。治津血不足，常配伍补血滋阴药；治津亏燥热，常配伍清热润燥药；治精血不足，常配伍如当归等益精血药。

【用量用法】10～15g，煎服。

【使用注意】大量服用，可致中毒。

### 知识拓展

#### 火麻仁的现代研究与应用

火麻仁主含脂肪油约30%，油中含大麻酚、植酸。火麻仁主要有通便、降压、调血脂等作用，其通便机理是本品在肠中遇碱性肠液后产生脂肪酸，刺激肠壁，使蠕动增强，促进排便。火麻仁现代用于防止术后大便干燥，治疗跌打损伤等。

## 郁李仁 Yuliren
*《神农本草经》*

本品为蔷薇科植物欧李 *Prunus humilis* Bge.、郁李 *Prunus japonica* Thunb. 或长柄扁桃

*Prunus pedunculata* Maxim. 的干燥成熟种子。前二种习称"小李仁",后一种习称"大李仁"。主产于辽宁、吉林、黑龙江、内蒙古、河北等地。夏、秋二季采收成熟果实,除去果肉及核壳,取出种子,干燥。生用,用时捣碎。

【性味归经】辛、苦、甘,平。归脾、大肠、小肠经。

【功效】润肠通便,下气利水。

【药性分析】郁李仁质润苦降,能润肠通便,下气利尿,可用治气滞肠燥,大便不通,水肿胀满,小便不利。

【应用】

1.津枯肠燥,食积气滞,腹胀便秘 本品主要用于肠燥便秘,润肠通便作用与火麻仁类似而较强,且可行大肠之气。治食积气滞,腹胀便秘,常配伍枳实、厚朴、陈皮等;治产后肠胃燥热,大便秘结,常配伍芒硝、当归、地黄,如郁李仁饮;治大肠气滞,肠燥便秘,常配伍火麻仁、柏子仁、杏仁等,如五仁丸。

2.水肿,脚气浮肿,小便不利 本品能利水消肿,治水肿,小便不利,可配伍桑白皮、赤小豆等,如郁李仁汤。

【用量用法】6~10g,煎服。

【使用注意】本品易致滑肠,孕妇慎用,大便不实者忌用。

其他润下药见表8-2。

表8-2 其他润下药

| 药名 | 来源 | 药性 | 功效 | 主治 | 用量用法 |
|---|---|---|---|---|---|
| 松子仁 | 松科植物红松等的种仁 | 甘,温。归肺、大肠经 | 润肠通便,润肺止咳 | 1.肠燥便秘 2.肺燥干咳 | 5~10g,煎服 |

# 第三节 峻下逐水药

目标任务:

1.认识峻下逐水常用药物的外观形态。

2.掌握峻下逐水药重点药物甘遂、京大戟、牵牛子、巴豆的功用特征、用量用法、使用注意事项,认识该类药物的毒副作用。

3.总结本类药物药性功用的特征规律。

 案例分析

患者,男,38岁。症见水饮积滞,腹水肿胀,胁下疼痛,喘逆气急,尿少便秘,脉实有力。

该患者为何证?应如何治疗?

本类药物大多苦寒有毒，药力峻猛，服用后泻下程度与泻下次数均超过攻下药，可致剧烈腹泻，将体内潴留的水湿痰饮通过肠道排出体外，消除体内水湿邪气。适用于全身水肿，大腹胀满，以及停饮等正气未衰之证。

本类药攻伐力强，均有毒性，易伤正气，须注意其用量与炮制方法、禁忌等，确保临床用药安全。体虚者慎用，孕妇忌用。

## 甘遂 Gansui
《神农本草经》

本品为大戟科植物甘遂 *Euphorbia kansui* T. N. Liou ex T. P. Wang 的干燥块根。主产于陕西、河南、山西。春季开花前或秋末茎叶枯萎后采挖，除去外皮，晒干。生用或醋制用。

【性味归经】苦，寒。有毒。归肺、肾、大肠经。

【功效】泻水逐饮，消肿散结。

【药性分析】甘遂苦能泄降，寒能除热，能通利二便，为泻水除湿之峻药，又能逐痰涤饮。主要用于水湿壅盛所致水肿胀满，二便不通，形症俱实的阳实水肿证，以及痰饮积聚，胸满气喘及癫痫痰涎壅盛者。外用还可消肿散结。但本品有毒，要控制剂量，不可过服，以免中毒。

【应用】

1.水肿腹胀，胸胁停饮，气逆咳喘，二便不利　本品苦寒性降，峻下力强，服药后可致连续泻下，将潴留水饮排出体外。可单用研末服，或配伍牵牛子，如二气汤；或与京大戟、芫花为末，枣汤送服，如十枣汤；另可配伍大黄、芒硝治水热互结之大陷胸证，如大陷胸汤。

2.风痰癫痫　本品能驱逐痰涎。以本品为末，入猪心煨后，与朱砂末为丸服，如遂心丹。

3.疮痈肿毒　取甘遂末水调外敷，可消肿散结，治疮痈肿毒。

【用量用法】0.5～1.5g，炮制后多入丸、散。外用适量，生用。

【使用注意】体虚及孕妇忌用，反甘草。

### 知识拓展

**甘遂的现代研究与应用**

甘遂含四环三萜类化合物 α－和 γ－大戟醇、甘遂醇、大戟二烯醇、棕榈酸等。其主要有强烈致泻、镇痛、抗白血病等作用，现代用于治疗胸腔积液、胸膜炎、腹水、急腹症、尿潴留等。

## 京大戟 Jingdaji
*《神农本草经》*

本品为大戟科植物大戟 *Euphorbia pekinensis* Rupr. 的干燥根。主产于河北、山西、甘肃、山东、江苏等地。秋、冬二季采挖，洗净，晒干。生用或醋煮用。

【性味归经】苦，寒。有毒。归肺、脾、肾经。

【功效】泻水逐饮，消肿散结。

【药性分析】京大戟苦寒下泄，通利二便，为泻水逐痰之峻药，功同甘遂而药力稍逊，适用于水肿胀满、痰饮积聚等，并可攻毒消肿。本品峻烈有毒，不可过服，正气亏虚者不可轻用。

【应用】

1. 水肿腹胀，胸胁停饮，气逆咳喘，二便不利  本品以泻脏腑水湿见长，治水肿鼓胀，正气未衰，可与大枣同煮，食枣；或配伍甘遂、芫花等，如十枣汤；治胸胁停饮，胁痛痰稠，常配伍白芥子、甘遂，如控涎丹。

2. 痈肿疮毒，瘰疬痰核  治痈肿疮毒，可用鲜品捣敷；治瘰疬痰核，可与鸡蛋同煮，食鸡蛋。

【用量用法】1.5 ~ 3g，煎服。入丸、散服，每次 1g。内服醋制用。外用适量，生用。

【使用注意】虚弱者及孕妇忌用。反甘草。

### 知识拓展

**京大戟的现代研究与应用**

京大戟主含大戟苷、生物碱、树胶、树脂等。其主要有致泻、对抗肾上腺素升压等作用，现代用于治疗结核性胸膜炎等。

## 牵牛子 Qianniuzi
*《名医别录》*

本品为旋花科植物裂叶牵牛 *Pharbitis nil*（L.）Choisy 或圆叶牵牛 *Pharbitis purpurea*（L.）Voigt 的干燥成熟种子。全国大部分地区均产。秋末果实成熟、果壳未开裂时采收，晒干。生用或炒用，用时捣碎。

【性味归经】苦，寒。有毒。归肺、肾、大肠经。

【功效】泻水通便，消痰涤饮，杀虫攻积。

【药性分析】牵牛子苦寒峻下，能通利二便，下气行水，消痰涤饮。虽其毒性不如甘遂、大戟、芫花，但仍为峻下之品，且可杀虫消积，治虫积腹痛。本品有黑、白两种，但功效基本相同。凡用牵牛，少则动大便，多则泻下逐水，凡水肿、痰饮，非形证俱实者，不可轻用。

【应用】

**1. 水肿，鼓胀**　本品泻下、利尿兼具，通利二便，使水湿由二便排出。治水肿、鼓胀，二便不利，可单用研末服；重症者，可配伍甘遂、京大戟等，如舟车丸。

**2. 痰饮积聚，喘咳**　本品能泻肺气，逐痰饮，常配伍葶苈子、杏仁等，如牵牛子散；治痰壅咳喘，面目浮肿，可与大黄、槟榔为末服，如牛黄夺命散。

**3. 虫积腹痛**　本品去积杀虫，可借其泻下通便作用以排除虫体。常配伍槟榔、使君子等。

**4. 实热积滞、食积便秘**　治肠胃实热积滞，便秘腹胀，可配伍槟榔，大黄等；治食积便秘，可配伍山楂、麦芽等。

【用量用法】3 ~ 6g，煎服。入丸、散服，每次 1.5 ~ 3g。

【使用注意】孕妇忌用。畏巴豆。

## 知识拓展

### 牵牛子的现代研究与应用

牵牛子主含牵牛子苷、牵牛子酸甲、没食子酸及生物碱麦角醇、裸麦角碱、喷尼棒麦角碱等。其主要有刺激肠道，增进蠕动而导致强烈的泻下作用。黑丑、白丑泻下作用无区别。牵牛子现代用于治疗腹水、尿潴留等。

## 巴豆 Badou
### 《神农本草经》

本品为大戟科植物巴豆 *Croton tiglium* L. 的成熟果实。主产于四川、广西、云南等省。秋季果实成熟时采收，晒干，破开果壳，取出种子。若需制霜，则种子堆置 2 ~ 3 天，摊开，干燥，去皮取净仁，照制霜法制霜，或取仁研细后，测定脂肪油含量，加适量淀粉，使脂肪油含量符合规定（18.0% ~ 20.0%），混匀，即得巴豆霜。

【性味归经】辛，热；有大毒。归胃、大肠经。

【功效】峻下冷积，逐水退肿，豁痰利咽；外用蚀疮。

【药性分析】巴豆辛热，有大毒，生用能峻下寒积，可荡涤肠胃，去沉寒痼冷、宿食积滞，攻痰逐湿，利水消肿。其通便利水，药力峻猛，有斩关夺门之功，故可治肠胃寒积，脘腹冷痛，大便秘结，以及痰饮腹水、胀满不通等症。巴豆熟用或压油制霜用，则药力较缓。外用可疗疮毒、蚀腐肉，治恶疮疥癣。因其药性毒烈，内服易劫液伤阴，不可轻用。

【应用】

**1. 寒积便秘**　本品辛热，能峻下冷积，开通肠道闭塞。可单用巴豆霜装入胶囊服，或配伍大黄、干姜制丸服，如三物备急丸。

**2. 腹水鼓胀**　本品峻泻，逐水退肿力强。治腹水鼓胀，可配伍苦杏仁为丸；近代配伍绛矾、神曲为丸，名为含巴绛矾丸，用于晚期血吸虫病肝硬化腹水。

**3. 喉痹，寒实结胸**　本品祛痰利咽以利呼吸。治喉风或喉痹痰涎壅塞气道，呼吸困难，甚则窒息欲死，可用本品制霜少量灌服；近代将本品制霜吹入喉部，用于白喉及喉炎引起喉梗阻；治寒实结胸及肺痈浓痰不出，可配伍贝母、桔梗，如三物小白散。

**4. 痈疽，疥癣恶疮，疣痣** 本品外用有疗疮毒、蚀腐肉的作用。治痈疽脓成未溃，常配伍乳香、没药、木鳖子等制膏剂外敷，如验方咬头膏；治痈疽溃后腐肉不脱，可炒致烟尽研末外敷；治疥癣恶疮，可将巴豆仁捣泥，配伍雄黄、轻粉末，油调之，外涂。

**5. 小儿乳食停积** 本品制霜配伍胆南星、朱砂、六神曲等，可治小儿痰壅、乳食停积甚则惊悸，如万应保赤散。

【用量用法】0.1～0.3g，多入丸散服。外用适量。

【使用注意】孕妇禁用。不宜与牵牛子同用。

## 知识拓展

### 巴豆的现代研究与应用

巴豆主含巴豆毒蛋白及巴豆油等。其主要有抗菌、镇痛、促血小板凝集、抑制艾氏腹水癌等作用，现代用于治疗肠梗阻、术后肠麻痹、急性梗阻性化脓性胆管炎等。

## 知识链接

### 巴豆的毒性

巴豆毒蛋白是一种细胞原浆毒，能溶解红细胞，并使局部细胞坏死。巴豆油是一种峻泻剂，对胃肠道黏膜具有强烈的刺激和腐蚀作用，可引起恶心、呕吐与腹痛，重则发生出血性胃肠炎，大便内可带血和黏膜。皮肤接触巴豆油后，能引起急性皮炎。

巴豆中毒表现有：咽喉肿痛，呕吐，肠绞痛，腹泻，甚则腐蚀肠壁，出现霍乱样米汤样大便，头痛，眩晕，皮肤冷湿，脱水，甚至呼吸或循环衰竭而死亡。

其他峻下逐水药见表8-3。

表8-3 其他峻下逐水药

| 药名 | 来源 | 药性 | 功效 | 主治 | 用量用法 |
|---|---|---|---|---|---|
| 千金子 | 大戟科植物续随子的干燥成熟种子 | 辛，温；有毒。归肝、肾、大肠经 | 泻下逐水，破血消癥。外用疗癣蚀疣 | 1.二便不通，水肿，痰饮，积滞胀满<br>2.血瘀经闭，癥瘕<br>3.顽癣，赘疣 | 1～2g，煎服。去壳，去油用，多入丸、散服。外用适量，捣烂敷患处。千金子霜0.5～1g，多入丸散剂服；外用适量 |

续表

| 药名 | 来源 | 药性 | 功效 | 主治 | 用量用法 |
|------|------|------|------|------|----------|
| 芫花 | 瑞香科植物芫花的干燥花蕾 | 苦、辛，温。有毒。归肺、脾、肾经 | 泻水逐饮，外用杀虫疗疮 | 1.水肿胀满，胸腹积水，痰饮积聚，气逆咳喘，二便不利 2.疥癣秃疮，痈肿，冻疮 | 1.5～3g，煎服。醋芫花研末吞服，1次0.6～0.9g，1日1次。外用适量，生用 |
| 商陆 | 为商陆科植物商陆或垂序商陆的干燥根 | 苦，寒；有毒。归肺、脾、肾、大肠经 | 逐水消肿，通利二便；外用解毒散结 | 1.水肿胀满，二便不利 2.痈肿疮毒 | 3～9g，煎服。外用适量，煎汤熏洗 |

# 小 结

1. 本类药物多味苦，沉降，具有泻下作用，主治便秘。分为攻下药、润下药及峻下逐水药3类。

2. 攻下药，适用于实热积滞、大便秘结等里热实证。大黄荡涤胃肠，斩关夺门，有"将军"之号，为治热结便秘，壮热神昏，阳明腑实证之要药，用于泻下入煎剂，须后下。芒硝长于润燥软坚，宜冲入药汁或开水溶化后服。番泻叶大剂量攻下，治热结便秘，小剂量缓泻，用于习惯性便秘。

3. 润下药，适用于年老津枯、产后血虚、热病伤津等导致的燥津枯便秘。火麻仁润肠通便兼滋养补虚。郁李仁润肠通便兼行大肠气滞，利水消肿。

4. 峻下逐水药大多苦寒有毒，药力峻猛，适用于全身水肿、大腹胀满等正气未衰之证。甘遂、京大戟苦寒有毒，炮制常选醋制，虚弱者及孕妇禁用，且与甘草相反，甘遂兼可驱痰涎，用于风痰癫痫。牵牛子泻下逐水，通利二便，兼可泻肺逐痰平喘，并能去积、杀虫，不可与巴豆，巴豆霜同用。巴豆辛热有毒，为峻下冷积之代表药，祛痰、逐水退肿力强，外用蚀疮，大多去油制霜用。

# 目标测试

**A1 型题**（以下每一道题有 A、B、C、D、E 五个备选答案，从中选择一个最佳答案）

1. 泻下药的主要功效不包括（　　）

　　A. 泄热　　　　　　　　B. 通便　　　　　　　　C. 攻下积滞

　　D. 活血化瘀　　　　　　E. 逐水退肿

2. 下列哪项不是巴豆的适应证（　　）

　　A. 喉痹痰阻　　　　　　B. 寒积便秘　　　　　　C. 大腹水肿

　　D. 肝经实火　　　　　　E. 恶疮疥癣

3. 下列哪项不是甘遂的适应证（　　）

A. 胸胁积液 　　　　　B. 大腹水肿 　　　　　C. 虫积腹痛

D. 风痰癫痫 　　　　　E. 痈肿疮毒

4. 大黄不能主治的病证是（　　　）

A. 肠燥便秘 　　　　　B. 水火烫伤 　　　　　C. 湿热黄疸

D. 跌打损伤 　　　　　E. 湿热泻痢初起

5. 生用泻下力较强，久煎泻下力减弱的药是（　　　）

A. 芒硝 　　　　　B. 大黄 　　　　　C. 芦荟

D. 巴豆 　　　　　E. 郁李仁

6. 善治寒积便秘、腹满胀痛的药物是（　　　）

A. 芫花 　　　　　B. 大戟 　　　　　C. 巴豆

D. 牵牛子 　　　　　E. 甘遂

7. 药性苦寒的药物是（　　　）

A. 芫花 　　　　　B. 郁李仁 　　　　　C. 巴豆

D. 火麻仁 　　　　　E. 京大戟

8. 单味泡服，小剂量缓泻、大剂量攻下，用治热结便秘、习惯性便秘及老年便秘的药是（　　　）

A. 郁李仁 　　　　　B. 火麻仁 　　　　　C. 番泻叶

D. 芒硝 　　　　　E. 芦荟

9. 巴豆去油制霜的主要目的是（　　　）

A. 纯净药物 　　　　　B. 便于制剂 　　　　　C. 降低毒性

D. 改变性能 　　　　　E. 利于储藏

10. 芒硝的用法是（　　　）

A. 先煎 　　　　　B. 后下 　　　　　C. 包煎

D. 冲入药汁内溶化后服 　　　　　E. 烊化

**A2 型题**（以下每个案例有 A、B、C、D、E 五个备选答案，从中选择一个最佳答案）

1. 患者，男，18 岁。症见口舌生疮，心烦失眠，面赤口渴，舌红脉数。宜选（　　　）

A. 地骨皮 　　　　　B. 赤芍 　　　　　C. 大黄

D. 连翘 　　　　　E. 金银花

2. 患者，男，60 岁。症见腹胀，大便干结，小便清长，舌淡苔白，脉涩。宜选（　　　）

A. 砂仁 　　　　　B. 火麻仁 　　　　　C. 苦杏仁

D. 桃仁 　　　　　E. 薏苡仁

3. 患者，男，32 岁。症见腹痛，开始于上腹部或绕脐周，呈现持续隐痛，轻度阵发性加剧，有轻度发热、恶心、大便干结、小便微黄，苔白厚腻，脉弦滑。宜选（　　　）

A. 芒硝 　　　　　B. 滑石 　　　　　C. 青黛

D. 朱砂 　　　　　E. 石膏

4. 患者，女，25 岁。症见产后瘀阻腹痛，恶露不尽，舌淡，脉涩。宜选（　　）

    A. 大黄　　　　　　　　　　B. 火麻仁　　　　　　　　C. 番泻叶

    D. 地黄　　　　　　　　　　E. 牡丹皮

5. 患者，男，36 岁。症见寒邪食积，阻结肠道，腹满胀痛，大便不通，舌淡胖，脉沉。宜选（　　）

    A. 甘遂　　　　　　　　　　B. 巴豆　　　　　　　　　C. 牵牛子

    D 芒硝　　　　　　　　　　E. 穿心莲

**B1 型题**（以下提供若干组考题，每组考题共用在考题前列出的 A、B、C、D、E 五个备选答案，从中选择一个与问题关系最密切的答案）

    A. 薏苡仁　　　　　　　　　B. 火麻仁　　　　　　　　C. 郁李仁

    D. 番泻叶　　　　　　　　　E. 巴豆霜

1. 既润肠通便，又兼补虚的药是（　　）

2. 既润肠通便，又利水消肿的药是（　　）

    A. 巴豆　　　　　　　　　　B. 甘遂　　　　　　　　　C. 芫花

    D. 京大戟　　　　　　　　　E. 牵牛子

3. 既泻水逐饮，又峻下冷积的药是（　　）

4. 既泻下逐水，又去积杀虫的药是（　　）

    A. 牵牛子　　　　　　　　　B. 芫花　　　　　　　　　C. 甘遂

    D. 芒硝　　　　　　　　　　E. 京大戟

5. 不宜与巴豆配伍同用的是（　　）

6. 常与大黄相须为用，治热结便秘的是（　　）

    A. 炒用　　　　　　　　　　B. 盐制　　　　　　　　　C. 生用

    D. 酒制　　　　　　　　　　E. 醋制

7. 大黄用于泻下攻积宜（　　）

8. 大黄用于瘀血证宜（　　）

    A. 大黄配牛膝　　　　　　　B. 桑叶配黑芝麻　　　　　C. 大黄配干姜、巴豆

    D. 芒硝配甘草　　　　　　　E. 大黄配芒硝

9. 治疗寒积便秘，宜用（　　）

10. 治疗实热积滞，大便燥结，坚硬难下宜用（　　）

# 第九章 祛风湿药

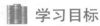 学习目标

**知识目标**

掌握祛风湿药的药效特征及主治；掌握祛风湿药的分类及常用祛风湿药的功效应用、用量用法、使用注意及毒副作用。

**能力目标**

能正确认识、合理使用祛风湿中药。

凡以祛风除湿，解除痹痛为主要作用的药物，称为祛风湿药。

本类药物多具辛香苦燥之性，药性或温或寒，主入肝、肾、脾经，能祛除留着于肌肉、经络、筋骨的风湿之邪，部分药物还兼有散寒、舒筋、通络、止痛、活血或补肝肾、强筋骨等作用。主要用于风湿痹痛、筋脉拘挛、关节不利、半身不遂、腰膝酸痛、下肢痿弱等。

祛风湿药根据性能和适应证的不同，分为祛风湿散寒药、祛风湿清热药、祛风湿强筋骨药三类。

使用祛风湿药时，应根据痹证的类型、邪犯的部位、病程的新久等，选择药物并作适当的配伍。风邪偏盛的行痹，常配伍解表药；寒邪偏盛的寒痹，常配伍温里药；外邪入里而从热化或郁久化热的热痹，常配伍清热药；湿邪偏盛的着痹，常配伍利湿或燥湿药；久病体虚，肝肾不足，常配伍补虚药；风湿痹病血脉不通导致疼痛者，常配伍活血化瘀药。

痹证多属慢性疾病，为服用方便，可制成酒或丸散剂，酒还能增强祛风湿药的功效。也可制成外敷剂型，直接用于患处。辛温性燥的祛风湿药，易伤阴耗血，阴血亏虚者应慎用。

## 第一节　祛风寒湿药

目标任务：

1. 认识祛风湿散寒药常用药物的外观形态。

2. 掌握祛风湿散寒药物独活、威灵仙、川乌、蕲蛇、木瓜的功用特征、用量用法、使用注意事项，认识该类药物的毒副作用。

3. 总结本类药物药性功用的特征规律。

 案例分析

患者，男，40 岁。症见关节肌肉疼痛，关节疼痛，遇寒加重，得热痛缓，舌质淡，舌苔薄白，脉弦紧。

该患者为哪一型痹证？如何治疗？

本类药物性味多为辛苦温，入肝脾经。辛能行散祛风，苦能燥湿，温通祛寒。有较好的祛风、除湿、散寒、止痛、通经络等作用，尤以止痛为其特点，主要适用于风寒湿痹，配伍清热药后也可用于风湿热痹。

### 独活 Duhuo
《神农本草经》

本品为伞形科植物重齿毛当归 *Angelica pubescens* Maxim. f. biserrata Shan et Yuan 的干燥根。主产于四川、湖北等地。春初或秋末采挖，除去须根及泥沙，摊晾至表皮干燥，烘至半干，堆置 2~3 天，发软后再烘至全干。切片，生用。

【性味归经】辛、苦，微温。归肾、膀胱经。

【功效】祛风除湿，通痹止痛，解表。

【药性分析】独活辛散苦燥，气香温通，主散在里之伏风，兼可去湿，止疼痛。其善治少阴经伏风头痛；又治风寒湿痹，腰膝痹痛最宜；也可用于外感风寒湿邪，恶寒发热、头身疼痛较重者。

课堂互动

独活、羌活功用有何异同？

【应用】

**1. 风寒湿痹**　本品功善祛风湿，止痹痛，为治风湿痹痛之主药，凡风寒湿邪所致之痹证，无论新久，均可应用；因其主入肾经，性善下行，尤以腰膝、腿足关节疼痛属下部寒湿者为宜。治风寒湿痹所致肌肉、腰背、手足疼痛等，常配伍当归、白术、牛膝等，如独活汤；治行痹或痛痹，常配伍附子、乌头等，如独活酒；治痹证日久正虚，腰膝冷痛，酸软麻木或屈伸不利等，常配伍桑寄生、杜仲等，如独活寄生汤。

2. 风寒夹湿表证　本品能疏风散寒，发汗解表，较之羌活力次之。治外感风寒挟湿所致的头痛头重，全身疼痛，常配伍羌活、藁本等，如羌活胜湿汤。

【用量用法】3～10g，煎服。外用，适量。

【使用注意】气血亏虚者慎用。

### 知识拓展

#### 独活的现代研究与应用

独活主含蛇床子素、香柑内酯、花椒毒素、二氢山芹醇当归酸酯等。其主要有抗炎、镇痛及镇静、抑制血小板聚集等作用，现代用于治疗肥大性腰椎炎、急性感染性多发性神经根炎、瘀血头痛等。

### 知识链接

#### 鉴别用药：羌活与独活

羌活与独活，均能祛风湿，止痛，解表，以治风寒湿痹，风寒夹湿表证，头痛。但羌活性较燥烈，发散力强，常用于风寒湿痹，痛在上半身者；独活性较缓和，发散力较羌活为弱，多用于风寒湿痹在下半身者。若风寒湿痹，一身尽痛，两者常配伍应用。

## 威灵仙 Weilingxian
### 《新修本草》

本品为毛茛科植物威灵仙 *Clematis chinensis* Osbeck、棉团铁线莲 *C.hexapetala* Pall. 或东北铁线莲 *C.manshurica* Rupr. 的干燥根及根茎。前一种主产于江苏、安徽、浙江等地，应用较广；后两种部分地区应用。秋季采挖，除去泥沙，晒干。切段，生用。

【性味归经】辛、咸，温。归膀胱经。

【功效】祛风湿，通经络，止痛，消骨鲠。

【药性分析】威灵仙辛咸走散，性猛善走，性温通利，祛风湿、通经络之力较强，可用于风湿痹痛及麻木瘫痪之证。兼可消痰水，用于痰饮积聚。还可用于骨鲠咽喉。

【应用】

1. 风湿痹证　本品既能祛风湿，又能通经络而善止痛。治风湿痹痛不分上下，为治风湿痹痛要药。单用为末温酒调服；或配伍当归、肉桂，如神应丸。

2.骨鲠咽喉　本品能软化骨鲠，单用或与砂糖、醋煎后缓慢咽下。

【用量用法】6～10g，煎服。治骨鲠量宜大。

【使用注意】气血虚弱者慎服。

**威灵仙的现代研究与应用**

　　威灵仙主含原齐墩果酸、常春藤皂苷元、原白头翁素等。其主要有镇痛、抗利尿、抗疟、降血糖、降血压、利胆、软化鱼骨刺等作用，现代用于治疗胆石症、乳腺炎、骨性关节炎、肩周炎、颈椎病等。

## 川乌 Chuanwu
### 《神农本草经》

　　本品为毛茛科植物乌头 *Aconitum carmichaeli* Debx. 的干燥母根。主产于四川、云南、陕西等地。6月下旬至8月上旬采挖，除去子根、须根及泥沙，晒干。生用或制后用。

【性味归经】辛、苦，热。有大毒。归心、肝、肾、脾经。

【功效】祛风除湿，温经止痛。

【药性分析】川乌辛热升散，有大毒，燥烈善走，可散在表之风邪，逐在里之寒湿，祛风通痹效果佳，常用于风寒湿痹、肢体酸痛麻木、心腹冷痛、阴疽等。

【应用】

1.风寒湿痹，关节疼痛　本品善祛风湿、温经散寒，止痛作用明显，为治风湿寒痹证之佳品。治寒湿侵袭，历节疼痛，不可屈伸，常配伍麻黄、芍药、甘草等，如乌头汤；治中风手足不仁，筋脉挛痛，关节屈伸不利，常配伍草乌、地龙、乳香等，如小活络丹。

2.诸寒疼痛　本品散寒止痛之功显著。治心腹冷痛，寒疝腹痛，手足厥冷，单用本品加蜜同煎，如大乌头煎；治心痛彻背，常配伍赤石脂、干姜等，如乌头赤石脂丸。

　　此外，本品麻醉止痛作用较强，古方中常用作麻醉止痛药，多配生南星、蟾酥等外用，如外敷麻药方。

【用量用法】1.5～3g（制川乌），煎服，宜先煎、久煎。外用，适量。

【使用注意】一般炮制后用。生品内服宜慎；孕妇禁用；不宜与半夏、瓜蒌、瓜蒌子、瓜蒌皮、天花粉、川贝母、浙贝母、平贝母、伊贝母、湖北贝母、白蔹、白及同用。

### 川乌的现代研究与应用

川乌含多种生物碱，主要为乌头碱，次乌头碱、新乌头碱等；制川乌主含苯甲酰乌头原碱、苯甲酰次乌头原碱、苯甲酰新乌头原碱等。其主要有抗炎、镇痛、强心、局部麻醉、抗胃癌等作用，现代用于治疗风湿、类风湿性关节炎、大骨节病、冻结肩等。

### 草　乌

草乌为毛茛科植物北乌头的干燥根。主产于东北、华北。秋季茎叶枯萎时采挖，除去须根及泥沙，干燥。性能、功效、应用、用法用量、使用注意与川乌同，而毒性更强。

### 乌头中毒的表现

乌头类的中毒反应有：唇舌辛辣灼热，继而发痒麻木，逐渐蔓延至四肢及全身，痛觉减弱或消失，头晕眼花，恶心呕吐、腹痛腹泻、瞳孔先缩小后放大，心律失常，严重者导致心功能不全，呼吸因痉挛而窒息，继而衰竭致死。

## 蕲蛇 Qishe
*《雷公炮炙论》*

本品为蝰科动物五步蛇 *Agkistrodon acutus*（Güenther）的干燥体。主产于湖北、江西、浙江等地。多于夏、秋二季捕捉，剖开蛇腹，除去内脏，洗净，干燥。去头、鳞，切段生用、酒炙，或黄酒润透，去鳞、骨用。

【性味归经】甘、咸，温。有毒。归肝经。

【功效】祛风，通络，止痉。

【药性分析】蕲蛇善祛风湿，通经络，"内走脏腑，外达皮肤"，人体内外风湿之邪皆可用，亦可用于麻风、疥癣，还可定惊。

【应用】

1.风湿顽痹，中风口眼歪斜，半身不遂　本品能祛内外风邪，祛风力强，兼能通络，为祛风湿要药。风湿痹证无不宜之，尤善治风湿顽痹，经络不通，麻木拘挛，以及中风口眼歪斜、半身不遂者，常与天麻、独活等等配伍，如白花蛇酒。

2.麻风，疥癣　本品能祛风止痒，以毒攻毒。治麻风，常配伍大黄、皂角刺等，如追风散；治疥癣，常配伍荆芥、天麻，如祛风膏。

3.小儿急慢惊风，破伤风　本品既祛外风，又息内风，为治抽搐痉挛之要药。治小儿肝热急惊风，常配伍蝉蜕等；治小儿脾虚慢惊风，常配伍天麻等；治破伤风，常配伍蜈蚣等，如定命散。

此外，本品还可治皮肤瘙痒、梅毒、恶疮。

【用量用法】3～9g。煎服。研末吞服，每次1～1.5g，每日2～3次。或酒浸、熬膏、入丸、散服。

【使用注意】阴虚内热者忌服。

## 木瓜 Mugua
### 《名医别录》

本品为蔷薇科植物贴梗海棠 *Chaenomeles speciosa*（Sweet）Nakai 的干燥近成熟果实。习称"皱皮木瓜"。主产于安徽、四川、湖北、浙江等地。安徽宣城产者称"宣木瓜"，质量较好。夏、秋二季果实绿黄时采收，置沸水中烫至外皮灰白色，对半纵剖，晒干。切片，生用。

【性味归经】酸，温。归肝、脾经。

【功效】舒筋活络，和胃化湿。

【药性分析】木瓜味酸入肝，平肝舒筋，肝平则脾胃和，性温化湿，有和中祛湿之功。可用于脾胃失和，肝旺筋急之吐泻转筋，或筋脉失养，挛急疼痛；也可用于湿痹、脚气及腰膝酸疼无力等症；还可消食止渴。

### 课堂互动

木瓜、番木瓜有何区别？

【应用】

1. **风湿痹证，脚气** 本品善益筋和血，舒筋活络，去湿除痹，为治湿痹筋脉拘挛之要药。治寒湿脚气，常配伍吴茱萸、槟榔等，如鸡鸣散；治风湿日久不愈，常配伍蕲蛇等；治疗筋急项强，不可转侧，常配伍乳香、没药，如木瓜煎。

2. **吐泻转筋** 本品舒经活络而缓挛急，化湿和中而止泄泻，为治吐泻转筋之要药。治湿阻中焦之吐泻转筋，寒者可配伍茴香、吴茱萸等，如木瓜汤；热者可配伍黄连、蚕沙等，如蚕矢汤。

此外，本品尚有消食、生津之效。

【用量用法】6～9g，煎服。

【使用注意】胃酸过多者忌用。

## 知识拓展

### 木瓜的现代研究与应用

木瓜主含齐墩果酸、熊果酸、苹果酸、枸橼酸、酒石酸及皂苷等。其主要有保肝、抑菌、抗癌等作用，现代用于治疗病毒性肝炎、细菌性痢疾、破伤风等。

## 知识链接

### 番木瓜

番木瓜为番木瓜科番木瓜的成熟果实。性味甘，平。功能健胃消食、滋补催乳，用于脾胃虚弱、食欲不振、风湿关节疼痛、乳汁缺少等。本品常作为水果或蔬菜食用。

其他祛风寒湿药见表9-1。

表 9-1  其他祛风寒湿药

| 药名 | 来源 | 药性 | 功效 | 主治 | 用量用法 |
| --- | --- | --- | --- | --- | --- |
| 乌梢蛇 | 游蛇科动物乌梢蛇的干燥体 | 甘，平。归肝经 | 祛风，通络，止痉 | 1. 风湿顽痹，中风半身不遂 2. 小儿惊风，破伤风 3. 麻风，疥癣 4. 瘰疬、恶疮 | 6～12g，煎服。研末，每次2～3g，或入丸剂、酒浸服。外用，适量。血虚生风者慎服 |
| 蚕沙 | 蚕蛾科昆虫家蚕幼虫的粪便 | 甘，辛，温。归肝、脾、胃经 | 祛风湿，和胃化湿 | 1. 风湿痹证 2. 吐泻转筋 3. 风疹湿疹瘙痒 | 5～15g，煎服，宜布包。外用，适量 |

| 药名 | 来源 | 药性 | 功效 | 主治 | 用量用法 |
|---|---|---|---|---|---|
| 伸筋草 | 石松科植物石松的干燥全草 | 微苦、辛，温。归肝、脾、肾经 | 祛风除湿，舒筋活络 | 1.风寒湿痹，肢软麻木<br>2.跌打损伤 | 3～12g，煎服。外用，适量。孕妇慎用 |
| 寻骨风 | 马兜铃科植物绵毛马兜铃的根茎或全草 | 辛，苦，平。归肝经 | 祛风除湿，通络止痛 | 1.风湿痹证<br>2.跌打损伤 | 5～10g，煎服。外用，适量 |
| 松节 | 松科植物油松、马尾松、赤松等枝干的结节 | 苦、辛，温。归肝、肾经 | 祛风除湿，通络止痛 | 1.风寒湿痹<br>2.跌打损伤 | 9～15g，煎服。外用，适量。阴虚血燥者慎服 |
| 海风藤 | 胡椒科植物风藤的干燥藤茎 | 辛、苦，微温。归肝经。 | 祛风湿，通络止痛。 | 1.风寒湿痹<br>2.跌打损伤 | 6～12g，煎服。外用，适量。 |
| 青风藤 | 防己科植物青藤及毛青藤的干燥根茎 | 苦、辛，平。归肝、脾经 | 祛风湿，通经络，利小便 | 1.风湿痹证<br>2.水肿，脚气 | 6～12g，煎服。外用，适量 |
| 丁公藤 | 旋花科植物丁公藤或光叶丁公藤的干燥藤茎 | 辛，温；有小毒。归肝、脾、胃经 | 祛风除湿，消肿止痛 | 1.风湿痹痛，半身不遂<br>2.跌打损伤 | 3～6g，煎服。或配制酒剂，内服或外搽。本品有强烈的发汗作用，虚弱者慎用，孕妇忌服 |
| 昆明山海棠 | 卫矛科植物昆明山海棠的根或全株 | 苦、辛，温；有大毒。归肝、脾、肾经 | 祛风湿，祛瘀通络，续筋接骨 | 1.风湿痹证<br>2.跌打损伤，骨折 | 根6～15g，茎枝20～30g，煎服，宜先煎。或酒浸服。外用，适量。孕妇及体弱者忌服 |
| 雪上一枝蒿 | 毛茛科植物短柄乌头、展毛短柄乌头、曲毛短柄乌头、宣威乌头、小白撑、铁棒锤、伏毛铁棒锤等的块根 | 苦、辛，温；有大毒。归肝经 | 祛风湿，活血止痛 | 1.疼痛证<br>2.疮疡肿毒，虫蛇咬伤 | 研末服,0.02～0.04g。外用，适量。内服须经炮制并严格控制剂量，孕妇、老弱、小儿及心脏病、溃疡病患者忌服 |
| 路路通 | 金缕梅科植物枫香树的干燥成熟果序 | 苦，平。归肝、肾经 | 祛风活络，利水，通经 | 1.风湿痹痛，中风半身不遂<br>2.跌打损伤<br>3.水肿<br>4.经行不畅，经闭<br>5.乳少，乳汁不通 | 5～10g，煎服。外用，适量。月经过多及孕妇忌服 |

# 第二节　祛风湿清热药

目标任务：

1.认识祛风湿清热药常用药物的外观形态。

2.掌握祛风湿清热药物秦艽、防己、桑枝的功用特征、用量用法、使用注意事项，认识该类药物的毒副作用。

3.总结本类药物药性功用的特征规律。

 案例分析

患者，女，43岁。症见关节疼痛，游走不定，关节活动不利，局部灼热红肿，痛不可触，得冷则舒，口渴，烦躁，尿赤，舌红苔黄，脉滑数。

该患者为哪一型痹证？如何治疗？

本节药物辛散，苦泄，寒清，主入肝脾经，可祛风胜湿，通络止痛，清热消肿，主要适用于风湿热痹，关节红肿。配伍温经散寒药也可用于风寒湿痹。

## 秦艽 Qinjiao
*《神农本草经》*

本品为龙胆科植物秦艽 *Gentiana macrophylla* Pall.、麻花秦艽 *Gentiana straminea* Maxim.、粗茎秦艽 *Gentiana crassicaulis* Duthie ex Burk. 或小秦艽 *Gentiana dahurica* Fisch. 的干燥根。前三种按性状不同分别习称"秦艽"和"麻花艽"，后一种习称"小秦艽"。主产于陕西、甘肃、内蒙古、四川等地。春、秋二季采挖，除去泥沙；秦艽及麻花艽晒软，堆置"发汗"至表面呈红黄色或灰黄色时，摊开晒干，或不经"发汗"直接晒干；小秦艽趁鲜时搓去黑皮，晒干。切片，生用。

【性味归经】辛、苦，平。归胃、肝、胆经。

【功效】祛风湿，通络止痛，退虚热，清湿热。

【药性分析】秦艽辛散苦泄，性质平和，能散风除湿，通络舒筋，兼能利二便，导湿热外出。善治风湿痹痛，筋脉挛急；又治湿蒸、热郁引起的骨蒸劳热、小儿疳积发热及黄疸等症。

【应用】

1.风湿痹证，手足不遂　本品祛风湿，通经络，利关节，止痹痛，为"风药中之润剂"，风湿痹痛不论寒热新久均可使用，热痹尤宜。治风湿热痹之关节红肿热痛，常配伍虎杖、忍冬藤等；治风寒湿痹，常配伍羌活、天麻等，如秦艽天麻汤；治中风手足不遂，言语不利，常配伍升麻、防风等，如秦艽升麻汤。

2.骨蒸潮热，小儿疳热　本品为退虚热要药，骨蒸潮热兼有风湿者尤宜。治骨蒸潮热，常配伍鳖甲、知母等，如秦艽鳖甲散；治小儿疳积发热，常与地骨皮、胡黄连等配伍。

**3. 湿热黄疸**　本品善清肝胆湿热而退黄。单用，或配伍茵陈、大黄等，多用于小儿急性黄疸性肝炎。

【用量用法】3～10g，煎服。

### 知识拓展

**秦艽的现代研究与应用**

秦艽含秦艽碱甲、乙、丙，龙胆苦苷，当药苦苷，马钱苷酸等。其具有镇静、镇痛、解热、抗炎、抗病毒、抗菌、抗肝炎等作用，现代用于治疗肩周炎、小儿急性黄疸型肝炎、脑脊髓膜炎等。

## 防己 Fangji
《神农本草经》

本品为防己科植物粉防己 *Stephania tetrandra* S. Moore 的干燥根。习称"汉防己"，主产于安徽、浙江、江西、福建等地。秋季采挖，洗净，除去粗皮，切段，粗根纵切两半，晒干。切厚片，生用。

【性味归经】苦、辛，寒。归膀胱、肺经。

【功效】祛风湿，止痛，利水消肿。

【药性分析】防己，辛能发散，利水清热兼可祛风止痛，更善泄下焦血分湿热。适用于风水浮肿，小便不利，风湿痹痛，脚气肿痛及下焦湿热疮毒。

【应用】

**1. 风湿痹证**　本品除湿止痛，兼能清热，热痹之关节红肿疼痛，湿热身痛者尤宜，常配伍滑石、栀子等，如宣痹汤；治风寒湿痹之关节冷痛，常配伍桂心、防风等，如防己饮。

**2. 水肿，小便不利，脚气**　本品清热利尿，善泄下焦膀胱湿热。治风水证，常配伍黄芪、白术，如防己黄芪汤；治皮水证，常配伍茯苓、桂枝等，如防己茯苓汤；治湿热腹胀水肿，常配伍椒目、葶苈子、大黄等，如己椒苈黄丸。

此外，本品尚可治湿疹疮毒，并可降血压。

【用量用法】5～10g，煎服。

【使用注意】药性苦寒，易伤阴败胃，脾胃虚弱及阴亏无湿热者忌用。

**知识拓展**

### 防己的现代研究与应用

防己主含粉防己碱、防己诺林碱、轮环藤酚碱、氧防己碱、防己斯任碱、小檗胺等。其主要有利尿、镇痛等作用，现代用于治疗急性风湿性关节炎、高血压等。

## 桑枝 Sangzhi
### 《本草图经》

本品为桑科植物桑 *Morus alba* L. 的干燥嫩枝。全国各地均产。春末夏初采收，去叶，晒干，或趁鲜切片，晒干。生用或炒用。

【性味归经】微苦，平。归肝经。

【功效】祛风湿，利关节。

【药性分析】桑枝祛风行水，通利关节，可用治风湿痹痛、四肢拘挛、浮肿、脚气。

【应用】

1. 风湿痹证　本品祛风除湿，通利关节，治痹证不分寒热新久，风湿热痹，上肢痹痛者尤宜。单用熬膏，或配伍其他祛风湿药同用。

2. 水肿，脚气　本品具行水之力，治水肿，常配伍大腹皮、茯苓等；治脚气浮肿，常配伍木瓜、蚕沙等。

【用量用法】9～15g，煎服。外用适量。

**知识拓展**

桑枝含鞣质、蔗糖、果糖、水苏糖、葡萄糖、麦芽糖、棉子糖、阿拉伯糖、木糖等。其主要有抗炎、增强免疫等作用，现代用于治疗淋巴细胞转化率低下等。

其他祛风湿热药见表9-2。

表9-2　其他祛风湿热药

| 药名 | 来源 | 药性 | 功效 | 主治 | 用量用法 |
|---|---|---|---|---|---|
| 豨莶草 | 菊科植物豨莶、腺梗豨莶或毛梗豨莶的干燥地上部分 | 辛、苦，寒。归肝、肾经 | 祛风湿，利关节，解毒 | 1. 风湿痹痛，中风半身不遂<br>2. 风疹，湿疮，疮痈<br>3. 降血压 | 9～12g，煎服。外用适量。治风湿痹痛、半身不遂宜制用，治风疹湿疮、疮痈宜生用 |
| 臭梧桐 | 马鞭草科植物海州常山的干燥嫩枝和叶 | 辛、苦、甘，凉。归肝经 | 祛风湿，通经络，平肝 | 1. 风湿痹证<br>2. 风疹，湿疮<br>3. 肝阳上亢，头痛眩晕 | 5～15g，煎服。研末服，每次3g。外用适量。用于高血压病不宜久煎 |

续表

| 药名 | 来源 | 药性 | 功效 | 主治 | 用量用法 |
|---|---|---|---|---|---|
| 海桐皮 | 豆科植物刺桐或乔木刺桐的干皮或根皮 | 苦、辛，平。归肝经 | 祛风湿，通络止痛，杀虫止痒 | 1.风湿痹证<br>2.疥癣，湿疹 | 5～15g，煎服。或酒浸服。外用适量 |
| 络石藤 | 夹竹桃科植物络石的干燥带叶藤茎 | 苦，微寒。归心、肝、肾经 | 祛风通络，凉血消肿 | 1.风湿热痹<br>2.喉痹，痈肿<br>3.跌仆损伤 | 6～12g，煎服。外用适量，鲜品捣敷 |
| 雷公藤 | 卫矛科植物雷公藤的根或根的木质部 | 苦、辛，寒；有大毒。归心、肝经 | 祛风湿，活血通络，消肿止痛，杀虫解毒 | 1.风湿顽痹<br>2.麻风、顽癣、湿疹、疥疮、皮炎、皮疹<br>3.疔疮肿毒 | 1～6g，煎服。文火煎1～2小时 |
| 老鹳草 | 牻牛儿苗科植物牻牛儿苗、老鹳或野老鹳草的干燥地上部分 | 辛、苦，平。归肝、肾、脾经 | 祛风湿，通经络，清热毒，止泻痢 | 1.风湿痹证<br>2.泄泻痢疾<br>3.疮疡 | 9～15g，煎服。或熬膏、酒浸服。外用适量 |
| 穿山龙 | 薯蓣科植物穿龙薯蓣和柴黄姜的根茎 | 苦，微寒。归肝、肺经 | 祛风湿，活血通络，清肺化痰 | 1.风湿痹证<br>2.痰热咳喘 | 9～15g，煎服。或酒浸服。外用，适量 |
| 丝瓜络 | 葫芦科植物丝瓜的干燥成熟果实的维管束 | 甘，平。归肺、胃、肝经 | 祛风，通络，活血 | 1.风湿痹证<br>2.胸胁胀痛<br>3.乳汁不通，乳痈 | 5～12g，煎服。外用，适量 |

# 第三节　祛风湿强筋骨药

**目标任务：**

1. 认识祛风湿强筋骨药常用药物的外观形态。

2. 掌握祛风湿强筋骨药物五加皮、桑寄生、千年健、狗脊的功用特征、用量用法、使用注意事项，认识该类药物的毒副作用。

3. 总结本类药物药性功用的特征规律。

 **案例分析**

患者，男，46岁。患者关节疼痛时轻时重，疲劳加重，屈伸不利，肌肉瘦削，腰膝酸软，骨蒸劳热，心烦口干，舌质淡红，脉细数。已5年多未愈。

该患者为哪一型痹证？如何治疗？

本节药物多甘苦而温，苦能燥湿，甘温补益，主入肝肾二经，可祛风湿，补肝肾，强筋骨。主要治风湿日久，肝肾虚损，腰膝酸软无力等；亦可用于肾虚腰痛，骨痿及中风后遗症等。

## 五加皮 Wujiapi
### 《神农本草经》

本品为五加科植物细柱五加 *Acanthopanax gracilistylus* W. W. Smith 的干燥根皮。习称"南五加皮"。主产于湖北、河南、安徽等地。夏、秋采挖，剥取根皮，晒干。切厚片，生用。

【性味归经】辛、苦，温。归肝、肾经。

【功效】祛风湿，补肝肾，强筋骨，利水。

【药性分析】五加皮祛风寒湿邪，兼可补肝肾、强筋骨，可用于风湿痹痛、筋骨拘挛、腰膝酸痛、软弱无力等症，肝肾不足而有风湿者最宜，酒浸服之，更佳。兼可利水祛湿，用于浮肿、脚气；还可用于皮肤湿痒，内服外用均可。

【应用】

1. 风湿痹证　本品祛风除湿，兼补肝肾，为强壮性祛风湿药，老人及久病体虚者尤宜。治风湿痹证，腰膝冷痛，可单用或配伍当归、牛膝等，如五加皮酒；或配伍木瓜、松节等，如五加皮散。

2. 肝肾亏虚，腰膝痿软，小儿行迟　本品能补肝肾，壮筋骨，治肝肾亏虚所致之筋骨痿软，常配伍杜仲、牛膝等；治小儿行迟，常配伍牛膝、龟甲等。

3. 水肿，脚气　本品能利水湿。治水肿，常配伍地骨皮等，如五皮散；治脚气肿痛，常配伍木瓜等。

【用量用法】5~10g，煎服。或酒浸，入丸、散服。

---

### 知识拓展

#### 五加皮的现代研究与应用

五加皮含丁香苷，刺五加苷 $B_1$，右旋芝麻素，β-谷甾醇，β-谷甾醇葡萄糖苷，维生素 A、$B_1$，挥发油等。其主要有抗炎、镇痛、镇静、抗应激、抗肿瘤、抗诱变、抗溃疡等作用，现在用于治疗肥大性腰椎炎、腰椎管狭窄症等。

---

### 知识链接

#### 鉴别用药：五加皮与香加皮

中药五加皮与香加皮饮片外观相似。香加皮习称"北五加皮"，且有毒性，在临床使用时须仔细区分，以免误用。五加皮气微香，而香加皮气香浓烈，且栓皮松软呈鳞片状，易剥落，可加以区别。

## 桑寄生 Sangjisheng
*《神农本草经》*

本品为桑寄生科植物桑寄生 *Taxillus chinensis*（DC.）Danser 的干燥带叶茎枝。主产于广东、广西、云南等地。冬季至次春采割，除去粗茎，切段，干燥，或蒸后干燥。切厚片，生用。

【性味归经】苦、甘，平。归肝、肾经。

【功效】祛风湿，补肝肾，强筋骨，安胎。

【药性分析】桑寄生味甘养血，兼可强筋骨，祛风湿，可用于风湿痹痛、腰膝酸痛、筋骨无力等症，血虚兼有风湿者最宜。本品养血，补肝肾，可安胎，用于胎动不安，胎漏下血。

### 课堂互动

五加皮、桑寄生功用有何异同？

【应用】

**1.风湿痹证** 本品长于补肝肾，强筋骨，善治肝肾不足所致之风湿痹痛，腰膝酸软，筋骨无力，常配伍独活、杜仲等，如独活寄生汤。

**2.崩漏，胎漏下血，胎动不安** 本品能滋补肝肾，养血安胎。治肝肾不足，冲任不固所致之崩漏、胎漏下血、胎动不安等，常配伍续断、当归、阿胶等，如桑寄生散；或配伍阿胶、菟丝子等，如寿胎丸。

此外，本品能降血压。

【用量用法】9~15g，煎服。

### 知识拓展

#### 桑寄生的现代研究与应用

桑寄生含黄酮类化合物，如槲皮素、槲皮苷、萹蓄苷及少量的右旋儿茶酚。其主要有降压、扩张冠状血管、利尿、抗脊髓灰质炎病毒、抗伤寒杆菌及葡萄球菌等作用，现代用于治疗冠心病、心绞痛、关节炎、心律失常等。

## 狗脊 Gouji
*《神农本草经》*

本品为蚌壳蕨科植物金毛狗脊 *Cibotium barometz*（L.）J. Sm. 的干燥根茎。产于云南、广西、浙江、福建等地。秋、冬二季采挖，除去泥沙，干燥；或去硬根、叶柄及金黄色绒毛，切厚片，干燥，为"生狗脊片"；蒸后，晒至六七成干，切厚片，干燥，为"熟狗脊片"。原药或生狗脊片砂烫用。

【性味归经】苦、甘，温。归肝、肾经。

【功效】祛风湿，补肝肾，强腰膝。

【药性分析】狗脊味甘可滋补肝肾，强腰膝，性温可除风寒湿邪，用于腰背强痛、俯仰不利、筋骨无力等症，肝肾不足兼有风寒湿邪者最为适宜。本品还可温补固涩，用于肾气不足所致的小便不禁、妇女白带过多。

【应用】

1. 风湿痹证，腰膝酸软　本品能补肝肾，强筋骨，善驱脊背之风湿，对于肝肾不足，风寒湿所致腰痛脊强，不能俯仰者尤宜。常配伍杜仲、续断等，如狗脊饮；或配伍萆薢、菟丝子，如狗脊丸。

2. 肾虚遗尿，白带过多　本品具固摄之力，用治肾虚之尿频，遗尿，常配伍益智、杜仲等；治冲任虚寒，带下清稀，常配伍鹿茸、白蔹等，如白蔹丸。

此外，狗脊的绒毛有止血作用，外敷可用于金疮出血。

【用量用法】6～12g，煎服。

【使用注意】肾虚有热，小便不利，或短涩黄赤者慎服。

---

### 知识拓展

**狗脊的现代研究与应用**

狗脊主含蕨素、金粉蕨素、金粉蕨素-2'-O-葡萄糖苷、金粉蕨素-2'-O-阿洛糖苷、欧蕨伊鲁苷、原儿茶酸等。其主要有止血、增加心肌营养与血流量等作用，现代用于治疗溃疡、腰腿痛、坐骨神经痛、拔牙止血等。

---

## 千年健 Qiannianjian
### 《本草纲目拾遗》

本品为天南星科植物千年健 *Homalomena occulta*（Lour.）Schott 的干燥根茎。主产于云南、广西等地。春、秋二季采挖，洗净，除去外皮，晒干。切片，生用。

【性味归经】苦、辛，温。归肝、肾经。

【功效】祛风湿，强筋骨。

【药性分析】千年健辛散苦燥，温通，可祛风湿、壮筋骨，用治风湿痹痛，筋骨无力之证，可入药酒，老人尤宜。

【应用】风湿痹痛，筋骨无力　本品能祛风湿、止痹痛、强健筋骨，为风湿痹痛兼肝肾亏虚者所常用，老人尤宜。治风寒湿之痹痛麻木，常与羌活、独活等同用；治肝肾亏虚之筋骨无力，常配桑寄生、牛膝等浸酒服。

【用量用法】5~10g。煎服。

知识拓展

**千年健的现代研究与应用**

千年健主含挥发油，主要成分为 α-蒎烯、β-蒎烯、柠檬烯、芳樟醇、α-松油醇、β-松油醇、橙花醇、香叶醇、香叶醛、广藿香醇等。其主要有抗炎、镇痛、抗凝血、抗菌等作用，现代用于治疗中风关节肿痛、骨折迟缓愈合等。

其他祛风湿强筋骨药见表 9-3。

**表 9-3　其他祛风湿强筋骨药**

| 药名 | 来源 | 药性 | 功效 | 主治 | 用量用法 |
|------|------|------|------|------|----------|
| 雪莲花 | 菊科植物绵头雪莲花、鼠曲雪莲花、水母雪莲花等的带花全株 | 甘、微苦，温。归肝、肾经 | 祛风湿，强筋骨，补肾阳，调经止血 | 1. 风湿痹证<br>2. 阳痿<br>3. 月经不调，经闭痛经，崩漏带下 | 6~12g，煎服。外用，适量。孕妇忌服 |
| 鹿衔草 | 鹿蹄草科植物鹿蹄草或普通鹿蹄草的干燥全草 | 甘、苦，温。归肝、肾经 | 祛风湿，强筋骨，止血，止咳 | 1. 风湿痹证<br>2. 月经过多，崩漏，咯血，外伤出血<br>3. 久咳劳嗽<br>4. 泻痢日久 | 9~15g，煎服。外用适量 |

# 小　结

1. 本类药物辛香苦燥，能祛风湿，主治风湿痹痛，筋脉拘挛，关节不利，半身不遂等。分为祛风湿散寒药、祛风湿清热药、祛风湿强筋骨药 3 类。

2. 祛风湿散寒药，用于风寒湿痹，配伍后也可用于风湿热痹。独活祛风、散寒、燥湿之力较强，善除在里之伏风，长于治下半身风湿痹痛，又能治少阴头痛。威灵仙祛风湿、止痛、通络，用于中风后遗症，还可消骨鲠。川乌性热，长于散寒止痛，内服须炮制。蕲蛇祛风湿作用强，长于透骨搜风。木瓜祛风之力稍弱，善舒筋活络，且能去湿除痹，为治湿痹，筋脉拘挛之要药。

3. 祛风湿清热药，用于风湿热痹，关节红肿。秦艽质偏润而不燥，为风药中之润剂，祛风湿不论寒热均可使用，又善"活血荣筋"，可用于中风半身不遂，亦可退虚热、除骨蒸。防己祛风湿，止痛，利水，苦寒伤胃，不宜太大。桑枝祛风湿而善达四肢经络，通利关节，痹证不分新久、寒热均可应用，尤适于风湿热痹，肩臂、关节酸痛麻木者。

4. 祛风湿强筋骨药，用于肾虚腰痛，骨痿及中风后遗症等。五加皮祛风寒湿邪，兼可补肝肾，强筋骨，肝肾不足而有风湿者最为合适。桑寄生强筋骨，祛风湿兼可养血，血虚兼有风湿者最为合适。狗脊补肝肾，强腰膝，兼除风寒湿邪，肝肾不足兼有风寒湿邪最宜。千年健祛风湿，强筋骨，老人尤宜，亦可入药酒。

# 目标测试

**A1 型题**（以下每一道题有 A、B、C、D、E 五个备选答案，从中选择一个最佳答案）

1. 治湿热痹痛，当首选（　　）
   A. 防己　　　　　　　　B. 秦艽　　　　　　　　C. 桑枝
   D. 木瓜　　　　　　　　E. 蚕沙

2. 治筋脉拘挛、吐泻转筋者，首推（　　）
   A. 威灵仙　　　　　　　B. 黄连　　　　　　　　C. 半夏
   D. 木瓜　　　　　　　　E. 防己

3. 既能祛风湿止痛又能解表的药物是（　　）
   A. 威灵仙　　　　　　　B. 独活　　　　　　　　C. 蕲蛇
   D. 木瓜　　　　　　　　E. 五加皮

4. 风湿顽痹，宜用（　　）
   A. 威灵仙　　　　　　　B. 五加皮　　　　　　　C. 桑寄生
   D. 千年健　　　　　　　E. 蕲蛇

5. 既能祛风湿退虚热，又能利胆退黄的药是（　　）
   A. 木瓜　　　　　　　　B. 五加皮　　　　　　　C. 秦艽
   D. 防己　　　　　　　　E. 狗脊

6. 既能祛风湿，强筋骨又能安胎的药是（　　）
   A. 狗脊　　　　　　　　B. 防己　　　　　　　　C. 五加皮
   D. 桑寄生　　　　　　　E. 独活

7. 既能祛风湿止痛又能利尿消肿的药是（　　）
   A. 独活　　　　　　　　B. 防己　　　　　　　　C. 狗脊
   D. 秦艽　　　　　　　　E. 木瓜

8. 秦艽除能祛风湿外，还能（　　）
   A. 补肝肾　　　　　　　B. 消水肿　　　　　　　C. 清虚热
   D. 治骨鲠　　　　　　　E. 强筋骨

9. 桑寄生与五加皮都具有的功效是（　　）
   A. 祛风湿、舒筋络　　　B. 祛风湿、安胎元　　　C. 祛风湿、强筋骨
   D. 祛风湿、补肝肾　　　E. 祛风湿、通经络

10 下列药物中通经络、祛风湿、止痛等作用较强者，首推（　　）
   A. 防己　　　　　　　　B. 木瓜　　　　　　　　C. 桂枝

D. 桑枝　　　　　　　　　　E. 威灵仙

**A2 型题**（以下每个案例有 A、B、C、D、E 五个备选答案，从中选择一个最佳答案）

1.患者，男，42 岁。症见关节活动不利，局部灼热红肿，痛不可触，得冷则舒，舌质红，舌苔黄，脉浮数。宜选（　　）

A. 五加皮　　　　　　B. 千年健　　　　　　C. 防己

D. 威灵仙　　　　　　E. 川乌

2.患者，女，50 岁。症见口干咽燥，声音嘶哑，干咳短气，痰少黏稠，五心烦热，颧红躁怒，舌红少津，脉细数。宜选（　　）

A. 秦艽　　　　　　　B. 千年健　　　　　　C. 五加皮

D. 威灵仙　　　　　　E. 续断

3.患者，女，52 岁。低热日久不退，形体消瘦，唇红颧赤，困倦盗汗，舌红苔少，脉细数。宜选（　　）

A. 鳖甲配青蒿　　　　B. 秦艽配知母　　　　C. 秦艽配千年健

D. 秦艽配五加皮　　　E. 秦艽配威灵仙

4.患者，男，44 岁。症见关节疼痛，遇寒加重，得热痛缓，舌苔薄白，脉弦紧。宜选（　　）

A. 桑寄生　　　　　　B. 独活　　　　　　　C. 鱼腥草

D. 板蓝根　　　　　　E. 防己

5.患者，女，66 岁。痹证日久不愈，关节疼痛时轻时重，疲劳加重，腰膝酸软，舌苔薄白，脉沉细弱。宜选（　　）

A. 半夏配陈皮　　　　B. 苍术配薏苡仁　　　C. 独活配桑寄生

D. 蕲蛇配全蝎　　　　E. 防己配苍术

**B1 型题**（以下提供若干组考题，每组考题共用在考题前列出的 A、B、C、D、E 五个备选答案，从中选择一个与问题关系最密切的答案）

A. 独活、千年健　　　B. 威灵仙、豨莶草　　C. 桑枝、徐长卿

D. 秦艽、木瓜　　　　E. 桑寄生、五加皮

1.均有祛风湿、通经络作用药物是（　　）

2.均有祛风湿、强筋骨作用药物是（　　）

A. 上肢痹痛　　　　　B. 下肢痹痛　　　　　C. 周身疼痛

D. 腰膝酸痛　　　　　E. 各种痛证

3.桑枝善治（　　）

4.独活善治（　　）

A. 祛风湿、通经络、治骨鲠

B. 祛风湿、舒筋络、清虚热

C. 祛风湿、通经络、清热解毒

D. 祛风湿、强筋骨、安胎

E. 祛风、活络、定惊

5. 秦艽的功效是（　　　）

6. 蕲蛇的功效是（　　　）

    A. 舒筋活络、和胃化湿

    B. 舒筋活络、祛风除湿

    C. 舒筋活络 祛风除湿、止泻

    D. 祛风通络、行血

    E. 祛风湿，止痛、利水

7. 防己的作用是（　　　）

8. 木瓜的作用是（　　　）

    A. 补肾、接骨、活血

    B. 祛风湿、强筋骨、利尿

    C. 补肝肾、强筋骨、止血、安胎、通利血脉

    D. 补肝肾、祛风湿、强筋骨、养血、安胎

    E. 祛风湿、降血压

9. 桑寄生的作用是（　　　）

10. 五加皮的作用是（　　　）

# 第十章　化湿药

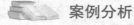

## 学习目标

**知识目标**

掌握化湿药的功效与主治病证、性能特点、配伍应用和使用注意；掌握相似药物功效、应用的异同点；掌握广藿香、苍术、厚朴、豆蔻的性能、功效和应用。

**能力目标**

能正确认识、合理使用化湿中药。

凡以化湿运脾为主要作用，主要用以治疗湿困脾胃证的药物，称为化湿药。由于本类药物大多气味芳香，故又叫芳香化湿药。

本类药物辛香温燥，辛能行气，香能化湿，主入脾、胃经，具有运化湿浊，宣畅气机，醒脾和胃的功能。主要适用于湿浊内阻，脾为湿困，运化失常所致的脘腹痞满、呕吐泛酸、大便溏薄、食少体倦、口甘多涎、舌苔白腻等症。此外，部分药物兼有解暑、温中、止呕、截疟等作用，分别用于暑湿、湿温、寒凝气滞、呕吐、疟疾等证。

临床应用时，应根据湿困的不同情况及兼证作适当的配伍。如脾虚生湿者，配伍补气健脾药；寒湿困脾者，配伍温里药；湿阻气滞者，配伍行气药；湿热中阻者，配伍清热燥湿药。

本类药物多辛香温燥，易耗气伤阴，故阴虚血亏、气虚者宜慎用；又因其气芳香，多含挥发油，故入汤剂不宜久煎，或后下，或作散剂服用，以免其有效成分散失而降低疗效。

## 案例分析

患者，女，35岁。大便水泻，并见轻微发热，恶心欲吐，舌质淡，苔白腻，脉象濡滑。

该患者为何证？应如何治疗？

# 广藿香 Guanghuoxiang
《名医别录》

本品为唇形科植物广藿香 *Pogostemon cablin*（Blanco）Benth. 的干燥地上部分。主产于广东、海南等地，其中广东石牌产者，为道地药材。夏秋季枝叶茂盛时采割。切段，生用。

【性味归经】辛，微温。归脾、胃、肺经。

【功效】化湿，止呕，解表。

【药性分析】广藿香芳香辛散而不峻烈，微温化湿而不燥热，入脾、胃、肺经，为芳香化湿要药。本品既善化湿浊而醒脾、止呕、解表，又兼发表，善治湿浊中阻证及阴寒闭暑等，尤宜寒湿中阻之呕吐或兼表者。

## 课堂互动

谈谈你对广藿香的认识。

【应用】

1. 湿阻中焦证　本品善化湿。治湿困脾胃或寒湿困脾之脘腹痞闷、少食作呕、神疲体倦等，常与苍术、厚朴等同用，如不换金正气散。

2. 呕吐　本品既能化湿，又能和中止呕。治湿浊中阻之呕吐，可单用，或与半夏、丁香等同用。治寒湿呕吐，宜配伍丁香、豆蔻等；如属湿热者，宜配伍黄连、竹茹等；治脾胃虚弱，配人参、白术等；治妊娠呕吐，常配伍砂仁、紫苏梗等。

3. 暑湿，湿温初起　本品兼有解暑作用。治暑月外感风寒，内伤生冷之恶寒发热、头痛脘闷、呕恶吐泻等，常与紫苏、半夏、厚朴等同用，如藿香正气散；治湿温病初起，湿热并重，多与黄芩、滑石、茵陈等同用，如甘露消毒丹。

【用法用量】3~10g，煎服。

【注意事项】阴虚血燥者不宜用。

## 知识拓展

### 广藿香的现代研究与应用

广藿香主含广藿香醇、苯甲醛、丁香油酚、桂皮醛等挥发油。其主要有增强消化能力、解痉、止泻、扩张微血管、发汗等作用，现代用于治疗小儿秋季腹泻、急性胃肠炎、夏季空调综合征、动力障碍型功能性消化不良等。

知识链接

**鉴别用药：广藿香与香薷**

广藿香与香薷，均能祛暑化湿，用治暑湿证及夏令感冒恶寒发热、头痛胸闷、吐泻。但广藿香偏和中止呕，解表发汗力较香薷弱；而香薷辛温发汗解表力较强，兼能利水，用治水肿。

**藿 香**

藿香为唇形科植物藿香的干燥地上部分。主产于川、江西等地。性状与广藿香明显不同，味辛，微温。功能化湿，解暑，止呕。

# 苍术 Cangzhu
## 《神农本草经》

本品为菊科植物茅苍术 *Atractylodes lancea*（Thunb.）DC. 或北苍术 *Atractylodes chinensis*（DC.）Koidz. 的干燥根茎。前者主产于江苏、湖北、河南等地，以产于江苏茅山一带者质量最好，为道地药材；后者主产于辽宁、内蒙古、山西等地。春、秋二季采挖，除去泥沙，晒干，撞去须根。切片，生用或麸炒用。

【性味归经】辛、苦，温。归脾、胃、肝经。

【功效】燥湿健脾，祛风湿，明目。

【药性分析】苍术辛温苦燥，入脾、胃经。既能燥湿而健脾，为治湿阻中焦之要药；又能散风寒而除痹发表，为治风寒湿痹及表证夹湿所常用。寒湿困脾者尤宜。

【应用】

1. 湿阻中焦证 本品能祛湿浊，健脾以和脾胃，为治湿阻中焦之要药，尤宜于寒湿较重之证。治湿阻中焦，脾失健运之脘腹胀闷、呕恶食少、吐泻乏力、舌苔白腻等，常与厚朴、陈皮等配伍，如平胃散；治湿热证或暑湿证，可与黄芩、黄连等同用；治脾虚湿聚，水湿内停之痰饮、水肿，常与茯苓、猪苓、泽泻等同用，如胃苓汤。

2. 风湿痹证 本品能祛风除湿，治湿痹尤宜。治湿痹，常配伍独活、秦艽、薏苡仁等，如薏苡仁汤；治湿热痹痛，可配石膏、知母等，如白虎加苍术汤；治湿热痿证，可与黄柏、薏苡仁、牛膝配伍，即四妙散。

3. 外感风寒夹湿表证 本品能开肌腠而发汗，祛肌表风寒之邪。治风寒湿表证之恶寒发热、头身酸楚疼痛、无汗等，常与羌活、白芷等同用，如神术散。

此外，本品尚有明目之功，用于夜盲症及眼目昏涩，可单用，或与猪肝、羊肝蒸煮同食。

【用法用量】3~9g，煎服。

【注意事项】本品辛苦燥热，故阴虚内热、气虚多汗者忌用。

**苍术的现代研究与应用**

苍术主含挥发油，油中主要成分为苍术醇（系 β－桉油醇和茅术醇的混合结晶物），尚含少量苍术酮、维生素 A 样物质及菊糖等。其主要有抗肠痉挛、促进胃肠运动、镇静、降血糖等作用，现代用于治疗慢性胃炎、胃下垂、小儿厌食、秋季腹泻、过敏性紫癜、荨麻疹等。

## 厚朴 Houpo
### 《神农本草经》

本品为木兰科植物厚朴 *Magnolia officinalis* Rehd. et Wils. 或凹叶厚朴 *Magnolia officinalis* Rehd. et Wils. var. *biloba* Rehd. et Wils. 的干燥干皮、根皮及枝皮。主产于四川、湖北等地，其中四川产者，为道地药材。4～6月剥取，根皮及枝皮直接阴干；干皮置沸水中微煮后，堆置阴湿处，"发汗"至内表面变紫褐色或棕褐色时，蒸软，取出，卷成筒状，干燥。切丝，生用或姜汁炙用。

【性味归经】苦、辛，温。归脾、胃、肺、大肠经。

【功效】燥湿，行气，消积，平喘。

【药性分析】厚朴苦燥辛散温通，入脾、胃、大肠经，功善燥湿、消积、下气，既除无形之湿满，又除有形之实满，为治湿阻、食积、气滞所致脘腹胀满之要药。此外，本品苦降入肺，能消痰下气而平喘，为治咳喘痰多所常用。

苍术与厚朴的功效有何异同？

【应用】

1. 湿阻中焦，脘腹胀满　本品既能燥湿，又能行气，为消除胀满之要药。治湿阻中焦，气机不利之脘闷腹胀、腹痛、呕逆等，常与苍术、陈皮等同用，如平胃散。

2. 胃肠气滞，胀满　本品能下气宽中，为行气消胀之要药。治肠胃积滞之大便秘结，常与枳实、大黄同用，如厚朴三物汤；治热结便秘，配伍大黄、芒硝、枳实，即大承气汤。

3. 痰饮咳喘，梅核气　本品能燥湿化痰，下气平喘。治痰湿阻肺之咳喘、胸闷，可与紫苏子、陈皮、半夏等同用，如苏子降气汤；治宿有喘病，因外感风寒而发者，可与桂枝、苦杏仁等同用，如桂枝加厚朴杏子汤；治痰凝气滞之梅核气，常配半夏、茯苓等，如半夏厚朴汤。

【用法用量】3～10g，煎服。

【注意事项】本品苦降下气，辛温燥烈，故气虚津亏者及孕妇慎用。

## 砂仁 Sharen
### 《药性论》

本品为姜科植物阳春砂 *Amomum villosum* Lour.、绿壳砂 *Amomum villosum* Lour. var. *xanthioides* T. L. Wu et Senjen 或海南砂 *Amomum longiligulare* T. L. Wu 的干燥成熟果实。阳春砂主产于广东、广西、云南、福建等地；绿壳砂主产于广东、云南等地；海南砂主产于海南及雷州半岛等地。其中以阳春砂质量最优。夏、秋间果实成熟时采收，晒干或低温干燥。用时打碎，生用。

【性味归经】辛，温。归脾、胃、肾经。

【功效】化湿和胃，温脾止泻，行气安胎。

【药性分析】砂仁味辛行散，芳香温化，入脾、胃经。既善醒脾化湿、行气、温中、止泻，治寒湿中阻、脾胃气滞、寒湿泄泻；又能行气和中而安胎，治湿阻寒凝之气滞胎动不安。

【应用】

1. 湿阻中焦证，脾胃气滞证　本品化湿醒脾、行气温中之效均佳，故为湿阻或气滞所致的脘腹胀痛等脾胃不和诸证常用。治湿阻中焦，常与厚朴、陈皮、枳实等同用；治脾胃气滞，可与木香、枳实等同用，如香砂枳术丸；治脾虚兼气滞者，可配人参、白术、茯苓等，如香砂六君子汤。

2. 脾胃虚寒吐泻　本品善温脾暖胃，以达止呕止泻之功。治中焦虚寒之吐泻，可单用研末吞服，或与干姜、附子等同用。

3. 气滞妊娠恶阻及胎动不安　本品能行气和中而止呕安胎。治妊娠呕逆而不能食，可单用本品炒熟研末服，或与紫苏梗、白术等同用；治气血不足之胎动不安，可与人参、白术、熟地黄等同用，如泰山磐石散。

【用法用量】3~6g，煎服，后下。

【注意事项】本品辛温香燥，故阴虚血燥者慎服。

**砂仁的现代研究与应用**

阳春砂含挥发油，油中主要成分为右旋樟脑、龙脑、乙酸龙脑酯、柠檬烯、橙花椒醇等成分；缩砂含挥发油，油中主要成分为樟脑、莰烯等；海南砂含挥发油，油中主要成分为 α-蒎烯、β-蒎烯、桉叶醇、柠檬烯、樟脑等成分。其主要有促进消化液分泌、增进肠道运动、排出消化管内的积气、抑制血小板聚集等作用，现代用于治疗急慢性胃炎、胃及十二指肠溃疡、小儿厌食症、慢性胆囊炎、肠易激综合征等。

## 佩兰 Peilan
《神农本草经》

本品为菊科植物佩兰 *Eupatorium fortunei* Turcz. 的干燥地上部分。主产于江苏、浙江、河北等地。夏、秋二季分两次采割，除去杂质，晒干。切段，生用。

【性味归经】辛，平。归脾、胃、肺经。

【功效】芳香化湿，醒脾开胃，发表解暑。

【药性分析】佩兰芳香辛散，性平力缓，主入脾、胃，兼入肺经。功善化中焦湿浊而醒脾、解暑，既善治湿阻中焦、脾经湿热，又可治暑湿及湿温初起。

【应用】

**1. 湿阻中焦证** 本品化湿和中的功效与广藿香相似，常相须为用。治湿阻证，可配伍广藿香、苍术、厚朴等，以增强芳香化湿之功；治脾经湿热之口中甜腻、多涎、口臭等，可配伍黄芩、厚朴、广藿香等。

**2. 暑湿，湿温初起** 本品既能化湿，又能解暑。治暑湿证，常与广藿香、荷叶等同用；治湿温初起，可与滑石、薏苡仁等同用。

【用法用量】3~10g，煎服。

## 豆蔻 Doukou
《名医别录》

本品为姜科植物白豆蔻 *Amomum kravanh* Pierre ex Gagnep. 或爪哇白豆蔻 *Amomum compactum* Soland ex Maton 的干燥成熟果实。前者习称"原豆蔻"，主产于柬埔寨、泰国、越南，我国云南、广东、广西有少量栽培；后者习称"印尼白蔻"，主产于印度尼西亚，云南、海南有少量栽培。秋季果实由绿色转成黄绿色时采收，晒干。生用。

【性味归经】辛，温。归肺、脾、胃经。

【功效】化湿行气，温中止呕，开胃消食。

【药性分析】豆蔻味辛行散，芳香温化，入肺、脾、胃经。既善醒脾化湿温中，又能理中上焦气机而止呕。主治湿阻中焦、脾胃气滞及寒胃呕吐，兼治湿温初起胸闷等证。

【应用】

**1. 脾胃湿阻气滞证**  本品辛能化湿行气。治脾虚湿阻气滞之胸腹虚胀、食少无力等，常与黄芪、白术、人参等同用；治湿温初起，湿邪偏重者，多与薏苡仁、苦杏仁等同用，如三仁汤；治湿温初起，热重于湿者，常与黄芩、滑石等同用，如黄芩滑石汤。

**2. 呕吐**  本品能行气宽中，温胃止呕，尤以胃寒湿阻气滞呕吐者最为适宜。治胃寒湿阻之呕吐，可单用为末服，或与广藿香、砂仁等配伍，如白豆蔻汤；治小儿胃寒之吐乳、不食，可与砂仁、甘草等药研细末服之。

【用法用量】3～6g，煎服，后下。

【注意事项】阴虚血燥者慎用。

其他化湿药见表10-1。

**表10-1  其他化湿药**

| 药名 | 来源 | 药性 | 功效 | 主治 | 用量用法 |
|---|---|---|---|---|---|
| 草豆蔻 | 姜科植物草豆蔻的干燥近成熟的种子 | 辛、温。归脾、胃经 | 燥湿行气，温中止呕 | 1. 湿阻中焦，湿热困脾<br>2. 暑湿及湿温初起 | 3～6g，煎服，后下 |
| 草果 | 姜科植物草果的成熟果实 | 辛、温。归脾、胃经 | 燥湿温中，除痰截疟 | 1. 寒湿中阻证<br>2. 疟疾 | 3～6g，煎服 |

# 小　结

本类药物辛香温燥，能运化湿浊，宣畅气机，醒脾和胃，主治湿阻脾胃证。

广藿香、佩兰，均能芳香化湿，发表解暑。用治湿阻中焦或外感暑湿证，常相须为用。但广藿香微温，化湿力较强，长于治湿阻中焦证及胃寒呕吐；佩兰性平偏凉，药力平和，为治脾经湿热之口甜、多涎之要药。

苍术、厚朴，均属苦燥之品，可燥湿除满，用治湿浊中阻证。其中苍术辛香燥烈，外可祛风湿而解表，内能燥湿浊而健脾，凡湿邪为病，不论表里上下，均可选用；厚朴功善下气除满，凡食积、便秘、湿阻之气滞胀满及痰饮咳喘，均可使用。

砂仁、豆蔻，均芳香辛温，善化湿行气、温中止呕，均治湿阻中焦、脾胃气滞及胃寒呕吐。但砂仁入中焦脾胃而力稍强，善治湿滞、妊娠恶阻、胎动不安；豆蔻则既入中焦脾胃，又入上焦肺，药力较缓，善治湿温初起。

# 目标测试

**A1型题**（以下每一道题有A、B、C、D、E五个备选答案，从中选择一个最佳答案）

1. 具燥湿健脾、祛风湿功效的药物是（　　　　）

　　A. 苍术　　　　　　　　　B. 独活　　　　　　　　　C. 厚朴

D. 薏苡仁　　　　　　　　　E. 广藿香

2. 化湿要入汤剂时应（　　　）

    A. 先煎　　　　　　　　B. 后下　　　　　　　　C. 另煎

    D. 包煎　　　　　　　　E. 久煎

3. 既化湿行气，又温中止呕的药是（　　　）

    A. 草豆蔻　　　　　　　B. 厚朴　　　　　　　　C. 豆蔻

    D. 广藿香　　　　　　　E. 肉豆蔻

4. 既可化湿止呕，又能解暑的药物是（　　　）

    A. 广藿香　　　　　　　B. 佩兰　　　　　　　　C. 砂仁

    D. 豆蔻　　　　　　　　E. 草豆蔻

5. 善下气除胀满，为消除胀满的要药是（　　　）

    A. 苍术　　　　　　　　B. 广藿香　　　　　　　C. 砂仁

    D. 豆蔻　　　　　　　　E. 厚朴

6. 广藿香尤其适宜于治疗下列哪种呕吐（　　　）

    A. 胃虚呕吐　　　　　　B. 胃寒呕吐　　　　　　C. 胃热呕吐

    D. 湿浊呕吐　　　　　　E. 肝胃不和呕吐

7. 具有安胎作用的化湿药是（　　　）

    A. 苍术　　　　　　　　B. 紫苏叶　　　　　　　C. 砂仁

    D. 豆蔻　　　　　　　　E. 厚朴

8. 豆蔻善治疗（　　　）

    A. 胃热呕吐　　　　　　B. 胃寒呕吐　　　　　　C. 胃虚呕吐

    D. 妊娠呕吐　　　　　　E. 寒饮呕吐

9. 功能燥湿，行气消胀，平喘的药物是（　　　）

    A. 广藿香　　　　　　　B. 佩兰　　　　　　　　C. 豆蔻

    D. 厚朴　　　　　　　　E. 苍术

10. 用于夜盲症及眼目昏涩的药物是（　　　）

    A. 菊花　　　　　　　　B. 苍术　　　　　　　　C. 密蒙花

    D. 沙苑子　　　　　　　E. 决明子

**A2 型题**（以下每个案例有 A、B、C、D、E 五个备选答案，从中选择一个最佳答案）

1. 患者，男，50 岁。症见身体困重，麻木，下肢浮肿，四肢痿软，小便短赤涩痛，苔黄腻，脉细数。宜选（　　　）

    A. 白术　　　　　　　　B. 苍术　　　　　　　　C. 茯苓

    D. 薏苡仁　　　　　　　E. 猪苓

2. 患者，男，60 岁。症见身体困重，麻木，四肢痿软，下肢浮肿，发热，胸痞脘闷，小便涩痛，苔黄腻脉细数。宜首选（　　　）

    A. 苍术配茯苓　　　　　B. 苍术配车前子　　　　C. 苍术配黄柏

    D. 苍术配薏苡仁　　　　E. 苍术配木通

3.患者，男，21岁。因冒雨涉水，症见胸腹闷胀，不思饮食，泛恶欲吐，口淡不渴，腹痛溏泄，头重如裹，身肿，苔白腻，脉濡缓。宜选（　　　　）

  A.香薷      B.紫苏叶      C.苍术

  D.山药      E.甘草

4.患者，女，23岁。症见胸腹闷胀，不思饮食已三日，恶心呕吐，腹痛泻泄，头重身重，口淡不渴，舌淡苔白腻，脉濡缓。宜选（　　　　）

  A.苍术配白术     B.苍术配牛膝     C.苍术配白扁豆

  D.苍术配石韦     E.苍术配木通

5.患者，女，30岁。症见筋骨疼痛，足膝红肿疼痛，带下臭秽，小便短赤，舌苔黄腻。宜用（　　　　）

  A.苍术配白扁豆    B.苍术配石韦    C.苍术配木通

  D.苍术配白术     E.苍术配黄柏

**B1 型题**（以下提供若干组考题，每组考题共用在考题前列出的 A、B、C、D、E 五个备选答案，从中选择一个与问题关系最密切的答案）

  A.广藿香      B.苍术      C.厚朴

  D.砂仁      E.豆蔻

1.治疗风湿痹证的药物是（　　　　）

2.治疗痰饮咳喘的药物是（　　　　）

  A.脘腹胀满     B.气滞胎动不安    C.风湿痹症

  D.湿温初起     E.湿热泄泻

3.厚朴善治（　　　　）

4.砂仁可用治（　　　　）

  A.广藿香      B.佩兰      C.豆蔻

  D.厚朴      E.苍术

5.功能化湿，止呕，解暑的药物是（　　　　）

6.功能化湿行气，温中止呕的药物是（　　　　）

  A.化湿、解暑     B.燥湿、止呕    C.燥湿、解表

  D.化湿行气、温中止呕  E.行气、消积

7.藿香、佩兰的共同功效是（　　　　）

8.砂仁、豆蔻的共同功效是（　　　　）

  A.厚朴      B.草豆蔻     C.砂仁

  D.草果      E.豆蔻

9.具有燥湿散寒、截疟之功的药物是（　　　　）

10.具有行气和中而安胎之功效的药物是（　　　　）

# 第十一章 利水渗湿药

## 学习目标

**知识目标**

掌握利水渗湿药的药效特征及主治；掌握利水渗湿药的分类及常用利水渗湿药的功效应用、用量用法、使用注意及毒副作用。

**能力目标**

能正确认识、合理使用利水渗湿中药。

凡能通利水道，渗泄水湿，以治疗水湿内停证为主的药物，称为利水渗湿药。

本类药物味多甘淡或苦，淡能渗泄，苦能降泄而奏渗利水湿之功，又其性多偏微寒，属于沉降之性，故有清热利湿作用，主治水湿内停诸证。

根据利水渗湿药的性能特点和适应证的不同，将其分为利水消肿药、利尿通淋药、利湿退黄药。

使用利水渗湿药时，应针对形成水湿的原因及症状，做适当配伍。如水肿骤起有表证者，配宣肺发汗药，宣肺则肺气通调下输膀胱，发汗则毛窍开疏从汗而解。水肿日久，脾肾阳虚水肿者，配温补脾肾药以培其本。湿热淋证，常与清热药配伍；热伤血络而尿血者，配伍凉血止血药。寒甚者，配伍温里祛寒药。由于气行则水行，气滞则水停，故常与行气药配伍。

使用本类药物，易耗伤津液，故阴亏津少者慎用。通利性较强的药物，对于肾气不固的滑精、遗尿、小便量多者或孕妇当慎用。

## 第一节 利水消肿药

**目标任务：**

1. 认识利水消肿药常用药物的外观形态。

2. 掌握利水消肿药重点药物茯苓、薏苡仁、猪苓、泽泻、香加皮等的功用特征、用量用法、使用注意事项，认识该类药物的毒副作用。

3. 总结本类药物药性功用的特征规律。

**案例分析**

患者，男，50岁。症见全身浮肿2周，下肢尤甚，按之凹陷，不易恢复，小便短少，身重无力，纳呆，四肢不温，面色萎黄，舌质淡，脉沉细。

该患者为何证？应如何治疗？

利水消肿药甘淡平或微寒，淡能渗泄，偏于利水渗湿。主要适用于水湿内停之水肿、小便不利，以及泄泻、痰饮等证。

## 茯苓 Fuling
《神农本草经》

本品为多孔菌科真菌茯苓 *Poria cocos*（Schw.）Wolf 的干燥菌核。主产于安徽、湖北、河南、云南等地。产云南者称"云苓"，质较优。切片，生用。

【性味归经】甘、淡，平。归心、肺、脾、肾经。

【功效】利水渗湿，健脾，宁心。

【药性分析】茯苓甘淡平，入心、脾、肾经，作用平和，无寒热之偏，利水而不伤正，善治各种水肿，为利水渗湿的要药与健脾安神之常品。且善健脾补中，宁心安神，用治脾虚诸证及心悸、失眠等。

【应用】

1. 水肿　本品为利水渗湿要药。治小便不利、水湿停滞的病证，无论偏于寒湿，或偏于湿热，或属于脾虚湿聚，均可配合应用。若寒湿水肿，小便不利，常配伍桂枝、白术、猪苓、泽泻等，如五苓散；若湿热水肿，小便不利，常配伍猪苓，泽泻等，如猪苓汤；若脾肾阳虚之水肿，常配伍附子等，如真武汤。

2. 脾虚证　本品能健脾渗湿而止泻。治脾虚湿盛泄泻，可与山药、白术、薏苡仁等同用，如参苓白术散；治脾胃虚弱、食少纳呆、体倦乏力等，常与人参、白术、甘草配伍，如四君子汤。

3. 心悸、失眠　本品益心脾而宁心安神。治心脾两虚，气血不足之心悸、失眠、健忘，多与黄芪、当归、远志同用，如归脾汤；治心气虚，不能藏神，惊恐而不安卧者，常与人参、龙齿、远志同用，如安神定志丸。

【用量用法】10~15g，煎服。

【注意事项】无水湿者忌服。

### 知识拓展

**茯苓的现代研究与应用**

茯苓主含茯苓聚糖、茯苓酸、蛋白质、脂肪、卵磷脂、胆碱、组胺酸、麦角甾醇等。其主要有利尿、镇静、抗肿瘤、降血糖、增加心肌收缩力、增强免疫功能、护肝、降低胃液分泌、抑制胃溃疡等作用；现代用于治疗尿潴留、小儿腹泻、内耳眩晕症、精神分裂症，以及配合手术治疗、化疗、放疗等。

### 鉴别用药：赤茯苓、白茯苓、茯神

茯苓有赤茯苓、白茯苓、茯神之分。赤茯苓为皮层下的赤色部分，偏于利湿；白茯苓为菌核内的白色部分，偏于健脾；茯神为带有松根的白色部分，偏于安神。棕褐色的外皮，称茯苓皮，功能利水消肿，主治水肿。

## 薏苡仁 Yiyiren
### 《神农本草经》

本品为禾本科植物薏苡 Coix lacryma-jobi L.var.mayuen（Roman.）Stapf 的干燥成熟种子。我国大部分地区均产，主产于福建、河北、辽宁等地。秋季采收。生用或炒用。

【性味归经】甘、淡，凉。归脾、胃、肺经。

【功效】利水消肿，渗湿，健脾止泻，除痹，清热排脓。

【药性分析】薏苡仁甘淡凉，甘能补益，淡能渗湿，主入脾经，用治脾虚泄泻、水肿、小便不利、脚气浮肿。又善渗湿舒筋脉，缓挛急，善治湿热拘挛、脚气浮肿，以湿热痹为宜。且有清热排脓之功，用治肺痈、肠痈。薏苡仁为"上清肺热，下理脾湿"，性寒而不伤胃，补脾而不滋腻，渗湿而不峻烈，为清补淡渗之品。

薏苡仁在药膳食疗中有何妙用？

【应用】

**1. 水肿，小便不利，脚气**　本品既利水消肿，又健脾补中。治脾虚湿盛之水肿腹胀、小便不利，多与茯苓、白术、黄芪等药同用；治水肿喘急，与郁李仁汁煮饭服食；治脚气浮肿可与防己、木瓜、苍术同用。

**2. 脾虚泄泻**　本品能渗除脾湿、健脾止泻，尤宜治脾虚湿盛之泄泻，常与人参、茯苓、白术等同用，如参苓白术散。

**3. 湿痹拘挛**　薏苡仁渗湿除痹，能舒筋脉，缓和拘挛。常用治湿痹而筋脉挛急疼痛者，与独活、防风、苍术同用，如薏苡仁汤；治风湿久痹，筋脉挛急，用薏苡仁煮粥服，如薏苡仁粥。本品药性偏凉，能清热而利湿，配苦杏仁、豆蔻、滑石等，治湿温初起或暑湿邪在气分，头痛恶寒，胸闷身重者，如三仁汤。

**4. 肺痈，肠痈**　本品能清肺肠之热，排脓消痈。治肺痈胸痛，咳吐脓痰，常与苇茎、冬瓜仁、桃仁等同用，如苇茎汤；治肠痈，可与附子、败酱草、牡丹皮合用，如薏苡附子败酱散。

【用量用法】9～30g，煎服。清利湿热宜生用，健脾止泻宜炒用。除入汤剂、丸散剂外，亦可作粥食用，为食疗佳品。

【注意事项】孕妇慎用。

### 知识拓展

**薏苡仁的现代研究与应用**

薏苡仁主含脂肪油、薏苡仁酯、薏苡仁内酯、薏苡多糖和氨基酸、维生素等。其主要有阻止或降低横纹肌挛缩、兴奋子宫、降低血糖量，以及解热、镇静、镇痛等作用；现代用于治疗坐骨结节滑囊炎、传染性软疣、扁平疣、食管癌、胃癌、结直肠癌等。

## 猪苓 Zhuling
### 《神农本草经》

本品为多孔菌科真菌猪苓 *Polyporus umbellatus*（Pers.）Fries 的干燥菌核。主产于陕西、山西、河北、河南、云南等地。春、秋二季采挖，除去泥沙，干燥。切片，生用。

【性味归经】甘、淡，平。归肾、膀胱经。

【功效】利水消肿，渗湿。

【药性分析】猪苓利水道，专主渗泄，其利水作用优于茯苓，但无补益之功。虽性平而偏凉，故治水湿为病以偏热者为宜。

### 课堂互动

茯苓与猪苓如何区别应用？

【应用】

**水肿，小便不利，泄泻**　本品利水作用较强，用于水湿停滞的各种水肿，单味应用即可取效。治妊娠从脚至腹肿，小便不利，及治通身肿满，皆单用一味猪苓为末，热水调服；治水湿内停所致之水肿、小便不利，常与泽泻、茯苓、白术等同用，如四苓散；治肠胃寒湿，濡泻无度，常与豆蔻、黄柏同用，如猪苓丸；治热淋，小便不通，淋沥涩痛，常与地黄、滑石、木通等同用，如十味导赤汤。

【用量用法】6～12g，煎服。

【注意事项】无水湿者忌用。

## 猪苓的现代研究与应用

猪苓主含麦角甾醇、粗蛋白、可溶性糖分、多糖等。其水煎剂有较强的利尿作用，并有抗肿瘤、防治肝炎的作用。猪苓现代用于治疗肿瘤、慢性乙肝等。

## 泽泻 Zexie
### 《神农本草经》

本品为泽泻科植物泽泻 *Alisma orientalis*（Sam.）Juzep. 的干燥块茎。主产于福建、四川、江西等地。冬季采挖，洗净，干燥，除去须根和粗皮。切片，麸炒或盐水炒用。

【性味归经】甘，淡，寒。归肾、膀胱经。

【功效】利水消肿，渗湿，泄热，化浊降脂。

【药性分析】泽泻淡能渗湿，利水作用较强，常与茯苓、猪苓配伍治水肿、泄泻；因其性寒，兼泻肾火，清膀胱湿热，故亦为治下焦湿热、小便淋沥涩痛、湿热带下常用之品；与白术配伍又善治痰饮眩晕。

【应用】

1. 水肿，小便不利，泄泻　本品利水作用较强，能利水湿，行痰饮。治水湿停蓄之水肿，小便不利，常和茯苓、猪苓、桂枝配用，如五苓散；治脾胃伤冷，水谷不分，泄泻不止，与厚朴、苍术、陈皮配用，如胃苓汤；治痰饮停聚，清阳不升之头目昏眩，配白术同用，如泽泻汤。

2. 淋证，遗精　本品能清膀胱之热，泻肾经之虚火，尤以下焦湿热者为宜。治湿热淋证，常与木通、车前子等药同用；治肾阴不足，相火偏亢之遗精、潮热，则与熟地黄、山茱萸、牡丹皮同用，如六味地黄丸。

【用量用法】6~10g，煎服。

【注意事项】无水湿者忌用。

## 泽泻的现代研究与应用

泽泻主含三萜类化合物、挥发油、生物碱、天门冬素、树脂等。其主要有利尿、降压、降血糖、抗脂肪肝的作用，对金黄色葡萄球菌、肺炎双球菌、结核杆菌等有抑制作用。泽泻现代用于治疗丹毒、高脂血症、疗内耳眩晕等。

# 香加皮 Xiangjiapi
*《中药志》*

本品为萝摩科植物杠柳 *Periploca sepium* Bge. 的干燥根皮。主产于山西、河南、河北、山东等省。春、秋二季采挖，剥取根皮，晒干。切片生用。

【性味归经】辛、苦，温；有毒。归肝、肾、心经。

【功效】利水消肿，祛风湿，强筋骨。

【药性分析】香加皮辛能行水，苦能燥湿，主入肝肾经。功善利水消肿，祛风湿，强筋骨，为治风湿痹证常用之药。常用治水肿、小便不利，风湿痹痛及肝肾亏损，筋骨痿软无力等证。但有毒，用量宜慎。

【应用】

**1. 水肿，小便不利** 本品能利水消肿。治水肿，小便不利，常与陈皮、大腹皮、茯苓皮等配用，如五皮饮。

**2. 风湿痹证** 本品祛风湿、强筋骨，为治风湿痹证常用之药。用于风湿闭阻，关节拘挛疼痛，常与穿山龙、白鲜皮等同用；若筋骨痿软行迟，则与牛膝、木瓜、巴戟天等同用。

【用量用法】3～6g，煎服。

【注意事项】本品有毒，服用不可过量。

其他利水消肿药见表 11-1。

表 11-1　其他利水消肿药

| 药名 | 来源 | 药性 | 功效 | 主治 | 用量用法 |
|---|---|---|---|---|---|
| 冬瓜皮 | 葫芦科植物冬瓜的干燥外层果皮 | 甘，凉。归脾、小肠经 | 利水消肿，清热解暑 | 1.水肿证 2.暑热证 | 9～30g，煎服 |
| 玉米须 | 禾本科植物玉蜀黍的花柱和柱头 | 甘，平。归膀胱、肝、胆经 | 利水消肿，利湿退黄 | 1.水肿证 2.黄疸 | 30～60g，煎服 |
| 葫芦 | 葫芦科植物瓢瓜的干燥果皮 | 甘，平。归肺、肾经 | 利水消肿 | 1.水肿证 | 15～30g，煎服 |
| 泽漆 | 大戟科植物泽漆的全草 | 辛、苦，微寒；有毒。归大肠、小肠、肺经 | 利水消肿，化痰止咳，解毒散结 | 1.水肿证 2.咳喘证 3.瘰疬，癣疮 | 5～10g，煎服 |
| 蝼蛄 | 蝼蛄科昆虫蝼蛄的干燥全虫 | 咸，寒。归膀胱、大肠、小肠经 | 利水消肿，通淋 | 1.水肿证 2.淋证 | 6～9g，煎服。3～5g，研末服 |

# 第二节　利尿通淋药

目标任务：
1. 认识利尿通淋药常用药物的外观形态。
2. 掌握利尿通淋药重点药物车前子、滑石、木通、通草、海金沙、石韦、草薢等的功用特征、用量用法、使用注意事项，认识该类药物的毒副作用。
3. 总结本类药物药性功用的特征规律。

 案例分析

　　患者，女，36 岁。症见小便频数短涩，滴沥刺痛，腰痛，发热，畏寒，口苦，舌红，苔黄腻，脉滑数。
　　该患者为何证？应如何治疗？

　　利尿通淋药性味多苦寒，或甘淡而寒。苦能降泄，寒能清热，走下焦，尤能清利下焦湿热，以利尿通淋为主要作用，主要用于小便短赤、热淋，血淋、石淋及膏淋等证。

## 车前子 Cheqianzi
### 《神农本草经》

　　本品为车前科植物车前 *Plantago asiatica* L. 或平车前 *P.depressa* Willd. 的干燥成熟种子。前者分布全国各地，后者分布北方各省。夏、秋采收。生用或盐水炙用。
　　【性味归经】甘，微寒。归肝、肾、肺、小肠经。
　　【功效】利尿通淋，渗湿止泻，明目，祛痰。
　　【药性分析】车前子甘寒，入肾、肝、肺、小肠经。甘寒滑利，能清热利尿通淋，善治湿热内郁之水肿、小便不利或赤涩热痛。又能清肝明目，用治肝经目赤肿痛，肝肾不足之目暗昏花；还能清肺化痰止咳，治肺热咳嗽痰多。
　　【应用】
　　1. 淋证，水肿　本品善通利水道，清膀胱热结。治湿热下注于膀胱而致小便淋沥涩痛者，常与木通、滑石、瞿麦等同用，如八正散；治水湿停滞水肿，小便不利，可与猪苓、茯苓、泽泻同用；若病久肾虚，腰重脚肿，可与牛膝、熟地黄、山茱萸等同用，如济生肾气丸。
　　2. 泄泻　本品能利水湿，分清浊而止泻，即利小便以实大便。尤宜于小便不利之水泻，可单用本品研末，米饮送服；若脾虚湿盛泄泻，可配白术同用；若暑湿泄泻，可与香薷、茯苓、猪苓等同用，如车前子散。
　　3. 目赤肿痛，目暗昏花，翳障　本品善清肝热而明目，用治目赤涩痛，多与菊花、决明子等同用；若肝肾阴亏，两目昏花，则配熟地黄、菟丝子等药，如驻景丸。

**4. 痰热咳嗽** 本品还能清肺化痰止咳。治肺热咳嗽痰多，多与瓜蒌、浙贝母、枇杷叶等药同用。

【用量用法】9～15g，煎服。宜包煎。

【注意事项】肾虚遗滑者慎用。

**车前子的现代研究与应用**

车前子主含黏液质、琥珀酸、车前烯醇、腺嘌呤、胆碱、车前子碱、脂肪油、维生素 A 和 B 等。其主要作用是利尿、促进呼吸道黏液分泌，对各种杆菌和葡萄球菌均有抑制作用。车前子现代用于治疗胎位异常、高血压、胃、十二指肠溃疡病、胃炎等。

## 滑石 Huashi
### 《神农本草经》

本品为硅酸盐类矿物滑石族滑石，主含含水硅酸镁。主产于山东、广西、山西、辽宁等地。全年可采。研粉用，或水飞晾干用。

【性味归经】甘、淡，寒。归膀胱、肺、胃经。

【功效】利尿通淋，清热解暑，祛湿敛疮。

【药性分析】滑石性寒而滑，寒能清热，滑能利窍，清热降泄，入膀胱与胃经。本品内服能治热结膀胱之热淋、石淋、小便涩痛等；并能清解暑热，用治暑热烦渴、湿温身热、小便不利等症。外用可清热收湿敛疮，治皮肤湿疹、湿疮、痱子等。

课堂互动

车前子与滑石临床应用有何不同？

【应用】

**1. 热淋，石淋，尿热涩痛** 本品能清膀胱湿热而通利水道，是治淋证常用药，若湿热下注之小便不利、热淋及尿闭等，常与木通、车前子、瞿麦等同用，如八正散；若用于石淋，可与海金沙、金钱草、木通等配用。

**2. 暑湿，湿温** 本品能利水湿，解暑热，是治暑湿之常用药。治暑热烦渴，小便短赤，可与甘草同用，即六一散。治湿温初起及暑温夹湿，头痛恶寒、身重胸闷、脉弦细而濡，可与薏苡仁、白蔻仁、苦杏仁等配用，如三仁汤。

**3. 湿疮，湿疹，痱子** 本品外用能清热祛湿敛疮。治湿疮，湿疹，可单用或与枯矾、黄柏等为末，撒布患处；治痱子，则可与薄荷、甘草等配合，制成痱子粉，外用。

【用量用法】10 ~ 20g，煎服，宜包煎、先煎。外用适量。

【注意事项】脾虚、热病伤津及孕妇忌用。

### 知识拓展

**滑石的现代研究与应用**

滑石含硅酸镁、氧化铝、氧化镍等。其主要有吸附和收敛作用，内服能保护肠壁。滑石粉撒布创面形成被膜，有保护创面，吸收分泌物，促进结痂的作用。滑石现代用于治疗急性肾小球肾炎，急、慢性肾盂肾炎，急性膀胱炎、尿道炎，泌尿系结石及其他继发性泌尿系出血症等。

## 木通 Mutong
### 《神农本草经》

本品为木通科植物木通 *Akebia quinata*（Thunb.）Decne.、三叶木通 *Akebia trifoliata*（Thunb.）Koidz. 或白木通 *Akebia trifoliata*（Thunb.）*Koidz.* var. *australis*（Diels）Rehd. 的干燥藤茎。主产于江苏、湖南、湖北。秋季采收，截取茎部，除去细枝，阴干。切片。

【性味归经】苦，寒。归心、小肠、膀胱经。

【功效】利尿通淋，清心除烦，通经下乳。

【药性分析】木通苦寒泄降，通行经脉，主入心与小肠经，兼入膀胱经。上清心火，下利小便，导热下行。善利水通淋、泄热，能通经下乳。

【应用】

1. 淋证，水肿　本品能利水消肿，下利湿热，使湿热之邪下行从小便排出。治膀胱湿热，小便短赤，淋沥涩痛，常与车前子、滑石等配用，如八正散；治水肿，则配以猪苓、桑白皮等药。

2. 口舌生疮，心烦尿赤　本品能清心火，导小肠之热外出。治心火上炎，口舌生疮，或心火下移于小肠而致的心烦尿赤，常与地黄、甘草、竹叶等配伍，如导赤散。

3. 经闭乳少　本品通经下乳，通利经脉。治血瘀经闭，配红花、桃仁、丹参等同用；治乳汁短少或不通，可与王不留行、穿山甲等同用。

4. 痹证　本品还能利血脉，通关节，常配桑枝、薏苡仁等同用，治湿热痹痛。

【用量用法】3 ~ 6g，煎服。

【注意事项】内无湿热者、儿童与年老体弱者慎用，孕妇忌用。

## 通草 Tongcao
### 《本草拾遗》

本品为五加科植物通脱木 *Tetrapanax papyrifer*（Hook.）K. Koch 的干燥茎髓。主产

于贵州、云南、四川、台湾、广西等地。秋季采收。切片，生用。

【性味归经】甘、淡，微寒。归肺、胃经。

【功效】利尿通淋，通气下乳。

【药性分析】通草甘淡渗利，微寒清热，入肺、胃经。既利水清热，又通气下乳。

【应用】

1. 淋证，水肿　本品有清热利尿通淋作用。治膀胱湿热之小便不利，淋沥涩痛，常与滑石、白茅根、木通等同用；治石淋，可与金钱草、海金沙等同用；治血淋，可与石韦、白茅根、蒲黄等同用；治水湿停蓄之水肿证，可配猪苓、地龙、麝香，共研为末，米汤送服，如通草散。

2. 产后乳汁不下　本品能通气上达，行乳汁。常与穿山甲、甘草、猪蹄同用，如通乳汤。

【用量用法】3~5g。煎服。

【注意事项】孕妇慎用。

## 海金沙 Haijinsha
《嘉祐本草》

本品为海金沙科植物海金沙 *Lygodium japonicum*（Thunb.）Sw. 的干燥成熟孢子。主产于广东、浙江等地。秋季孢子未脱落时采割。生用。

【性味归经】甘、咸，寒。归膀胱、小肠经。

【功效】利尿通淋，止痛。

【药性分析】海金沙甘淡利尿，寒可清热，其性下降，善泄小肠、膀胱血分湿热，功专通利水道，而为治淋病尿道作痛之要药。适用于石淋、热淋、膏淋、尿涩作痛及尿闭等证。

【应用】

淋证　本品善清小肠、膀胱湿热，尤善止尿道疼痛，为治诸淋涩痛之要药。可用治各种淋证，但尤以石淋、血淋为佳。治热淋急病，以本品为末，甘草汤送服；治血淋，如以本品为末，砂糖水送服；治石淋，同鸡内金、金钱草等配伍；治膏淋，与滑石、麦冬、甘草同用，如海金沙散。本品还能利水消肿，治水肿，多与泽泻、猪苓、防己、木通等配伍。

【用量用法】6~15g，煎服，宜包煎。

【注意事项】肾阴亏虚者慎服。

## 石韦 Shiwei
《神农本草经》

本品为水龙骨科植物庐山石韦 *Pyrrosia sheareri*（Bak.）Ching、石韦 *Pyrrosia lingua*（Thunb.）Farwell 或有柄石韦 *Pyrrosia petiolosa*（Christ）Ching 的干燥叶。主产于浙江、湖北、河北等地。全年均可采收，除去根茎和根，晒干或阴干。生用。

【性味归经】甘、苦，微寒。归肺、膀胱经。

【功效】利尿通淋，清肺止咳，凉血止血。

【药性分析】石韦苦寒，寒可清热，入肺、膀胱经，能上清肺热，下利膀胱，常用于热淋、石淋、血淋、水肿等证；兼能止血，血淋用之尤宜。本品又具清肺化痰之功，是用治肺热咳嗽气喘之常用药物；还具止血之功，可用于崩漏、吐血、衄血等。

【应用】

1. 淋证　本品能清利膀胱而通淋，兼可止血，尤宜于血淋。对膀胱湿热之小便淋沥涩痛诸淋者，也常应用。治血淋，与当归、蒲黄、芍药同用，如石韦散；治热淋，以本品与滑石为末服；治石淋，如石韦散，与滑石为末，用米饮或蜜冲服。

2. 肺热咳喘　本品清肺热，止咳喘。治肺热咳喘气急，可与鱼腥草、黄芩、芦根等同用。

3. 血热出血　本品既止血又凉血，故对血热妄行之吐血、衄血、尿血、崩漏尤为适合。可单用，或随证配伍侧柏叶、栀子、丹参等。

【用量用法】6～12g，煎服。

## 萆薢 Bixie
《神农本草经》

本品为薯蓣科植物绵萆薢 *Dioscorea spongiosa* J. Q. Xi，M.Mizuno et W. L. Zhao、福州薯蓣 *Dioscorea futschauensis* Uline ex R. Kunth 或粉背薯蓣 *Dioscorea hypoglauca* Palibin 的干燥根茎。前两种称"绵萆薢"，主产于浙江、福建；后一种称"粉萆薢"，主产浙江、安徽、江西、湖南。秋、冬二季采挖，除去须根。切片，生用。

【性味归经】苦，平。归肾、胃经。

【功效】利湿去浊，祛风除痹。

【药性分析】萆薢味苦泄降，性平不偏。既除下焦之湿而分清祛浊，为治膏淋、白浊及湿盛带下之要药；又祛筋骨肌肉之风湿而通痹止痛，为治风湿痹痛之佳品。

【应用】

1. 膏淋，白浊　本品善利湿而分清去浊，为治膏淋要药。治膏淋，小便混浊，白如米泔，常与乌药、益智、石菖蒲同用，如萆薢分清饮；亦可用治妇女白带属湿盛者，常与猪苓、白术、泽泻同用。

2. 湿痹痛　本品能祛风除湿，通络止痛，善治腰膝痹痛，筋脉屈伸不利。偏于寒湿者，可与附子、牛膝同用，如萆薢丸；属湿热者，则与黄柏、防己等同用。

【用量用法】9～15g，煎服。

【注意事项】肾阴亏虚，遗精滑泄者慎用。

**知识拓展**

### 萆薢的现代研究与应用

    萆薢主含薯蓣皂苷等多种甾体皂苷，总皂苷水解后生成薯蓣皂苷元等。其主要有抗真菌作用，现代用于治疗高脂血症等。

    其他利尿通淋药见表11-2。

表11-2　其他利尿通淋药

| 药名 | 来源 | 药性 | 功效 | 主治 | 用量用法 |
|------|------|------|------|------|----------|
| 瞿麦 | 石竹科植物瞿麦和石竹的干燥地上部分 | 苦，寒。归心、小肠经 | 利尿通淋，活血通经 | 1.热淋，石淋，血淋<br>2.血瘀之经闭、痛经 | 9~15g，煎服 |
| 萹蓄 | 蓼科植物萹蓄的干燥地上部分 | 苦，微寒。归膀胱经 | 利尿通淋，杀虫止痒 | 1.热淋，石淋，血淋<br>2.虫积腹痛，湿疹阴痒 | 9~15g，煎服 |
| 地肤子 | 藜科植物地肤的干燥成熟果实 | 辛、苦，寒。归肾、膀胱经 | 清热利湿，祛风止痒 | 1.热淋<br>2.湿疹，风疹，皮肤瘙痒，阴痒 | 9~15g，煎服 |
| 冬葵子 | 锦葵科植物冬葵的干燥成熟种子 | 甘、涩，凉。归大肠、小肠、膀胱经 | 利尿通淋，下乳，润肠 | 1.淋证<br>2.乳汁不通<br>3.便秘 | 3~9g，煎服 |
| 灯心草 | 灯心草科植物灯心草的干燥茎髓 | 甘、淡，微寒。归心、肺、小肠经 | 利尿通淋，清心降火 | 1.淋证<br>2.心烦失眠，口舌生疮 | 1~3g，煎服 |

# 第三节　利湿退黄药

**目标任务：**
    1.认识利湿退黄药常用药物的外观形态。
    2.掌握利湿退黄药重点药物茵陈、金钱草、虎杖等的功用特征、用量用法、使用注意事项，认识该类药物的毒副作用。
    3.总结本类药物药性功用的特征规律。

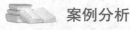 案例分析

    患者，女，32岁。症见身目呈深黄色，烦热口渴，脘腹痞满，两胁胀痛，恶心呕吐，小便短少黄赤，大便干结。舌红，苔黄厚而燥，脉弦滑。
    该患者为何证？如何治疗？

利湿退黄药性味多苦寒，主入脾、胃、肝经。苦寒则能清泄湿热、故以利湿退黄为主要作用，主要用于湿热黄疸，症见目黄、身黄、小便黄等。部分药物还可用于湿疮痈肿等证。

## 茵陈 Yinchen
《神农本草经》

本品为菊科植物滨蒿 *Artemisia scoparia* Waldst. et Kit. 或茵陈蒿 *Artemisia capillaris* Thunb. 的干燥地上部分。我国大部分地区有分布，主产于陕西、山西、河北等地。春季幼苗高 6 ~ 10cm 时采收或秋季花蕾长成时采割。春季采收的习称"绵茵陈"，秋季采割的称"花茵陈"。生用。

【性味归经】苦、辛，微寒。归脾、胃、肝、胆经。

【功效】清利湿热，利胆退黄。

【药性分析】茵陈苦能燥湿，寒能清热，其气清香，功善清热除湿退黄，为治黄疸专药，无论阳黄、阴黄，均可应用。

### 课堂互动

采收季节对茵陈品质有无影响？

【应用】

**1.黄疸**　本品善清利脾胃肝胆湿热，使之从小便而出，为治黄疸之要药。若身目发黄，小便短赤之阳黄证，常与栀子、黄柏、大黄同用，如茵陈蒿汤；若黄疸湿重于热者，可与茯苓、猪苓同用，如茵陈五苓散；若脾胃寒湿郁滞，阳气不得宣运之阴黄，多与附子、干姜等配用，如茵陈四逆汤。

**2.湿疮瘙痒**　本品有解毒疗疮之功，故可用于湿热内蕴之风瘙隐疹，湿疮瘙痒，可单味煎汤外洗，也可与黄柏、苦参、地肤子等同用。

【用量用法】10 ~ 15g，煎服。外用适量。

【注意事项】蓄血发黄者及血虚萎黄者慎用。

### 知识拓展

**茵陈的现代研究与应用**

茵陈主含挥发油，油中主要成分为 β - 蒎烯、茵陈烃、茵陈酮及叶酸。其主要有显著利胆作用及解热、保肝、抗肿瘤和降压作用，现代用于治疗口腔溃疡、高脂血症等。

## 金钱草 Jinqiancao
《本草纲目拾遗》

本品为报春花科植物过路黄 *Lysimachia christinae* Hance 的干燥全草。主产于四川。夏、秋二季采收。生用。

【性味归经】甘、咸，微寒。归肝、胆、肾、膀胱经。

【功效】利湿退黄，利尿通淋，解毒消肿。

【药性分析】本品甘淡渗利，性平偏寒而清热，故有利尿通淋、除湿退黄、解毒消肿之功，为治热淋、砂石淋及湿热黄疸的常用药。

【应用】

1. 湿热黄疸　本品能清肝胆之火，除下焦湿热，有清热利湿退黄之效。治湿热黄疸，常与茵陈，栀子、虎杖等同用。

2. 石淋，热淋　本品利尿通淋，善消结石，尤宜于治石淋，可单用大剂量金钱草煎汤代茶饮，或与海金沙、鸡内金、滑石等同用；治热淋，常与车前子、萹蓄等同用。本品还能清肝胆湿热、消胆石，治肝胆结石，常与茵陈、大黄、郁金等同用，如利胆排石片。

3. 痈肿疔疮、毒蛇咬伤　本品有解毒消肿之效，可用治恶疮肿毒、毒蛇咬伤等证。可用鲜品捣汁内服或捣烂外敷，或配蒲公英、野菊花等同用。

【用量用法】15～60g，煎服。鲜品加倍。外用适量。

### 知识拓展

**金钱草的现代研究与应用**

金钱草主含酚性成分和甾醇、黄酮类、氨基酸、鞣质、挥发油、胆碱、钾盐等。其主要有利尿、促进胆汁从胆管排出、排石及抑制金黄色葡萄球菌的作用，现代用于治疗尿潴留、带状疱疹、瘢痕疙瘩等。

## 虎杖 Huzhang
《名医别录》

本品为蓼科植物虎杖 *Polygonum cuspidatum* Sieb. et Zucc. 的干燥根茎和根。主产于江苏、江西、山东、四川等地。春、秋二季采挖。生用或鲜用。

【性味归经】微苦，微寒。归肝、胆、肺经。

【功效】利湿退黄，清热解毒，散瘀止痛，化痰止咳。

【药性分析】本品苦寒降泄，既能清热又能利湿退黄，常用于湿热黄疸、淋证。能活血化瘀，也是治血瘀证的常用药；且能解毒，用治痈疮肿毒、毒蛇咬伤、烧烫伤；并能化痰止咳，以治肺热痰热咳嗽；还能泄热通便，以治热结便秘。

【应用】

**1. 湿热黄疸，淋浊，带下** 本品有清热利湿之功。治湿热黄疸，可单用本品煎服即效，亦可与茵陈、黄柏、栀子配伍，效力更佳；治湿热蕴结膀胱之小便涩痛、淋浊带下等，单用即效，如以此为末，米饮送下。

**2. 痈疮肿毒、烧烫伤、毒蛇咬伤** 本品有清热解毒作用。治痈疮肿毒，可单用煎汤内服或烧灰外用；治烧烫伤，可单用为末，麻油调敷；治毒蛇咬伤，可取鲜品捣烂敷患处，亦可煎浓汤内服。

**3. 经闭，癥瘕，跌打损伤** 本品有活血散瘀止痛之功。治经闭、痛经，常与桃仁、延胡索、红花等配用；治癥瘕，以本品配土瓜根、牛膝合用；治跌打损伤疼痛，可与当归、乳香、没药、三七等配用。

**4. 肺热咳嗽** 本品有化痰止咳之效。治肺热咳嗽，可单味煎服，也可与枇杷叶、苦杏仁等配伍使用。

此外，本品还能泄热通便，用治热结便秘。

【用量用法】9～15g，煎服。外用适量。

【注意事项】孕妇慎用。

**知识拓展**

### 虎杖的现代研究与应用

虎杖主含虎杖苷、黄酮类、大黄素、大黄素甲醚、白藜芦醇、多糖。其主要有泻下、祛痰止咳、降压、止血、镇痛作用，现代用于治疗真菌性阴道炎、胃出血、高脂血症等。

其他利湿退黄药见表11-3。

**表11-3 其他利湿退黄药**

| 药名 | 来源 | 药性 | 功效 | 主治 | 用量用法 |
|---|---|---|---|---|---|
| 地耳草 | 藤黄科草本植物地耳草的干燥全草 | 苦、辛，平。归肝、胆经 | 利湿退黄，清热解毒，活血消肿 | 1.湿热黄疸 2.痈肿 3.跌打损伤 | 9～15g，煎服 |
| 垂盆草 | 景天科草本植物垂盆草的干燥全草 | 甘、淡，凉。归肝、胆、小肠经 | 利湿退黄，清热解毒 | 1.湿热黄疸 2.疮疡肿痛，毒蛇咬伤，喉痛，烫伤 | 15～30g，煎服 |

# 小 结

1.本类药物，味多甘淡或苦，能清热利湿，主治水湿内停诸证。分为利水消肿药、利尿通淋药、利湿退黄药。

2.利水消肿药，用于水湿内停之水肿、小便不利，以及泄泻、痰饮等证。茯苓药性平和，利水而不伤正气，为利水渗湿要药。猪苓功专利水，其利水作用强于茯苓，以水湿滞留实证为宜。泽泻能泄肾与膀胱之热，故善治下焦湿热之水湿证及淋浊、带下等证。薏苡仁可治脾虚湿盛之水肿腹胀及脾虚泄泻。香加皮功善利水消肿，祛风湿，强筋骨，常用治水肿、小便不利、风湿痹痛及肝肾亏损之筋骨痿软无力等证。本品有毒，不宜多用与久服。

3.利尿通淋药，用于小便短赤及热淋、血淋、石淋、膏淋等证。车前子善治热淋涩痛。滑石善治石淋、热淋。川木通为治心火上炎而下移小肠之口舌生疮、心烦尿赤之要药。通草药力较缓，以湿热不甚者宜之。海金沙为治诸淋涩痛之要药。石韦治血淋尤宜。

4.利湿退黄药，用于湿热黄疸等证。茵陈为治黄疸要药，无论阳黄、阴黄，均可配伍应用。金钱草为治热淋、砂石淋及湿热黄疸之常用药。虎杖能清热利湿退黄，常用治湿热黄疸、淋证，兼有活血化瘀、解毒、化痰止咳等作用。

# 目标测试

**A1 型题**（以下每一道题有 A、B、C、D、E 五个备选答案，从中选择一个最佳答案）

1.海金沙的药用部位是（    ）
   A.种子　　　　　　　　B.孢子　　　　　　　　C.果实
   D.全草　　　　　　　　E.花穗

2.金钱草的最佳适应证是（    ）
   A.热淋、砂淋　　　　　B.膏淋、石淋　　　　　C.血淋、热淋
   D.砂淋、膏淋　　　　　E.以上都不是

3.心烦尿赤、口舌生疮之证，可选用（    ）
   A.萹蓄　　　　　　　　B.茯苓　　　　　　　　C.滑石
   D.木通　　　　　　　　E.金钱草

4.内服能通淋解暑，外用能清热收湿的药是（    ）
   A.滑石　　　　　　　　B.车前子　　　　　　　C.枯矾
   D.木通　　　　　　　　E.石膏

5.车前子入汤剂须（    ）
   A.先煎　　　　　　　　B.后下　　　　　　　　C.包煎
   D.另煎　　　　　　　　E.打碎

6.除下列哪项外，均为车前子的适应证（    ）
   A.小便不利、水肿、淋证　　　　　　　B.暑湿泄泻
   C.目赤、内障、视物昏暗　　　　　　　D.肺热咳嗽痰多
   E.湿疹、疥癣

7.茯苓与薏苡仁除能利水渗湿外，还可（    ）
   A.清肺　　　　　　　　B.排脓　　　　　　　　C.除痹

D. 安神　　　　　　　　　　　E. 健脾

8. 既能利小便，又可通大便的是（　　　）

　　A. 茯苓　　　　　　　　B. 火麻仁　　　　　　　　C. 冬葵子

　　D. 车前子　　　　　　　E. 泽漆

9. 功能利湿退黄，利尿通淋的是（　　　）

　　A. 茵陈　　　　　　　　B. 金钱草　　　　　　　　C. 茯苓

　　D. 车前子　　　　　　　E. 滑石

10. 功能利水渗湿，健脾安神的药是（　　　）

　　A. 猪苓　　　　　　　　B. 泽泻　　　　　　　　　C. 茯苓

　　D. 薏苡仁　　　　　　　E. 香加皮

**A2 型题**（以下每个案例有 A、B、C、D、E 五个备选答案，从中选择一个最佳答案）

1. 患者，女，52 岁。症见脾胃虚弱，肢体痿软，渐渐加重，食少便溏腹胀，面浮，气短，神疲乏力，苔薄白，脉细。宜选（　　　）

　　A. 厚朴　　　　　　　　B. 苍术　　　　　　　　　C. 薏苡仁

　　D. 泽泻　　　　　　　　E. 香薷

2. 患者，男，20 岁。症见食少，便溏腹胀，面浮气短，四肢痿软无力，苔薄白，脉细。宜选（　　　）

　　A. 泽泻　　　　　　　　B. 茯苓　　　　　　　　　C. 通草

　　D. 木通　　　　　　　　E. 猪苓

3. 患者，女，30 岁。症见食少便溏，腹胀少尿，面浮足肿，神疲乏力，苔薄白，脉细。宜选（　　　）

　　A. 茵陈配茯苓　　　　　B. 茯苓配薏苡仁　　　　　C. 石韦配灯心草

　　D. 木通配通草　　　　　E. 茵陈配金钱草

4. 患者，女，56 岁。症见腹胀少尿，不思饮食，腰酸便溏，面浮足肿，神疲乏力，苔薄白，脉细。宜选（　　　）

　　A. 泽泻配木通　　　　　B. 瞿麦配通草　　　　　　C. 木通配车前子

　　D. 茯苓配山药　　　　　E. 茯苓配滑石

5. 患者，男，52 岁。症见四肢乏力，皮肤发黄，腹满腹胀、食欲减退，大便溏，舌苔腻微黄，脉弦数。宜选（　　　）

　　A. 茵陈　　　　　　　　B. 石韦　　　　　　　　　C. 灯心草

　　D. 茯苓　　　　　　　　E. 泽泻

6. 患者，女，30 岁。症见困倦乏力，目黄身黄，尿少尿黄，腹满腹胀、食欲大减，舌红苔黄，脉弦数。宜选（　　　）

　　A. 党参配茯苓　　　　　B. 茯苓配白术　　　　　　C. 石韦配灯心草

　　D. 木通配通草　　　　　E. 茵陈配金钱草

7. 患者，女，32 岁。症见身目俱黄，腹部胀满，口干而苦，恶心呕吐，小便短少黄赤，大便秘结，舌苔黄腻，脉象弦数。宜选（　　　）

    A. 石韦                 B. 萆薢              C. 金钱草

    D. 滑石                 E. 茵陈

8. 患者，男，30岁。症见身目俱黄，头重身困，胸脘痞满，食欲减退，恶心呕吐，腹胀，大便溏垢，舌苔厚腻微黄，脉弦滑。宜选（　　　）

    A. 萆薢                 B. 茯苓              C. 猪苓

    D. 茵陈                 E. 薏苡仁

9. 患者，女，41岁。症见发热倦怠，胸闷腹胀，身目发黄，口渴，小便短赤，泄泻淋浊，舌苔厚腻。宜选（　　　）

    A. 猪苓                 B. 车前子           C. 茵陈

    D. 木通                 E. 泽泻

10. 患者，女，35岁。症见身目俱黄，头重身困，胸脘痞满，食欲减退，恶心呕吐，腹胀，大便溏垢，舌苔厚腻，脉弦滑。宜选（　　　）

    A. 茵陈配白术        B. 茵陈配滑石       C. 茵陈配海金沙

    D. 茵陈配石韦       E. 茵陈配冬瓜皮

**B1 型题**（以下提供若干组考题，每组考题共用在考题前列出的 A、B、C、D、E 五个备选答案，从中选择一个与问题关系最密切的答案）

    A. 萹蓄                 B. 金钱草          C. 石韦

    D. 瞿麦                 E. 萆薢

1. 善治血淋的药物是（　　　）

2. 善治膏淋的药物是（　　　）

3. 善治砂淋的药物是（　　　）

    A. 淋浊带下         B. 暑湿泄泻       C. 脾虚水肿

    D. 湿热黄疸         E. 热淋砂淋

4. 茯苓、薏苡仁都适宜治疗（　　　）

5. 金钱草、茵陈都适宜治疗（　　　）

    A. 清热排脓         B. 清肝明目       C. 清解暑热

    D. 清热利水         E. 清心除烦

6. 车前子除有利水通淋作用外，还能（　　　）

7. 灯心草除有利水通淋作用外，还能（　　　）

    A. 车前子、滑石     B. 泽泻、猪苓     C. 石韦、瞿麦

    D. 海金沙、泽漆     E. 木通、通草

8. 暑湿泄泻，宜用（　　　）

9. 产后乳少，宜用（　　　）

    A. 利水渗湿泄热      B. 利水渗湿      C. 利水渗湿、健脾安神

    D. 利水渗湿、健脾除痹、清热排脓      E. 利水消肿

10. 泽泻的功效是（　　　）

11. 薏苡仁的功效是（　　　）

# 第十二章　温里药

知识目标

掌握温里药的功效、主治、性能特点、配伍应用及使用注意；掌握附子、干姜、肉桂、吴茱萸的性能、功效、应用、特殊用法和特殊使用注意。

能力目标

能正确认识、合理使用温里药。

凡以温里祛寒为主要作用，治疗里寒证的药物，称为温里药。

本类药物味辛性温热，能驱散脏腑间寒邪，适用于各种里寒证。里寒证分为实寒证和虚寒证，本类药主要治疗里实寒证，部分药物有助阳功效。

本类药因归经不同而分别适用于不同脏腑的寒证：入脾胃经者，能温中散寒止痛，可用治外寒内侵，直中脾胃或脾胃虚寒证，症见脘腹冷痛、呕吐泄泻、舌淡苔白等；入肺经者，能温肺化饮，可用治肺寒痰饮证，症见痰鸣咳喘、痰白清稀、舌淡苔白滑等；入肾经者，能温肾助阳，可用治肾阳不足证，症见腰膝冷痛、阳痿宫冷、夜尿频多、遗精滑精等；入心肾两经者，能温阳通脉、回阳救逆，可用治心肾阳虚证及亡阳证，症见心悸怔忡、畏寒肢冷、小便不利、肢体浮肿及四肢厥逆、脉微欲绝等；入肝经者，能暖肝散寒止痛，可用治寒凝肝脉，症见少腹冷痛、寒疝腹痛或厥阴头痛等。总之，治疗里寒证，须辨明寒邪所在脏腑，选用对证的温里药。

使用温里药还应根据不同证候作适当配伍。里寒表寒兼见者，当配伍辛温解表药；实寒虚寒并存者，应配伍补阳药；脾胃虚寒兼气虚，宜配伍补气药；肺寒证每多痰饮，常配伍温化寒痰药；寒凝肝脉者多兼经气不利，宜配伍疏肝之品；寒凝经脉、气滞血瘀者，配伍行气活血药；寒湿内阻，配伍芳香化湿药；亡阳气脱者，宜与大补元气药同用。

本类药物多辛热燥烈，易耗阴动火，故凡属实热证，阴虚火旺、津血亏虚者及孕妇均应忌用或慎用；热伏于里，热深厥深，真热假寒证禁用。根据《素问·六元正气大论》"用温远温，用热远热"的理论，天气炎热时或素体火旺者当适当减少用量。

**案例分析**

孙某，男，56 岁。症见胃脘冷 1 周，喜温喜按，大便溏薄，手足不温，舌质淡白，脉沉。

该患者为何证？应如何治疗？

# 附子 Fuzi
## 《神农本草经》

本品为毛茛科植物乌头 *Aconitum carmichaeli* Debx. 的子根的加工品。主产于四川、陕西等地，习惯认为四川江油一带产者品质最佳，为道地药材。6 月下旬至 8 月上旬采挖，除去母根、须根及泥沙（母根作川乌入药），习称"泥附子"，加工成盐附子、黑顺片、白附片等商品规格，以降低毒性。黑顺片、白附片直接入药或用沙烫法制成"炮附片"用；盐附子须制成"淡附片"用（漂尽盐分，与甘草、黑豆加水共煮至透心，切片晒干）。

【性味归经】辛、甘，大热；有毒。归心、肾、脾经。

【功效】回阳救逆，补火助阳，散寒止痛。

【药性分析】附子辛热纯阳，峻烈有毒，入心、肾、脾经，药力颇强。本品上助心阳、中补脾阳、下壮肾阳，为补火助阳、回阳救逆之要药，治亡阳及阳虚诸证每用；又温散走窜，为散阴寒、除风湿、止疼痛之猛药，治寒湿诸痛常投。

【应用】

1. 亡阳证　本品上助心阳以复脉、中温脾阳以祛寒、下补肾阳以益火，能挽救散失之元阳，为回阳救逆之要药。治亡阳证之四肢厥逆、脉微欲绝，常与干姜、甘草配伍，即四逆汤；用治亡阳兼气脱证，常与人参同用，即参附汤。

2. 阳虚证　本品补火助阳，走而不守，常为补阳方中主药。治肾阳不足，命门火衰之阳痿滑精、宫寒不孕、腰膝冷痛、夜尿频多等，常配伍肉桂、山茱萸、熟地黄等，如右归丸；治脾肾阳虚，寒湿内盛所致脘腹冷痛、大便溏泻等，常配伍干姜、人参、白术等，如附子理中汤；治脾肾阳虚，水气内停所致小便不利、肢体浮肿者，可与茯苓、白术等同用，如真武汤；治心阳衰弱之心悸气短、胸痹心痛者，可与人参、桂枝等同用；治阳虚兼外感风寒者，与麻黄、细辛同用，即麻黄附子细辛汤。

3. 寒痹　本品温经通络，散寒止痛作用较强，善逐经络中风寒湿邪，凡风寒湿痹周身骨节疼痛者均可用之。治寒痹疼痛剧烈之证，可与桂枝、白术、甘草同用，即甘草附子汤。

【用量用法】3 ~ 15g，宜先煎 0.5 ~ 1 小时，至口尝无麻辣感为度。附子、炮附片，沙烫，毒性进一步降低，长于温肾暖脾；淡附片，漂煮，可降低毒性，长于回阳救逆，散寒止痛；生附子，毒性较强，多为外用，内服须控制用量，并配伍解毒药物。

【注意事项】本品辛热燥烈，易伤阴动火，故热证、阴虚阳亢及孕妇忌用；反半夏、瓜蒌、贝母、白蔹、白及；若内服过量，或炮制、煎煮方法不当，可引起中毒。

### 附子的现代研究与应用

附子主要成分为多种生物碱，如乌头碱、次乌头碱、消旋去甲基乌药碱、苯甲酰乌头原碱等。附子煎液有抗休克、抗凝、抗血栓形成、抗炎、抗溃疡作用；消旋去甲基乌药碱有明显的强心和抗心肌缺血缺氧作用；中乌头碱、乌头碱及次乌头碱均有镇痛作用；注射液对垂体－肾上腺皮质系统有兴奋作用；本品还能增强机体抗氧化能力，具有抗衰老作用。现代临床以本品为主可治病态窦房结综合征、心律失常、心力衰竭、感染性休克、慢性支气管炎、支气管哮喘、新生儿硬皮病、小儿长期腹泻等。

### 鉴别用药：乌头与附子

乌头与附子来源于同一种植物，含有的成分基本相同。但古代有"附子逐寒，乌头祛风"之说，说明治疗风寒湿痹当以乌头为主，治疗阳虚诸证当以附子为先。

## 干姜 Ganjiang
《神农本草经》

本品为姜科植物姜 *Zingiber officinale* Rosc. 的干燥根茎。主产于四川、贵州、广东、广西等地。冬季采挖，除去须根及泥沙，趁鲜切片晒干或低温干燥。生用。

【性味归经】辛，热。归脾、胃、肾、心、肺经。

【功效】温中散寒，回阳救逆，温肺化饮。

【药性分析】干姜辛热温散，主入脾、胃经。本品既祛脾胃寒邪，又助脾胃阳气，为温中散寒之要药，故外寒内侵之实寒证或阳气不足之虚寒证均可应用；兼归心经而能通脉回阳，但药力单薄；兼归肺经而温肺化饮，治寒饮咳嗽常投。

【应用】

**1.脾胃寒证** 本品辛热燥烈，主入脾胃经，为温暖中焦之主药。凡中焦寒证，无论外寒内侵之实寒证，还是阳气不足之虚寒证，均可选用。治寒邪直中脏腑所致腹痛、水泻，单用本品研末服；用治胃寒呕吐，配高良姜，即二姜丸；治脾胃虚寒之脘腹冷痛，与人参、白术、甘草同用，即理中丸。

**2.亡阳证** 本品辛热，入心、肾经，有温阳守中、回阳通脉的功效，可治疗亡阳证。治心肾阳虚，阴寒内盛所致亡阳厥逆，每与附子同用，能增强附子的回阳救逆作用，如四逆汤。

**3. 寒饮咳喘** 本品辛热，入肺经，温肺化饮之力较强。治肺寒痰饮之咳嗽气喘、形寒背冷、痰多清稀等，常与麻黄、细辛等配伍，如小青龙汤。

【用量用法】3～10g，煎服。

【注意事项】本品辛热燥烈，阴虚内热、血热妄行者忌用。

### 知识拓展

#### 干姜的现代研究与应用

干姜含挥发油，主要成分是 α－姜烯、水芹烯、莰烯、姜烯酮、姜辣素、姜酮、龙脑、姜醇、柠檬醛等；尚含姜糖脂、淀粉、多种氨基酸等成分。干姜醇提液能直接兴奋心脏，有强心作用；其水浸剂有显著的止呕作用；甲醇提取物能抑制胃酸，降低胃酸浓度，并对应激性溃疡有抑制倾向；本品的多种成分有镇静、催眠作用；其水提物及挥发油有抗血小板聚集，抑制血栓形成的作用；醇提取物及其所含姜辣素和姜烯酮有显著灭螺和抗血吸虫作用。现代用于治疗急性胃肠炎、慢性胃炎、急性肠梗阻、褥疮、肛裂、手足皲裂等。

### 知识链接

#### 姜六药

姜六药包括：①生姜：辛温，发表散寒，温中止呕，温肺化饮，解毒，走而不守；②干姜：辛热，温中散寒，温肺化饮，回阳救逆，能走能守；③炮姜：苦涩温，温经止血，守而不走；④煨姜：性温，长于涩肠止血；⑤生姜汁：辛温，功能和胃止呕，开窍；⑥生姜皮：辛温，功能利水消肿。

## 肉桂 Rougui
### 《神农本草经》

本品为樟科植物肉桂 *Cinnamomum cassia* Presl 的干燥树皮。主产于广东、广西、海南、云南等地。多于秋季剥取，刮去栓皮，阴干。捣碎，生用。

【性味归经】辛、甘，大热。归肾、脾、心、肝经。

【功效】补火助阳，引火归元，散寒止痛，温通经脉。

【药性分析】肉桂辛甘性热，纯阳温散。入肾经，善温补命门之火而益阳消阴、引火归元，为治下元虚冷，虚阳上浮之要药；入脾经，善温脾胃、散寒邪，为治脾肾阳衰之佳品；入心肝血分，善散血分阴寒而温经通脉，为治寒凝血瘀所常用。

**课堂互动**

桂枝与肉桂的来源有什么区别？在功效方面有什么不同？

【应用】

1. 肾阳不足证　本品辛甘大热，能补火助阳，为治命门火衰之要药。用治肾阳不足，命门火衰之畏寒肢冷、腰膝冷痛，常与附子相须为用，并配伍熟地黄、山茱萸、山药等；若肾阳虚兼肾精不足之男子阳痿、精冷，女子宫冷不孕，常配熟地、枸杞子等，如右归丸；若治肾阳亏虚，虚阳上浮，症见足冷面赤、虚喘、舌强、汗出、心悸、失眠、尺脉沉弱，常与附子、干姜、人参等同用，如回阳救急汤。

2. 寒凝疼痛证　本品甘热入脾，善温补脾阳，散寒止痛。用治寒邪内侵或脾胃虚寒之脘腹冷痛、呕吐泄泻，可单用，研末吞服或酒煎服；或与干姜、高良姜等配伍。

3. 寒凝血瘀证　本品辛散温通，善温通经脉，散寒止痛。用治胸阳不振，寒邪内侵之心痛，可与附子、干姜、川椒等同用，如桂附丸；用治冲任虚寒，或寒凝血滞之闭经、痛经，可与当归、川芎、小茴香等同用，如少腹逐瘀汤；用治寒疝腹痛，可与橘核、小茴香等同用，如橘核丸、暖肝煎；用治风寒湿痹，可配伍独活、桑寄生、杜仲等，如独活寄生汤；用治阳虚寒凝，血滞痰阻之阴疽，可与鹿角胶、熟地黄、白芥子等同用，如阳和汤。

此外，用治气血不足证，在补气益血方中加入少量本品，有鼓舞气血生长之效。

【用量用法】1～5g，煎服，宜后下；研末冲服，每次1～2g。

【注意事项】阴虚火旺，里有实热，血热妄行出血者及孕妇慎用。不宜与赤石脂同用。

**知识拓展**

### 肉桂的现代研究与应用

肉桂含挥发油，油中主要成分为桂皮醛，此外尚含有肉桂醇、肉桂醇醋酸酯、肉桂酸、醋酸苯丙脂、香豆素、鞣质等。肉桂煎剂有扩张外周血管、促进血液循环、增加冠脉及脑血流量、使血管阻力下降、抗心肌缺血、抑制血小板聚集、保护肾上腺皮质功能等作用；水提物和醚提物有保护胃粘膜和抗溃疡作用，能促进肠运动、增强消化机能、排除消化道积气、缓解胃肠痉挛性疼痛；挥发油对革兰阴性菌、阳性菌、多种致病性真菌有抑制作用。现代用于治疗小儿腹泻、小儿口角流涎、支气管哮喘、老年性支气管肺炎、狭窄性腱鞘炎、冻疮、神经性皮炎等。

## 吴茱萸 Wuzhuyu
《神农本草经》

本品为芸香科植物吴茱萸 *Euodia rutaecarpa*（Juss.）Benth.、石虎 *Euodia rutaecarpa*（Juss.）Benth. Var. *officinalis*（Dode）Huang 或 疏 毛 吴 茱 萸 *Evodia rutaecarpa*（Juss.）Benth. Var. *bodinieri*（Dode）Huang 的干燥近成熟果实。主产于贵州、广西、湖南、浙江等地。8～11 月果实尚未开裂时采收，晒干或低温干燥。生用或制用。

【性味归经】辛、苦，热；有小毒。归肝、脾、胃、肾经。

【功效】散寒止痛，降逆止呕，助阳止泻。

【药性分析】吴茱萸性热散寒，辛散苦降，入肝、脾、胃经，有小毒而力较强。既善温中散寒止痛，又能疏肝下气，还能燥湿助阳而止泻，不但是治中寒肝逆或寒郁肝脉诸痛之佳品，而且是治经寒痛经、寒湿脚气及虚寒泄泻之要药。

### 课堂互动

吴茱萸与藁本均能治疗颠顶头痛，其在治疗头痛方面有何区别？

【应用】

**1. 寒凝疼痛证**　本品辛散苦泄，入肝经，能疏肝解郁，散寒止痛，善治肝寒气滞诸痛证。用治厥阴头痛，干呕吐涎沫，每与生姜、人参等同用，如吴茱萸汤；用治寒凝肝脉之疝气疼痛，常配小茴香、川楝子等；用治冲任虚寒，瘀血阻滞之痛经，常与桂枝、当归、川芎等同用，如温经汤；用治寒湿脚气肿痛，可与木瓜、紫苏叶、槟榔等配伍，如鸡鸣散。

**2. 胃寒呕吐证**　本品性热，入胃经，有温中散寒、降逆止呕之功。用治中焦虚寒之脘腹冷痛、泄泻等，常配人参、生姜等，如吴茱萸汤；用治肝火犯胃之呕吐、吞酸等，常配伍黄连以清胃止呕，即左金丸。

**3. 虚寒泄泻**　本品性热助阳，质燥除湿，入脾肾经，能温脾益肾，助阳止泻。用治脾肾阳虚之五更泄泻，与补骨脂、五味子、肉豆蔻同用，即四神丸。

此外，以本品研末，米醋调敷足心，可治高血压；调敷双脚涌泉穴，可治口舌生疮；调敷脐部，可治腹泻。

【用量用法】2～5g，煎服。外用适量。生吴茱萸，有小毒，多外用，散寒止痛力强；制吴茱萸，用甘草煎液浸泡后，经炒制晒干者，能降低毒性，缓和燥性。

【注意事项】本品辛热燥烈有小毒，易耗气动火，故勿过量使用；阴虚火旺者忌服。

**知识拓展**

### 吴茱萸的现代研究与应用

吴茱萸含挥发油及吴茱萸碱、吴茱萸酸、吴茱萸啶酮、吴茱萸精、吴茱萸苦素等成分。吴茱萸煎剂有止呕、抗溃疡、保肝等作用；醇提物有明显升压作用，据报道还有降压作用；水煎醇沉提取物能抑制血小板聚集，抗血栓形成；吴茱萸碱有镇痛作用；本品还有抗菌、抗病毒、强心等作用。现代以本品单味研末外用，可治疗小儿腹泻、高血压、溃疡性口腔炎、哮喘；配合他药，可治疗呃逆、复发性口腔溃疡、腮腺炎、小儿多涎症、小儿肠炎、小儿支气管肺炎、高血压病、疥疮、湿疹、银屑病、蛲虫病等。

## 小茴香 Xiaohuixiang
### 《新修本草》

本品为伞形科植物茴香 *Foeniculum vulgare* Mill. 的干燥成熟果实。全国各地均产。秋季果实成熟时采收植株，晒干，打下果实，除去杂质。生用或盐水炙用。

【性味归经】辛，温。归肝、肾、脾、胃经。

【功效】散寒止痛，理气和胃。

【药性分析】小茴香辛香温散。入肝肾经，能散寒温肾暖肝而止痛，治寒疝、睾丸偏坠及经寒诸痛；入脾胃经，能温中理气而开胃止痛，治胃寒呕吐及寒凝气滞之脘腹胀痛。

【应用】

1. 寒疝腹痛，睾丸偏坠胀痛，少腹冷痛，痛经　本品辛温，能温肾暖肝，散寒止痛。治寒疝腹痛，常配乌药、青皮等，如天台乌药散；治肝气郁滞之睾丸偏坠胀痛，可配伍橘核、山楂核等，如香橘散；用治肝气受寒之少腹冷痛，或冲任虚寒之痛经，可与当归、肉桂等同用，亦可单用本品炒热，布裹温熨腹部，有良好的止痛作用。

2. 中焦寒凝气滞证　本品归脾胃经，能温中散寒，行气止痛。治胃寒气滞之脘腹胀痛，可与高良姜、乌药等同用；治脾胃虚寒之脘腹冷痛、呕吐食少，可与白术、陈皮、生姜等同用。

【用量用法】3 ~ 6g，煎服。外用适量。小茴香生用，长于理气和胃；盐茴香，盐炙，长于温肾散寒止痛。

【注意事项】本品辛香温散，故热证及阴虚火旺者忌用。

知识拓展

**小茴香的现代研究与应用**

小茴香主含挥发油，油中主要成分为反式茴香脑、柠檬烯、小茴香酮等；另含脂肪油、脂肪酸等成分。小茴香煎剂能显著兴奋离体兔肠收缩活动，有利胆、抗溃疡、镇痛等作用；挥发油对豚鼠气管平滑肌有松弛作用。现代以小茴香为主可治疗小儿脐周腹痛、十二指肠溃疡、嵌闭性小肠疝、鞘膜积液、阴囊象皮肿等。

## 丁香 Dingxiang
### 《雷公炮炙论》

本品为桃金娘科植物丁香 *Eugenia caryophyllata* Thunb. 的干燥花蕾，习称公丁香。主产于马来西亚、印度尼西亚等地，我国海南、广东、广西、云南等地也有栽培。当花蕾由绿转红时采摘，晒干。生用。

【性味归经】辛，温。归脾、胃、肺、肾经。

【功效】温中降逆，补肾助阳。

【药性分析】丁香辛香温降，药力较强。入脾、胃经，善温中降逆，治中寒呃逆；入肾经，能温肾助阳，治肾阳虚诸证。

【应用】

1. 胃寒呕吐，呃逆，腹痛　本品辛温芳香，暖脾胃而行气滞，尤善降逆，有温中降逆、散寒止痛的作用，为治疗胃寒呕逆之要药。用治胃寒呕吐，可配伍半夏、生姜；用治胃寒呃逆，常与柿蒂同用，如丁香柿蒂汤；用治胃寒之脘腹冷痛，常配伍高良姜等，以加强温中散寒止痛之功。

2. 阳痿，宫冷　本品有温肾助阳作用。用治肾阳虚衰之阳痿、腰痛等，多与附子、肉桂等补肾助阳之品同用。

【用量用法】1~3g，煎服。外用适量。

【注意事项】本品辛热，故热证及阴虚火旺者慎用。畏郁金。

知识拓展

**丁香的现代研究与应用**

丁香含丁香油酚、乙酰丁香油酚等挥发油，此外还含水杨酸甲酯、α-丁香烯等成分。丁香内服能促进胃液分泌，增强消化功能，减轻恶心呕吐，缓解腹部胀气；水提物、醚提物均有镇痛、抗炎作用；煎剂对葡萄球菌、链球菌及多种杆菌均有抑制作用，并有较好的杀螨作用；本品还有抗血小板聚集、抗血栓形成等作用。现代丁香用于治疗呃逆、妊娠呕吐、急性胃肠炎、小儿腹泻、牙痛、口腔溃疡、腮腺炎、乙型肝炎、头痛、足癣、麻痹性肠梗阻等。

知识链接

### 母丁香

母丁香为丁香的成熟果实，又名鸡舌香。其性味功效与公丁香相似，但气味较淡，功力较逊。用法用量同公丁香。

## 高良姜 Gaoliangjiang
### 《名医别录》

本品为姜科植物高良姜 *Alpinia officinarum* Hance 的干燥根茎。主产于广东、广西等地，台湾、云南亦产。夏末秋初采挖，除去须根及残留的鳞片，洗净，切段，晒干。生用。

【性味归经】辛，热。归脾、胃经。

【功效】温胃止呕，散寒止痛。

【药性分析】高良姜辛热，入脾、胃经，功似干姜，善温中散寒而止痛、止呕、止泻，治中寒腹痛吐泻。

【应用】

1. 胃寒腹痛　本品能温中散寒止痛。治胃寒脘腹冷痛，可与炮姜相须为用，如二姜丸；治胃寒肝郁之脘腹胀痛，每与香附同用，即良附丸。

2. 胃寒呕吐　本品有温中止呕作用。治寒邪内侵之呕吐、泄泻，可配伍半夏、生姜等；治虚寒呕吐，常与人参、茯苓、白术等补气健脾药同用。

【用量用法】3 ~ 6g，煎服。

【注意事项】本品辛热温散，故热证及阴虚火旺者忌用。

知识拓展

### 高良姜的现代研究与应用

高良姜含挥发油、高良姜酚、高良姜素等成分。其能促进胃液分泌，有止泻、镇痛、抗炎、抗溃疡作用；水提物有抗血小板聚集作用；对多种细菌有不同程度的抑制作用。现代高良姜用于治疗胃痛、复发性口腔溃疡、心绞痛等。

其他温里药见表12-1。

表 12-1　其他温里药

| 药名 | 来源 | 药性 | 功效 | 主治 | 用量用法 |
|---|---|---|---|---|---|
| 胡椒 | 为胡椒科植物胡椒的近成熟或成熟果实 | 辛，热。归胃、大肠经 | 温中散寒 | 胃寒腹痛，呕吐泄泻 | 2 ~ 4g，煎服；研末服，0.6 ~ 1.5g。外用适量 |

续表

| 药名 | 来源 | 药性 | 功效 | 主治 | 用量用法 |
|------|------|------|------|------|----------|
| 花椒 | 芸香科植物花椒或青椒的干燥成熟果皮 | 辛，温；有小毒。归脾、胃、肾经 | 温中，止痛，杀毒 | 1. 脘腹冷痛，呕吐泄泻<br>2. 虫积腹痛<br>3. 皮肤瘙痒 | 2～5g，煎服。外用适量，煎汤熏洗 |
| 荜茇 | 为胡椒科植物荜茇的近成熟或成熟果穗 | 辛，热。归胃、大肠经 | 温中，止痛，止呕 | 1. 胃寒腹痛<br>2. 呕吐，呃逆，泄泻 | 1.5～3g，煎服。外用适量 |
| 荜澄茄 | 为樟科植物山鸡椒的成熟果实 | 辛，温。归脾、胃、肾、膀胱经 | 温中，止痛，止呕 | 1. 胃寒腹痛<br>2. 呕吐、呃逆<br>3. 寒疝腹痛 | 1.5～3g，煎服 |

# 小　结

　　本类药物多为辛温、辛热之品，有温里散寒之功，主治各种里寒证。附子为补火助阳、回阳救逆之要药，治亡阳及阳虚诸证；又温散走窜，为散阴寒、除风湿、止疼痛之猛药，治寒湿诸痛。干姜主要治疗中上二焦寒证，温中止痛、温肺化饮是其所长。肉桂善温补命门之火而益阳消阴、引火归元，为治肾阳虚衰之要药。吴茱萸善温中散寒止痛，又能疏肝下气，还能燥湿助阳而止泻，是治中寒肝逆或寒郁肝脉诸痛之佳品，且是治经寒痛经、寒湿脚气及虚寒泄泻之要药。小茴香能散寒温肾暖肝而止痛，治寒疝、睾丸偏坠及经寒诸痛；能温中理气而开胃止痛，治胃寒呕吐及寒凝气滞之脘腹胀痛。丁香能温中降逆，用治胃寒气逆诸证；又有温肾助阳之功，可用于肾阳不足证。高良姜能温中散寒止痛，可用于胃寒腹痛。

# 目标测试

**A1 型题**（以下每一道题有 A、B、C、D、E 五个备选答案，从中选择一个最佳答案）

1. 丁香的功效是（　　　）

　　A. 温肾助阳，温中降逆　　　B. 温肺化饮，止咳平喘　　　C. 暖肝散寒，除痹止痛

　　D. 温经通脉，行气消积　　　E. 温中散寒，杀虫止痒

2. 附子与干姜均有的功效是（　　　）

　　A. 补火　　　　　　　　　　B. 回阳　　　　　　　　　　C. 温肺

　　D. 止呕　　　　　　　　　　E. 降逆

3. 治下元虚冷，虚阳上浮之上热下寒证宜选（　　　）

　　A. 细辛　　　　　　　　　　B. 吴茱萸　　　　　　　　　C. 肉桂

　　D. 高良姜　　　　　　　　　E. 干姜

4. 附子的功效是（　　　）

    A. 回阳救逆，补火助阳，温经通脉

    B. 回阳救逆，补火助阳，温肺化饮

    C. 回阳救逆，补火助阳，暖肝散寒

    D. 回阳救逆，补火助阳，散寒止痛

    E. 回阳救逆，补火助阳，大补元气

5. 下列哪一项不是肉桂的主治病证（　　　）

    A. 寒饮郁肺证　　　　　　B. 肾阳不足证　　　　　　C. 脾肾阳虚证

    D. 寒凝血瘀之痛证　　　　E. 阴疽

6. 上能治肝胃寒气上逆之颠顶痛，中能治肝胃不和之呕吐吞酸，下能治寒湿下注之脚气疼痛的药是（　　　）

    A. 木瓜　　　　　　　　　B. 薏苡仁　　　　　　　　C. 吴茱萸

    D. 山茱萸　　　　　　　　E. 藁本

7. 寒疝腹痛，睾丸偏坠疼痛，宜用（　　　）

    A. 木香　　　　　　　　　B. 香附　　　　　　　　　C. 小茴香

    D. 丁香　　　　　　　　　E. 沉香

8. 元气大亏，阳气暴脱，肢厥汗出，呼吸微弱，应选下列哪一对药物（　　　）

    A. 附子、黄芪　　　　　　B. 附子、人参　　　　　　C. 白术、附子

    D. 附子、干姜　　　　　　E. 附子、肉桂

9. 用于治疗亡阳证，症见冷汗自出，四肢厥冷，脉微欲绝。常用（　　　）

    A. 附子配肉桂　　　　　　B. 附子配干姜　　　　　　C. 附子配人参

    D. 附子配良姜　　　　　　E. 附子配细辛

10. 附子的药用部位是（　　　）

    A. 须根　　　　　　　　　B. 根茎　　　　　　　　　C. 母根

    D. 块茎　　　　　　　　　E. 子根

11. 既能温中止痛，又能杀虫，可用于蛔虫腹痛、呕吐或吐蛔的药物是（　　　）

    A. 细辛　　　　　　　　　B. 小茴香　　　　　　　　C. 吴茱萸

    D. 花椒　　　　　　　　　E. 丁香

12. 既善疏肝又能暖肝的药物是（　　　）

    A. 肉桂　　　　　　　　　B. 花椒　　　　　　　　　C. 山茱萸

    D. 吴茱萸　　　　　　　　E. 官桂

13. 吴茱萸善治何种头痛（　　　）

    A. 少阴头痛　　　　　　　B. 血瘀头痛　　　　　　　C. 厥阴头痛

    D. 风寒头痛　　　　　　　E. 痰湿头痛

14. 附子的温阳作用，是指（　　　）

    A. 温肾阳　　　　　　　　B. 温脾阳　　　　　　　　C. 温心阳

    D. 温卫阳　　　　　　　　E. 温一身之阳

15. 附子入汤剂先煎的目的是（　　　）

  A. 充分煎出有效成分   B. 减轻毒性     C. 增强功效

  D. 产生新作用     E. 减轻刺激性

**A2 型题**（以下每个案例有 A、B、C、D、E 五个备选答案，从中选择一个最佳答案）

1. 患者，男，59 岁。腰痛脚软，身半以下常有冷感，少腹拘急，小便不利，阳痿早泄，舌淡而胖，脉虚弱，尺部沉细。宜选用（　　　）

  A. 高良姜      B. 干姜       C. 小茴香

  D. 附子       E. 茯苓

2. 患者，男，49 岁。畏寒肢冷，神疲乏力，小腹拘急，脐下悸动，下肢浮肿，舌苔白润，舌质胖，脉沉细兼滑。宜选（　　　）

  A. 吴茱萸配小茴香   B. 小茴香配高良姜   C. 高良姜配附子

  D. 附子配干姜     E. 附子配桂枝

3. 患者，女，49 岁。小便不利，四肢沉重疼痛，腹痛不利，肢体浮肿，苔白不渴，脉沉。宜选（　　　）

  A. 附子配白术     B. 附子配桂枝    C. 附子配干姜

  D. 附子配高良姜    E. 附子配生姜

4. 患者，女 30 岁。呃声沉缓有力，膈间及胃脘不舒，得热则减，得寒则甚，食欲减少，口中和而不渴，舌苔白润，脉象迟缓。宜选（　　　）

  A. 川椒       B. 高良姜     C. 生姜

  D. 附子       E. 小茴香

5. 患者，女，35 岁。胃脘冷痛，轻时绵绵不止，重时拘急剧痛，遇寒加剧，得温则减，胁肋胀痛，时时嗳气，泛吐清水，呃逆呕吐，口淡不渴，舌淡，苔白滑，脉弦。宜选（　　　）

  A. 高良姜配生姜   B. 高良姜配茯苓   C. 高良姜配香附

  D. 高良姜配延胡索   E. 高良姜配半夏

6. 患者，女，49 岁。颠顶头痛，干呕吐涎沫，甚则四肢厥冷，苔白，脉弦。宜选（　　　）

  A. 附子       B. 肉桂      C. 干姜

  D. 吴茱萸      E. 细辛

7. 患者，女，49 岁。胃脘痛，吞酸嘈杂，食谷欲呕，畏寒喜热，口不渴，四肢乏力，舌淡苔滑，脉细弦。宜选（　　　）

  A. 吴茱萸配细辛   B. 吴茱萸配人参   C. 吴茱萸配肉桂

  D. 吴茱萸配附子   E. 吴茱萸配川椒

8. 患者，女，39 岁。四肢厥冷，吐泻腹痛，口不渴，神衰欲寐，或身寒战栗，舌淡苔白，脉沉微。宜首选（　　　）

  A. 川椒       B. 生姜      C. 小茴香

  D. 细辛       E. 肉桂

9. 患者，男，34 岁。恶寒蜷卧，四肢厥冷，吐泻腹痛，口不渴，神衰欲寐，或身寒战慄，指甲口唇青紫，舌淡苔白，脉沉微。宜首选（　　）

　　A. 鹿茸配肉桂　　　　　　　B. 肉桂配生姜　　　　　　C. 肉桂配小茴香

　　D. 肉桂配丁香　　　　　　　E. 肉桂配细辛

10. 患者，男，27 岁。漫肿无头，皮色不变，酸痛无热，口中不渴，舌淡苔白，脉沉细。宜首选（　　）

　　A. 鹿茸配肉桂　　　　　　　B. 熟地配肉桂　　　　　　C. 肉桂配生姜

　　D. 肉桂配细辛　　　　　　　E. 肉桂配丁香

**B1 型题**（以下提供若干组考题，每组考题共用在考题前列出的 A、B、C、D、E 五个备选答案，从中选择一个与问题关系最密切的答案）

　　A. 治寒饮伏肺之要药

　　B. 治中寒肝逆，寒郁肝脉诸痛之要药

　　C. 治下元虚冷，虚阳上浮诸证之要药

　　D. 治亡阳欲脱，命门火衰之要药

　　E. 治疮痈肿毒之要药

1. 吴茱萸长于（　　）

2. 细辛长于（　　）

3. 附子长于（　　）

　　A. 祛寒止痛，理气和胃　　　B. 散寒止痛，疏肝下气　　　C. 温中降逆，温肾助阳

　　D. 温胃止呕　　　　　　　　E. 温中止痛，杀虫

4. 高良姜的功效是（　　）

5. 小茴香的功效是（　　）

# 第十三章  理气药

**知识目标**

掌握理气药的性能特点、功效、主治及分类，掌握陈皮、青皮、枳实、木香、香附、川楝子、薤白、乌药等的性能功效、主治应用；熟悉理气药的配伍及使用注意。

**能力目标**

能正确认识、合理使用理气药。

凡以疏理气机，消除气滞或气逆为主要作用，用于治疗气滞证或气逆证的药物，称为理气药。其中作用峻猛者，称为破气药。

理气药多具辛味，大多性温，具有疏理气机的功效。主治气滞证，症见胀满、痞闷、疼痛等。因其作用部位、作用强弱和疗效特点的不同，本类药的具体功效又有理气调中、疏肝理气、理气宽胸、破气散结等不同。本类药大多归脾、胃经，可以理气调中，主治脾胃气滞证，症见脘腹胀满、痞闷、疼痛、纳差、大便失调等；亦可治疗大肠气滞，症见泻痢不爽、后重坠胀。其次归肝经，能理气疏肝，主治肝郁气滞证，症见情志不舒、抑郁、胁肋胀满疼痛，或见乳房胀痛、疝气疼痛、行经小腹胀痛及腹中癥瘕积聚等。还有的归肺、心经，能行气宽胸，治疗胸中气滞证。有的兼有苦味，作用趋向偏于沉降，具有降气功效，能够降泄胃气，而有止呕逆的功效，主治呕吐、嗳气、呃逆等症；或降泄肺气，而有止咳平喘的功效，主治喘息、咳嗽等症。

使用理气药时，针对不同部位的气滞选用相应的药物。如脾胃气滞者，选用理气调中之品；肝郁气滞者，选用疏肝理气药；胸中气滞者，选用具有行气宽胸作用的药物。病情较重而正气不虚者，宜用破气药。其次，要进行适当配伍。如气滞兼寒者，宜配伍温里药或发散风寒药；兼热者，宜配伍清热药；兼虚者，宜配伍补虚之品；兼食积者，宜配伍消食药。再次，理气药与泻下药、化湿药、活血化瘀药、化痰药等同用，可以增强这些药物的作用；理气药与滋补药同用，可使补而不滞。

本类药物大多辛温香燥，易耗气伤阴，故热证及气津不足者慎用。因本类药为芳香之品，入汤剂不宜久煎。

**案例分析**

患者，男，60岁。因饮食过饱导致不思饮食，脘腹胀满，恶心嗳气，舌苔白腻，脉缓。

该患者为何证？应如何治疗？

## 陈皮 Chenpi
### 《神农本草经》

本品为芸香科植物橘 *Citrus reticulate* Blanco 及其栽培变种的干燥成熟果皮。又名橘皮，药材分为"陈皮"和"广陈皮"。主产于广东、福建、四川等地，以广东新会产者质量最佳，称为新会皮。秋末冬初采收成熟果实，剥取果皮，干燥。切丝，生用。

【性味归经】辛、苦，温。归脾、肺经。

【功效】理气健脾，燥湿化痰。

【药性分析】陈皮，辛行温通，归脾经，有疏理脾胃气机，消除脾胃气滞之功；另具燥性，既能燥湿化痰，又能温化寒痰，为治湿痰要药。

【应用】

1.脾胃气滞证　本品有疏理脾胃气机，消除脾胃气滞之功。治脾胃气滞、脾虚气滞证，常与木香、砂仁、人参等同用，如香砂六君子汤；治食积气滞，可与山楂、神曲等同用，如保和丸；治寒湿阻滞，中焦气滞，常与苍术、厚朴、甘草同用，即平胃散；若脾胃气滞较甚，脘腹胀痛较剧者，可与木香、枳实等同用，以增强行气止痛之功。

2.湿痰、寒痰证　本品既能燥湿化痰，又能温化寒痰，为治湿痰要药。治湿痰咳嗽，常与半夏、茯苓、甘草同用，即二陈汤；治寒痰咳嗽，可与干姜、细辛、五味子等同用；若脾虚失运而致痰湿犯肺者，可配人参、白术、茯苓等，如六君子汤。

【用量用法】3～10g，煎服。

### 知识拓展

#### 陈皮的现代研究与应用

陈皮主含挥发油（主要为柠檬烯、γ-松油烯等）、黄酮类化合物（主要为橙皮苷、新皮苷、陈皮素、柚皮苷、新柚皮苷等）、生物碱类（对羟福林和N-甲基酪胺等）和微量元素等成分。本品煎剂对实验动物的胃及肠运动均有直接抑制作用；小量煎剂可增强心脏收缩力，使心输出量增加，大剂量时可抑制心脏；所含水溶性总生物碱具有升高血压作用；提取物有清除氧自由基和抗脂质过氧化作用；挥发油有刺激性祛痰作用；煎剂对小鼠离体子宫具有双向作用；还有利胆、降低血清胆固醇等作用。现代陈皮用于治疗各种胃炎、结肠炎、急性乳腺炎、气管炎、支气管炎等。

知识链接

**鉴别用药：橘红、橘核、橘络、橘叶**

橘红为橘及其栽培变种的干燥外层果皮。性味归经同陈皮。功能散寒、燥湿，利气，化痰。用于风寒咳嗽、喉痒痰多、食积伤酒、呕恶痞闷等。煎服，3～9g。

橘核为橘及其栽培变种的干燥成熟种子。味苦性平，专入肝经。长于行气散结止痛。用于疝气、睾丸肿痛、乳房结块等。煎服，3～10g。

橘络为橘及其栽培变种的中果皮及内果皮之间的维管束群。味甘苦性平，归肝、肺经。功能行气通络，化痰止咳。用于痰滞经络之胸胁作痛、咳嗽。煎服，3～5g。

橘叶为橘及其栽培变种的干燥叶。味辛苦性平，归肝经。功能疏肝行气，散结消肿。用于胁肋作痛、乳痈、乳房结块及癥瘕等。煎服，6～10g；鲜品60～120g。

## 青皮 Qingpi
《本草图经》

本品为芸香科植物橘 *Citrus reticulata* Blanco 及其栽培变种的干燥幼果或未成熟果实的果皮。产地同陈皮。5～6月收集自落的幼果，晒干，习称"个青皮"；7～8月采收未成熟的果实，在果皮上纵剖成四瓣至基部，除去瓤瓣，晒干，习称"四花青皮"。切厚片或丝，生用或醋炙用。

【性味归经】苦、辛，温。归肝、胆、胃经。

【功效】疏肝破气，消积化滞。

【药性分析】青皮味苦而辛温，入肝胆、胃经。其行气力强，主理肝胆之气与脾胃之气，能够疏肝破气；又善消积化滞，主治食积气滞证。

【应用】

1. 肝郁气滞诸证　本品善疏理肝胆。治肝郁气滞之胸胁胀痛，常配伍柴胡、郁金等；治乳房胀痛或结块，可配柴胡、浙贝母、橘叶等；治乳痈初起，多与瓜蒌、金银花、蒲公英等同用；治疝气肿痛，则配橘核、乌药、小茴香等，如天台乌药散。

2. 食积气滞证　本品行散降泄，有消积化滞之功。治食积气滞证，常与山楂、麦芽、神曲等同用；若食积气滞之脘腹胀痛较甚者，宜与莪术、枳实、大黄等同用。

【用量用法】煎服，3～10g。青皮，生品性烈，破气力强；醋青皮，醋炙，增强疏肝止痛作用。

【注意事项】气虚者慎用。

**知识拓展**

### 青皮的现代研究与应用

青皮主要成分与陈皮相似，但所含对羟福林含量比陈皮高。本品煎剂能抑制肠管及胆囊平滑肌收缩，并有利胆作用；水煎醇沉液有显著的升压作用，且能兴奋呼吸中枢；注射液对心肌兴奋性、收缩性、传导性及自律性均有明显正性作用；所含挥发油对胃肠道有温和的刺激作用，能促进消化液的分泌和排除肠道的积气；所含柠檬烯有祛痰平喘作用。现代青皮用于治疗急性乳腺炎、胆石症；用青皮注射液可治疗阵发性室上性心动过速、感染性休克、心源性休克、神经源性休克等。

## 枳实 Zhishi
### 《神农本草经》

本品为芸香科植物酸橙 *Citrus aurantium* L. 及其栽培变种或甜橙 *Citrus sinensis* Osbeck 的干燥幼果。主产于四川、江西、福建、江苏等地。5～6 月采集自落的果实，自中部横切为两半，晒干或低温干燥，较小者直接晒干或低温干燥。切薄片，生用或麸炒用。

【性味归经】苦、辛、酸，温。归脾、胃、大肠经。

【功效】破气消积，化痰散痞。

【药性分析】枳实苦味而酸，其性辛温，主归脾胃、大肠经。其行气力强，功善破气消积，主治胃肠气滞重证；又善化痰散痞，主治胸痹、结胸等。

【应用】

**1. 食积气滞证**　本品善破气消积导滞，作用峻烈，常用于胃肠积滞重证。治食积不化，多与山楂、神曲等消食之品同用；若治脾虚食积，常配白术，以消补兼施，即枳术丸；治热结便秘，常与大黄、芒硝、厚朴同用，即大承气汤；若治湿热泻痢之里急后重，常配大黄、黄连等，如枳实导滞丸。

**2. 胸痹，结胸**　本品能行气化痰以消痞，破气除满以止痛。治胸阳不振，痰阻胸中之胸痹，多与薤白、桂枝、瓜蒌等同用，如枳实薤白桂枝汤；治痰热结胸，可与黄连、瓜蒌、半夏同用，即小陷胸加枳实汤；治心下痞满，食欲不振，可与半夏曲、厚朴等同用，如枳实消痞丸。

此外，本品又可用于气虚下陷所致的子宫脱垂、脱肛、胃下垂等，常与黄芪、柴胡等补气升阳药同用。

【用量用法】煎服，3～10g。枳实，生用性较峻烈，破气化痰力强；麸炒枳实，性较平和。

【注意事项】孕妇慎用。

## 知识拓展

### 枳实的现代研究与应用

枳实主含挥发油、黄酮苷（主要为橙皮苷、新橙皮苷、柚皮苷等）、N-甲基酪胺、对羟福林、去甲肾上腺素、色胺诺林等成分。本品能缓解乙酰胆碱或氯化钡所致的小肠痉挛，可使胃肠收缩节律增加；能使胆囊收缩、奥狄氏括约肌张力增加；有抑制血栓形成的作用；具有抗溃疡作用；煎剂对已孕、未孕小鼠离体子宫有抑制作用，对已孕、未孕家兔离体、在位子宫均呈兴奋作用；煎剂给麻醉犬、兔静脉注射有明显的升高血压作用。现代临床常以本品为主治疗胆汁反流性胃炎、胃下垂、功能性消化不良、冠心病心绞痛、子宫脱垂、多种原因引起的休克等。

## 知识链接

### 枳 壳

枳壳为芸香科植物酸橙及其栽培变种的干燥未成熟果实。生用或麸炒用。性味、归经、功用与枳实同，但作用较缓和，长于行气开胸，宽中除胀。用法用量及使用注意同枳实。

## 木香 Muxiang
### 《神农本草经》

本品为菊科植物木香 *Aucklandia lappa* Decne. 的干燥根。主产于云南，称云木香。秋、冬二季采挖，除去泥沙及须根，切段，大的再纵剖成瓣，干燥后撞去粗皮。生用或煨用。

【性味归经】辛、苦，温。归脾、胃、大肠、胆、三焦经。

【功效】行气止痛，健脾消食。

【药性分析】木香辛苦而性温，归经广泛，但主要归脾胃、大肠经，善理脾胃、大肠之气，主要用于脾胃、大肠气滞诸证；并有健脾消食之功。

【应用】

1. 脾胃气滞证　本品善通行脾胃滞气，既能行气止痛，又能健脾消食。治脾胃气滞，常与砂仁、藿香等同用；治脾虚气滞，可与人参、白术、陈皮等同用，如香砂六君子汤、健脾丸；治食积气滞，可与砂仁、枳实、白术等同用，如香砂枳术丸。

2. 大肠气滞　本品善行大肠之滞气，为治湿热泻痢里急后重之常用药。治湿热痢疾之泻下赤白、腹痛、里急后重等，常与黄连配伍，即香连丸；或配伍大黄、芍药、槟榔等，如芍药汤。

**3. 肝胆气滞证** 本品既能行气健脾，又能疏肝利胆。用治湿热郁蒸，气机阻滞之胁痛、黄疸等，可与郁金、大黄、茵陈等配伍；若治寒疝腹痛及睾丸偏坠疼痛，可与川楝子、小茴香等同用，如导滞汤。

此外，本品芳香能醒脾开胃，故在补益方剂中用之，能减轻补益药的腻滞之性，使补而不滞，如归脾汤。

【用量用法】3～6g，煎服。木香、广木香、云木香，生用，行气作用强；煨用，行气作用减缓，止泻作用增强。

---

**知识拓展**

**木香的现代研究与应用**

木香含挥发油（主含木香烃内酯、去氢木香内酯等）、木香碱、菊糖、有机酸、胆胺等成分。本品对胃肠道有兴奋和抑制的双向作用，能促进消化液分泌；能明显拮抗大鼠急性胃黏膜损伤；有明显的利胆作用；能松弛支气管平滑肌；并能抑制链球菌、金黄色与白色葡萄球菌的生长；有利尿及促进纤维蛋白溶解的作用。现代木香用于治疗慢性萎缩性胃炎、消化性溃疡、胆石症、胆绞痛、胆囊炎、肝炎、小儿肠炎、细菌性痢疾、肠易激综合征、痛经等。

---

# 沉香 Chenxiang
## 《名医别录》

本品为瑞香科植物白木香 *Aquilaria sinensis*（Lour.）Cilg 含有树脂的木材。主产于海南、广东、云南、台湾等地。全年均可采收，割取含树脂的木材，除去不含树脂的部分，阴干，打碎或研成细粉。生用。

【性味归经】辛、苦，微温。归脾、胃、肾经。

【功效】行气止痛，温中止呕，纳气平喘。

【药性分析】沉香辛苦微温，主归脾胃经，善理脾胃之气，又能行气宽胸，善治胸腹胀痛；因其性温，能够温中止呕，善治脾胃虚寒之呕吐呃逆；其归肾经，又善纳气平喘，用治下焦虚冷之喘咳。

【应用】

**1. 寒凝气滞之胸腹胀痛** 本品芳香走窜，善散胸腹间阴寒之邪，行气以止痛。治寒凝气滞之胸腹胀痛，常与乌药、木香、槟榔等同用；治脾胃虚寒之脘腹冷痛，常配肉桂、附子等。

**2. 胃寒呕吐** 本品味苦质重性降，善温胃降逆止呕。治寒邪犯胃之呕吐，可与陈皮、胡椒等同用；治脾胃虚寒之呕吐呃逆，可与丁香、豆蔻、柿蒂等同用。

**3. 虚喘证** 本品既能温肾纳气，又能降逆平喘。治下元虚冷，肾不纳气之虚喘，常与肉桂、附子、补骨脂等同用，如黑锡丹；治上盛下虚之痰饮喘嗽，可与紫苏子、半夏、厚朴等配伍。

【用量用法】1~5g，煎服，后下。

---

**知识拓展**

**沉香的现代研究与应用**

沉香含沉香螺旋醇、白木香酸、白木香醛等挥发油，还含树脂等成分。本品对家兔离体小肠运动有抑制作用，使麻醉猫注射乙酰胆碱后肠管收缩幅度减少，蠕动减慢；所含挥发油有促进消化液分泌及胆汁分泌作用，并有麻醉、止痛、肌松等作用；煎剂对结核杆菌、伤寒杆菌、福氏痢疾杆菌均有较强的抗菌作用。现代沉香用于治疗产后尿潴留、肠梗阻、痛经等。

---

## 川楝子 Chuanlianzi
### 《神农本草经》

本品为楝科植物川楝 *Melia toosendan* Sieb. et Zucc. 的干燥成熟果实。全国各地均产，以四川产者为佳。冬季果实成熟时采收，除去杂质，干燥。捣碎，生用或炒用。

【性味归经】苦，寒；有小毒。归肝、胃、小肠、膀胱经。

【功效】行气止痛，杀虫。

【药性分析】川楝子味苦性寒，有小毒，主归肝、胃经，善治肝胃郁热之脘腹胀痛；又能杀虫，善治虫积腹痛。此外，本品外用，能够清热燥湿杀虫止痒。

---

**课堂互动**

川楝子与金铃子是同一种药材吗？

---

【应用】

1.肝郁化火诸痛证　本品苦寒，归肝经，能清肝泻火，行气止痛，治疗肝郁诸证，兼有热象者尤为适宜。治肝郁气滞或肝郁化火之胸腹诸痛，每与延胡索配伍，即金铃子散；治寒疝腹痛，宜配伍暖肝散寒之品，如小茴香、吴茱萸等，如导气汤。

2.虫积腹痛　本品苦寒有毒，能驱杀肠道寄生虫，治疗蛔虫症，每与槟榔、使君子等同用。

此外，本品苦寒，又能清热燥湿，杀虫疗癣，可用本品焙黄研末，以油调膏，外涂治头癣、秃疮等。

【用量用法】5~10g，煎服。外用适量。川楝子，又名金铃子，生用，有小毒；炒后，可缓和苦寒之性，降低毒性。

**川楝子的现代研究与应用**

川楝子含川楝素、异川楝素、楝树碱、山柰醇等成分。本品所含川楝素为驱虫有效成分，作用缓慢而持久，对猪蛔虫有明显的杀灭作用；有松弛奥狄括约肌，收缩胆囊，促进胆汁排泄的作用；能兴奋肠管平滑肌，增加其张力和收缩力；对金黄色葡萄球菌、多种真菌有抑制作用；尚有抗炎、抗癌等作用。现代川楝子配合其他药物内服或外用，用于治疗胆道蛔虫症、急性胆囊炎、胆系感染、急性乳腺炎、乳腺增生、睾丸疾病、蛲虫病、头癣、秃疮等。

## 乌药 Wuyao
### 《本草拾遗》

本品为樟科植物乌药 *Lindera aggregata*（Sims）Kosterm. 的干燥块根。主产于浙江、安徽、江苏等地，其中产于浙江天台山者，为道地药材。全年均可采挖，除去细根，洗净，直接晒干或趁鲜切片，晒干。切薄片，生用。

【性味归经】辛，温。归肺、脾、肾、膀胱经。

【功效】行气止痛，温肾散寒。

【药性分析】乌药性辛味温，归肺、脾经，善理肺脾之气，而行气止痛；又归肾经，善温暖下焦，用治下元虚冷之尿频、遗尿等。

课堂互动

乌药与乌头是同一种药材吗？其功效有什么不同？

【应用】

1.寒凝气滞胸腹诸痛证　本品能温里散寒，行气止痛。治寒凝气滞之胸腹胁肋闷痛，常与香附、甘草等同用；治气滞脘腹胀痛，可配伍木香、青皮等；用治寒疝腹痛，多与小茴香、青皮、高良姜等同用，如天台乌药散；治疗痛经，可与当归、香附等同用。

2.下元虚冷之尿频、遗尿　本品能温肾散寒，缩尿止遗，治尿频、遗尿，常与益智仁、山药等同用，即缩泉丸。

【用量用法】5～10g，煎服。

## 知识拓展

### 乌药的现代研究与应用

乌药含生物碱及挥发油，油中的主要成分为乌药烷、乌药烃、乌药醇、乌药酸、乌药醇酯等。本品对胃肠道平滑肌有双向调节作用，能促进消化液的分泌；挥发油内服能兴奋大脑皮质，促进呼吸，兴奋心肌，加速血液循环，升高血压；本品还有保肝、镇痛、抗炎、抗菌、抗凝、抗组胺、抗肿瘤等作用。现代乌药用于治疗小儿遗尿、小儿夜啼、脑梗死、流行性出血热多尿期、原发性脾曲综合征等。

## 香附 Xiangfu
### 《名医别录》

本品为莎草科植物莎草 *Cyperus rotundus* L. 的干燥根茎。主产于山东、浙江、湖南等地。秋季采挖，燎去毛须，置沸水中略煮或蒸透后晒干，或燎后直接晒干。生用，或醋炙用。

【性味归经】辛、微苦、微甘，平。归肝、脾、三焦经。

【功效】疏肝理气，调经止痛。

【药性分析】香附味辛微苦微甘而性平，主归肝经。其疏肝理气作用平和，广泛用于各种肝郁气滞证；又善调经止痛，用于肝气郁结之月经不调、乳房胀痛等。本品被李时珍称为"气病之总司，女科之主帅"。

【应用】

1. **肝郁气滞证**　本品善疏肝解郁，行气止痛，广泛用于肝郁气滞诸症。治肝气郁结之胁肋胀痛，多与柴胡、川芎、枳壳等同用，如柴胡疏肝散；治寒凝气滞，肝气犯胃之胃脘疼痛，可与高良姜同用，即良附丸；治寒疝腹痛，多与小茴香、乌药、吴茱萸等同用；治气、血、痰、火、湿、食六郁所致胸膈痞满、脘腹胀痛、呕吐吞酸、饮食不化等，可与川芎、苍术、栀子、神曲同用，即越鞠丸。

2. **肝郁之月经不调、痛经、乳房胀痛**　本品善疏理肝气，调经止痛，为妇科调经要药。治肝郁之月经不调、痛经，可单用，或与柴胡、川芎、当归等同用，如香附归芎汤；治乳房胀痛，多与柴胡、青皮、瓜蒌皮等同用。

【用量用法】6～10g，煎服。香附，生用，能够理气解郁；醋制，专入肝经，疏肝止痛作用增强。

**香附的现代研究与应用**

香附含 β-蒎烯、香附子烯、α-香附酮、β-香附酮、广藿香酮、α-莎香醇、β-莎草醇、柠檬烯等挥发油，还含生物碱、黄酮类、三萜类等成分。5% 香附浸膏对实验动物离体子宫有抑制作用，能降低其收缩力和张力；挥发油有轻度雌激素样作用，对金黄色葡萄球菌有抑制作用；煎剂可明显增加胆汁流量，并对肝细胞功能有保护作用，还有降低肠管紧张性和拮抗乙酰胆碱的作用。现代香附用于治疗腰痛、痛经、不孕症、乳腺增生症、出血热多尿期、原发性脾曲综合征等。

## 薤白 Xiebai
### 《神农本草经》

本品为百合科植物小根蒜 *Allium macrostemon* Bge. 或薤 *Allium chinensis* G. Dan 的干燥地下鳞茎。全国各地均有分布，主产于江苏、浙江等地。夏、秋二季采挖，洗净，除去须根，蒸透或置沸水中烫透，晒干。生用。

【性味归经】辛、苦，温。归肺、胃、大肠经。

【功效】通阳散结，行气导滞。

【药性分析】薤白味辛苦而性温，主归肺经，善通阳散结，是治疗胸痹的要药；又归胃、大肠经，善行气导滞，用于治疗胃肠气滞之脘腹胀痛、湿热泻痢等。

【应用】

1. 胸痹　本品善散阴寒凝滞，通阳散结，为治胸痹之要药。治寒痰阻滞，胸阳不振之胸痹，常与瓜蒌、半夏、枳实等配伍，如瓜蒌薤白半夏汤、枳实薤白桂枝汤；治痰瘀胸痹，可与丹参、川芎、降香等同用。

2. 胃肠气滞证　本品有行气导滞之功。治胃肠气滞之脘腹痞满、胀痛等，可与砂仁、木香等同用；治湿热泻痢，可与木香、枳实、大黄等配伍。

【用量用法】5~10g，煎服。

**薤白的现代研究与应用**

薤白含挥发油、皂苷、含氮化合物、前列腺素、多种氨基酸、微量元素等成分；其中，挥发油中主要含甲基烯丙基三硫、二甲基三硫等。本品提取物能明显降低血清过氧化脂质，抗血小板凝集，降低动脉脂质斑块，预防动脉粥样硬化；提取物对动物心肌缺氧、缺血及缺血再灌注心肌损伤有保护作用。现代薤白用于治疗冠心病、心绞痛、室性早搏、慢性心功能不全、急慢性支气管炎、阻塞性肺气肿、哮喘、胃炎、痢疾等。

## 大腹皮 Dafupi
《开宝本草》

本品为棕榈科植物槟榔 *Areca catechu* L. 的干燥果皮。又名槟榔衣。主产于海南、广西、云南等地。秋季至次春采收未成熟的果实，煮后干燥，纵剖两瓣，剥取果皮，习称"大腹皮"；春末至秋初采收成熟果实，煮后干燥，剥取果皮，打松，晒干，习称"大腹毛"。切段，生用。

【性味归经】辛，微温。归脾、胃、大肠、小肠经。

【功效】行气宽中，利水消肿。

【药性分析】大腹皮味辛性微温，归脾胃、大肠经，善理脾胃、大肠之气，用于食积气滞诸证；又能利水消肿，用于水肿及小便不利等。

【应用】

**1. 胃肠气滞证**　本品能行气导滞，治食积气滞之脘腹痞胀、嗳气吞酸、大便秘结或泻而不爽等，可与山楂、麦芽、枳实等同用；治湿阻气滞之脘腹胀满，可与藿香、陈皮、厚朴等同用。

**2. 水肿，脚气**　本品能开宣肺气而行水消肿，治水肿、小便不利，可与茯苓皮、生姜皮等同用，如五皮散；治脚气肿痛，可与桑白皮、木通、牵牛子等同用。

【用量用法】5～10g，煎服。

> ### 知识拓展
>
> **大腹皮的现代研究与应用**
>
> 大腹皮含槟榔碱、槟榔次碱、α-儿茶素、鞣质等成分。其有兴奋胃肠道平滑肌、促胃肠动力作用以及促进纤维蛋白溶解的作用。现代大腹皮用于治疗慢性肾炎之水肿、妇女妊娠水肿、羊水过多等。

其他理气药见表 13-1。

### 表 13-1　其他理气药

| 药名 | 来源 | 药性 | 功效 | 主治 | 用量用法 |
|---|---|---|---|---|---|
| 青木香 | 为马兜铃科植物马兜铃的干燥根 | 辛、苦，微寒；有毒。归肝、胃经 | 行气止痛，解毒消肿 | 1. 胸胁、脘腹疼痛<br>2. 泻痢腹痛<br>3. 疔疮，湿疹，毒蛇咬伤 | 3～9g，煎服 |
| 荔枝核 | 为无患子科植物荔枝的干燥成熟种子 | 辛、微苦，温。归肝、胃经 | 行气散结，散寒止痛 | 1. 疝气疼痛，睾丸肿痛<br>2. 胃脘痛，痛经，产后腹痛 | 5～10g，煎服 |
| 檀香 | 为檀香科植物檀香树干的干燥心材 | 辛，温。归脾、胃、心、肺经 | 行气温中，开胃止痛 | 1. 寒凝气滞之胸痹心痛<br>2. 胃脘冷痛 | 2～5g，煎服，宜后下 |

续表

| 药名 | 来源 | 药性 | 功效 | 主治 | 用量用法 |
|---|---|---|---|---|---|
| 佛手 | 为芸香科植物佛手的干燥果实 | 辛、苦，温。归肝、脾、胃、肺经 | 疏肝解郁，理气和中，燥湿化痰 | 1. 肝胃气滞，胸胁胀痛<br>2. 气滞脘腹疼痛<br>3. 咳嗽痰多 | 3～10g，煎服 |
| 香橼 | 为芸香科植物枸橼或香圆的干燥成熟果实 | 辛、微苦、酸，温。归肝、脾、胃、肺经 | 疏肝解郁，理气和中，燥湿化痰 | 1. 肝郁胸胁胀痛<br>2. 气滞脘腹胀痛<br>3. 痰多咳嗽 | 3～10g，煎服 |
| 玫瑰花 | 为蔷薇科植物玫瑰的干燥花蕾 | 甘、微苦，温。归肝、脾经 | 行气解郁，和血，止痛 | 1. 肝胃气痛<br>2. 月经不调，经前乳胀<br>3. 跌仆伤痛 | 3～6g，煎服 |
| 绿萼梅 | 为蔷薇科植物梅的干燥花蕾 | 微酸，平。归肝、胃、肺经 | 疏肝和中，化痰散结 | 1. 肝胃气痛<br>2. 梅核气<br>3. 瘰疬疮毒 | 3～6g，煎服 |
| 娑罗子 | 为七叶树科植物七叶树、浙江七叶树或天师栗的干燥成熟种子 | 甘，温。归肝、胃经 | 疏肝理气，和胃止痛 | 1. 肝胃气滞<br>2. 胸腹胀痛<br>3. 胃脘疼痛 | 3～9g，煎服 |
| 天仙藤 | 为马兜铃科植物马兜铃或北马兜铃的干燥地上部分 | 苦，温；有小毒。归肝、脾、肾经 | 行气活血，利水消肿 | 1. 脘腹刺痛，关节痹痛<br>2. 妊娠水肿 | 3～9g，煎服 |
| 甘松 | 为败酱科植物甘松或匙叶甘松的干燥根及根茎 | 辛、甘，温。归脾、胃经 | 行气止痛，开郁醒脾 | 1. 中焦寒凝气滞<br>2. 脾胃不和 | 3～6g，煎服 |
| 九香虫 | 为蝽科昆虫九香虫的干燥体 | 咸，温。归肝、脾、肾经 | 理气止痛，温中助阳 | 1. 胃寒胀痛，肝胃气痛<br>2. 肾虚阳痿，腰膝酸痛 | 3～9g，煎服 |
| 刀豆 | 为豆科植物刀豆的干燥成熟种子 | 甘，温。归胃、肾经 | 温中，下气止呃，温肾助阳 | 1. 虚寒呃逆，呕吐<br>2. 肾虚腰痛 | 6～9g，煎服 |
| 柿蒂 | 为柿树科植物柿的干燥宿萼 | 苦、涩，平。归胃经 | 降气止呃 | 各种呃逆 | 5～10g，煎服 |

# 小 结

本类药性味多辛香苦温，长于调理气分，疏畅气机，用以治疗气滞、气逆证。陈皮长于理气健脾，兼以燥湿化痰，其性缓和，行气而不破气，为理气健脾之佳品。青皮偏入肝胆经，其性燥烈，长于疏肝破气，兼以消积化滞。枳实行气力强，有破气消积、化痰散痞之功。木香为理气止痛之常用药，广泛用于多种气滞证，而尤善调肠胃气滞；煨用又可止泻。沉香有行气止痛、散寒调中之功，又能纳气平喘。香附善调理肝胆气滞，并能调经止痛，为妇科理气止痛之常用药，多用于肝郁不舒之胁肋胀痛、月经不调等证。薤白善于宣通胸中之阳气，散阴寒痰浊之凝结，为治胸痹要药；又能通大肠滞气。

# 目标测试

**A1 型题**（以下每一道题有 A、B、C、D、E 五个备选答案，从中选择一个最佳答案）

1. 具有理气健脾，燥湿化痰作用的药物是（　　　）
   A. 青皮 　　　　　　　　B. 陈皮 　　　　　　　　C. 香附
   D. 木香 　　　　　　　　E. 川楝子

2. 哪味药具有疏肝破气的功效（　　　）
   A. 青皮 　　　　　　　　B. 陈皮 　　　　　　　　C. 香附
   D. 木香 　　　　　　　　E. 川楝子

3. 枳实的功效是（　　　）
   A. 破气消积 　　　　　　B. 化瘀散结 　　　　　　C. 疏肝理气
   D. 行气止痛 　　　　　　E. 疏肝和胃

4. 陈皮与青皮都具有的功效是（　　　）
   A. 疏肝破气 　　　　　　B. 理气 　　　　　　　　C. 活血化瘀
   D. 燥湿化痰 　　　　　　E. 化痰散痞

5. 既能够行气止痛，又具有健脾消食作用的药物是（　　　）
   A. 陈皮 　　　　　　　　B. 青皮 　　　　　　　　C. 香附
   D. 川楝子 　　　　　　　E. 木香

6. 沉香具有的功效是（　　　）
   A. 理气健脾 　　　　　　B. 行气化痰 　　　　　　C. 燥湿化痰
   D. 温中止泻 　　　　　　E. 纳气平喘

7. 具有疏肝泄热作用的药物是（　　　）
   A. 陈皮 　　　　　　　　B. 青皮 　　　　　　　　C. 香附
   D. 川楝子 　　　　　　　E. 木香

8. 乌药的功效是（　　　）
   A. 行气止痛，温肾散寒 　B. 行气止痛，燥湿化痰 　C. 行气止痛，纳气平喘
   D. 行气止痛，活血化瘀 　E. 行气止痛，温中散寒

9. 薤白的功效是（　　　）
   A. 行气止痛 　　　　　　B. 通阳散结 　　　　　　C. 行气和胃
   D. 行气化痰 　　　　　　E. 破气消滞

**A2 型题**（以下每个案例有 A、B、C、D、E 五个备选答案，从中选择一个最佳答案）

1. 患者，男，36 岁。因饮食不慎，出现脘腹胀痛。宜选用（　　　）

　　A. 青皮　　　　　　　　B. 香附　　　　　　　　C. 枳实

　　D. 川楝子　　　　　　　E. 薤白

2. 患者，女，21 岁。吐痰量多，质稀色白。最宜选用（　　　）

　　A. 青皮　　　　　　　　B. 陈皮　　　　　　　　C. 木香

　　D. 香附　　　　　　　　E. 沉香

3. 患者，女，88 岁。素有哮喘多年，今起又喘，感觉呼多吸少，不能下沉丹田。最宜选用（　　　）

　　A. 陈皮　　　　　　　　B. 枳实　　　　　　　　C. 沉香

　　D. 木香　　　　　　　　E. 檀香

4. 患者，男，30 岁。胃脘胁肋胀痛数日，感觉胃中火烧。最宜选用（　　　）

　　A. 陈皮　　　　　　　　B. 川楝子　　　　　　　C. 乌药

　　D. 沉香　　　　　　　　E. 佛手

5. 患者，女，23 岁。因生气而月经不调，伴经前乳房胀痛。宜选用（　　　）

　　A. 陈皮　　　　　　　　B. 木香　　　　　　　　C. 乌药

　　D. 薤白　　　　　　　　E. 香附

6. 患者，男，68 岁。患冠心病多年，现胸部闷痛。最宜选用（　　　）

　　A. 陈皮　　　　　　　　B. 薤白　　　　　　　　C. 沉香

　　D. 香附　　　　　　　　E. 玫瑰花

7. 患者，女，36 岁。近日来患泻痢，日五六次，伴脘腹疼痛，里急后重。黄连宜配伍何药（　　　）

　　A. 陈皮　　　　　　　　B. 青皮　　　　　　　　C. 木香

　　D. 香附　　　　　　　　E. 川楝子

8. 患者，女，30 岁。饮食不慎，食积内停，宜选用（　　　）

　　A. 木香　　　　　　　　B. 川楝子　　　　　　　C. 乌药

　　D. 沉香　　　　　　　　E. 薤白

9. 患者，女，45 岁。遗尿数十年，日久不愈。最宜选用（　　　）

　　A. 乌药　　　　　　　　B. 香附　　　　　　　　C. 陈皮

　　D. 枳实　　　　　　　　E. 木香

10. 患者，女，27 岁。乳房胀痛数日，经前痛甚。宜选用（　　　）

　　A. 青皮　　　　　　　　B. 陈皮　　　　　　　　C. 枳实

　　D. 木香　　　　　　　　E. 檀香

**B1 型题**（以下提供若干组考题，每组考题共用在考题前列出的 A、B、C、D、E 五个备选答案，从中选择一个与问题关系最密切的答案）

　　A. 陈皮　　　　　　　　B. 枳实　　　　　　　　C. 木香

　　D. 香附　　　　　　　　E. 沉香

1. "气病之总司，女科之主帅"是指（　　　）
2. 具有纳气平喘作用的药物是（　　　）
   A. 酒炙　　　　　　　　B. 醋炙　　　　　　　　C. 盐水炙
   D. 蜜炙　　　　　　　　E. 煨用
3. 木香的炮制方法是（　　　）
4. 香附的炮制方法是（　　　）
   A. 理气健脾　　　　　　B. 和胃止痛　　　　　　C. 化痰散结
   D. 疏肝破气　　　　　　E. 通阳散结
5. 陈皮的功效是（　　　）
6. 枳实的功效是（　　　）
7. 青皮的功效是（　　　）
   A. 黄连配木香　　　　　B. 青皮配香附　　　　　C. 枳实配薤白
   D. 香附配木香　　　　　E. 川楝子配檀香
8. 治疗湿热泻痢，宜选用（　　　）
9. 治疗肝郁气滞之乳房胀痛，宜选用（　　　）
10. 治疗气滞痰湿之胸痹，宜选用（　　　）

# 第十四章　消食药

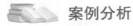
**学习目标**

**知识目标**

掌握消食药的药效特征及主治；掌握山楂、神曲、鸡内金、麦芽、莱菔子的性能功效、主治应用。

**能力目标**

能正确认识、合理使用消食药。

凡以消化食积为主要作用，主治食积证的药物，称为消食药，又称消导药。

本类药物多味甘性平，主归脾、胃二经。具有消食化积、健脾开胃作用。主要用于饮食积滞所致脘腹胀满、嗳腐吞酸、恶心呕吐、不思饮食、大便失常等，以及脾胃虚弱之消化不良。

使用消食药时，应根据食积的性质及其兼证选择合适的药物，并予以适当配伍。若宿食内停，气机阻滞，需配理气药；若兼中焦虚寒者，则配温中健脾之品；积滞化热者，当配伍清热药；兼湿阻中焦者，当配伍芳香化湿药；因脾胃素虚，运化无力而致食积内停者，须配伍健脾益气之品。

本类药物以祛邪为主，虽作用较为缓和，但仍有耗气之弊，故气虚而无积滞者慎用；不宜过用久服，以免耗伤正气。

**案例分析**

患者，男，34岁。午间食涮羊肉1斤，午后脘腹胀痛，嗳腐吞酸，恶心欲吐。

该患者为何证？应如何治疗？

## 山楂 Shanzha
《新修本草》

本品为蔷薇科植物山里红 *Crataegus pinnatifida* Bge. Var. *major* N. E. Br. 或山楂

*Crataegus pinnatifida* Bge. 的干燥成熟果实。全国大部分地区均产，主产于山东、河南、河北等地。秋季果实成熟时采收，切片，晒干。生用、炒用或炒焦用。

【性味归经】酸、甘，微温。归脾、胃、肝经。

【功效】消食健胃，活血散瘀。

【药性分析】山楂酸、甘，微温，归脾、胃、肝经，消食化积力强，为消化油腻肉食积滞之要药。其味酸而有收敛止泻、止痛之功。其性温，入肝经血分，有活血祛瘀止痛之功。

【应用】

1. 食积证　本品消食化积力强，能消一切饮食积滞，为消化油腻肉食积滞之要药。治饮食积滞所致脘腹胀满、嗳腐吞酸等，常配麦芽、神曲等，如保和丸；治食积气滞，脘腹胀痛较甚者，可配青皮、枳实等同用；治脾虚食滞之食少难消、脘腹痞闷，配伍人参、白术，如健脾丸。

2. 血瘀证　本品有活血祛瘀止痛之功。治瘀滞胸胁疼痛、胸痹心痛等，常配伍川芎、桃仁、红花等；治产后瘀阻腹痛、恶露不尽或痛经、经闭，可单用，或配伍当归、香附、红花等。

此外，本品能化浊降脂，可用治高脂血症，常与杭菊、决明子等同用。

【用量用法】9 ~ 12g，煎服。大剂量可用至30g。炒山楂长于消食。

【注意事项】多食本品可引起胃酸过多，故胃酸分泌过多、脾胃虚弱无积滞者当慎用。

---

### 知识拓展

#### 山楂的现代研究与应用

山楂主含黄酮类、三萜皂苷类、皂苷类鞣质等。其能增加胃中消化酶的分泌而促进消化，对胃肠功能有一定调整作用；其提取物具有强心、降血压、扩张冠状动脉增加血流量、抗心律失常作用；此外，尚有收缩子宫、抗氧化、抗肿瘤、利尿、抑菌作用。现代山楂用于治疗消化不良、小儿厌食症、冠心病、高血压病、高脂血症、婴幼儿腹泻、细菌性痢疾、产后瘀滞腹痛等。

---

## 神曲 Shenqu

《药性论》

本品为面粉或麸皮和其他药物混合后经发酵而成的加工品。全国各地均产。其制法是：以面粉或麸皮与杏仁泥、赤小豆粉，以及鲜青蒿、鲜苍耳、鲜辣蓼自然汁，混合拌匀，使干湿适宜，做成小块，放入筐内，覆以麻叶或楮叶，保温发酵1周，长出黄菌丝时取出，切成小块，晒干即成。以陈久、无虫蛀者为佳。生用或炒用。

【性味归经】甘、辛,温。归脾、胃经。

【功效】消食和胃。

【药性分析】本品甘、辛,温,归脾、胃经。其味辛行散,善治食滞胀满,肠鸣腹泻;又其味辛,兼解表之功。

【应用】

饮食积滞证 本品能健脾开胃,和中止泻,可用治多种食积证。疗脾胃不和,宿食不消引起的不思饮食、脘腹胀满、恶心嗳气等,常配山楂、木香、砂仁等药以行气化滞,健脾和胃,如香砂枳术丸;治小儿消化不良、虫积腹痛、食少腹胀、泄泻等,多与使君子、胡黄连等配伍。

因本品略能解表退热,故尤适宜治疗外感表证兼食滞者。

此外,凡丸剂中如有金石、贝壳类药物而难以消化吸收者,前人用本品糊丸以助消化,如磁朱丸。方中磁石、朱砂难以消化,故加神曲助消化吸收,同时健脾防金石所伤。

【用量用法】6~12g,煎服。神曲炒用,长于消食。

**知识拓展**

**神曲的现代研究与应用**

神曲为酵母制剂,含酵母菌、淀粉酶、维生素B复合体、麦角甾醇、蛋白质及脂肪等。其所含多量酵母菌和复合维生素B,具有增进食欲、维持正常消化功能等作用。现代神曲用于治疗小儿单纯性消化不良、泄泻等。

## 麦芽 Maiya
### 《药性论》

本品为禾本科植物大麦 Hordeum vulgare L. 的成熟果实经发芽干燥的炮制加工品。全国各地均产。将麦粒用水浸泡后,保持适宜温、湿度,待幼芽长至约0.5cm时,晒干或低温干燥。生用、炒焦或炒黄用。

【性味归经】甘,平。归脾、胃、肝经。

【功效】行气消食,健脾开胃,回乳消胀。

【药性分析】本品味甘性平,能健胃消食,尤能促进淀粉性食物的消化。又具升发之性,兼能疏肝解郁。

【应用】

1. 食积证 本品能够健脾消食,尤能促进淀粉性食物的消化,故尤宜于米、面类食积。用治食积证,常与焦山楂、焦神曲等同用;若治脾虚食积,常配伍人参、白术等健脾之品,如健脾丸。

**2. 断乳及乳房胀痛**　本品有回乳消胀之功，用治妇女哺乳期断乳，单用大剂量生麦芽或炒麦芽煎服即效；用治乳汁郁积之乳房胀痛，常与柴胡、青皮等同用。

此外，本品具升发之性，有一定的疏肝作用，可用于肝郁气滞证。但其疏肝之力较弱，仅作辅助用药，常与柴胡、香附等同用。

【用量用法】10 ~ 15g，煎服；回乳炒用 60g。

【注意事项】哺乳期妇女忌用。

### 麦芽的现代研究与应用

　　麦芽主含淀粉酶、催化酶、麦芽糖、大麦芽碱及各种维生素等。麦芽煎剂能轻度促进胃酸及胃蛋白酶的分泌，水煎提取的胰淀粉酶可助消化；生麦芽可扩张母鼠乳腺泡及增加乳汁充盈度，炮制后则作用减弱；麦芽还具有回乳和催乳的双向作用，其作用关键不在于生用或炒用，而在于剂量的大小，即小剂量催乳，大剂量则回乳。现代麦芽用于治疗婴幼儿腹泻、小儿消化不良、乳溢症、急慢性肝炎、盗汗症等。

知识链接

### 鉴别用药：山楂、神曲、麦芽

　　山楂、神曲、麦芽合称三仙，炒焦用合称焦三仙，均能消食开胃。其中山楂消食力强，尤善肉积，又能行气止痛、活血祛瘀；神曲善消面积，兼能健脾和胃；麦芽善消米、面、薯、芋积滞，又能回乳消胀。

## 莱菔子 Laifuzi

*《日华子本草》*

　　本品为十字花科植物萝卜 *Raphanus sativus* L. 的干燥成熟种子。全国各地均产。夏季果实成熟时采割植株，晒干，搓出种子，除去杂质。捣碎，生用或炒用。

【性味归经】辛、甘，平。归肺、脾、胃经。

【功效】消食除胀，降气化痰。

【药性分析】本品味辛行散，消食化积之中尤善行气消胀。味辛行气，既能降气平喘，又能化痰，尤宜治咳喘痰壅。

【应用】

**1. 食积气滞证**　本品既消食化积，又行气除胀，善治食积气滞之脘腹胀满、嗳气吞酸等，常配伍山楂、神曲、陈皮等，如保和丸；若兼脾虚者，可加白术，以攻补兼施，如大安丸。

**2. 痰盛咳喘证** 本品能下气消痰，止咳平喘，治痰涎壅盛之咳喘、胸闷食少等，常与白芥子、紫苏子同用，如三子养亲汤。

**3. 泻痢后重** 本品能行气除胀，用治泻痢后重，常与白芍、木香等同用。

【用量用法】5～12g，煎服。

【注意事项】本品辛散耗气，故气虚及无食积、痰滞者慎用。不宜与人参同用。

**知识拓展**

### 莱菔子的现代研究与应用

莱菔子含莱菔素、芥子碱、脂肪油、多种氨基酸等。其能增强离体兔回肠节律性收缩和抑制小鼠胃排空；还有祛痰、镇咳、平喘、改善排尿功能及降低胆固醇、防止动脉硬化等作用。现代常用本品，内服或外用莱菔子，用于治疗高血压、高脂血症、小儿疳积、支气管哮喘、习惯性便秘、婴幼儿泄泻、术后腹胀、急性肠梗阻、湿疹、黄褐斑等。

## 鸡内金 Jineijin
### 《神农本草经》

本品为雉科动物家鸡 *Gallus gallus domesticus* Brisson 的干燥沙囊内壁。全国各地均产。杀鸡后，取出鸡肫，立即剥下内壁，洗净，干燥。生用或炒用。

【性味归经】甘，平。归脾、胃、小肠、膀胱经。

【功效】健胃消食，涩精止遗，通淋化石。

【药性分析】本品味甘性平，既能消食化积，又能健运脾胃；还具有涩精止遗之功，用于肾虚遗精、遗尿等；尚具有通淋化石之力。

【应用】

**1. 食积证，小儿疳积** 本品能健脾运胃，有较强的消食化积作用，广泛用于多种食积证。食滞轻者，单味研末服即有效；食滞重者，可配伍山楂、麦芽等；治小儿疳积，常配伍白术、山药、山楂等。

**2. 肾虚遗精，遗尿** 本品有固精缩尿止遗之功，治肾虚遗精，可单用本品炒焦研末内服或与芡实、菟丝子等同用；治遗尿，常与菟丝子、桑螵蛸等同用。

**3. 石淋涩痛** 本品尚能化坚消石，治泌尿系结石、胆结石，常与金钱草、海金沙等配伍。

【用量用法】3～10g，煎服；研末服，每次 1.5～3g，效果优于煎剂。因生用气味较大，故炒用为宜。

**知识拓展**

### 鸡内金的现代研究与应用

鸡内金含胃激素、角蛋白、微量胃蛋白酶、淀粉酶、多种维生素等。口服鸡内金粉剂后，胃液分泌量、酸度和消化力均见提高；动物实验可加强膀胱括约肌收缩，减少尿量，提高醒觉。现代鸡内金用于治疗消化不良、体虚遗精、无阻力性尿失禁、小儿遗尿、尿频、萎缩性胃炎等。

其他消食药见表14-1。

表14-1　其他消食药

| 药名 | 来源 | 药性 | 功效 | 主治 | 用量用法 |
|---|---|---|---|---|---|
| 稻芽 | 为禾本科植物稻的成熟果实经发芽干燥的炮制加工品 | 甘，温。归脾、胃经 | 消食和中，健脾开胃 | 1. 食积证<br>2. 脾虚食积证 | 9～15g，煎服；大剂量30～60g |
| 鸡矢藤 | 为茜草科植物鸡矢藤或毛鸡矢藤的地上部分及根 | 甘、苦，微寒。归脾、胃、肝、肺经 | 消食健胃，化痰止咳，清热解毒，止痛 | 1. 饮食积滞，小儿疳积<br>2. 热痰咳嗽<br>3. 热毒泻痢，咽喉肿痛，痈疮疖肿，烫火伤 | 15～60g，煎服 |
| 隔山消 | 为萝藦科植物耳叶牛皮消的块根 | 甘、苦，平。归脾、胃、肝经 | 消食健胃，理气止痛，催乳 | 1. 饮食积滞证<br>2. 脘腹胀痛<br>3. 乳汁不下或不畅 | 9～15g，煎服；研末服，1～3g |
| 阿魏 | 为伞形科植物新疆阿魏或阜康阿魏的树脂 | 苦、辛，温。归肝、脾、胃经 | 化癥散痞，消积，杀虫 | 1. 癥瘕，痞块<br>2. 肉食积滞 | 每次1～1.5g，多入丸、散，不宜入煎剂。外用适量，多入膏药 |

## 小　结

消食药主要具有消食化积功效，主治饮食积滞证。山楂味酸，消食之力强，为消化油腻肉食积滞之要药。神曲甘平能消食和胃，用治多种食积证。麦芽甘平，能行气消食，健脾开胃，回乳消胀，尤宜于米、面类食积。莱菔子辛、甘性平，能够消食除胀，降气化痰，主治食积气滞证。鸡内金味甘性平，既能消食化积，又能健运脾胃，还具有涩精止遗之功，广泛用于多种食积证。

# 目标测试

**A1 型题**（以下每一道题有 A、B、C、D、E 五个备选答案，从中选择一个最佳答案）

1. 莱菔子的功效为（　　　）

    A. 消食化积，散瘀行滞　　　B. 消食化积，健脾开胃　　　C. 消食化积，降气化痰

    D. 消食化积，退乳消胀　　　E. 健脾开胃，退乳消胀

2. 既能消食，又能回乳的药物是（　　　）

    A. 麦芽　　　　　　　　　　B. 谷芽　　　　　　　　　　C. 神曲

    D. 莱菔子　　　　　　　　　E. 山楂

3. 能化结石的消食药物是（　　　）

    A. 山楂　　　　　　　　　　B. 鸡内金　　　　　　　　　C. 莱菔子

    D. 神曲　　　　　　　　　　E. 麦芽

4. 善消肉食和乳食积滞的药物是（　　　）

    A. 鸡内金　　　　　　　　　B 神曲　　　　　　　　　　C. 麦芽

    D. 山楂　　　　　　　　　　E. 谷芽

5. 既能消食和胃，又能解表的药物是（　　　）

    A. 神曲　　　　　　　　　　B. 苏叶　　　　　　　　　　C. 鸡内金

    D. 山楂　　　　　　　　　　E. 麻黄

**A2 型题**（以下每个案例有 A、B、C、D、E 五个备选答案，从中选择一个最佳答案）

1. 患者，男，32 岁。平素身体健康，突发脘腹胀满、嗳气吞酸、恶心呕吐、吐出宿食酸臭，不思饮食，大便溏泄，每日 2～3 次，舌苔白厚。最宜选用（　　　）

    A. 行气药　　　　　　　　　B. 消食药　　　　　　　　　C. 芳香化湿药

    D. 峻下药　　　　　　　　　E. 温中止呕药

2. 患者，男，37 岁。昨晚赴宴，饱食油腻之品，夜半忽觉腹痛难忍，随后出现腹泻、里急后重。最宜用的药物是（　　　）

    A. 橘皮　　　　　　　　　　B. 山楂　　　　　　　　　　C. 鸡内金

    D. 薤白　　　　　　　　　　E. 谷芽

3. 患者，男，21 岁。腹痛，里急后重，下痢赤白混杂，肛门灼热，小便短赤，苔腻微黄，脉滑数。宜选用（　　　）

    A. 香附　　　　　　　　　　B. 木香　　　　　　　　　　C. 青木香

    D. 青皮　　　　　　　　　　E. 香橼

4. 患者，女，19 岁。腹痛，里急后重，下痢赤白，腹痛拒按，小便短赤，苔黄腻，脉沉实。宜选用（　　　）

    A. 乌药　　　　　　　　　　B. 沉香　　　　　　　　　　C. 木香

    D. 荔枝核　　　　　　　　　E. 青木香

5. 患者，女，26岁。湿热痢疾，腹痛腹泻，脓血相兼，里急后重，苔微黄而腻，脉滑。宜选用（　　）

    A. 木香               B. 高良姜             C. 生姜

    D. 枳实               E. 檀香

**B1 型题**（以下提供若干组考题，每组考题共用在考题前列出的 A、B、C、D、E 五个备选答案，从中选择一个与问题关系最密切的答案）

    A. 消食和中，健脾开胃    B. 消食化积，降气化痰    C. 运脾消食，固精止遗

    D. 消食化积，活血散瘀    E. 消食和中，回乳

1. 鸡内金的功效是（　　）

2. 谷芽的功效是（　　）

    A. 神曲               B. 山楂             C. 麦芽

    D. 谷芽               E. 鸡内金

3. 善消肉积的药物是（　　）

4. 善消米面淀粉类食积的药物是（　　）

    A. 白芥子           B. 莱菔子          C. 山茱萸

    D. 鸡内金           E. 乌药

5. 消食药中长于降气化痰的药物是（　　）

6. 消食药中长于固精止遗的药物是（　　）

# 第十五章　止血药

**知识目标**

掌握止血药的药效特征及主治；掌握止血药的分类及常用止血药的功效应用、用量用法、使用注意及毒副作用。

**能力目标**

能正确认识、合理使用止血类中药。

凡以制止体内外出血为主要作用，用以治疗出血证的药物，称为止血药。

本类药物入血分，以归心、肝经为主，能止血，适用于各种出血证。包括上部的出血证，如咯血、吐血、衄血；下部的出血证，如便血、尿血、崩漏、月经过多；外部的出血证，如紫癜、外伤出血等。

因其药性有寒、温、散、敛的不同，其作用又有凉血止血、化瘀止血、收敛止血、温经止血之分。根据止血药的药性和功效不同，将其相应地分为凉血止血药、化瘀止血药、收涩止血药和温经止血药四类。其中，凉血止血药味多苦甘，药性寒凉，主入心、肝、大肠经，有凉血止血之效，主要适用于血热妄行的各种出血病证；化瘀止血药味多苦泄，主入肝经，功善止血又化瘀，有止血不留瘀的特点，适用于瘀血内阻，血不循经的出血病证；收敛止血药大多味涩，或为炭类，或质黏，且大多性寒凉或平，主入肝、胃、肺经，长于收敛止血，广泛用于各种出血证，以虚损或外伤出血更为适宜；温经止血药性多温热，主入肝、脾二经，以温内脏、益脾阳、固冲脉而摄血为功用特点，适用于脾不统血，冲脉不固之虚寒性出血病证。

因此，在使用止血药时，应根据出血证的病机和出血部位的不同，进行相应地选择和配伍。若血热妄行之出血者，宜选用凉血止血药，并配伍清热泻火、清热凉血药；若瘀血内阻之出血，宜选用化瘀止血药，并佐以活血药；治虚寒性出血，宜选用温经止血药或收敛止血药，并配伍益气健脾、温阳之品。根据前贤"下血必升举，吐衄必降气"之论，故对于便血、崩漏等下部出血证，应适当配伍升举之品；而对于衄血、吐血等上部出血证，可适当配伍降气之品。

部分止血药炒炭后可增强止血效果，但不可拘泥，有些药物生用止血效果更佳。临床应以提高疗效为用药原则。对出血兼瘀者，不宜单独使用凉血止血药和收涩止血药，宜少佐行气、活血之品，以防凉遏恋邪留瘀之弊。若出血过多，气随血脱者，急当投以大补元气之品，以挽救气脱危候。

# 第一节　凉血止血药

**目标任务：**

1. 认识凉血止血药常用药物的外观形态。

2. 掌握凉血止血药重点药物小蓟、大蓟、地榆、槐花、侧柏叶、白茅根等的功用特征、用量用法、使用注意事项。

3. 总结本类药物药性功用的特征规律。

 案例分析

患者，女，50岁。症见大便不畅或稀溏或有腹痛，便血鲜红，口苦，苔黄腻，脉濡数。

该患者为何证？应如何治疗？

凉血止血药味多苦甘，药性寒凉，主入心、肝、大肠经。有凉血止血之效，主要适用于血热妄行的各种出血病证，以出血量多而色鲜红，伴心烦、口渴、便秘、尿黄、舌红、苔黄、脉数等为特点。本类药物因其性寒凉，易于凉遏留瘀，当中病即止，不宜过量久服，原则上不宜用于虚寒性出血。

## 小蓟 Xiaoji
### 《名医别录》

本品为菊科植物刺儿菜 *Cirsium setosum*（WillD.）MB. 的干燥地上部分。全国大部分地区均产。夏、秋二季花开时采割，晒干。生用或炒炭用。

【性味归经】甘、苦，凉。归心、肝经。

【功效】凉血止血，散瘀解毒消痈。

【药性分析】本品性寒凉，善清血分之热而凉血止血，无论吐血、衄血、便血、尿血、崩漏等。凡由于血热妄行所致者皆可选用。本品苦甘而凉，有清热消痈之功，可用治热毒疮痈。

【应用】

**1. 血热出血证**　本品性能功用似大蓟而力稍逊，用于血热妄行之多种出血证。治吐血、咯血、衄血，常配大蓟、白茅根等，如十灰散；因兼能利尿通淋，故尤宜于治尿血、血淋，常与地黄、滑石等同用，如小蓟饮子。

**2. 热毒疮痈**　本品有清热消痈之功，治热毒疮痈，可单用本品内服，亦可取鲜品捣敷患处。

【用量用法】5~12g，煎服。外用鲜品适量，捣烂敷患处。炒炭后止血作用增强。

知识拓展

#### 小蓟的现代研究与应用

小蓟主含芦丁等黄酮、蒲公英甾醇等三萜、生物碱、绿原酸等有机酸、甾醇等。其水煎剂可明显缩短小鼠出血时间，促进血液凝固，炒炭后止血作用增强；对多种细菌有明显的抑制作用；水煎剂及酊剂对离体动物心脏有兴奋作用；有降低胆固醇、利胆、兴奋子宫等作用。现代小蓟单用或配合其他药物，用于治疗传染性肝炎、风湿性关节炎、吐血、衄血、血尿、糖尿病眼底出血、急性肾小球肾炎、慢性支气管炎等。

## 大蓟 Daji
### 《名医别录》

本品为菊科植物蓟 *Cirsium japonicum* Fisch. ex DC. 的干燥地上部分。全国大部分地区均产。夏、秋季花开时采割地上部分，除去杂质，晒干。生用或炒炭用。

【性味归经】苦、甘，凉。归心、肝经。

【功效】凉血止血，解毒消痈。

【药性分析】大蓟寒凉而入血分，功能凉血止血，主治血热妄行的出血证，尤多用于吐血、咯血及崩漏下血。大蓟生用，凉血消肿力强；炒炭后凉性减弱，收敛止血作用增强。

【应用】

1. 血热出血证　本品性寒，入血分能凉血止血，治血热妄行之吐血、咯血、衄血、崩漏、尿血等。可单用浓煎服，或用鲜品捣汁服均可；亦可配小蓟、侧柏叶等同用

2. 热毒痈肿　本品能散瘀解毒消痈，为痈肿疮毒常用之品。可单用鲜品捣汁服，或捣敷患处；亦可配其他清热解毒药同用。

【用量用法】10~15g，煎服；鲜品可用至30~60g。外用适量，捣敷患处。炒炭后止血作用增强。

知识拓展

#### 大蓟的现代研究与应用

大蓟主含柳穿鱼叶苷、蒲公英甾醇乙酸酯和丁香烯等。其具有止血、降压、抗菌等作用；其水煎剂能显著缩短凝血时间，全草汁能使凝血时间和凝血酶原时间缩短。现代大蓟用于治疗吐血、衄血、高血压病、肝炎、带状疱疹等。

# 地榆 Diyu
## 《神农本草经》

本品为蔷薇科植物地榆 *Sanguisorba officinalis* L. 或长叶地榆 *Sanguisorba officinalis* L. var. *longifolia*（Bert.）Yü et Li 的干燥根。前者主产于东北、内蒙古、山东等地；后者习称"绵地榆"，主产于安徽、浙江、江苏等地。春季将发芽时或秋季植株枯萎后采挖，除去须根，洗净；或趁鲜切片，干燥。生用或炒炭用。

【性味归经】苦、酸、涩，微寒。归肝、大肠经。

【功效】凉血止血，解毒敛疮。

【药性分析】地榆味苦寒入血分，具凉血止血之功；味兼酸涩，又能收敛止血，可用治多种血热出血之证；又因其性下降，故尤宜于下焦之出血。本品苦寒能泻火解毒，味酸涩能敛疮，为治水火烫伤之要药。

【应用】

1. 血热出血证　本品能够泄热凉血，收涩止血，可用治多种血热出血证。又因其性降，善治下部出血，尤其对痔血、便血、血痢、崩漏为常用之品。治下痢脓血、里急后重，常配黄连、木香等；用治便血、痔血，常配槐花、栀子等；治崩漏，常配生地黄、黄芩等。

2. 烧烫伤，湿疹，疮疡肿毒　本品既能解毒，又能收敛生肌，为治水火烫伤之要药，亦可用于湿疹、皮肤溃烂、痈疽肿毒。治烧烫伤，可单用研末麻油调敷，或配大黄粉，或配黄连、冰片研末调敷；用治湿疹及皮肤溃烂，可单用浓煎，亦可与苦参、大黄同煎，以纱布浸药外敷；用治疮痈肿毒，可单用捣敷或配清热解毒药。

【用量用法】10～15g，大剂量可用至 30g，煎服；或入丸、散。外用适量。止血多炒炭用，解毒敛疮多生用。

【注意事项】本品性寒酸涩，凡虚寒性便血、下痢、崩漏及出血有瘀者慎用。对于大面积烧伤病人，不宜使用地榆制剂外涂，以防其所含鞣质被大量吸收而引起中毒性肝炎。

### 知识拓展

#### 地榆的现代研究与应用

地榆主含鞣质，其主要成分为没食子儿茶精、地榆素等；尚含地榆皂苷等三萜皂苷、没食子酸等酚酸。其煎剂可缩短出、凝血时间，并能收缩血管，故有止血作用；水提物涂抹伤口，可促进伤口的愈合；外用炒地榆粉可使犬或家兔皮肤烫伤渗出减少，组织水肿减轻，感染与死亡率降低；还有镇吐、止泻、抗溃疡、抗氧化等作用。现代地榆用于治疗各种烧烫伤、放射性湿性皮炎、渗出性皮肤病、带状疱疹、上消化道出血、崩漏、小儿肠伤寒、慢性肛窦炎、溃疡性结肠炎、慢性前列腺炎、白细胞减少症等。

## 槐花 Huaihua
《日华子本草》

本品为豆科植物槐 *Sophora japonica* L. 的干燥花及花蕾。前者习称"槐花",后者习称"槐米"。主产于辽宁、河北、河南、山东等地。夏季花开放或花蕾形成时采收,及时干燥。生用、炒黄或炒炭用。

【性味归经】苦,微寒。归肝、大肠经。

【功效】凉血止血,清肝泻火。

【药性分析】槐花性质寒凉,功能凉血止血,可用治血热出血证。因其苦降下行,善清泄大肠之火热而止血。本品主归肝经,长于清泻肝火。

【应用】

1. 血热出血证　本品能清泄血分之热,可用治多种血热出血证。因善清大肠之火,故尤善治便血、痔血等下部出血。用治便血、痔血,常与地榆相须为用,亦可配荆芥、侧柏叶等,如槐花散;用治咯血、衄血,常与白茅根、侧柏叶等同用。

2. 肝火上炎之目赤、头痛　本品能清肝泻火而明目。用治肝火上炎之目赤、头痛等,可单用本品煎汤代茶,或配伍夏枯草、菊花等。

【用量用法】5～10g,煎服。槐花炒炭后止血作用增强。

---

### 知识拓展

#### 槐花的现代研究与应用

槐花主含槲皮素、芸香苷、赤豆皂苷、槐花皂苷等。其具有止血、抗炎、抗菌等作用;含有红细胞凝集素,对红细胞有凝集作用,能缩短凝血时间;制炭后促凝血作用更强。现代槐花用于治疗各种痔疮、咳血、崩漏、眼底出血、高血压、高脂血症、冠心病、心绞痛、脑梗死、银屑病、皮肤炎症、颈淋巴结核、慢性溃疡等。

---

### 知识拓展

#### 鉴别用药:地榆与槐花

地榆与槐花味苦性微寒,主入肝、大肠经,均具凉血止血之功,可用治血热出血证,且两药皆善清大肠之火,多用于大肠火盛所致的便血、痔血,常相须为用。然地榆又善清下焦血分之热,且具收敛之性,止血之力较强,善治妇女血热崩漏、月经过多;另兼解毒敛疮之功,可治疗烧烫伤、湿疹。而槐花又清肝火,常用治肝火上炎之头痛、目赤。

## 侧柏叶 Cebaiye
### 《名医别录》

本品为柏科植物侧柏 *Platycladus orientalis*（L.）Franco 的干燥枝梢及叶。除新疆、西藏外，几乎遍布全国。多于夏、秋二季采收，阴干。生用或炒炭用。

【性味归经】苦、涩，寒。归肺、肝、脾经。

【功效】凉血止血，化痰止咳，生发乌发。

【药性分析】侧柏叶苦涩性寒，善清血热，兼能收敛止血，为治各种出血病证之常用药，尤以血热者为宜。本品苦能泄降，寒能清热，长于清肺热，化痰止咳。此外侧柏叶还具有生发乌发之功。

【应用】

**1. 各种出血证**　本品清热凉血之中兼能收敛止血，适用于各种出血证，而以血热出血为佳。治血热吐衄，常配伍生地黄、艾叶等，如四生丸；治肠风痔血或血痢，常配槐花、地榆等；治虚寒性出血，常配艾叶、炮姜等。

**2. 咳嗽痰多**　本品有清泄肺热，祛痰止咳之功，用治肺热咳嗽，痰黄稠难咯者，常配黄芩、瓜蒌等。

**3. 须发早白**　本品还能生发乌发，用治脱发及须发早白，可用本品制成酊剂外涂，或配伍何首乌、熟地黄等养血乌发之品。

【用量用法】6~12g，煎服。外用适量。止血多炒炭用，祛痰止咳生用。

### 知识拓展

#### 侧柏叶的现代研究与应用

侧柏叶主含挥发油，其主要成分为 α-侧柏酮、侧柏烯、小茴香酮等。其煎剂可显著缩短出血时间及凝血时间，止血的有效成分为槲皮苷及鞣质；其煎剂、醇提物及水提取物黄酮均有镇咳、祛痰、平喘作用。现代侧柏叶用于治疗大面积皮下出血、咯血、骨折术后切口感染、全秃、口腔溃疡等。

## 白茅根 Baimaogen
### 《神农本草经》

本品为禾本科植物白茅 *Imperata cylindrica* Beauv. var. *major*（Nees）C. E. Hubb. 的干燥根茎。全国大部分地区均有分布。春、秋二季采挖，晒干。生用或炒炭用。

【性味归经】甘，寒。归肺、胃、膀胱经。

【功效】凉血止血，清热利尿。

【药性分析】白茅根味甘性寒入血分，能清血分之热而凉血止血，可用治多种血热出血之证，又入膀胱经，为治热淋、水肿之良药。

【应用】

**1. 血热出血证** 本品甘寒，功善凉血止血，广泛用于血热妄行导致的多种出血证。可单用大剂量煎服，或与其他止血药同用。治疗吐血、衄血、咯血等，可配大蓟、小蓟等凉血止血之品，如十灰散；又因其性寒而降，入膀胱经，兼能利尿，故对膀胱蕴热之尿血、血淋，可收两者兼顾之效，常与小蓟、滑石同用。

**2. 热淋，水肿** 本品甘寒，入膀胱经，有清热利尿而不伤阴之特点，为治疗热淋、水肿之良药。治热淋及血淋，常与小蓟、蒲黄等同用；用治水肿、小便不利，常与车前子、赤小豆等同用。

此外，本品还能清泄肺胃蕴热，可用于热病烦渴、胃热呕哕、肺热咳嗽等。

【用量用法】9～30g，煎服；鲜品30～60g，以鲜品为佳，可捣汁服。

## 知识拓展

### 白茅根的现代研究与应用

白茅根主含白茅素、芦竹素、印白茅素及白头翁素等。其具有止血、利尿、抗炎等作用，现代用于治疗尿血、紫癜性肾炎血尿、鼻衄、急慢性肾炎、急性肾功能衰竭、肺结核咯血、癌症晚期发热、甲型肝炎等。

## 知识链接

### 鉴别用药：白茅根与芦根

白茅根、芦根均能清肺胃热而利尿，治疗肺热咳嗽、胃热呕吐和小便淋痛，且常相须为用。然白茅根偏入血分，以凉血止血见长；芦根偏入气分，以清热生津为优。

其他凉血止血药见表15-1。

表 15-1 其他凉血止血药

| 药名 | 来源 | 药性 | 功效 | 主治 | 用量用法 |
|------|------|------|------|------|---------|
| 羊蹄 | 为蓼科植物羊蹄或尼泊尔羊蹄的根 | 苦、涩，寒。归心、肝、大肠经 | 凉血止血，解毒杀虫，泻下 | 1. 血热出血证<br>2. 疥癣，疮疡，烫伤<br>3. 大便秘结 | 煎服，10～15g；鲜品30～50g，也可绞汁去渣服用。外用适量 |
| 苎麻根 | 为荨麻科植物苎麻的根和根茎 | 甘，寒。归心、肝经 | 凉血止血，安胎，清热解毒 | 1. 血热出血证<br>2. 胎动不安，胎漏下血<br>3. 热毒痈肿 | 煎服，10～30g；鲜品30～60g，捣汁服。外用适量 |

# 第二节　化瘀止血药

**目标任务：**

1. 认识化瘀止血药常用药物的外观形态。

2. 掌握化瘀止血药重点药物三七、茜草、蒲黄等的功用特征、用量用法、使用注意事项，认识该类药物的毒副作用。

3. 总结本类药物药性功用的特征规律。

 **案例分析**

患者，女，20岁。月经提前1周，经量多，紫暗有块，心烦急躁，大便秘结，舌质红，舌苔黄，脉数。

该患者为何证？应如何治疗？

化瘀止血药味多苦泄，主入肝经，功善止血，又能化瘀，有止血不留瘀的特点，适用于瘀血内阻，血不循经的出血病证，以出血色紫暗或夹有血块，或疼痛部位固定不移，或有包块，舌质紫暗或有紫斑、紫点，脉涩为特点。部分药物尚有消肿止痛作用，可用于跌打损伤、瘀滞心腹疼痛、经闭、痛经等证。本类药物多具行散之性，孕妇及出血无瘀者应慎用。

## 三七 Sanqi
### 《本草纲目》

本品为五加科植物三七 *Panax notoginseng*（Burk.）F. H. Chen 的干燥根和根茎。主产于云南、广西等地，为道地药材。秋季花开前采挖，洗净，分开主根、支根及根茎，干燥。生用。支根习称"筋条"，根茎习称"剪口"。

【**性味归经**】甘、微苦，温。归肝、胃经。

【**功效**】散瘀止血，消肿定痛。

【**药性分析**】三七味甘微苦性温，入肝经血分，功善止血，又能化瘀生新，有止血不留瘀，化瘀不伤正的特点，对人体内外各种出血，无论有无瘀滞，均可应用，尤以有瘀滞者为宜。同时本品活血化瘀而消肿定痛，为治瘀血诸证之佳品。

【**应用**】

**1. 各种出血证**　本品止血，兼能化瘀，且药效卓著，具有止血不留瘀的特点，可广泛用于体内外各种出血证，对出血兼有瘀滞者尤为适宜，且内服外用均有良效。若内伤出血，可单味研末吞服；亦可与花蕊石、血余炭等同用，即化血丹。用治外伤出血，可研末外敷，能止血定痛。

**2. 跌打损伤，瘀滞肿痛**　本品能活血化瘀而消肿止痛，为伤科之要药，凡跌打损伤、瘀血肿痛、筋伤骨折，皆为首选之品。用治跌打损伤，可单用内服外敷，亦可配当归、红花、土鳖虫等。

此外，本品还可用治胸痹心痛、瘀血中风、血瘀经闭、痛经等瘀血诸证。

【用量用法】3～9g，煎服；每次1～3g，研粉吞服。外用适量。

【注意事项】孕妇慎用。

### 知识拓展

#### 三七的现代研究与应用

三七主含四环三萜皂苷活性成分，其主要成分为三七皂苷；尚含止血有效成分田七氨酸（三七素）、挥发油、甾醇及糖类。三七能缩短出、凝血时间；能抑制血小板聚集及溶栓；对各种药物诱发的心律失常有保护作用；能降低血压及心肌耗氧量；能扩张脑血管，增加脑血管流量；可提高免疫功能；能造血、抗炎、镇痛、抗衰老、预防肿瘤等。现代常用三七粉内服或外用，用于治疗各种出血、冠心病、心绞痛、偏头痛、脑血管溢外、挫伤性前房出血、肝损伤、慢性乙型肝炎、高脂血症等。

## 茜草 Qiancao
### 《神农本草经》

本品为茜草科植物茜草 *Rubia cordifolia* L. 的干燥根及根茎。主产于陕西、江苏、安徽等地。春秋二季采挖，干燥。生用或炒炭用。

【性味归经】苦，寒。归肝经。

【功效】凉血，祛瘀，止血，通经。

【药性分析】茜草味苦性寒，善走血分，既能凉血止血，又能活血行血，故可用于血热妄行或血瘀脉络之出血证，尤其适宜血热夹瘀的各种出血证。

【应用】

1. 血热出血证　本品苦寒降泄，专入肝经血分，既能凉血止血，又能活血祛瘀，可用治血热出血证，尤善治血热兼瘀之出血证。用治血热妄行之吐血、衄血，常与大蓟、侧柏叶等同用，如十灰散；用治血热崩漏，可与生地黄、蒲黄等同用。

2. 血瘀经闭，跌打损伤，痹证　本品有活血通经之功，尤宜于妇科血瘀证。治血瘀经闭、痛经，常配当归、红花等；治跌打损伤，可单用本品泡酒服，或与三七、乳香、没药同用；治风湿痹痛，可与鸡血藤、海风藤等同用。

【用量用法】6～10g，煎服。茜草炒炭后止血作用增强。

知识拓展

**茜草的现代研究与应用**

茜草主含大叶茜草素、茜草萘酸、茜草双酯及羟基茜草素等。其有明显的促进血液凝固作用，温浸液能缩短家兔复钙时间、凝血酶原时间。茜草炭的作用强于茜草。现代茜草常用于治疗月经不调、月经过多、功能性子宫出血、未破裂卵泡黄素化综合征、慢性重症肝炎、肾炎性血尿、小儿泄泻等。

# 蒲黄 Puhuang
## 《神农本草经》

本品为香蒲科植物水烛香蒲 *Typha angustifolia* L.、东方香蒲 *Typha orientalis* Presl 或同属植物的干燥花粉。主产于浙江、山东等地。夏季采收蒲棒上部的黄色雄花序，晒干后碾轧，筛取花粉。

【性味归经】甘，平。归肝、心经。

【功效】止血，化瘀，利尿。

【药性分析】蒲黄味甘性平，入肝、心包经。为止血化瘀之良药，以实证出血夹瘀者尤宜。本品体轻行滞，能行血通经，消瘀止痛，尤为妇科所常用。本品既能止血，又能利尿通淋，故可用治血淋尿血。

【应用】

**1.各种出血证** 本品长于收敛止血，兼有活血行瘀之功，为止血行瘀之良药，有止血不留瘀的特点，对出血证无论属寒属热，有无瘀滞，均可应用，但以属实夹瘀者尤宜。治血热出血，可单味冲服，或与白茅根、大蓟等同用；治虚寒性出血，血色暗淡者，配炮姜、艾叶等同用；外敷可治创伤出血。

**2.瘀滞诸痛证** 本品因有较好的化瘀止痛作用，妇科尤为常用。治瘀滞胸痛、胃脘疼痛及产后瘀阻腹痛、痛经等证，常与五灵脂相须为用，如失笑散。

**3.血淋尿血** 本品有化瘀止血、利尿通淋之功，血淋常用，属热结膀胱者，常配郁金同用，如蒲黄散。

【用量用法】3~10g，包煎。外用适量。止血宜炒，化瘀利尿多生用。

【注意事项】孕妇慎服。

知识拓展

**蒲黄的现代研究与应用**

蒲黄主含柚皮素、异鼠李素 –3–*O*– 新橙皮苷、香蒲新苷、槲皮素等。其有抗血栓形成、止血、抗心肌缺血、抗脑缺血等作用；生蒲黄具有延长小鼠凝血时间，而炒蒲黄和蒲黄炭则能缩短小鼠凝血时间，无促纤溶酶活性。现代常用蒲黄配合他药，治疗冠心病、心绞痛、高脂血症、急性上消化道出血、十二指肠溃疡、产后出血、球后视神经炎、糖尿病眼底出血、视网膜静脉栓塞等。

**知识链接**

### 鉴别用药：三七与蒲黄

三七与蒲黄二者均善化瘀止血，有止血不留瘀，化瘀不伤新血之优点。然三七为止血、化瘀、止痛之良药，善治体内外多种出血；又常治跌打损伤，为伤科要药。近代用三七治冠心病、心绞痛，疗效显著。而蒲黄性平，血瘀出血不论寒热均可用之。蒲黄生用活血化瘀止血，并兼利尿，尤善治尿血及血淋；炒炭则收涩止血，略兼化瘀，出血重证而瘀血不甚者宜之。

其他化瘀止血药见表15-2。

**表15-2 其他化瘀止血药**

| 药名 | 来源 | 药性 | 功效 | 主治 | 用量用法 |
|------|------|------|------|------|----------|
| 花蕊石 | 为变质岩类岩石蛇纹大理岩的石块 | 酸、涩，平。归肝经 | 化瘀止血 | 出血证 | 10～15g，包煎；研末吞服，每次1～1.5g |
| 降香 | 为豆科植物降香檀树干和根的干燥心材 | 辛，温。归肝、脾经 | 化瘀止血，理气止痛 | 1.出血证 2.胸胁疼痛，跌损瘀痛 3.呕吐腹痛 | 3～6g，煎服，宜后下；研末吞服，每次1～2g |

## 第三节　收敛止血药

**目标任务：**

1. 认识收敛止血药常用药物的外观形态。

2. 掌握收敛止血药重点药物白及、仙鹤草、紫珠、棕榈炭等的功用特征、用量用法、使用注意事项，认识该类药物的毒副作用。

3. 总结本类药物药性功用的特征规律。

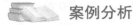 **案例分析**

患者，女，15岁。半年前月经初潮，规律行经2次，后又有3个月未行经。1个月前开始淋沥下血不止至今，色淡质稀，面色淡黄，神疲体倦，气短懒言，四肢不温。

该患者为何证？应如何治疗？

收敛止血药大多味涩，或为炭类，或质黏，且大多性寒凉或平，其主入肝、胃、肺经。长于收敛止血，广泛用于各种出血证，以虚损或外伤出血更为适宜。本类药味涩收敛，易留瘀恋邪，临床以出血而无瘀者为宜，若出血有瘀或出血初期邪实者，当慎用或配伍活血化瘀祛邪之品。

## 白及 Baiji
### 《神农本草经》

本品为兰科植物白及 *Bletilla striata*（ThunB.）Reichb. f. 的干燥块茎。主产于四川、贵州、湖南、湖北等地。夏秋二季采挖，除去须根，洗净，置沸水中煮或蒸至无白心，晒至半干，除去外皮，晒干。生用。

【性味归经】苦、甘、涩，微寒。归肺、肝、胃经。

【功效】收敛止血，消肿生肌。

【药性分析】白及质黏味涩，可用治体内外诸出血证。因其主入肺、胃经，故临床尤多用于肺胃出血之证。其寒凉苦泄，能消散血热之痈肿；味涩质黏，能敛疮生肌，为外疡消肿生肌的常用药。

【应用】

**1. 各种出血证**　本品性涩质黏，为收敛止血之要药，对体内外诸出血均有较好的止血作用，因主入肺胃经，善治肺胃出血。用治咯血，常配伍枇杷叶、阿胶等，如白及枇杷丸；用治吐血，常与乌贼骨同用，如乌及散；治外伤出血，研细末或鲜品捣烂外敷。

**2. 疮疡肿痛，手足皲裂，肛裂**　本品能消肿散结，生肌敛疮，用治疮疡不论已溃未溃均可使用。治疮疡初起，可单用外敷，或配伍金银花、天花粉以消肿散结；用治痈肿已溃，久不收口者，可单用本品研末外敷，以生肌敛疮；用治手足皲裂、肛裂，用白及粉麻油调涂患处。

【用量用法】6～15g，煎服；研末吞服，每次3～6g。外用适量。

【注意事项】不宜与川乌、制川乌、草乌、制草乌、附子同用。

▉ 知识拓展

### 白及的现代研究与应用

白及主要成分为白及甘露聚糖等，尚含挥发油、淀粉、蒽醌类等。其有缩短凝血时间及抑制纤溶作用；可减轻盐酸对大鼠胃黏膜的损伤，有保护胃黏膜作用；体外试验对结核杆菌有明显的抑制作用。现代白及用于治疗上消化道出血、肺结核咯血、鼻腔黏膜出血、糖尿病眼底出血、胃及十二指肠溃疡、慢性萎缩性胃炎、痤疮、褥疮、溃疡性结肠炎等。

## 仙鹤草 Xianhecao
### 《滇南本草》

本品为蔷薇科植物龙芽草 *Agrimonia pilosa* Ledeb. 的干燥地上部分。主产于浙江、江苏、湖南、湖北等地。夏、秋二季茎叶茂盛时采割，干燥。生用或炒炭用。

【性味归经】苦、涩，平。归心、肝经。

【功效】收敛止血，截疟，止痢，解毒，补虚。

【药性分析】仙鹤草味涩收敛，广泛用于全身各部的出血之证；又具涩敛之性，能涩肠止泻止痢。因本品药性平和，兼能补虚，又能止血，故对于大凡出血病证，无论寒热虚实，皆可应用；同时血痢及久病泻痢尤为适宜。

【应用】

1. 多种出血证　本品具有较好的收敛止血作用，用治出血证，不论寒热虚实皆可应用。用治吐血、咯血、尿血、崩漏等，属血热妄行者，常配伍生地黄、牡丹皮等；用治虚寒性出血，常配黄芪、艾叶、炮姜等。

2. 泻痢　本品能收敛止泻、止痢、止血，故治慢性泻痢、血痢尤为适宜，单用或配伍地榆、铁苋菜等同用。

3. 阴道滴虫，疟疾　本品有杀虫作用。用治疟疾，可单用本品大剂量水煎服；用治滴虫性阴道炎，可煎取浓汁，冲洗阴道。

4. 脱力劳伤　本品有补虚强壮作用。用治劳力过度所致的脱力劳伤，常与大枣同煮，食枣饮汁；治疗气血亏虚之神疲乏力、头晕目眩者，可与党参、熟地黄、龙眼肉同用。

【用量用法】6～12g，煎服。外用适量。

### 知识拓展

#### 仙鹤草的现代研究与应用

仙鹤草主含木犀草素-7-葡萄糖苷、槲皮素、芸香苷、仙鹤草B等。其具有抗炎、抗肿瘤、镇痛等作用，另外还有降糖、降压等作用。现代仙鹤草用于治疗各种出血症、过敏性紫癜、滴虫性阴道炎、美尼尔氏综合征、盆腔炎、糖尿病、各种癌症早期等。

### 知识链接

#### 鉴别用药：仙鹤草与白及

仙鹤草与白及均具收敛止血之功，可用治咯血、吐血、尿血、便血等多种出血证。然仙鹤草味涩能敛，收敛止血作用较强，广泛应用于各种出血证，又兼止痢、杀虫作用，可用治泻痢、阴道滴虫、疟疾等；白及质黏而涩，多用于肺、胃出血证，又兼消肿生肌作用，可用治疮疡肿痛及手足皲裂等。

## 紫珠叶 Zizhuye
### 《本草拾遗》

本品为马鞭草科植物杜虹花 *Callicarpa formosana* Rolfe 的干燥叶。主产于长江以南各省。夏秋二季枝叶茂盛时采摘，干燥。生用。

【性味归经】苦、涩，凉。归肝、肺、胃经。

【功效】凉血收敛止血，散瘀解毒消肿。

【药性分析】本品苦涩寒凉，有凉血止血、收敛止血、清热解毒敛疮之功，既能治热毒疮疡、毒蛇咬伤，又善治疗肺胃出血证。

【应用】

1.各种出血证　本品既能凉血止血，又能收敛止血，可广泛用于体内外各种出血证，尤多用于肺胃出血证。用治呕血、咯血、衄血、尿血、崩漏等，可单用，亦可配伍侧柏叶、大蓟等；用治外伤出血，可单用研末外敷患处。

2.疮痈肿毒，毒蛇咬伤，水火烫伤　本品能清热解毒，生肌敛疮。用治热毒疮疡、毒蛇咬伤，可用鲜品捣汁内服，或外敷患处；用治水火烫伤，可用本品煎液湿敷或研粉外敷创面。

【用量用法】3～15g，煎服；研末服，每次 1.5～3g。外用适量，敷于患处。

### 知识拓展

#### 紫珠叶的现代研究与应用

紫珠叶主含黄酮类类成分，如紫珠萜酮、木犀草素、芹菜素等；苯乙醇苷类成分，如毛蕊花糖苷等；三萜类成分，如熊果酸等。本品有止血、促进组织愈合、抗菌等作用，现代用于治疗溃疡性出血、颅脑外伤后上消化道出血、小儿鼻出血、功能性子宫出血等。

## 棕榈炭 Zonglütan
### 《本草拾遗》

本品为棕榈科植物棕榈 *Trachycarpus fortunei* ( Hook. f. ) H. Wendl. 的干燥叶柄。主产于长江以南各省区。全年可采，晒干。煅炭用。

【性味归经】苦、涩，平。归肺、肝、大肠经。

【功效】收敛止血。

【药性分析】棕榈药性平和，味苦而涩，广泛用于各种出血之证，尤多用于崩漏。因其收敛性强，故以治出血而无瘀滞者为宜。

【应用】

多种出血证　本品炒炭后收涩之性较强，为收敛止血之要药，可用治多种出血而无瘀滞者为宜，尤多用于崩漏。用治吐血、便血、尿血、崩漏等，单用即效，亦可配伍血余炭、侧柏叶等；用治血热妄行之出血，可配大蓟、侧柏叶等，如十灰散；用治阳虚失血，常与艾叶、炮附子等同用；用治脾不统血，冲任不固之崩漏，常与黄芪、白术等同用。

此外，因其有收涩之功，尚可止泻、止带，用于久泻久痢、妇女带下等证。

【用量用法】3～10g，煎服。

【注意事项】出血兼有瘀滞，湿热下痢初起者慎用。

**知识拓展**

棕榈炭主含木犀草素-7-O-葡萄糖苷、木犀草素-7-O-芸香糖苷、麦黄酮-7-芸香糖苷等，还含原儿茶醛、原儿茶酸等。其有止血作用，陈棕皮炭、陈棕炭及陈棕的水煎剂灌胃均能缩短小鼠出血、凝血时间；现代用于治疗鼻出血、胃出血等疾患。

其他化瘀止血药见表15-3。

**表15-3　其他化瘀止血药**

| 药名 | 来源 | 药性 | 功效 | 主治 | 用量用法 |
|---|---|---|---|---|---|
| 血余炭 | 为人发制成的炭化物 | 苦，平。归肝、胃经 | 收敛止血，化瘀利尿 | 1.出血证<br>2.小便不利 | 6～10g，煎服；研末服1.5～3g |
| 藕节 | 为睡莲科植物莲的干燥根茎节部 | 甘、涩，平。归肝、肺、胃经 | 收敛止血，化瘀 | 多种出血证 | 9～15g，煎服；鲜品生用捣汁，可用至60g |

# 第四节　温经止血药

**目标任务：**
1.认识温经止血药常用药物的外观形态。
2.掌握温经止血药重点药物艾叶、炮姜、灶心土等的功用特征、用量用法、使用注意事项，认识该类药物的毒副作用。
3.总结本类药物药性功用的特征规律。

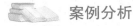 案例分析

患者，女22岁，面色萎黄，四肢不温，神倦懒言，崩漏血色暗淡，舌淡苔白，脉沉细无力。

该患者为何证？应如何治疗？

温经止血药，性多温热，主入肝、脾二经。以温内脏、益脾阳、固冲脉而摄血为功用特点，适用于脾不统血，冲脉不固之虚寒性出血病证。以出血日久，色暗淡为特征。

部分药物尚有温经散寒功效，可用于中、下焦虚寒之呕吐、泄泻、腹痛、痛经、月经不调等。本类药性温热，热盛火旺之出血者忌用。

# 艾叶 Aiye
## 《名医别录》

本品为菊科植物艾 *Aetemisia argyi* Lévl. et Vant. 的干燥叶。主产于湖北、山东、安徽、河北等地。春末夏初花未开时采摘，晒干。生用、捣绒或炒炭用。

【性味归经】辛、苦，温；有小毒。归肝、脾、肾经。

【功效】温经止血，散寒止痛，安胎，外用祛湿止痒。

【药性分析】艾叶气香味辛，温可散寒，能暖气血而温经脉，为温经止血之要药，适用于虚寒性出血病证，尤宜于崩漏。本品尤善调经，为治妇科下焦虚寒或寒客胞宫之要药；亦为妇科安胎之要药。

【应用】

1. 虚寒出血证　本品能温经止血，善治虚寒性出血证，尤宜于妇女崩漏、胎漏下血。用治崩漏下血，常配阿胶、生地黄等，如胶艾汤；用治血热妄行之衄血、咯血，常与生地黄、生柏叶、生荷叶等同用，如四生丸。

2. 虚寒性腹痛　本品有温经散寒止痛之功。用治脾胃虚寒之脘腹冷痛，常配伍干姜、肉桂等。现代多用熟艾叶入布袋兜于脐部，或将艾绒制成艾条、艾柱，点燃温灸，能起到温煦气血、透达经络、散寒止痛的作用。

3. 虚寒性月经不调、胎动不安　本品能调经止痛，止血安胎，为妇科调经、安胎的要药。用治虚寒性的月经不调、痛经、宫冷不孕，常配香附、当归等，如艾附暖宫丸；用治下焦虚寒，冲任不固之胎动不安、胎漏下血，常与续断、桑寄生等同用。

4. 泻痢霍乱，妇女带下及湿疹，疥癣　本品苦温燥湿，能祛湿止痒。用治寒湿下注之泻痢、带下，单用即效，或配伍干姜、苍术等苦温燥湿之品；用治湿疹、疥癣，可单用，或与黄柏、花椒、防风等煎水外洗，或配枯矾研末外敷。

【用量用法】3～9g，煎服。外用适量，供灸治或熏洗用。

## 知识拓展

### 艾叶的现代研究与应用

艾叶主含挥发油，其主要成分为柠檬烯、香叶烯、β－蒎烯、龙脑等；尚含萜类、黄酮醇、甾醇等。本品煎剂能使兔血浆凝血活酶时间、凝血酶原时间及凝血酶时间延长，并有促纤维蛋白溶解作用；对兔离体子宫有兴奋作用；生艾叶煎剂对小鼠凝血时间无影响，艾叶炭则可缩短凝血时间；艾叶油有明显的平喘、镇咳、祛痰作用，并有抗过敏作用；此外，尚有强心、镇静、利胆等作用。现代常用艾叶内服、外洗或灸用，用于治疗咳嗽、哮喘型支气管炎、慢性肝炎、溃疡性结肠炎、痛经、皮肤瘙痒症、阴痒症、跖疣、鸡眼、寻常疣等。

## 炮姜 Paojiang

《珍珠囊》

本品为姜科植物姜 *Zingiber officinale* Rosc. 的干燥根茎的炮制加工品。主产于四川、贵州等地。冬季采挖，除去须根。以砂烫至鼓起，表面呈棕褐色，或炒炭至外表色黑，内至棕褐色入药。

【性味归经】苦、辛、涩，温。归脾、胃、肾经。

【功效】温经止血，温中止痛，止泻。

【药性分析】炮姜性温，主入脾经，能温经止血，又善暖脾胃，主治脾胃虚寒，脾不统血之出血病证；又能温中止痛止泻，适用于虚寒性腹痛、腹泻。生姜、干姜和炮姜本为一物，均能温中散寒，适用于脾胃寒证。由于鲜品和干品量不同与炮制不同，其性能亦异。生姜长于散表寒，又为呕家之圣药；干姜偏于祛里寒，为温中散寒之要药；炮姜善走血分，长于温经而止血。

### 课堂互动

生姜、干姜、炮姜的来源、功效、主治有何异同？

【应用】

1. 虚寒性出血　本品苦涩而温，能温经止血，为治脾阳不足、脾不统血之虚寒性出血证的要药。可单用为末服，亦可与艾叶、侧柏叶等止血药同用，或与人参、黄芪、附子等同用，以增强温阳健脾摄血之功。

2. 虚寒性腹痛、腹泻　本品能温暖脾胃，有温中止痛、止泻、止呕之功。单用即有效，或配伍他药以增强疗效。用治中焦虚寒之腹痛、吐泻，常与人参、白术等同用；用治脾肾阳虚之腹痛久泻，常配伍炮附子、肉豆蔻等；若治产后血虚寒凝之小腹疼痛，常与当归、川芎等同用，如生化汤。

【用量用法】3～9g，煎服；或入丸散，每次1～2g。外用适量。

### 知识拓展

**炮姜的现代研究与应用**

炮姜主含挥发油，如姜烯、水芹烯、6-姜辣素、姜酮、姜醇等。其能显著缩短出血和凝血时间，对应激性及幽门结扎型胃溃疡、醋酸诱发的胃溃疡均有抑制作用。现代炮姜配合合双氢克尿噻用于治疗小儿秋季腹泻，还可用于治疗胃出血、便血等。

## 灶心土 Zaoxintu
### 《名医别录》

本品为烧木柴或杂草的土灶内底部中心的焦黄土块。全国农村均有。在拆修柴火灶或烧柴火的窑时，将烧结的土块取下，用刀削去焦黑部分及杂质即可。又名伏龙肝。

【性味归经】辛，温。归脾、胃经。

【功效】温中止血，止呕，止泻。

【药性分析】灶心土性温质重，长于温中和胃而降逆止呕；又能温暖中焦，收摄脾气而止血，为温经止血之要药。

【应用】

**1. 出血证** 本品能温暖中焦，收摄脾气而止血，为温经止血之要药。对脾气虚寒，不能统血之出血病证，皆可应用，尤其对吐血、便血的疗效更佳。治疗吐血、便血等，可与附子、白术、地黄等同用，如黄土汤。

**2. 胃寒呕吐** 本品质重，长于温中和胃而降逆止呕，主治脾胃虚寒，胃气不降所致的呕吐，与干姜、半夏、白术等同用。

**3. 脾虚久泻** 本品既能温脾暖胃，又能涩肠止泻，主治脾虚久泻，常配伍附子、干姜、白术等。

【用量用法】15～30g，布包，先煎；或60～120g，煎汤代水。亦可入丸、散。外用适量。

### 知识拓展

#### 灶心土的现代研究与应用

灶心土主含硅酸、氧化铝、氧化铁等。其具有缩短凝血时间、抑制纤溶酶及增加血小板第三因子活性等作用；能减轻洋地黄酊引起的呕吐，有止呕作用。现代灶心土用于治疗便血、崩漏等。

# 小　结

1. 本类药主要具有止血作用，用于各种出血证。分为凉血止血药、化瘀止血药、收敛止血药和温经止血药四类。

2. 凉血止血药主要用于血热妄行出血证。小蓟性寒凉，尤宜于尿血、血淋。大蓟尤多用于吐血，咯血及崩漏。地榆药长于泄热凉血，收涩止血，其性降，善治下部出血，为治痔血、便血、崩漏的常用品。槐花善清大肠之火，故尤擅治便血、痔血等下部出血。侧柏叶适用于各种出血证，而以血热出血为佳。

3. 化瘀止血药主要用于因瘀血阻滞而血不循经之出血证。三七既能止血，又能化瘀，具有止血不留瘀的特点，广泛用于体内外各种出血证，对出血兼有瘀滞者尤为适宜，为伤科之要药。茜草专入肝经血分，既能凉血止血，又能活血祛瘀，可用治血热出血证，尤善治血热兼瘀之出血证。蒲黄尤为妇科所常用。

4. 收敛止血药广泛用于各种出血证。仙鹤草味苦涩，用治出血证，不论寒热虚实皆可应用白及为收敛止血之要药，尤宜于肺胃出血。

5. 温经止血药适用于脾不统血，冲任不固之虚寒性出血。炮姜辛温，为治脾阳不足、脾不统血之虚寒性出血证的要药。灶心土为温经止血之要药。

# 目标测试

**A1 型题**（以下每一道题有 A、B、C、D、E 五个备选答案，从中选择一个最佳答案）

1. 下列药物中，哪味是收敛止血药（　　　）
    A. 仙鹤草 　　　　　　　　B. 白茅根 　　　　　　　C. 三七
    D. 地榆 　　　　　　　　　E. 白及

2. 下列药物中，收敛止血作用最强的是（　　　）
    A. 白及 　　　　　　　　　B. 小蓟 　　　　　　　　C. 棕榈炭
    D. 仙鹤草 　　　　　　　　E. 地榆

3. 下列哪一组药均为凉血止血药（　　　）
    A. 大蓟、艾叶 　　　　　　B. 三七、小蓟 　　　　　C. 地榆、槐花
    D. 花蕊石、仙鹤草 　　　　E. 槐花、仙鹤草

4. 下列药物中，具有止血不留瘀，祛瘀不伤正之特点的药物是（　　　）
    A. 仙鹤草 　　　　　　　　B. 三七 　　　　　　　　C. 地榆
    D. 灶心土 　　　　　　　　E. 白茅根

5. 既能止血又有很好的祛瘀止痛作用的药是（　　　）
    A. 伏龙肝 　　　　　　　　B. 地榆 　　　　　　　　C. 白及
    D. 三七 　　　　　　　　　E. 艾叶

6. 下列哪味药，以止血为其主要作用（　　　）
    A. 益母草 　　　　　　　　B. 牛膝 　　　　　　　　C. 郁金
    D. 茜草 　　　　　　　　　E. 伏龙肝

7. 化瘀止血药不包括下列何项（　　　）
    A. 三七 　　　　　　　　　B. 茜草 　　　　　　　　C. 白及
    D. 花蕊石 　　　　　　　　E. 蒲黄

8. 蒲黄入煎剂应（　　　）
    A. 先煎 　　　　　　　　　B. 后下 　　　　　　　　C. 包煎
    D. 烊化 　　　　　　　　　E. 后煎

9. 治疗痔疮出血，首选（　　　）
    A. 三七 　　　　　　　　　B. 仙鹤草 　　　　　　　C. 血余炭
    D. 地榆 　　　　　　　　　E. 伏龙肝

10. 用于虚寒性出血病证最佳药物是（　　　）

A. 蒲黄 B. 艾叶 C. 紫珠

D. 茜草 E. 血余炭

11. 治疗尿血的药物是（　　　）

A. 地榆、槐花 B. 小蓟、白茅根 C. 紫珠、苎麻根

D. 大蓟、芦根 E. 紫珠、芦根

12. 既能凉血止血，又能散瘀解毒消痈的药（　　　）

A. 槐花 B. 槐角 C. 栀子

D. 大蓟 E. 白及

13. 蒲黄治瘀滞作痛常配伍（　　　）

A. 五灵脂 B. 牡丹皮 C. 地榆

D. 川楝子 E. 槐花

14. 白及不能用于（　　　）

A. 咯血 B. 水火烫伤 C. 手足皲裂

D. 疮疡肿痛 E. 吐血

15. 常用于尿血及热毒疮痈的药物是（　　　）

A. 白茅根 B. 板蓝根 C. 小蓟

D. 仙鹤草 E. 漏芦

**A2 型题**（以下每个案例有 A、B、C、D、E 五个备选答案，从中选择一个最佳答案）

1. 患者，女，34 岁。大便不畅或稀溏或有腹痛，便血鲜红，口苦，苔黄腻，脉濡数。宜选用（　　　）

A. 地榆 B. 大蓟 C. 三七

D. 白茅根 E. 羊蹄

2. 患者，男，20 岁。小便黄赤灼热，尿血鲜红，心烦口渴，面赤口疮，夜寐不安，舌红脉数。宜选用（　　　）

A. 花蕊石 B. 小蓟 C. 降香

D. 藕节根 E. 血余炭

3. 患者，女，24 岁。胁痛，不得转侧，嗳气频频，呕吐吞酸，甚者呕出黄绿色苦水，腹痛便泄，便后不爽，时作胁下胀痛或刺痛，苔薄脉弦。宜选用（　　　）

A. 丹参 B. 降香 C. 蒲黄

D. 延胡索 E. 木香

4. 患者，男，34 岁。心烦口渴，面赤口疮，夜寐不安，小便黄赤灼热，尿血，鲜红，舌红脉。数宜选（　　　）

A. 丹参 B. 延胡索 C. 川芎

D. 蒲黄 E. 姜黄

5. 患者，男，28 岁。胁肋胀痛或刺痛，不得转侧，嗳气频频，呕吐吞酸，腹痛便血，便后不爽，苔薄脉弦。宜选用（　　　）

A. 当归配红花 B. 丹参配川芎 C. 五灵脂配蒲黄

D. 川芎配延胡索         E. 延胡索配蒲黄

6. 患者，男，35岁。小便黄赤灼热，尿血鲜红，心烦口渴，面赤口疮，夜寐不安，舌红脉数。宜选用（　　）

  A. 蒲黄配小蓟         B. 当归配丹参         C. 川芎配丹参

  D. 五灵脂配蒲黄         E. 红花配蒲黄

7. 患者，男，26岁。面色萎黄，四肢不温，大便下血，先便后血，血色黯淡，舌淡苔白，脉沉细无力。宜选（　　）

  A. 灶心土         B. 白及         C. 三七

  D. 血余炭         E. 棕榈炭

8. 患者，女，22岁。面色萎黄，四肢不温，神倦懒言，崩漏血色暗淡，舌淡苔白，脉沉细无力。宜选（　　）

  A. 白及         B. 灶心土         C. 血余炭

  D. 棕榈炭         E. 艾叶

9. 患者，女，25岁。面色萎黄，神倦懒言，腹部隐痛，喜热饮，便溏，便血紫黯，甚则黑色，舌淡苔薄白，脉沉细无力。宜选（　　）

  A. 灶心土配白术         B. 灶心土配生姜         C. 灶心土配小蓟

  D. 灶心土配大蓟         E. 灶心土配苍术

10. 患者，女，38岁。面色萎黄，四肢不温，神倦懒言，崩漏血色暗淡，舌淡苔白，脉沉细无力。宜选（　　）

  A. 灶心土配生姜         B. 灶心土配小蓟         C. 灶心土配大蓟

  D. 灶心土配附子         E. 灶心土配茜草

**B1 型题**（以下提供若干组考题，每组考题共用在考题前列出的 A、B、C、D、E 五个备选答案，从中选择一个与问题关系最密切的答案）

  A. 大蓟         B. 小蓟         C. 侧柏叶

  D. 槐花         E. 白茅根

1. 凉血止血，清肝火的药物是（　　）

2. 凉血止血，化痰止咳的药物是（　　）

  A. 蒲黄         B. 茜草         C. 大蓟

  D. 小蓟         E. 三七

3. 具有化瘀止血，兼有利尿功效的药物是（　　）

4. 具有化瘀止血，凉血通经功效的药物是（　　）

  A. 小蓟配生地         B. 地榆配槐角         C. 小蓟配蒲黄

  D. 大蓟配小蓟         E. 地榆配白及

5. 患者，男，31岁。小便黄赤灼热，尿血鲜红，心烦口渴，面赤口疮，夜寐不安，舌红脉数。宜选用（　　）

6. 患者，男，33岁。大便不畅或稀溏或有腹痛，便血鲜红，口苦，苔黄腻，脉濡数。宜选用（　　）

# 第十六章　活血祛瘀药

凡以通利血脉，促进血行，消散瘀血为主要作用，治疗瘀血证的药物，称为活血祛瘀药。其中，活血之力较强者，又有破血、破瘀、逐瘀之称。

本类药物味多辛、苦，入心、肝血分。味辛行散，味苦疏泄，从而具有活血祛瘀的作用；并通过活血祛瘀作用，产生活血止痛、活血调经、活血消痈、活血疗伤、破血消癥等多种功效。

本类药物适用于一切瘀血之证。瘀血既是病理产物，又是致病因子，其所致病证广泛，遍及内、外、妇、儿、伤各科。如内科常见的瘀血诸痛证（头痛、胸痛、腹痛等）、癥瘕积聚、中风不遂、肢体麻木及痹痛日久；外科疮痈肿痛；伤科之跌打损伤，瘀肿疼痛；妇科常见的血瘀痛经、经闭、产后瘀阻腹痛等。

根据本类药物作用强弱、作用特点的不同，可分为活血止痛药、活血调经药、活血疗伤药、破血消癥药四类。

使用本类药物时，应根据形成瘀血的原因，适当的选择药物，并视病人的具体情况酌情配伍，以标本兼顾。如寒凝血瘀者，应配温里散寒药；热灼血分，瘀热互结者，应配清热凉血、泻火解毒药；风湿痹阻，经脉不通者，应配祛风除湿通络药；久瘀体虚或因虚而瘀者，应配补益药；癥瘕积聚，应配软坚散结药。由于"气为血之帅，血为气之母"，故在使用活血祛瘀药时常配伍理气药，以增强活血祛瘀之效。

本类药物易耗血动血，故对于妇女月经过多及出血证而无瘀血现象者忌用；孕妇慎用或忌用。

# 第一节　活血止痛药

> **目标任务:**
> 1. 认识活血止痛药的外观特征。
> 2. 掌握川芎、延胡索、郁金的性味归经、功效、应用；掌握姜黄、乳香、没药、五灵脂的功效、应用。
> 3. 熟悉以上药物的用量用法及使用注意。

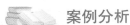 **案例分析**

患者，男，65 岁。不明原因出现胸部刺痛 5 天，加重 1 天，伴口唇青紫，舌质紫暗，脉细涩。

该患者为何证？应如何治疗？

本类药物多具有辛行走散之性，活血每兼行气，具有良好的止痛作用，主治血瘀诸痛证，如头痛、心痛、胸腹痛、胁肋痛、痛经、产后瘀滞腹痛、风湿痹痛及跌打损伤瘀肿疼痛等。

临床使用本类药物时，应根据病因、病情和疼痛部位的不同，选择相应的药物，并作适当配伍。如肝郁血瘀者，配疏肝理气药；治癥瘕积聚，配活血消癥及软坚散结之品；若伤科跌打损伤，瘀肿疼痛，配活血疗伤药；若外科痈肿疮毒，配伍清热解毒药；若妇科经产诸痛，配养血活血调经之品。

## 川芎 Chuanxiong
《神农本草经》

本品为伞形科植物川芎 *Ligusticum chuanxiong* Hort. 的干燥根茎。主产于四川、贵州、云南等地，以四川产者质量最佳，为道地药材。夏季当茎上的节盘显著突出，并略带紫色时采挖，除去泥沙，晒后烘干，再去须根。用时切片，生用或酒炙用。

【性味归经】辛，温。归肝、胆、心包经。

【功效】活血行气，祛风止痛。

【药性分析】川芎辛散温通，善入血分，既能行血滞，又能行气滞，为"血中之气药"，善治血瘀气滞诸痛证。川芎秉升散之性，能"上行头目"，祛风止痛，为治头痛之要药，又能下达血海以通经。

【应用】

**1. 血瘀气滞诸痛证**　本品能够活血行气，善治血瘀气滞诸痛证，尤为妇科所常用。治血瘀诸证，每与赤芍、桃仁等同用，如桃红四物汤；若寒凝血瘀之经闭、痛经等，常与肉桂、当归等同用，如温经汤；若产后恶露不行，瘀滞腹痛，常与当归、桃仁等同用，如生化汤；治肝郁气滞之胁肋胀痛，常与柴胡、白芍、香附等同用，如柴胡疏肝散；治心脉瘀阻之胸痹心痛，常与丹参、桂枝、檀香等同用；治跌仆损伤，瘀血肿痛，常与乳香、没药等同用；治痈疡脓成而正虚难溃者，常与黄芪、当归、皂角刺等同用，如透脓散。

2. 头痛，风湿痹痛　本品秉升散之性，能祛风止痛，为治头痛之要药，随证配伍，可治疗多种头痛，前人有"头痛不离川芎"之说。治风寒头痛，可与羌活、细辛等同用，如川芎茶调散；疗风热头痛，可与菊花、石膏等同用；用治风湿头痛，与羌活、独活等同用，如羌活胜湿汤；治血虚头痛，则配当归、白芍等，如加味四物汤；治血瘀头痛，配麝香、赤芍等，如通窍活血汤；治风湿痹证，肢体疼痛麻木，与独活、桂枝、防风等祛风除湿通络之品同用，如独活寄生汤。

【用量用法】3~10g，煎服。酒炒能够增强其活血作用。

【注意事项】阴虚火旺、多汗、妇女月经过多及孕妇应慎用。

## 知识拓展

### 川芎的现代研究与应用

　　川芎的主要成分为川芎嗪和阿魏酸等，此外还含有挥发油及内脂素、维生素A、叶酸等。其所含生物碱能降低血小板表面活性，抑制血小板聚集，预防血栓形成；能抑制血管平滑肌收缩，扩张冠状动脉，增加冠脉血流量，改善心肌缺血缺氧状况；能增加脑及肢体血流量，降低外周血管阻力；此外还有解除平滑肌痉挛、保护胃黏膜损伤等作用。现代常用川芎治疗冠心病心绞痛、缺血性中风、血管性头痛、三叉神经痛、功能性子宫出血、慢性肾炎氮质血症等。

## 延胡索 Yanhusuo
### 《雷公炮炙论》

　　本品为罂粟科植物延胡索 *Corydalis yanhusuo* W. T. Wang 的干燥块茎。主产于浙江、江苏、湖北、湖南等地。夏初茎叶枯萎时采挖，除去须根，洗净，置沸水中煮至无白心时，取出，晒干。切厚片或捣碎，生用或醋炙用。

【性味归经】辛、苦，温。归肝、脾经。

【功效】活血，行气，止痛。

【药性分析】延胡索味辛能行，味苦能泻，性温能散，归肝经血分，能行血分之瘀，又兼行气之功，具有良好的止痛作用，可广泛用于血瘀气滞诸痛证。

【应用】

　　血瘀气滞诸痛证　本品入血分而能活血化瘀，入气分而能行气通滞，为活血行气止痛之良药，《本草纲目》称其"专治一身上下诸痛"。治胸痹心痛，常与丹参、瓜蒌、薤白等同用；用治胃痛，偏寒者配干姜、高良姜等以温中止痛，偏热者常与川楝子配伍应用，即金铃子散，属气滞者配香附、木香以行气止痛，偏血瘀者配丹参、五灵脂等以化瘀止痛；用治肝郁气滞之胁肋胀痛，常与柴胡、郁金、白芍等同用；治妇女痛经、产后瘀滞腹痛，常与当归、红花、香附等同用；用治寒疝腹痛，常与小茴香、吴茱萸等同用；治跌打损伤，常与乳香、没药等同用；用治风湿痹痛，可与独活、秦艽、桂枝等同用。

【用量用法】3~10g，煎服；若研末吞服，每次1.5~3g。醋制能够增强止痛作用。

**知识拓展**

**延胡索的现代研究与应用**

延胡索的主要成分为多种生物碱，如延胡索甲素、延胡索乙素、延胡索丙素等20余种。本品所含延胡索乙素和丑素有较强的镇痛作用，甲素次之，丙素亦有明显的镇痛作用；并有明显的镇静、催眠与安定作用；能够抗溃疡，抑制胃酸分泌；还有保护脑缺血损伤、降低体温、中枢性镇呕等作用。现代常用延胡索治疗多种内脏痉挛性或非痉挛性疼痛、冠心病心绞痛、跌仆损伤、痛经、消化性溃疡。

## 郁金 Yujin
### 《药性论》

本品为姜科植物温郁金 Curcuma wenyujin Y. H. Chen et C.Ling、姜黄 Curcuma longa L.、广西莪术 Curcuma kwangsiensis S. G. Lee et C. F. Liang 或蓬莪术 Curcuma phaeocaulis Val. 的干燥块根。前两者分别习称"温郁金"和"黄丝郁金"，其余按性状不同习称"桂郁金"或"绿丝郁金"。温郁金（黑郁金）主产于浙江，姜黄（黄丝郁金、广郁金）主产于四川，广西莪术主产于广西，莪术（绿丝郁金）主产于四川。冬季茎叶枯萎后采挖，除去泥沙及细根，蒸或煮至透心，干燥。生用。

【性味归经】辛、苦，寒。归肝、心、胆经。

【功效】活血止痛，行气解郁，清心凉血，利胆退黄。

【药性分析】郁金味辛行散，既入血分以活血止痛，又入气分以行气解郁，善治一切血瘀气滞诸痛证。其性寒，入心经，能够清心凉血；入肝胆经，又善疏泄肝胆以退黄疸。

【应用】

**1. 血瘀气滞之胸胁腹痛**　本品能够活血止痛，善治血瘀气滞诸痛证，更以治胸胁腹痛为其特长。治血瘀气滞之胸腹胁肋胀痛或刺痛，每与木香、香附等同用，以增强行气解郁，活血止痛之功；治妇女痛经属肝郁有热者，常与柴胡、栀子、当归等同用。

**2. 热病神昏，癫痫**　本品能清心开窍而醒神。治湿温病，湿浊蒙蔽心窍，可与石菖蒲、栀子等同用，如菖蒲郁金汤；治痰火阻闭心窍之癫痫，与白矾配伍，即白金丸。

**3. 血热出血证**　本品能够清热凉血以止血，治气火上逆之吐血、衄血、妇女倒经等出血证，常与生地黄、牡丹皮等同用，如生地黄汤。

**4. 肝胆湿热证**　本品能够疏泄肝胆，清热利湿退黄。治湿热黄疸，常与茵陈、栀子等同用，以增强清热利湿退黄之功；用治胆石症，常与金钱草、海金沙等同用。

【用量用法】3～10g，煎服。

【注意事项】畏丁香。

---

**知识拓展**

### 郁金的现代研究与应用

　　郁金的主要成分为挥发油，尚含姜黄素、多糖等。其能明显防止主动脉、冠状动脉及其分支内膜斑块的形成，减轻高脂血症；能促进胆汁分泌和排泄；姜黄素对肝脏损伤有一定的保护作用，减轻肝细胞的变性、坏死。现代常用郁金治疗高脂血症、胆石症、癫痫、心律失常、传染性肝炎、化脓性中耳炎、急性乳腺炎、银屑病等。

---

## 姜黄 Jianghuang
### 《新修本草》

　　本品为姜科植物姜黄 *Curcuma longa* L. 的干燥根茎。主产于四川、广东、广西、福建等地，以产于浙江者为道地药材。冬季茎叶枯萎时采挖，洗净，煮或蒸至透心，晒干，除去须根。切片，生用。

【性味归经】辛、苦，温。归脾、肝经。

【功效】破血行气，通经止痛。

【药性分析】姜黄辛散苦泄温通，既入血分，又入气分，具有较强的破血行气作用，主要用于血瘀气滞之心腹刺痛、经闭、跌仆损伤以及风湿痹痛等。

【应用】

**1. 血瘀气滞诸证**　本品具有较强的破血行气作用，治血瘀气滞之心腹刺痛，常与当归、木香等同用，以增强活血行气、散寒止痛的作用，如姜黄散；治血瘀经闭、痛经，常与川芎、红花等同用，如姜黄散；治跌仆肿痛，配伍乳香、没药等。

**2. 风湿痹痛**　本品能外散风湿，内行气血，通经止痛，用治风寒湿痹之肩臂疼痛，常与羌活、防风等同用，如蠲痹汤。

【用量用法】3～10g，煎服。外用适量。

【注意事项】血虚无气滞血瘀者慎用，孕妇忌用。

## 知识拓展

### 姜黄的现代研究与应用

姜黄主含挥发油，油中含姜黄酮、芳姜黄酮、姜油烯、水芹烯、龙脑等；还含姜黄素、去甲氧基姜黄素等成分。其醇提物有明显的降血脂、增加心肌营养性血流量、增强纤溶酶活性、抑制血小板聚集等作用；其煎剂对子宫有兴奋作用。现代常用姜黄治疗高脂血症、麦粒肿、中耳炎、鼻前庭炎、肩周炎、颈椎病等。

## 知识链接

### 鉴别用药：郁金与姜黄

郁金、姜黄，同源于姜科植物的根茎或块根，均能活血散瘀、行气止痛，用治气滞血瘀之痛证。然而，郁金用其块根，苦寒凉血，行气力强，以治血热瘀滞证为宜，更以治胸胁腹痛为其特点；并能清心解郁，利胆退黄，用治热病神昏，痰火阻闭心窍之癫痫、血热出血、湿热黄疸。姜黄用其根茎，辛温行散，祛瘀力强，以治寒凝气滞血瘀证为佳；又长于行肢臂而祛风湿，善治风寒湿痹肩臂疼痛。

## 乳香 Ruxiang
### 《名医别录》

本品为橄榄科植物卡氏乳香树 *Boswellia carterii* Birdw. 及其同属植物皮部渗出的树脂。主产于非洲的索马里、埃塞俄比亚和阿拉伯半岛南部等地。春夏二季将树干的皮部由下向上顺序切伤，使树脂由伤口渗出，数天后凝成硬块，收集即得。打碎生用，内服多炒用。

【性味归经】辛、苦，温。归心、肝、脾经。

【功效】活血止痛，消肿生肌。

【药性分析】乳香辛温行散，苦泄入血，既能活血消肿止痛，又能排脓去腐，生肌敛疮，为外伤科之要药。

【应用】

**1. 跌打损伤，疮疡痈肿**　本品能够活血止痛，消肿生肌，为外伤科之要药。治跌打损伤，常与血竭、红花等同用，如七厘散；治疮痈初起，常与金银花、没药等同用，如仙方活命饮；治疮疡久溃不敛，常与没药配伍研末外用，如海浮散；治瘰疬、痰核等，常与麝香、没药、雄黄等同用，如醒消丸。

**2. 血瘀诸痛证**　本品能行血中气滞，散瘀止痛，可广泛用于一切瘀血阻滞之痛证。治瘀血阻滞之心腹疼痛、癥瘕积聚，常与当归、丹参等同用，如活络效灵丹；治风寒湿痹，常与独活、秦艽等同用，如蠲痹汤。

【用量用法】3～10g，煎服。外用适量。炒制乳香，可缓和药性，利于服用。

【注意事项】胃弱者慎用，无瘀滞者及孕妇忌用。

## 知识拓展

### 乳香的现代研究与应用

乳香主含乳香脂酸、结合乳香脂酸、乳香树脂烃等树脂等成分。其有较显著的镇痛、消炎作用；口服乳香能促进多核白细胞增加，加速炎症渗出的吸收，促进伤口的愈合。现代乳香用于治疗跌打损伤及骨折、肝脾肿大、肝炎后肝区疼痛、烧烫伤、乳腺增生病、乳头皲裂症、癌症疼痛、面瘫、急性阑尾炎、肛裂、褥疮等。

## 没药 Moyao
### 《药性论》

本品为橄榄科植物地丁树 *Commiphora myrrha* Engl. 或哈地丁树 *Commiphora molmol* Engl. 的干燥树脂。主产于非洲索马里、埃塞俄比亚、阿拉伯半岛南部以及印度等地。采集由树皮裂缝处渗出于空气中变成红棕色坚块的油胶树脂，除去杂质，打碎。生用或炒用。

【性味归经】辛、苦，平。归心、肝、脾经。

【功效】散瘀定痛，消肿生肌。

【药性分析】没药辛散苦平，苦泄入血，既能散瘀止痛，又能消肿生肌敛疮，为外伤科之要药。

【应用】

本品功用主治与乳香相似，具有活血止痛，消肿生肌之功。临床用治外伤科跌打损伤，疮疡不敛，内科瘀血所致心腹诸痛等证，二者常相须为用。然乳香偏于行气伸筋，治疗痹证多用；没药偏于散血行瘀，治疗血瘀气滞之胃痛多用。

【用量用法】3～10g，煎服。外用适量。没药炒后，可缓和刺激性，便于服用。

【使用注意】胃弱者慎用，孕妇及无瘀滞者忌用。

## 知识拓展

### 没药的现代研究与应用

没药含树脂、树胶、苦味质、没药酸等成分。其水浸剂对多种致病性皮肤真菌有不同程度的抑制作用；含油脂部分能降低雄兔高胆固醇血症的血胆固醇含量，能防止动脉粥样斑块的形成；酊剂对黏膜有收敛作用，可用于口腔、咽部溃疡。现代没药用于治疗软组织损伤、高脂血症、血栓性外痔、药物性唇周炎等。

## 五灵脂 Wulingzhi
### 《开宝本草》

本品为鼯鼠科动物复齿鼯鼠 *Trogopterus xanthipes* Milne–Edwards 的干燥粪便。主产于河北、山西、甘肃等地。全年均可采收，采收后除去杂质，晒干，根据外形的不同，一般分为"灵脂块"（糖灵脂）与"灵脂米"两类。生用或醋制用。

【性味归经】苦、甘，温。归肝、脾经。

【功效】活血止痛，化瘀止血。

【药性分析】五灵脂苦泄温通，专入血分，长于活血止痛，常用于血瘀诸痛；又兼具良好的止血之功，可用于血瘀崩漏、月经过多等。

【应用】

1. 瘀滞诸痛证 本品能够活血止痛，用治血瘀诸痛，常与蒲黄相须为用，即失笑散；治血瘀气滞之脘腹刺痛，可与延胡索、香附等同用，如手拈散；治骨折肿痛，则配伍乳香、没药等；治血滞经闭、痛经，宜配伍当归、益母草等。

2. 瘀滞出血证 本品炒用有化瘀止血之功，用治血瘀崩漏、月经过多，可单用炒后研末，温酒调服，即五灵脂散，或与三七、蒲黄等同用。

【用量用法】3～10g，包煎。五灵脂醋炙，矫臭矫味，引药入肝，增强止痛作用。

【注意事项】血虚无瘀及孕妇慎服；不宜与人参同用。

---

**知识拓展**

### 五灵脂的现代研究与应用

五灵脂主含维生素 A 类物质、多量树脂、尿素、尿酸等成分。其能抑制血小板聚集，降低全血黏度、血浆黏度；可降低心肌细胞耗氧量，提高耐缺氧能力；还有抗应激、抗炎、抗菌、增强免疫等作用。现代五灵脂用于治疗过敏性紫癜、原发性痛经、慢性支气管炎等。

---

# 第二节 活血调经药

**目标任务：**

1. 认识活血调经药的外观特征。

2. 掌握丹参、牛膝的性味归经、功效、应用；掌握桃仁、红花、益母草、泽兰、鸡血藤、王不留行的功效、应用。

3. 熟悉以上药物的用量用法及使用注意。

4. 了解月季花、凌霄花的功效、主要应用。

案例分析

　　患者，女，20岁。痛经1年余。每次月经来临前腰痛、腹痛，月经色黑，血块较多，月经周期准。平素纳、眠均可，大便偏干，形体偏瘦，面色黄暗，舌体瘦小，齿印明显。

　　该患者为何证？应如何治疗？

　　本类药物味多辛苦，主归肝经血分，具有活血化瘀之功，尤善通畅血脉而调妇人经水。主治妇女月经不调、痛经、经闭及产后瘀滞腹痛等证；亦可用于其他瘀血痛证、癥瘕、跌打瘀痛、痈肿疮毒等。

## 丹参 Danshen
《神农本草经》

　　本品为唇形科植物丹参 *Salvia miltiorrhiza* Bge. 的干燥根及根茎。主产于四川、安徽、江苏、河南等地。春秋二季采挖，除去泥沙，干燥。生用或酒炒用。

　　【性味归经】苦，微寒。归心、肝经。

　　【功效】活血调经，凉血消痈，清心除烦。

　　【药性分析】丹参味苦能泄，归心、肝经血分，能泄血中之瘀，广泛用于瘀血阻滞之心腹疼痛、癥瘕积聚等，尤善治经闭、痛经；其性微寒，能凉血活血，以消痈肿；其归心经，善清心除烦。

　　【应用】

　　1. 血滞经闭，月经不调，产后瘀滞腹痛　本品能够活血化瘀，调经止痛，因其性偏寒凉，故对血瘀有热者最为适宜。治疗上述诸证，可单用本品研末酒调服，即丹参散；又可与益母草、当归、川芎等同用，以增强活血调经作用。

　　2. 瘀血阻滞之心腹疼痛，癥瘕积聚，热痹肿痛，热毒疮痈　本品长于通行血脉，消癥散结，广泛用于多种瘀血证，为活血化瘀之要药。治瘀血阻滞之心腹刺痛，可与砂仁、檀香等同用，如丹参饮；治瘀血内停，日久渐积之癥瘕积聚，可与三棱、莪术等同用；治热痹之关节红肿热痛，常与忍冬藤、秦艽等同用；治疗热毒疮痈，则配金银花、连翘等清热解毒之品。

　　3. 心烦不眠　本品能清心除烦安神，用治温病热入营血之心烦、躁扰不宁甚或谵语者，常与生地黄、玄参等同用，如清营汤；治心阴血不足，虚火内扰之心悸怔忡、失眠多梦，常与生地黄、酸枣仁等同用，如天王补心丹。

　　【用量用法】9～15g，煎服。丹参酒炒，可缓和寒凉之性，并长于活血。

　　【注意事项】不宜与藜芦同用。

**丹参的现代研究与应用**

丹参含脂溶性成分，如丹参酮Ⅰ、Ⅱ$_A$、Ⅱ$_B$，隐丹参酮等；水溶性成分，如丹参素、原儿茶醛，原儿茶酸等。其有扩张冠状动脉、增加冠脉流量、改善心肌缺血等作用；并能扩张外周血管，改善微循环；还有增强免疫、降血糖、抗肿瘤、抗菌、抗炎、解热、镇静、抗过敏、降低胆固醇等作用。现代丹参用于治疗冠心病、心绞痛、脑血管疾病、外伤性颅内血肿、肝脾肿大、慢性迁延性肝炎、子宫内膜异位症、痛经、血栓闭塞性脉管炎等。

## 红花 Honghua
《新修本草》

本品为菊科植物红花 *Carthamus tinctorius* L. 的干燥花。主产于河南、四川、湖北、云南等地，以产于河南者质优，为道地药材。夏季花由黄变红时采摘，阴干或晒干。生用。

【性味归经】辛，温。归心、肝经。

【功效】活血通经，散瘀止痛。

【药性分析】红花味辛性温，入心肝经血分，能够活血通经，散瘀止痛，广泛用于瘀血阻滞之证，尤善治疗瘀血阻滞之经闭、痛经等。

【应用】

1. **血滞经闭，痛经，产后瘀滞腹痛**　本品辛散温通，专入心肝血分，治疗血瘀证，常与桃仁相须为用；治瘀血阻滞之经闭、痛经、产后腹痛等，常与桃仁、当归等同用，如桃红四物汤。

2. **癥瘕痞块，跌仆损伤，心腹瘀痛**　本品有良好的通畅血脉、活血消癥、消肿止痛作用。治癥瘕，常与三棱、莪术等同用；治跌打损伤，常与乳香、没药等同用；用治心脉瘀阻，胸痹心痛，常与桂枝、丹参等同用；治瘀滞胸痛，日久不愈，常与桃仁、川芎等同用，如血府逐瘀汤。

【用量用法】3~10g，煎服。

【注意事项】孕妇慎用。

**红花的现代研究与应用**

红花含红花黄色素、黄色素、红花醌苷、新红花苷、红花苷和红花油。其水提物有轻度兴奋心脏、增加冠脉血流量及心肌营养性血流量的作用；有抑制血小板聚集、增加纤溶、降血脂作用；煎剂对动物子宫有兴奋作用和雌激素样作用，对已孕子宫尤为明显。现代红花用于治疗冠心病、心绞痛、脑血栓、血栓闭塞性脉管炎、多种妇科疾病、流行性出血热、丹毒、十二指肠溃疡、传染性肝炎、精神分裂症、血栓外痔、骨折及外伤瘀肿、骨质增生等。

## 知识链接

### 西红花

西红花为鸢尾科植物番红花 Crocus sativus L. 的干燥柱头。又名"番红花""藏红花"。性味甘平。归心、肝经。功效：活血祛瘀，凉血解毒，解郁安神。用于经闭、癥瘕、产后瘀阻、温毒发斑、忧郁痞闷、惊悸发狂等。3～9g，煎服。孕妇慎用。

## 桃仁 Taoren
### 《神农本草经》

本品为蔷薇科植物桃 *Prunus persica*（L.）Batsch 或山桃 *Prunus davidiana*（Carr.）Franch. 的干燥成熟种子。主产于四川、陕西、山东、河北等地。果实成熟后采收，除去果肉及核壳，取出种子，晒干。生用，或照焯法去皮用、炒黄用，用时捣碎用。

【性味归经】苦、甘，平。归心、肝、大肠经。

【功效】活血祛瘀，润肠通便，止咳平喘。

【药性分析】桃仁苦平，入心肝经血分，善泄血中之瘀，广泛用于瘀血之证；其性温润，富含油脂，又能润肠通便；其味苦降泄，能降泄肺气而具止咳平喘之功。

【应用】

**1. 瘀血阻滞诸证**　本品有较强的活血祛瘀作用，为治血瘀证的常用药。治血瘀经闭、痛经，常与当归、红花等同用，如桃红四物汤；治产后恶露不尽，小腹冷痛，常与炮姜、当归等同用，如生化汤；治瘀血日久之癥瘕积聚，常配桂枝、牡丹皮等，如桂枝茯苓丸；治跌打损伤之瘀滞疼痛，常与红花、大黄等同用，如复元活血汤；治肠痈，常与大黄、牡丹皮等同用，如大黄牡丹汤。

**2. 肠燥便秘**　本品质润多脂，能润肠通便，用治肠燥便秘，常与当归、火麻仁等同用，如润肠丸。

**3. 咳嗽气喘**　本品能止咳平喘，用治咳嗽气喘，常与杏仁同用，如双仁煎。

【用量用法】3～10g，煎服。桃仁炒用，偏于润燥，多用于肠燥便秘。桃仁焯制，易去皮，除去非药用部分，利于有效物质的溶出，提高药效。

【注意事项】孕妇慎用。

**知识拓展**

### 桃仁的现代研究与应用

桃仁含苦杏仁苷、苦杏仁酶、尿囊素酶、乳糖酶、维生素 $B_1$、脂肪油等成分。其具有一定的抗凝及溶血作用；能降低血液黏度，增加血流量；能促进初产妇的子宫收缩及子宫止血；有促进炎症吸收作用；对呼吸中枢有抑制作用；所含脂肪油有润肠通便的作用。现代桃仁用于治疗血管性头痛、三叉神经痛、高血压、顽固性呃逆、消化性溃疡、特发性血尿、慢性盆腔炎、慢性骨膜炎、骨质增生症、关节扭伤、皮肤瘙痒症、面部黄褐斑等。

**知识链接**

### 鉴别用药：桃仁与红花

桃仁、红花均善活血祛瘀通经，常相须为用，为治妇科血瘀经闭及产后腹痛、内科胸痹心痛之常用药；且消肿止痛力强，外伤瘀肿多用。其中，桃仁兼能润肠通便，红花又善散瘀止痛。

## 益母草 Yimucao
### 《神农本草经》

本品为唇形科植物益母草 *Leonurus japonicus* Houtt. 的新鲜或干燥地上部分。又名坤草。全国大部分地区均产。鲜品春季幼苗期至初夏花前期采割，干品夏季茎叶茂盛、花未开或初开时采割，切段，晒干。生用。

【性味归经】苦、辛，微寒。归肝、心、膀胱经。

【功效】活血调经，利尿消肿，清热解毒。

【药性分析】益母草味苦能泄，味辛能散，主入心肝经血分，功善活血祛瘀调经，为妇科经产病的要药；又入膀胱经，并能利水消肿。其性微寒，还有清热解毒之功。

【应用】

1. 妇科血瘀诸证　本品善活血祛瘀调经，为妇科经产病要药。用治瘀血阻滞之月经不调、痛经、经闭、产后恶露不尽、瘀阻腹痛等证，可单用熬膏服，或与川芎、红花等同用。

2. 小便不利，水肿　本品能利水消肿，并有活血祛瘀之功。治疗水瘀互结之水肿、小便不利，可单用，亦可与白茅根、泽兰等同用，以增强活血化瘀、利尿消肿作用。

3. 疮痈肿毒　本品能够清热解毒，治疗热毒疮痈，可单用本品外洗，亦可配伍黄柏、蒲公英等煎汤内服。

【用量用法】9～30g，煎服；鲜品 20～40g。

【注意事项】孕妇忌用。

    知识拓展

### 益母草的现代研究与应用

    益母草主含益母草碱、水苏碱等多种生物碱，尚含苯甲酸、月桂酸等成分。其水提及醇提液对多种动物的子宫均有兴奋作用；益母草碱能增加冠脉流量，减慢心率，改善微循环；对麻醉兔有利尿作用；水浸剂对皮肤真菌有抑制作用。现代益母草用于治疗多种妇科疾病、肾炎、高黏血症、高血压、冠心病、急性静脉炎、肝硬化腹水等。

## 泽兰 Zelan
### 《神农本草经》

    本品为唇形科植物毛叶地瓜儿苗 *lycopus lucidus Turcz. Hirtus Regel* 的干燥地上部分。全国大部分地区均产。夏、秋二季茎叶茂盛时采割，晒干。切段，生用。

【性味归经】苦、辛，微温。归肝、脾经。

【功效】活血调经，祛瘀消痈，利水消肿。

【药性分析】泽兰苦泄辛散，其性微温，善入肝经血分，而以活血调经见长，为妇科经产瘀血病证之常用药。本品还能活血祛瘀以消肿止痛、消痈散结；尚具有利水消肿之功，对于对瘀血阻滞、水瘀互结之水肿尤为适宜。

【应用】

**1. 血瘀经闭痛经，产后瘀血腹痛**　本品功善活血调经，为妇科经产瘀血病证之常用药，治血瘀经闭痛经、产后瘀滞腹痛，常配伍当归、白芍等，如泽兰汤。

**2. 跌打损伤，疮痈肿毒**　本品能活血祛瘀以消肿止痛、消痈散结。用治跌打损伤，瘀肿疼痛，可单用，或配伍当归、红花、桃仁等；用治疮痈肿毒，可单用捣碎外敷患处，或配伍金银花、赤芍等。

**3. 水肿，腹水**　本品既能活血祛瘀，又能利水消肿，对瘀血阻滞、水瘀互结之水肿尤为适宜。以本品与防己等份为末，醋汤调服，治疗产后水肿；治大腹水肿，常配伍白术、茯苓等。

【用量用法】5～12g，煎服。

【注意事项】无瘀滞者慎用。

    知识拓展

### 泽兰的现代研究与应用

    泽兰主含挥发油、黄酮苷、酚类、皂苷、泽兰糖等。其水煎剂能降低血液黏度、纤维蛋白原含量、血细胞比容，并能减少红细胞聚集、抑制血小板聚集、抗凝血和血栓形成。现代泽兰用于治疗痛经、产后腹痛、跌打损伤、肝硬化腹水、肾炎水肿等。

## 牛膝 Niuxi
### 《神农本草经》

本品为苋科植物牛膝 *Achyranthes bidentata* Bl. 的干燥根。主产于河南、山东、江苏、浙江等地，以产于河南怀庆者为道地药材，称怀牛膝，是著名的四大怀药之一。冬季茎叶枯萎时采挖，除去须根及泥沙，捆成小把，晒至干皱后，将顶端切齐，晒干。生用或酒炙用。

【性味归经】苦、酸，平。归肝、肾经。

【功效】活血通经，补肝肾，强筋骨，引血下行，利尿通淋。

【药性分析】牛膝味苦能泄，善入肝经血分，能够活血祛瘀通经。其味酸，而入肝经，具补肝肾、强筋骨之功；因其味苦、酸，皆为下行之味，故又具有引血下行之力。此外，本品尚具有利尿通淋之功。

【应用】

**1. 瘀血阻滞诸证** 本品长于活血通经，为治妇科瘀血阻滞所致经产诸证之良药。治妇科瘀滞证，与桃仁、红花等同用；治胸中瘀血证，宜配伍桃仁、红花、川芎等，如血府逐瘀汤；治跌打损伤，可与续断、乳香、没药等同用。

**2. 肝肾不足证** 本品善补肝肾，强筋骨，用治肝肾不足之腰膝疼痛、下肢痿软无力，常与杜仲、续断等同用；治痹痛日久，肝肾虚损，腰膝酸痛者，配伍独活、桑寄生等，如独活寄生汤；治湿热成痿，足膝痿软，宜与黄柏、苍术同用，即三妙丸。

**3. 上部火热证** 本品能引血（火）下行，以降上炎之火。治血热妄行之上部出血，如吐血、衄血等，可配伍栀子、白茅根等；治肝阳上亢之头痛、眩晕，宜与赭石、龙骨等平肝之品同用，如镇肝熄风汤；治胃火上炎之牙痛、口舌生疮等，可配伍石膏、知母等。

**4. 淋证，水肿** 本品能利尿通淋。用治热淋、血淋，常与冬葵子、车前子、滑石等利尿通淋之品同用；治水肿，配伍附子、桂枝、车前子等，如加味肾气丸。

【用法用量】煎服，5~12g。牛膝酒炙，可增强祛瘀止痛作用。

【注意事项】孕妇慎用。

### 知识拓展

#### 牛膝的现代研究与应用

牛膝含三萜皂苷、多糖、生物碱及香豆素等成分，并含少量昆虫变态激素等。其所含昆虫变态激素能促进蛋白质合成；醇浸剂对大鼠甲醛性关节炎有明显的抑制作用，具有抗炎和镇痛作用；煎剂能使子宫收缩幅度增强。现代牛膝用于治疗多种妇科疾病、跌打损伤、风湿性关节炎、类风湿性关节炎、乳糜尿、麻疹合并喉炎等。

**知识链接**

### 川牛膝

川牛膝为苋科植物川牛膝 *Cyathula officinalis* Kuan 的干燥根。主产于四川、贵州等地。秋、冬二季采挖，除去芦头、须根及泥沙，烘或晒至半干，堆放回润，再烘干或晒干。性味甘、微苦，平。归肝、肾经。功效：逐瘀通经，引血下行，利尿通淋。用于风湿腰膝疼痛，脚痿筋挛，尿血血淋，妇女经闭，癥瘕，跌仆损伤等。5～12g，煎服。孕妇忌用。

## 鸡血藤 Jixueteng
### 《本草纲目拾遗》

本品为豆科植物密花豆 *Spatholobus suberectus* Dunn 的干燥藤茎。主产于湖北、四川、江西、河南等地。秋冬二季采收，除去枝叶，切片，晒干。生用。

【性味归经】苦、甘，温。归肝、肾经。

【功效】补血，活血，通络。

【药性分析】鸡血藤味苦能泄，味甘能补，主入肝经血分，既能活血，又能补血，善治妇女因血瘀、血虚所致月经不调、痛经、经闭。因其能够活血通经，善治疗风湿痹痛、手足麻木、肢体瘫痪等。

【应用】

1. 月经不调，痛经，经闭　本品既能活血，又能补血，对妇女因血瘀、血虚所致月经不调、痛经、经闭均可应用。治血瘀所致上述诸证，常与川芎、香附等同用；治血虚为病者，则与熟地黄、当归等同用。

2. 风湿痹痛，手足麻木，肢体瘫痪　本品能活血养血，通经活络，治中风肢体瘫痪，可与黄芪、红花、地龙等同用；治风湿痹痛，手足麻木，常与牛膝、桑寄生等同用。

【用量用法】9～15g，煎服。

**知识拓展**

### 鸡血藤的现代研究与应用

鸡血藤含异黄酮类化合物、甾体化合物、三萜类化合物等成分。其小剂量即能增强子宫节律性收缩；煎剂对实验性家兔贫血有补血作用，又有抗炎作用；对血小板聚集有明显的抑制作用。现代鸡血藤用于治疗冠心病、白细胞减少症、血小板减少、闭经、乳腺增生等。

## 王不留行 Wangbuliuxing
*《神农本草经》*

本品为石竹科植物麦蓝菜 *Vaccaria segetalis*（Neck.）Garcke 的干燥成熟种子。除华南外，广布于全国各地。夏季果实成熟、果皮尚未开裂时采割植株，晒干，打下种子，除去杂质，再晒干。生用或炒用。

【性味归经】苦，平。归肝、胃经。

【功效】活血通经，下乳消肿，利尿通淋。

【药性分析】王不留行味苦能泄，入肝经血分，能泄肝经瘀血而具有活血通经作用；其入胃经，具有下乳消肿之功；其性善下行，功善活血利尿通淋。

【应用】

**1. 血滞经闭，痛经**　本品能够活血通经，治经行不畅之痛经、经闭，常与当归、香附、川芎等同用，以增强活血调经作用。

**2. 产后乳汁不下，乳痈肿痛**　本品能行血脉，通乳汁。治产后乳汁不通，常与穿山甲等同用，如涌泉散；治产后气虚血亏，乳汁稀少，常与人参、黄芪、当归、猪蹄等同用，如通乳丹；治哺乳期乳汁壅滞而致乳痈肿痛，则可与瓜蒌、蒲公英、夏枯草等同用。

**3. 淋证涩痛**　本品功善活血利尿通淋，可用治多种淋证，常配伍石韦、瞿麦等。

【用法用量】5～12g，煎服。王不留行炒后质地松泡，易于煎出有效成分。

【注意事项】孕妇慎用。

### 知识拓展

**王不留行的现代研究与应用**

王不留行含王不留行皂苷、黄酮苷、植物酸钙镁、磷脂、豆甾醇等成分。其煎剂对动物子宫有明显的兴奋作用，其醇浸液作用更强；有抗着床、抗早孕等作用。现代王不留行治疗缺乳症、急性乳腺炎、泌尿系结石、肋间神经痛、带状疱疹等。

其他活血调经药见表 16-1。

表 16-1　其他活血调经药

| 药名 | 来源 | 药性 | 功效 | 主治 | 用量用法 |
|---|---|---|---|---|---|
| 月季花 | 蔷薇科植物月季的干燥花 | 甘，温。归肝经 | 活血调经，疏肝解郁 | 1. 肝郁血滞之月经不调、痛经<br>2. 疮疡肿毒，跌打肿痛，瘰疬 | 3～6g，煎服 |
| 凌霄花 | 为紫葳科植物凌霄或美洲凌霄的干燥花 | 甘、酸，寒。归肝、心包经 | 活血通经，凉血祛风 | 1. 闭经，癥瘕、产后乳肿<br>2. 风疹发红，皮肤瘙痒，痤疮 | 3～10g，煎服 |

# 第三节　活血疗伤药

**目标任务：**

1. 认识活血疗伤药的外观特征。

2. 掌握土鳖虫、自然铜、骨碎补的性味归经、功效、应用；掌握马钱子、苏木的功效、应用；掌握马钱子的用量用法。

3. 熟悉以上药物的用量用法及使用注意。

4. 了解血竭、儿茶、刘寄奴的功效、主要应用。

 **案例分析**

患者，男，36 岁。1 年前因车祸伤及右胁部，现右胁刺痛，固定不移，局部无肿胀。伴舌质紫暗，脉细涩。

该患者为何证？应如何治疗？

本类药物性味多辛、苦、咸，主归肝、肾经。能够活血化瘀，消肿止痛，续筋接骨，生肌敛疮。主要适用于跌打损伤、瘀肿疼痛、骨折筋损、金疮出血等伤科疾患，也可用于其他瘀血病证。

## 土鳖虫 Tubiechong

《神农本草经》

本品为鳖蠊科昆虫地鳖 *Eupolyphaga sinensis* Walker 或冀地鳖 *Steleophaga plancyi*（Boleny）的雌虫干燥体。又名䗪虫。主产于湖南、湖北、江苏、河南等地。捕捉后置沸水中烫死，晒干或烘干。生用。

【性味归经】咸，寒；有小毒。归肝经。

【功效】破瘀血，续筋骨。

【药性分析】土鳖虫味咸入血，性寒有小毒，力猛善走，能够破血逐瘀，续筋接骨，常用治骨折伤痛、血滞经闭、产后瘀阻腹痛等。

【应用】

**1. 跌打损伤**　本品能够破血逐瘀，续筋接骨，为伤科常用之品。治骨折伤痛，可单用本品研末调服，亦可与骨碎补、自然铜、乳香等同用，如接骨紫金丹；治骨折后期，筋骨软弱者，则宜配续断、杜仲等补肾强骨之品。

**2. 血滞经闭，产后瘀阻腹痛，癥瘕痞块**　本品活血力强，能破血逐瘀，通经消癥。治血滞经闭，产后瘀阻腹痛，常与大黄、桃仁等同用，如下瘀血汤；治五劳虚极，瘀血内留之干血劳、经闭腹痛，可与大黄、水蛭、虻虫等同用，如大黄䗪虫丸；治癥瘕，常配柴胡、鳖甲、桃仁等，如鳖甲煎丸。

【用量用法】3～9g，煎服。

【注意事项】孕妇禁用。

## 知识拓展

### 土鳖虫的现代研究与应用

土鳖虫含多种氨基酸、少量生物碱、挥发油、蛋白质、糖类、甾族化合物、酚类、有机酸、脂肪等成分。其水提物可提高心肌和脑对缺血的耐受力；能降低总胆固醇，可延缓动脉粥样硬化的形成；尚有抗血栓、抗肿瘤等作用。现代土鳖虫用于治疗面神经麻痹、晚期肿瘤、闪挫伤、骨折、软组织挫伤、血吸虫病、冠心病、肝硬化等。

# 马钱子 Maqianzi
## 《本草纲目》

本品为马钱科植物马钱 *Strychnos nux-vomica* L. 的干燥成熟种子。主产于印度、越南、缅甸、泰国等地。冬季采收成熟果实，取出种子，晒干。生用或制用。

【性味归经】苦，温；有大毒。归肝、脾经。

【功效】通络止痛，散结消肿。

【药性分析】马钱子苦温，有大毒，具有良好的通络止痛之功，广泛用于跌打损伤、风湿顽痹、麻木瘫痪等；又具有散结消肿之功，用于痈疽肿痛等。

【应用】

**1. 跌打损伤**　本品能够通络止痛，散结消肿，为伤科要药，治跌打损伤之瘀肿疼痛，常与乳香、没药等同用，如九分散。

**2. 风湿顽痹，麻木瘫痪**　本品善搜风除湿，通经络，利关节，止痹痛。治风湿顽痹、拘挛疼痛、麻木瘫痪，单用即效，亦常与麻黄、乳香、全蝎等同用；治手足麻木、半身不遂，可与甘草等同用。

**3. 痈疽肿痛**　本品能散结消肿止痛，用治痈疽肿痛，单用即效，常作外用。

【用量用法】0.3～0.6g，炮制后入丸散用。马钱子生用，毒性剧烈，仅供外用；马钱子制用，毒性降低，可供内服，常制成丸散应用。

【注意事项】不宜生用，不宜多服久服；孕妇禁用。

## 知识拓展

### 马钱子的现代研究与应用

马钱子含番木鳖碱、马钱子碱、异番木鳖碱、伪番木鳖碱、番木鳖苷、绿原酸等成分。其有中枢兴奋作用；能够镇咳、祛痰；所含生物碱具有强烈的苦味，可促进消化机能。现代马钱子用于治疗神经系统疾病、感染性疾病、腰腿痛、功能性不射精、阳痿、周围性面神经麻痹、格林－巴利综合征等。

## 自然铜 Zirantong
### 《雷公炮炙论》

本品为硫化物类矿物黄铁矿族黄铁矿，主含二硫化铁（$FeS_2$）。主产于四川、湖南、湖北、云南等地。采挖后，除去杂质。生用或煅用。

【性味归经】辛，平。归肝经。

【功效】散瘀，接骨，止痛。

【药性分析】自然铜味辛行散，主入肝经血分，能够散瘀止痛，接骨疗伤，为伤科要药。

【应用】

跌打损伤，血瘀肿痛，筋伤骨折　本品能够散瘀止痛，接骨疗伤，为伤科要药。治跌打损伤，内服常与乳香、没药、当归、羌活等同用，如自然铜散；外用可与土鳖虫、骨碎补等同用，研末，白蜜调敷。

【用量用法】3～9g，宜先煎；多入丸散服，每次0.3g。外用适量。自然铜煅淬后，使质地疏松，便于煎出有效成分。

### 知识拓展

**自然铜的现代研究与应用**

自然铜主含二硫化铁，尚含微量铜、镍等成分。其煎液可使骨痂生长加快，促进骨折愈合；可促进骨髓自身及周围血液中网状细胞和血红蛋白的增生；还有抗真菌作用。现代自然铜用于治疗创伤骨折所致的软组织损伤早期、扭挫伤等，亦可用于治疗冠心病、心绞痛等。

## 苏木 Sumu
### 《新修本草》

本品为豆科植物苏木 *Caesalpinia sappan* L. 的干燥心材。主产于广西、广东、海南、云南等地。多于秋季采伐，除去白色边材，干燥。用时劈成薄片或研成粗末。生用。

【性味归经】甘、咸，平。归心、肝、脾经。

【功效】活血疗伤，消肿止痛。

【药性分析】苏木味咸入血，功能行血祛瘀，消肿止痛，故为伤科常用之品，常用治跌打损伤、血瘀经闭、产后瘀血腹痛等。

【应用】

1.跌打损伤　本品能够活血疗伤，消肿止痛，为伤科常用之品。治跌打损伤、筋伤骨折、瘀血肿痛等，常与乳香、没药等同用，如八厘散。

**2.血瘀经闭，产后瘀阻腹痛，心腹瘀痛，疮痈肿毒** 本品味咸，能够软坚散瘀，活血祛瘀通经。治妇科瘀血阻滞诸证，常与当归、川芎、红花等同用；治心腹瘀痛，常与川芎、丹参、延胡索等同用；治疮痈肿毒，则宜配伍金银花、连翘等清热解毒之品。

【用量用法】3~10g，煎服。

【注意事项】孕妇慎用。

**苏木的现代研究与应用**

苏木含巴西苏木素、苏木酚、挥发油、鞣质等成分。其所含巴西苏木素能抑制血小板聚集；水煎醇提液可增加冠脉流量，促进微循环；煎剂有镇静催眠作用；对小鼠的离体子宫有抑制作用。现代苏木用于治疗冠心病、心绞痛、跌打损伤、血栓性静脉炎、内痔等。

## 骨碎补 Gusuibu
### 《药性论》

本品为水龙骨科植物槲蕨 *Drynaria fortunei*（Kunze）J. Sm. 的干燥根茎。主产于江西、浙江、福建、台湾等地，以产于江西者质量最佳。全年均可采挖，除去泥沙，干燥，或再燎去茸毛（鳞片）。生用或砂烫用。

【性味归经】苦，温。归肾、肝经。

【功效】活血续伤，补肾强骨。

【药性分析】骨碎补苦泄温通，长于活血止痛，续筋接骨，为伤科要药，尤宜于筋伤骨折之证。此外，本品归肝入肾，具有温补肾阳，强筋健骨，补益虚损之功。

【应用】

**1.跌仆损伤** 本品能活血止痛，续筋接骨，内服外用均有良效。《本草拾遗》云："骨碎补，本名猴姜，以其主伤折、补骨碎，故命此名。"治跌仆损伤，瘀肿疼痛，可单用本品浸酒服，或水煎服，亦可研末外敷；治金疮伤筋断骨，常与自然铜、没药等同用。

**2.肾虚诸证** 本品具有温补肾阳，强筋健骨，补益虚损之功。治肾虚腰痛脚弱，可与补骨脂、牛膝等同用；治肾虚之耳鸣耳聋、牙松齿痛，常与熟地黄、山茱萸等同用；治肾阳虚之五更泄泻，可配伍肉豆蔻、山药等。

【用量用法】3~9g，煎服。外用适量。骨碎补砂烫后，质地松脆，易于除去鳞叶，使有效成分易于煎出。

**知识拓展**

### 骨碎补的现代研究与应用

骨碎补含柚皮苷等异黄酮、骨碎补二氢黄酮苷，尚含骨碎补酸、少量淀粉等。其能改善软骨细胞，推迟骨细胞的退行性病变；水煎液能促进骨对钙的吸收，并提高血钙和血磷水平，有利于骨折的愈合。现代骨碎补用于治疗腰椎间盘突出、腰肌劳损、风湿性腰痛、寻常疣等。

其他活血疗伤药见表 16-2。

**表 16-2　其他活血疗伤药**

| 药名 | 来源 | 药性 | 功效 | 主治 | 用量用法 |
|------|------|------|------|------|----------|
| 血竭 | 棕榈科植物麒麟竭果实渗出的树脂经加工制成 | 甘、咸，平。归心、肝经 | 活血定痛，化瘀止血，生肌敛疮 | 1. 跌打损伤，心腹瘀痛<br>2. 外伤出血<br>3. 疮疡不敛 | 1～2g，研末服，或入丸散剂 |
| 儿茶 | 豆科植物儿茶的去皮枝、干的干燥煎膏 | 苦、涩，微寒。归心、肺经 | 活血止痛，止血生肌，收湿敛疮，清肺化痰 | 1. 跌打损伤<br>2. 外伤出血，吐血衄血<br>3. 疮疡不敛，湿疮，湿疹<br>4. 肺热咳嗽 | 1～3g，包煎，多入丸散剂。外用适量 |
| 刘寄奴 | 菊科植物奇蒿的干燥全草 | 苦，温。归心、肝、脾经 | 散瘀止痛，疗伤止血，破血通经，消食化积 | 1. 跌打损伤，瘀滞肿痛，外伤出血<br>2. 血瘀经闭，产后腹痛<br>3. 食积腹痛，赤白痢疾 | 3～10g，煎服。外用适量 |

# 第四节　破血消癥药

**目标任务：**

1. 认识破血消癥药的外观特征。

2. 掌握莪术、水蛭、穿山甲的性味归经、功效、应用；掌握三棱的功效、应用。

3. 熟悉以上药物的用量用法及使用注意。

4. 了解虻虫、斑蝥的功效、主要应用。

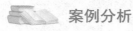 案例分析

患者，男，55 岁。有乙肝病史 20 年，现出现肝脾肿大，腹部胀满，肚大

青筋，伴少量腹水，舌质紫暗，脉细涩。

该患者为何证？应如何治疗？

本类药物味多辛苦，药性峻猛，走而不守，能破瘀血消癥积。主要用治瘀血时间较长、程度较重的癥瘕积聚，亦可用于血瘀经闭、瘀血肿痛、偏瘫等症。

## 莪术 Ezhu
### 《药性论》

本品为姜科植物蓬莪术 *Curcuma phaeocaulis* Val.、广西莪术 *Curcuma kwangsiensis* S. G. Lee et C.F.Liang 或温郁金 *Curcuma wenyujin* Y. H. Chen et C.Ling 的干燥根茎。主产于四川、福建、广东等地。冬季茎叶枯萎后采挖，洗净，蒸或煮至透心，晒干或低温干燥后除去须根及杂质。生用或醋制用。

【性味归经】辛、苦，温。归肝、脾经。

【功效】破血行气，消积止痛。

【药性分析】莪术辛散苦泄温通，入气走血，既能行气，又能破血，还能消积止痛，善治疗血瘀气滞诸痛证及食积腹痛。

【应用】

1. 血滞经闭，瘀血心腹刺痛，癥瘕积聚　本品能破血止痛，常与三棱相须为用，治疗血瘀气滞诸痛证。治血瘀经闭，可配伍当归、红花等；治心腹刺痛，常与丹参、川芎等同用；用治癥瘕积聚，常与香附、当归等同用。

2. 食积腹痛　本品有破滞气、消食积、止疼痛的作用，治疗食积腹痛，常与槟榔、木香等行气止痛之品同用。

【用量用法】6～10g，煎服。莪术醋制，可增强止痛作用。

【注意事项】孕妇禁用。

### 知识拓展

#### 莪术的现代研究与应用

莪术主含挥发油，油中的主要成分为莪术呋喃酮、莪术烯醇、姜黄烯等。其有抗癌作用；水提液有抑制血小板聚积、抗血栓形成的作用；还有延缓衰老及抗早孕等作用。现代莪术用于治疗小儿病毒性肠炎、小儿闭塞性脑血管炎偏瘫、多种儿科病毒性疾病、宫颈糜烂、霉菌性阴道炎、精神分裂症等。

## 三棱 Sanleng
### 《本草拾遗》

本品为黑三棱科植物黑三棱 *Sparganium stoloniferum* Buch. –Ham. 的干燥块茎。主产

于江苏、河南、山东、江西等地。冬季至次年春采挖，洗净，削去外皮，晒干。生用或醋炙用。

【性味归经】辛、苦，平。归肝、脾经。

【功效】破血行气，消积止痛。

【药性分析】莪术辛散苦泄温通，入气走血，既能行气，又能破血，还能消积止痛，善治疗血瘀气滞诸痛证及食积腹痛。

【应用】

本品主治病证与莪术基本相同，二者常相须为用。然本品偏于破血，而莪术偏于破气。

【用量用法】5～10g，煎服。三棱醋炙，可增强止痛作用。

【注意事项】孕妇禁用。不宜与芒硝、玄明粉同用。

---

### 知识拓展

**三棱的现代研究与应用**

三棱含挥发油、β-谷甾醇、芒柄花素、豆甾醇、饱和脂肪酸、三棱酸等成分。其煎剂可抑制血小板聚集；可直接破坏肿瘤细胞，对实验动物肿瘤模型有一定抑制作用；还有明显的镇痛作用。现代三棱用于治疗泌尿系结石、血尿、子宫内膜异位症、不孕症、顽固性扁桃体肿大、晚期肿瘤等。

## 水蛭 Shuizhi
### 《神农本草经》

本品为水蛭科动物蚂蟥 *Whitmania pigra* Whitman、水蛭 *Hirudo nipponica* Whitman 或柳叶蚂蟥 *Whitmania acranulata* Whitman 的干燥全体。全国各地均产。夏秋二季捕捉，用沸水烫死，晒干或低温干燥。生用或用滑石粉烫后用。

【性味归经】咸、苦，平；有小毒。归肝经。

【功效】破血逐瘀，消癥散积。

【药性分析】水蛭味咸而苦，善入肝经血分，作用峻猛，长于破血逐瘀，消癥通经，常用于治疗癥瘕、血瘀经闭、跌打损伤等。

【应用】

癥瘕积聚，血瘀经闭，跌打损伤　本品能破血逐瘀消癥。治癥瘕、经闭，常与三棱、桃仁等同用；治跌打损伤，瘀肿疼痛，与苏木、自然铜等活血疗伤之品同用；治中风偏瘫，可与地龙、当归等同用。

【用量用法】1～3g，煎服；入丸散剂，每次 0.3～0.5g。水蛭用滑石粉烫后，可使质地酥脆，利于粉碎。

【注意事项】孕妇禁服。

知识拓展

**水蛭的现代研究与应用**

水蛭含水蛭素、蛋白质、氨基酸、肝素、抗血栓素、组胺样物质等成分。其所含水蛭素能防止血栓形成，对已形成的血栓有溶解作用；水煎液能使血中胆固醇和甘油三酯含量降低；注射液能促进脑血肿及皮下血肿吸收；且有终止妊娠的作用。现代水蛭用于治疗冠心病、心绞痛、高血压病、脑出血、高脂血症、突发性耳聋、肝血管瘤、脓包疮、血栓性静脉炎等。

## 穿山甲 Chuanshanjia
### 《名医别录》

本品为鲮鲤科动物穿山甲 *Manis pentadactyla* Linnaeus 的干燥鳞甲。主产于广西、广东、云南、贵州等地。收集鳞甲，洗净，晒干。生用、砂烫或醋淬用。

【性味归经】咸，微寒。归肝、胃经。

【功效】活血消癥，通经下乳，消肿排脓，搜风通络。

【药性分析】穿山甲味咸性微寒，性善走窜，功专行散，既能活血祛瘀，又能消癥通经，并具有良好的通经下乳作用。本品味咸，能够软坚散结，消肿排脓，对疮痈脓未成者可使其消散，脓已成者可促其溃破，乃疮疡常用之品。此外，本品尚具有一定的搜风通络之功，常用于治疗风湿痹痛。

【应用】

**1. 血瘀经闭，癥瘕积聚，风湿痹痛**　本品性善走窜。治血瘀经闭，常与川芎、当归等活血通经之品同用；治癥瘕积聚，可与三棱、莪术等同用。

**2. 产后缺乳**　本品通利走窜，具有良好的通经下乳作用，为治疗妇女产后乳汁不下的常用药。治气血亏虚之乳汁稀少者，常与黄芪、当归等补气养血之品同用；治气血壅滞之乳汁不下者，常与王不留行相须为用，以增强通经下乳作用。

**3. 疮痈肿毒，瘰疬痰核**　本品能活血消癥，消肿排脓，对疮痈脓未成者可使其消散，脓已成者可促其溃破，乃疮疡常用之品。治疮疡初起，常与金银花、皂角刺等同用，如仙方活命饮；治痈肿脓成不溃，常与黄芪、皂角刺、当归等同用，如透脓散；治瘰疬、痰核，常与夏枯草、浙贝母、玄参等化痰散结之品同用。

**4. 风湿痹痛，中风瘫痪**　本品性善走窜，内达脏腑，外通经络，活血祛瘀之力较强。治风湿痹痛，关节不利，麻木拘挛，常与白花蛇、蜈蚣、羌活等同用；治中风瘫痪，常配伍川乌等研末调敷，如趁风膏。

【用量用法】5～10g，煎服，一般炮制后用。炮山甲砂炮，质酥脆，易于粉碎及煎出有效成分，腥气极微；穿山甲醋淬，便于煎出有效成分，增强通经下乳作用。

【注意事项】孕妇慎用。

知识拓展

**穿山甲的现代研究与应用**

穿山甲含硬脂酸等多种游离氨基酸、胆甾醇、挥发油、水溶性生物碱、多种微量元素等成分。其多种制剂对实验动物有直接扩张血管壁，降低外周阻力，显著增加股动脉血流量的作用；能降低血液黏度；有升高白细胞、抗炎、提高缺氧耐受力的作用。现代穿山甲用于治疗肝硬化、结核病、乳腺增生、慢性溃疡久不收口、前列腺增生症、肩周炎、泌尿系结石等疾患。

其他破血消癥药见表 16-3。

表 16-3　其他破血消癥药

| 药名 | 来源 | 药性 | 功效 | 主治 | 用量用法 |
|---|---|---|---|---|---|
| 䗪虫 | 䗪科昆虫复带䗪的雌虫干燥全体 | 苦，微寒；有小毒。归肝经 | 破血逐瘀，消癥散积 | 1. 血瘀经闭，癥瘕痞块<br>2. 跌打损伤，瘀滞肿痛 | 1～1.5g，煎服；0.3g，研末服 |
| 斑蝥 | 芫青科昆虫南方大斑蝥或黄黑小斑蝥的干燥体 | 辛，热；有大毒。归肝、胃、肾经 | 破血逐瘀，散结消癥，攻毒蚀疮 | 1. 癥瘕，瘀滞经闭<br>2. 顽癣，赘疣，瘰疬，痈疽不溃，恶疮死肌 | 0.03～0.06g，炮制后多入丸散服 |

# 小　结

1.本类药物主要具有活血化瘀作用，主治血瘀证。根据药物作用强弱、作用特点的不同，可分为活血止痛药、活血调经药、活血疗伤药、破血消癥药四类。

2.活血止痛药主要用于血瘀诸痛证。川芎既能活血，又能行气，为"血中之气药"。延胡索"专治一身上下诸痛"。郁金既能行气，又能活血。姜黄长于行肢臂而除痹痛。乳香与没药均为伤科要药。五灵脂既能活血，又能止血。

3.活血调经药主要用于瘀血所致妇女月经不调、痛经、经闭及产后瘀滞腹痛等。丹参广泛用于多种瘀血证。红花主要用于妇科瘀血证。桃仁既能活血，也能止咳平喘，还具有润肠通便之功。益母草为妇科经产要药。泽兰既能活血，又能利水。牛膝既能活血，又能补肝肾，还有引血下行之功。鸡血藤既能活血，又能补血。王不留行善于通经下乳。

4.活血疗伤药主要用于跌打损伤、瘀肿疼痛、骨折筋损、金疮出血等伤科疾患。土鳖虫为伤科疗伤常用药。马钱子为伤科疗伤止痛要药。自然铜能够促进骨折的愈合，为伤科要药。苏木能够活血祛瘀，为伤科常用药。骨碎补以善补骨碎而得名，为伤科要药。

5.破血消癥药主要用于瘀血时间较长，程度较重的癥瘕积聚。莪术与三棱均能破血行气、消积止痛，但莪术偏于破气，而三棱偏于破血。水蛭活血之力强。穿山甲善于通经下乳。

# 目标测试

**A1 型题**（以下每一道题有 A、B、C、D、E 五个备选答案，从中选择一个最佳答案）

1. 被称为"血中气药"的是（　　　）
   A. 延胡索　　　　　　　B. 川芎　　　　　　　　C. 郁金
   D. 姜黄　　　　　　　　E. 莪术

2. 具有活血止痛、利胆退黄作用的药物是（　　　）
   A. 郁金　　　　　　　　B. 姜黄　　　　　　　　C. 乳香
   D. 没药　　　　　　　　E. 延胡索

3. "能行血中气滞，气中血滞，故专治一身上下诸痛"，指的是（　　　）
   A. 川芎　　　　　　　　B. 延胡索　　　　　　　C. 姜黄
   D. 郁金　　　　　　　　E. 乳香

4. 具有活血定痛、消肿生肌功效的药物是（　　　）
   A. 姜黄　　　　　　　　B. 延胡索　　　　　　　C. 乳香
   D. 郁金　　　　　　　　E. 以上都不是

5. 具有活血止痛、化瘀止血作用的药物是（　　　）
   A. 乳香　　　　　　　　B. 没药　　　　　　　　C. 五灵脂
   D. 丹参　　　　　　　　E. 红花

6. 具有活血祛瘀、清心除烦功效的药物是（　　　）
   A. 丹参　　　　　　　　B. 栀子　　　　　　　　C. 红花
   D. 桃仁　　　　　　　　E. 益母草

7. 既能活血，又能润肠通便的药物是（　　　）
   A. 丹参　　　　　　　　B. 牛膝　　　　　　　　C. 红花
   D. 桃仁　　　　　　　　E. 益母草

8. 既能活血调经，又能清热解毒的药物是（　　　）
   A. 丹参　　　　　　　　B. 牛膝　　　　　　　　C. 红花
   D. 桃仁　　　　　　　　E. 益母草

9. 能够引血下行的药物是（　　　）
   A. 丹参　　　　　　　　B. 牛膝　　　　　　　　C. 红花
   D. 桃仁　　　　　　　　E. 益母草

10. 既能逐瘀通经，又能补肝肾、强筋骨的药物是（　　　）
    A. 丹参　　　　　　　　B. 牛膝　　　　　　　　C. 红花
    D. 桃仁　　　　　　　　E. 益母草

11. 鸡血藤的功效是（　　　）
    A. 活血补血　　　　　　B. 活血止血　　　　　　C. 止血凉血
    D. 养血止血　　　　　　E. 收敛止血

12. 下列哪项不是王不留行的功效（　　　）

    A. 活血　　　　　　　　　B. 下乳　　　　　　　　　C. 消肿

    D. 利尿通淋　　　　　　　E. 止血

13. 土鳖虫的功效是（　　　）

    A. 破血逐瘀，续筋接骨　　B. 破血逐瘀，补益肝肾　　C. 活血疗伤，续筋接骨

    D. 补肝肾，强筋骨　　　　E. 破血逐瘀，散结消肿

14. 马钱子的功效是（　　　）

    A. 通络止痛　　　　　　　B. 活血化瘀　　　　　　　C. 补益肝肾

    D. 清热除烦　　　　　　　E. 利胆退黄

15. 自然铜的功效是（　　　）

    A. 消肿止痛　　　　　　　B. 清心安神　　　　　　　C. 利尿通淋

    D. 补益肝肾　　　　　　　E. 续筋接骨

16. 骨碎补不能够治疗下列哪项（　　　）

    A. 筋骨伤折　　　　　　　B. 肾虚腰痛　　　　　　　C. 久泻

    D. 耳鸣耳聋　　　　　　　E. 淋证

17. 莪术不能够治疗（　　　）

    A. 癥瘕痞块　　　　　　　B. 瘀血经闭　　　　　　　C. 胸痹心痛

    D. 食积气滞　　　　　　　E. 心下痞满

18. 水蛭的适应证有（　　　）

    A. 血瘀经闭　　　　　　　B. 癥瘕痞块　　　　　　　C. 中风偏瘫

    D. 跌打损伤　　　　　　　E. 以上都是

19. 斑蝥的药性特点有（　　　）

    A. 辛热　　　　　　　　　B. 有大毒　　　　　　　　C. 能够破血逐瘀

    D. 外用有发泡作用　　　　E. 对皮肤有温和的刺激作用

20. 穿山甲不能够治疗（　　　）

    A. 血滞经闭　　　　　　　B. 乳汁不通　　　　　　　C. 痈肿疮毒

    D. 风湿痹痛　　　　　　　E. 肝阳上亢

**A2 型题**（以下每个案例有 A、B、C、D、E 五个备选答案，从中选择一个最佳答案）

1. 患者，男，36 岁。头痛如刺，舌质紫暗，脉细涩。宜选用（　　　）

    A. 姜黄　　　　　　　　　B. 三棱　　　　　　　　　C. 莪术

    D. 细辛　　　　　　　　　E. 川芎

2. 患者，女，21 岁。身目发黄已 3 日，黄色鲜明，小便滴沥不畅，舌苔黄腻。最宜选用（　　　）

    A. 川芎　　　　　　　　　B. 姜黄　　　　　　　　　C. 乳香

    D. 郁金　　　　　　　　　E. 蒲黄

3. 患者，女，58 岁。风湿性关节炎多年，现肢臂疼痛，屈伸不利，苔白，脉缓。最宜先用（　　　）

A. 川芎　　　　　　　　　B. 姜黄　　　　　　　　C. 郁金

D. 延胡索　　　　　　　　E. 五灵脂

4. 患者，男，30岁。胃脘痛，痛如针刺，时发时止。最宜选用（　　　）

A. 川芎　　　　　　　　　B. 延胡索　　　　　　　C. 郁金

D. 姜黄　　　　　　　　　E. 鸡血藤

5. 患者，男，6岁。因玩耍不慎跌倒，损伤上肢，肿痛难忍。最宜选用何药外敷
（　　　）

A. 牛膝　　　　　　　　　B. 乳香　　　　　　　　C. 川芎

D. 郁金　　　　　　　　　E. 延胡索

6. 患者，男，68岁。患冠心病多年，现胸闷胸痛，痛如针刺，舌质紫暗，脉细涩。
最宜选用（　　　）

A. 川芎　　　　　　　　　B. 丹参　　　　　　　　C. 牛膝

D. 桃仁　　　　　　　　　E. 鸡血藤

7. 患者，女，36岁。经来量少，其色紫暗，伴大便干结。宜选用（　　　）

A. 川芎　　　　　　　　　B. 丹参　　　　　　　　C. 红花

D. 益母草　　　　　　　　E. 桃仁

8. 患者，女，30岁。经来腹痛，其色紫暗，有血块，伴下肢水肿。宜选用（　　　）

A. 川芎　　　　　　　　　B. 丹参　　　　　　　　C. 红花

D. 益母草　　　　　　　　E. 桃仁

9. 患者，女，45岁。经来腹痛，其色暗红，有小血块，小便经常淋沥涩痛。治宜
（　　　）

A. 牛膝　　　　　　　　　B. 丹参　　　　　　　　C. 红花

D. 益母草　　　　　　　　E. 桃仁

10. 患者，女，27岁。产后5天，乳汁不下，伴乳房胀痛，舌淡苔白，脉弦。宜选
用（　　　）

A. 陈皮　　　　　　　　　B. 王不留行　　　　　　C. 月季花

D. 鸡血藤　　　　　　　　E. 川芎

**B1 型题**（以下提供若干组考题，每组考题共用在考题前列出的 A、B、C、D、E
五个备选答案，从中选择一个与问题关系最密切的答案）

A. 川芎　　　　　　　　　B. 延胡索　　　　　　　C. 郁金

D. 姜黄　　　　　　　　　E. 乳香

1. "血中气药"是指（　　　）

2. 功能活血、行气、止痛的药物是（　　　）

A. 酒炙　　　　　　　　　B. 醋炙　　　　　　　　C. 盐水炙

D. 蜜炙　　　　　　　　　E. 火炙

3. 川芎的炮制方法是（　　　）

4. 延胡索的炮制方法是（　　　）

A. 活血、行气、止痛　　　B. 利胆退黄　　　　　C. 通络止痛

D. 消肿生肌　　　　　　　E. 化瘀止血

5. 姜黄的功效是（　　　）

6. 五灵脂的功效是（　　　）

7. 乳香的功效是（　　　）

A. 乳香配没药　　　　　　B. 莪术配三棱　　　　C. 王不留行配穿山甲

D. 姜黄配郁金　　　　　　E. 水蛭配虻虫

8. 治疗跌打损伤，宜选用（　　　）

9. 治疗乳汁不通，宜选用（　　　）

10. 治疗食积气滞，宜选用（　　　）

# 第十七章　安神药

**📚 学习目标**

**知识目标**

掌握安神药的药效特征及主治；掌握安神药的分类及常用安神药的功效应用、用量用法、使用注意及毒副作用。

**能力目标**

能正确认识、合理使用安神药。

凡以安神定志为主要作用，治疗心神不宁病证的药物，称为安神药。

本类药大多味甘，性寒凉或平，主入心、肝二经。并多以矿石、化石、介壳或植物的种子入药，具有镇惊安神或养心安神的作用。其主要适用于心神不宁之证，症见心悸、怔忡、失眠、多梦、健忘；亦可作为惊风、癫狂等病证的辅助药物。

根据安神药的不同性能特点和适应证的不同，分为重镇安神药和养心安神药。

使用安神药时，应根据不同的病因病机，选择适宜的药物，配伍治疗。如心火炽盛者，配清心降火药；痰热扰心者，配化痰、清热药；肝阳上亢者，配平肝潜阳药；血瘀气滞者，配活血化瘀、理气开郁药；血亏阴虚者，配补血、养阴药；心脾气虚者，配补气药。若惊风、癫狂等证，多以化痰开窍或平肝息风药为主，本章药物则多作辅助之品。

矿石类安神药，易伤胃气，不宜长期服用，如做丸、散剂服，须酌配养胃健脾药同用；入汤剂，应打碎先煎、久煎；部分药物具有毒性，更须慎用，不宜过量，以防中毒。

## 第一节　重镇安神药

**目标任务：**

1. 认识重镇安神药常用药物的外观形态。

2. 掌握重镇安神药重点药物朱砂、磁石、龙骨、珍珠的功用特征、用量用法、使用注意事项，认识该类药物的毒副作用。

3. 总结本类药物药性功用的特征规律。

**案例分析**

患者，女，30岁。因求职压力大，夜多恶梦，通宵不寐，舌尖红，舌苔薄白，脉数。

该患者为何证？应如何治疗？

重镇安神药，多为矿石、化石及介壳类药物，质重性降，味甘性咸寒或平，以重镇安神、平惊定志为主。主要适用于心火炽盛、痰火扰心、肝郁化火及惊吓等引起的心神不宁、心悸失眠及惊风、癫狂等证。部分药物兼有平肝潜阳作用，亦可用治肝阳上亢、头晕目眩之证。

## 朱砂 Zhusha
### 《神农本草经》

本品为三方晶系硫化物类矿物辰砂族辰砂，主含硫化汞（HgS）。主产于湖南、四川、贵州、云南等地。采挖后，选取纯净者，用磁铁吸净含铁的杂质，再用水淘去杂石和泥沙，研细水飞，晒干装瓶备用。

【性味归经】甘，微寒；有毒。归心经。

【功效】清心镇惊，安神解毒。

【药性分析】朱砂甘微寒而质重，主入心经。泄心经邪热，功善镇心、清心、镇惊而安神，为重镇安神之要药，广泛用于各种病因之神志失常，尤适用于心火亢盛者；又善清热解毒，内服外用治疮疡肿毒、咽喉肿痛、口舌生疮。但有毒，用时宜慎。

### 课堂互动

秦汉时代，方士盛行，他们诡言用金石朱砂等炼丹，可制成长生不老之药。由于服食含有朱砂的"不老丹""长生药"而冤死者，历代史料中不乏记载。死因是什么呢？

【应用】

**1. 心神不安，心悸，失眠** 本品既重镇安神，又清心安神，为镇心、清火、安神定志之要药。善治心火亢盛之心神不宁、烦躁不眠，常与黄连、莲子心同用；兼心血虚者，常配当归、生地黄等，如朱砂安神丸；治阴血虚少者，多配酸枣仁、柏子仁等同用；治惊恐或心气虚心神不宁者，将本品纳入猪心中炖服。

**2. 惊风，癫痫** 本品有镇惊止痉之功，用治高热神昏、惊厥，常配牛黄、麝香等同用，如安宫牛黄丸；治小儿急惊风，常与牛黄、钩藤等同用，如牛黄散；治癫痫抽搐，多与磁石同用，如磁朱丸。

**3. 疮疡肿毒，咽喉肿痛，口舌生疮** 本品有较强的清热解毒作用，内服外用均可。

治疮疡肿毒，常配雄黄、五倍子等制成锭剂内服，如紫金锭；治咽喉肿痛、口舌生疮，常与冰片、硼砂等制成散剂外用，如冰硼散。

【用量用法】每次 0.1 ~ 0.5g，入丸、散。外用适量。

【注意事项】有毒，内服不宜过量及久服，以防汞中毒。忌用火煅，火煅则析出水银，有剧毒。肝肾功能异常者应慎用，以免加重病情。

---

**知识拓展**

**朱砂的现代研究与应用**

朱砂主含硫化汞，常夹杂雄黄、磷灰石、沥青质等。其主要有镇静、催眠、抗惊厥、抗心律失常、解毒防腐的作用，外用有抑制或杀灭皮肤细菌和寄生虫等作用。其汞进入体内，主要分布于肝肾，引起肝肾损害，可透过血脑屏障，直接损害中枢神经系统。现代朱砂用于治疗失眠、口腔溃疡、精神分裂症、幻听、小儿夜啼、婴儿腹泻、包皮龟头溃疡等。

---

## 磁石 Cishi
### 《神农本草经》

本品为氧化物类矿物尖晶石族磁铁矿。主含四氧化三铁（$Fe_3O_4$）。主产于江苏、山东、辽宁、广东、安徽、河北等地。采挖后，除去杂质，选择吸铁能力强者（习称"活磁石"或"灵磁石"）入药。生用或醋淬研细用。

【性味归经】咸，寒。归心、肝、肾经。

【功效】镇惊安神，平肝潜阳，聪耳明目，纳气定喘。

【药性分析】磁石性寒质重，入心经而能镇心安神；入肾经而能滋肾阴聪耳明目、纳气平喘；入肝经而能平肝潜阳。

【应用】

**1. 心神不宁，惊悸癫狂** 本品能够镇惊安神，善治肝火上炎，扰动心神及惊恐气乱，神不守舍的心神不安证，常与朱砂相须，如磁朱丸。

**2. 肝阳眩晕** 本品能平肝阳，益肾阴，敛浮阳，治疗肝阳上亢之眩晕、头痛等，常配伍石决明、牡蛎等。

**3. 肝肾阴虚，目黯耳聋** 本品能益肾阴，而具良好的聪耳明目之功。治耳鸣耳聋，多与山茱萸、熟地黄等同用，如耳聋左慈丸；治目黯不明、视物不清，常配伍枸杞子、菟丝子等。

**4. 肾虚喘促** 本品能益肾纳气平喘，治疗肾不纳气之虚喘，多与蛤蚧、五味子等同用。

【用量用法】15 ~ 30g，煎服，宜打碎先煎；每次 1 ~ 3g，入丸、散。

【注意事项】吞服不易消化，如入丸、散，不可多服久服。脾胃虚弱者慎用。

**磁石的现代研究与应用**

磁石主含四氧化三铁，还含砷、锰、镉、铬、铜、锌、铅、钛等微量元素；火煅醋淬后，含铁不得少于45%。本品可抑制中枢神经系统，有镇静、抗惊厥作用；经火煅醋淬后，其砷含量明显降低，其镇静及抗惊厥作用明显增强，故宜火煅醋淬后入药；因其含铁，故对缺铁性贫血有补血作用；还有抗炎、镇痛等作用。现代磁石用于治疗高血压病、癫痫、缺铁性贫血、顽固性幻听、老年耳鸣、浆液性耳软骨膜炎、血管性头痛等。

# 龙骨 Longgu
《神农本草经》

本品为古代哺乳动物如三趾马、犀类、鹿类、牛类、象类等的骨骼化石或象类门齿的化石。主产于山西、内蒙古、河南、河北、陕西、甘肃等地。全年均可采挖。生用或煅用。

【性味归经】甘、涩，平。归心、肝、肾经。

【功效】镇惊安神，平肝潜阳，收敛固涩。

【药性分析】龙骨甘涩性平，质重沉降，入心经镇惊安神，入肝经平肝潜阳；煅用长于收敛固涩，用于心肾两虚滑脱诸证。

【应用】

1. **神志不安，心悸失眠，惊痫癫狂** 本品有较好的镇惊安神作用，为重镇安神之常用药，可用于各种神志失常。治神志不安、心悸怔忡、失眠多梦，常配朱砂、酸枣仁等同用；治癫狂发作、惊痫抽搐，常与牛黄、胆南星等配伍。

2. **阴虚阳亢之眩晕证** 本品有较强的平肝潜阳之功，常与怀牛膝、牡蛎、赭石等配伍，如镇肝熄风汤。

3. **滑脱诸证** 本品煅用有较好的收敛固涩之功，通过不同配伍可治疗遗精、滑精、尿频、遗尿、崩漏、带下、自汗、盗汗等多种正虚滑脱之证。治肾虚精关不固，遗精早泄，常与牡蛎相须，如金锁固精丸；治心肾两虚，小便频数，常与桑螵蛸、龟甲等配伍，如桑螵蛸散；治气虚不摄，冲任不固之白带、崩漏，可与黄芪、五味子等同用，如固冲汤；治虚汗，多与黄芪、牡蛎等同用。

4. **湿疮痒疹，疮疡久溃不愈** 本品煅后外用，有收湿敛疮、生肌之效。常与枯矾等分，共为细末，搽敷患处。

【用量用法】15～30g，煎服。外用适量。

**龙骨的现代研究与应用**

龙骨主含碳酸钙和磷酸钙，尚含铁、钾、钠、氯、锌、铜、镁、铝、锰等元素。其主要有促进血液凝固、降低血管壁的通透性及抑制骨骼肌的兴奋等作用，现代用于治疗失眠、惊厥等。

**龙　齿**

龙齿为药材龙骨原动物的牙齿化石。性味甘、涩，凉。较龙骨更长于镇惊安神。主要用于惊痫、癫狂、心悸、失眠等证。用法用量与龙骨相同。

## 珍珠 Zhenzhu
### 《日华子本草》

本品为珍珠贝科动物马氏珍珠贝 *Pteria martensii*（Dunker）、蚌科动物三角帆蚌 *Hyriopsis cumingii*（Lea）或褶纹冠蚌 *Cristaria plicata*（Leach）等双壳类动物受刺激形成的珍珠。前一种海产珍珠，主产于广东、海南、广西等沿海地区，以广东合蒲产者最佳；后两种淡水珍珠主产于安徽、江苏、黑龙江等地。自动物体内取出，洗净，干燥。

【性味归经】甘、咸，寒。归心、肝经。

【功效】安神定惊，明目消翳，解毒生肌。

【药性分析】本品甘寒质重，入心经，有安神定惊之效；又入肝经而能明目退翳。本品性寒，能够清热解毒生肌，用于咽喉肿痛等。

【应用】

1. **心神不宁，心悸失眠**　本品重可镇怯，故有安神定惊之效。治心神不宁、心悸失眠等，单用即效；治心虚有热之心烦不眠、多梦健忘、心神不宁等，每与酸枣仁、柏子仁、五味子等养心安神药同用。

2. **惊风，癫痫**　本品能够清心、肝之热而定惊止痉。治小儿痰热之急惊风、高热神昏、痉挛抽搐等，可与牛黄、胆南星、天竺黄等清热化痰药配伍；治小儿惊痫，惊惕不安、吐舌抽搐等，可与朱砂、牛黄、黄连等配伍；用本品与朱砂、麝香、伏龙肝同用，可治小儿惊啼及夜啼不止。

3. **目赤翳障**　本品善清肝明目，消翳，故可用治多种眼疾。治肝经风热或肝火上攻之目赤涩痛、目生翳膜，常与青葙子、菊花、石决明等清肝明目之品配伍；若治眼目翳障初起，可与琥珀、熊胆、麝香等配伍，研极细，点眼。

4. **口舌生疮，疮疡肿毒，溃久不敛**　本品有清热解毒，生肌敛疮之功。治口舌生疮、牙龈肿痛、咽喉溃烂等症，多与硼砂、青黛、冰片等合用，共为细末，吹入患处，亦可用珍珠与牛黄共为末，如珠黄散；若治疮疡溃烂，久不收口者，可配伍炉甘石、黄连、血竭等，极细粉，调匀，外敷患处。

【用量用法】0.1～0.3g，多入丸散用。外用适量。

**知识拓展**

### 珍珠的现代研究与应用

珍珠主含碳酸钙，多种氨基酸，锌、锰、铜、铁、镁、硒、锗等无机元素，以及维生素 B 族、核酸等。珍珠水解液可抑制小鼠自主活动，并有抑制脂褐素和清除自由基作用；珍珠粉提取物对小鼠肉瘤细胞、肺癌细胞均有显著的抑制作用；珍珠膏有促进创面愈合作用；珍珠粉有抗衰老、抗心律失常及抗辐射等作用。现代珍珠用于治疗各种失眠、结膜炎等。

其他重镇安神药见表 17-1。

表 17-1　其他重镇安神药

| 药名 | 来源 | 药性 | 功效 | 主治 | 用量用法 |
|---|---|---|---|---|---|
| 琥珀 | 古代松科属植物的树脂，埋藏地下经年久转化而成 | 甘，平。归心、肝、膀胱经 | 镇惊安神，活血散瘀，利尿通淋 | 1.心神不宁，惊风，癫痫 2.瘀血证 3.淋证，癃闭 | 1.5～3g，研末冲服，不入汤剂 |

## 第二节　养心安神药

**目标任务：**

1. 认识养心安神药常用药物的外观形态。

2. 掌握养心安神药重点药物酸枣仁、柏子仁、灵芝、首乌藤等的功用特征、用量用法、使用注意事项，认识该类药物的毒副作用。

3. 总结本类药物药性功用的特征规律。

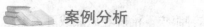 案例分析

患者，男，30 岁。心悸不宁，心烦少寐，头晕目眩，手足心热，口干口渴，耳鸣腰酸，舌红，少苔，脉细数。

该患者为何证？应如何治疗？

养心安神药，多为植物种子、种仁，大多甘平质润，以滋养心肝，养阴补血，交通心肾而安神为主。主要适用于阴血不足、心脾两虚、心肾不交等所致的心悸怔忡、虚烦不眠、健忘多梦、遗精、盗汗等症。

## 酸枣仁 Suanzaoren
*《神农本草经》*

本品为鼠李科落叶灌木或小乔木酸枣 *Ziziphus jujube* Mill. var. *spinosa*（Bunge）Hu ex H. F. Chou 的干燥成熟种子。主产于河北、陕西、山西、山东等地。秋末冬初采收成熟果实，晒干。生用或炒用，用时捣碎。

【性味归经】甘、酸，平。归心、肝、胆经。

【功效】养心益肝，安神，敛汗。

【药性分析】酸枣仁甘酸而润，主入心、肝、胆经。养心阴、益肝血而安神，味酸又能收敛止汗。

### 课堂互动

宋《太平惠民和剂局方》中有一"宁志膏"，治丧心病狂。"酸枣仁微炒去皮，人参各一两，辰砂研细水飞半两，乳香一分。四药研末，炼蜜为丸，如弹子大，每服一粒，温酒化下，也可用酸枣仁煎汤，空心临睡前服。"请分析该方取效的中药学机理。

【应用】

1. 心悸失眠　本品能够养心安神，为养心安神之要药。多用治心肝血虚，心失所养之心悸失眠，常配伍当归、龙眼肉等；治肝虚有热之心神不安，常与知母、茯苓等配伍，如酸枣仁汤；治心脾两亏，气血不足之失眠多梦等，多与黄芪、当归等同用，如归脾汤；治心肾不足，阴亏血少之失眠、心烦等，配伍生地黄、远志等同用，如天王补心丹。

2. 自汗盗汗　本品甘酸性平，善养心益肝而安神，有一定的敛汗作用，治体虚多汗，常与煅牡蛎、黄芪等同用。

【用量用法】10~15g，煎服；每次 1.5~3g，研末吞服。

### 知识拓展

**酸枣仁的现代研究与应用**

酸枣仁主含三萜皂苷类：羽扇豆烷型三萜类化合物和达玛烷型三萜皂苷类化合物；并含黄酮类、生物碱类、脂肪酸类化合物；另含挥发油、氨基酸、维生素、多糖、植物甾醇等。其主要有镇静、催眠、镇痛、抗惊厥、降温、降脂肪等作用，现代用于治疗失眠、继发性睡眠障碍、神经衰弱、更年期综合征、心血管神经官能症、美尼尔氏综合征等。

# 柏子仁 Baiziren

《神农本草经》

本品为柏科常绿乔木侧柏 Platycladus orientalis（L.）Franco 的干燥成熟种仁。主产于山东、河南、云南等地。秋、冬二季采收成熟种子，晒干，除去种皮，收集种仁。生用或制霜用。

【性味归经】甘，平。归心、肾、大肠经。

【功效】养心安神，润肠通便。

【药性分析】柏子仁甘平质润，入心、肝经养心安神、交通心肾；且富含油脂，入大肠经润肠通便。

【应用】

**1. 心悸失眠**　本品滋养安神之功不及酸枣仁，但能补养阴血，交通心肾，亦常与之相须。尤宜用于心阴不足及心肾不交之心悸失眠。前者，常配牡蛎、五味子等同用，如柏子仁丸；后者，常与熟地黄、石菖蒲等同用，如柏子养心丸。

**2. 肠燥便秘**　本品质润而滑肠，治老人、虚人肠燥便秘，常与火麻仁、杏仁等配伍，如五仁丸。现多用治习惯性便秘。

【用量用法】3 ~ 10g，煎服。

【注意事项】便溏及痰多者当慎用。

## 知识拓展

### 柏子仁的现代研究与应用

柏子仁主含柏木醇、谷甾醇和双萜类成分，又含脂肪油，并含少量挥发油、皂苷、维生素 A 和蛋白质等。本品有镇静、催眠、镇痛、抗惊厥、降温、降脂肪等作用，现代用于治疗失眠、继发性睡眠障碍、神经衰弱、更年期综合征、心血管神经官能症、美尼尔氏综合征等。

# 灵芝 Lingzhi

《神龙本草经》

本品为多孔菌科真菌赤芝 Ganoderma lucidum（Leyss. ex Fr）Karst. 或紫芝 Ganoderma sinense Zhao, Xu et Zhang 的干燥子实体。赤芝主产于浙江、江西、湖南、广西等地。两者现有人工栽培。全年采收，除去杂质，剪除附有朽木、泥沙及培养基质的下端菌柄，阴干或在 40℃ ~ 50℃条件下烘干。生用。

【性味归经】甘，平。归心、肺、肝、肾经。

【功效】益气安神，止咳平喘。

【药性分析】灵芝甘平补气，入心经补益心气，养心安神；入肺经补益肺气，止咳平喘；入肝、肾经益精气、坚筋骨，用治虚劳。

【应用】

1. **心神不安，失眠，惊悸**　本品具有益气安神之功，用治心气不足、心脾两虚或气血不足等心神失养所致的神疲体倦、心悸、健忘、失眠等，可单用或配伍当归、酸枣仁、龙眼肉等养血安神之品。

2. **咳喘痰多**　本品能补益肺气，止咳平喘，治肺虚咳喘及虚寒咳嗽等，可单用或与半夏、五味子、人参等同用。

3. **虚劳证**　本品有益气补虚之效，常用作强壮补气之品，治气血虚少之食少便溏、神疲乏力等虚劳证，或年老体衰、肝肾不足之腰膝酸软、眩晕、倦怠等，可单用，或与补气养血及补益肝肾之品同用。

【用量用法】6～12g，煎服。

---

### 知识拓展

#### 灵芝的现代研究与应用

灵芝含灵芝多糖、灵芝酸、腺苷、赤芝孢子内酯、赤芝孢子酸、灵芝多肽、氨基酸等成分。其有镇静、镇痛、抗惊厥作用；能松弛支气管平滑肌，有祛痰、镇咳、平喘、强心、抗心肌缺血、抗血栓、降血压等作用；并能抗肿瘤、抗衰老。现代灵芝用于治疗慢性支气管炎、神经衰弱、冠心病、肝炎、高脂血症、高血压、白细胞减少症、再生障碍性贫血等。

---

## 首乌藤 Shouwuteng
### 《何首乌录》

本品为蓼科植物何首乌 *Polygonum multiflorum* Thunb. 的干燥藤茎。又名夜交藤。主产于河南、湖北、广西、广东、四川等地。秋、冬二季采割，晒干。生用。

【性味归经】甘，平。归心、肝经。

【功效】养心安神，祛风通络。

【药性分析】性味甘平，入心、肝经。能补养阴血而养心安神，又善治血虚经络血脉不通。

【应用】

1. **虚烦不眠多梦**　本品适用于阴血虚少之心神不宁，常与合欢皮相须为用；若阴虚阳亢，彻夜不眠者，常与柏子仁、珍珠母等同用，如甲乙归藏汤。

2. **血虚身痛，风湿痹痛**　本品能养血祛风通络，治疗血虚身痛、风湿痹痛等，常与鸡血藤、当归等同用。

【用量用法】15～30g，煎服。

### 首乌藤的现代研究与应用

首乌藤主含蒽醌类，主要成分为大黄素、大黄酚等。其有镇静、催眠作用，能促进免疫功能。现代首乌藤用于治疗神经衰弱性失眠、斑秃、放射性皮炎等。

## 合欢皮 Hehuanpi
### 《神农本草经》

本品为豆科落叶乔木合欢 *Albizia julibrissin* Durazz. 的干燥树皮。主产于湖北、江苏、安徽、浙江等地。夏、秋二季剥取。晒干。切段生用。

【性味归经】甘，平。归心、肝经。

【功效】安神解郁，活血消肿。

【药性分析】本品甘平，为疏肝解郁，悦心安神之佳品，可使五脏安和，心志欢悦，收安神解郁之功。心主血脉，肝藏血，本品主入心、肝经而能活血消肿。

【应用】

1. 忿怒忧郁，烦躁不眠 本品能解郁安神，治情志抑郁之心神不安、烦躁不宁、抑郁失眠，或单用，或与首乌藤、郁金等同用。

2. 跌打骨折瘀肿，痈肿疮毒 本品能活血祛瘀，消肿止痛。治跌打骨折瘀肿，常与红花、桃仁等同用；治内外痈疽、疖肿疮毒，常与蒲公英、紫花地丁等同用。

【用量用法】5～10g，煎服。

【注意事项】孕妇慎用。

### 合欢皮的现代研究与应用

合欢皮含三萜皂苷化合物、黄酮、木脂素、生物碱、鞣质及多糖等成分。合欢皮水煎剂、醇提取物及合欢皮总皂苷有镇静安神作用；合欢皮总皂苷有兴奋子宫、抗早孕作用；合欢皮醇提取物还有抗肿瘤、增强免疫等作用。现代临床合欢皮用于治疗各种失眠、慢性盆腔炎、腮腺炎等。

### 合欢花

合欢花为豆科植物合欢的干燥花序。药性、功效与合欢皮相似，有安神解郁功效。多用于心神不安、忧郁失眠等。4.5～9g，煎服。

## 远志 Yuanzhi

《神农本草经》

本品为远志科植物远志 *Polygala tenuifolia* Willd. 或卵叶远志 *Polygala sibirica* L. 的干燥根。主产于山西、陕西、吉林、河南等地。春、秋二季采挖。晒干。生用或制用。

【性味归经】苦、辛，微温。归心、肾、肺经。

【功效】宁心安神，祛痰开窍，消散痈肿。

【药性分析】本品苦辛而温，上开心气而宁心安神，下通肾气而强志不忘，为交通心肾，安神定志之佳品。其味辛通利，既能祛痰，又开；还能疏通气血之壅滞而消痈散肿，可用治一切痈疽。

【应用】

1.惊悸，失眠，健忘　本品具有宁心安神之功，多用于心肾不交之心神不宁、失眠、惊悸等症，常与茯神、龙齿、朱砂等安神药同用，如远志丸；治健忘证，常与人参、茯苓、石菖蒲同用，如开心散，若方中再加茯神，即不忘散。

2.痰阻心窍，癫痫发狂，咳嗽痰多　本品味辛通利，能利心窍，祛痰涎。用治痰阻心窍之癫痫抽搐、惊风发狂，多与石菖蒲、郁金等同用；若咳嗽痰多黏稠、咳吐不爽，常与杏仁、桔梗等同用。

3.痈疽疮毒，乳房肿痛　本品能消痈肿。用治痈疽疮毒、乳房肿痛，无论寒热虚实均可，单研末黄酒送服，并外用调敷患处。

【用量用法】3～10g，煎服。外用适量。

【注意事项】过量可致恶心、呕吐。胃炎及胃溃疡者慎用。

### 知识拓展

#### 远志的现代研究与应用

远志含多种三萜类皂苷，主要成分为远志皂苷 A～G 和细叶远志素等；还含糖及糖苷类、生物碱等成分。其有镇静、催眠、抗惊厥、祛痰作用，所含皂苷有溶血作用，煎剂具有抗衰老作用。现代远志用于治疗失眠、慢性疲劳综合征、急性乳腺炎、气管炎咳嗽、神经性耳聋等。

# 小　结

1.安神药主要具有安神定志作用，主治心神不宁病证。根据其药性不同分为重镇安神药和养心安神药。

2.重镇安神药主要用于心火炽盛、痰火扰心、肝郁化火及惊吓等引起的心神不宁、心悸失眠及惊风、癫狂等证。朱砂为镇心、清火、安神定志之要药。磁石兼能平肝潜阳，聪耳明目，纳气平喘。龙骨为重镇安神之常用药，外用吸湿敛疮。珍珠重在镇惊安神，用治惊悸失眠、惊风癫痫，并润肤祛斑。

3.养心安神药主要用于阴血不足、心脾两虚、心肾不交等所致的心悸怔忡等。酸枣仁为养心安神之要药，又能敛汗。柏子仁滋养安神之功不及酸枣仁，但能补养阴血，交通心肾，常与之相须；还能润肠通便。首乌藤既安神又能养血祛风通络。灵芝能止咳平喘。合欢皮为疏肝解郁，悦心安神之佳品。远志为交通心肾，安神定志之佳品。

# 目标测试

**A1 型题**（以下每一道题有 A、B、C、D、E 五个备选答案，从中选择一个最佳答案）

1. 磁石可用治（      ）

  A.肺气不足之虚喘　　　　　B.肾不纳气之虚喘　　　　　C.肺气壅滞之喘满

  D.痰壅气逆之咳喘　　　　　E.热邪壅肺之咳喘

2. 既能敛汗，又能镇心安神的药物是（      ）

  A.酸枣仁　　　　　　　　　B.五味子　　　　　　　　　C.浮小麦

  D.牡蛎　　　　　　　　　　E.龙骨

3. 心悸、失眠、汗出者，当选用（      ）

  A.朱砂　　　　　　　　　　B.磁石　　　　　　　　　　C.琥珀

  D.酸枣仁　　　　　　　　　E.柏子仁

4. 朱砂内服的用法是（      ）

  A.先煎、久煎　　　　　　　B.单煎　　　　　　　　　　C.泡酒服

  D.包煎　　　　　　　　　　E.冲服

5. 既能平肝潜阳、镇惊安神又能纳气定喘的药物是（      ）

  A.龙骨　　　　　　　　　　B.牡蛎　　　　　　　　　　C.朱砂

  D.磁石　　　　　　　　　　E.石菖蒲

6. 何药为交通心肾，安定神志之佳品（      ）

  A.夜交藤　　　　　　　　　B.远志　　　　　　　　　　C.酸枣仁

  D.柏子仁　　　　　　　　　E.朱砂

**A2 型题**（以下每个案例有 A、B、C、D、E 五个备选答案，从中选择一个最佳答案）

1. 患者，男，53 岁。心烦少寐，头晕头昏，腰膝酸软，舌质暗红，少苔，脉细。宜选（      ）

  A.磁石　　　　　　　　　　B.朱砂　　　　　　　　　　C.石决明

  D.珍珠母　　　　　　　　　E.琥珀

2. 患者，男，27 岁。心烦少寐，心悸不宁，头晕目眩，手足心热，耳鸣腰酸，舌质红，苔黄，脉数有力。宜选（      ）

  A.朱砂配茯神　　　　　　　B.朱砂配黄连　　　　　　　C.朱砂配生甘草

  D.朱砂配车前子　　　　　　E.朱砂配天冬

3. 患者，男，63 岁。小便频数清长，尿有余沥，遗尿，或小便点滴不爽，排出无

力，心神恍惚，健忘，舌润苔薄，脉沉细。宜选用（　　）

  A. 益智仁配山药   B. 桑螵蛸配茯神   C. 益智仁配山楂

  D. 益智仁配莲子   E. 益智仁配五倍子

  4. 患者，女，25岁。头目眩晕，咽干口燥，虚烦不安，失眠心悸，舌红，脉弦细。宜选（　　）

  A. 朱砂     B. 远志     C. 琥珀

  D. 酸枣仁    E. 合欢花

  5. 患者，女，35岁。头晕目眩，手足心热，心悸不宁，心烦少寐，耳鸣腰酸，舌红，少苔，脉细数。宜选（　　）

  A. 远志     B. 磁石     C. 琥珀

  D. 合欢花    E. 酸枣仁

  6. 患者，男，23岁。头晕目眩，手足心热，心烦少寐，心悸不宁，耳鸣腰酸，舌质红，少苔，脉细数。宜选（　　）

  A. 丹参     B. 朱砂     C. 川芎

  D. 茯神     E. 琥珀

  7. 患者，男，27岁。头昏头晕，手足心热，心烦少寐，心悸不宁，舌边尖红，少苔，脉细数。宜选（　　）

  A. 朱砂配茯神   B. 朱砂配黄连   C. 朱砂配生甘草

  D. 朱砂配车前子   E. 朱砂配天冬

  **B1 型题**（以下提供若干组考题，每组考题共用在考题前列出的 A、B、C、D、E 五个备选答案，从中选择一个与问题关系最密切的答案）

  A. 磁石配朱砂   B. 朱砂配黄连   C. 朱砂配茯神

  D. 朱砂配生甘草   E. 朱砂配丹参

  1. 患者，女，34岁。头晕目眩，手足心热，心烦气躁，心悸不宁，耳鸣腰酸，舌质红，少苔，脉数。宜选（　　）

  2. 患者，女，45岁。视物昏花，耳鸣耳聋，心悸失眠。宜选（　　）

  A. 酸枣仁配生地   B. 酸枣仁配茯苓   C. 酸枣仁配合欢皮

  D. 酸枣仁配合欢花   E. 酸枣仁配远志

  3. 患者，男，31岁。虚烦不安，失眠心悸，少食乏力，头目眩晕，咽干口燥，舌红，脉弦细。宜选（　　）

  4. 患者，男，35岁。头晕目眩，手足心热，心悸不宁，心烦少寐，耳鸣腰酸，舌红，少苔。脉细数。宜选（　　）

# 第十八章 平肝息风药

**学习目标**

知识目标
掌握平肝息风药的性能特征及主治；掌握平肝息风药的分类及常用平肝息风药的功效应用、用量用法、使用注意及毒副作用。
能力目标
能正确认识、合理使用平肝息风药。

凡能平抑肝阳、平息肝风，以治疗肝阳上亢或肝风内动证为主的药物，称为平肝息风药。

本类药物多为介类或虫类药，皆入肝经。具有平肝潜阳、息风止痉及镇静安神等作用。主要适用于肝阳上亢之头目眩晕，肝风内动之惊痫抽搐，以及小儿惊风、破伤风等症。部分药物还兼有清肝明目、解毒、散结、通络等作用，可用于肝热目赤、肝火上扰之心神不宁、中风之口眼㖞斜及瘰疬痰核、疮痈、风湿痹痛等证。

根据平肝息风药的性能和适应证的不同，将其分为平抑肝阳药和息风止痉药两类。

使用本类药时，应根据病证的不同，选用平抑肝阳药或息风止痉药，还要根据病因、病机和兼证的不同配伍相应的药物。如肝火上炎所致肝阳上亢者，配伍清肝泻火药；肝阳化风导致肝风内动，则应将息风止痉药与平抑肝阳药并用；热极生风者，配伍清热泻火药；阴虚阳亢者，多配伍滋养肝肾的药物；因阴虚血亏，肝失濡养致筋脉拘急者，配滋阴养血药；由痰致癫痫抽搐者，配以祛痰药；脾虚慢惊风者，配补气健脾药；肝风内动兼有窍闭神昏者，配伍开窍药。

本类药物性能有寒凉、温热之不同，应区别使用。其中药性寒凉的药物，脾虚慢惊风患者忌用；药性偏于温燥的药物，阴虚血亏者又宜慎用。

# 第一节　平抑肝阳药

**目标任务：**

1. 认识平抑肝阳药常用药物的外观形态。

2. 掌握平抑肝阳药重点药物石决明、牡蛎等的功用特征、用量用法、注意事项。

3. 熟悉平抑肝阳药珍珠母、代赭石、罗布麻叶的功效应用。

4. 总结本类药物药性功用的特征规律。

 **案例分析**

患者，男，55岁。症见眩晕耳鸣，头目胀痛，面红目赤，急躁易怒，心悸健忘，失眠多梦。

该患者为何证？应如何治疗？

平抑肝阳药，多为质重之介类或矿石类药物，具有平肝潜阳之功效，以及清肝热、安心神等作用。主要用于肝阳上亢之头晕目眩、头痛、耳鸣和肝火上攻之面红目赤、头痛头昏、烦躁易怒等症。常与息风止痉药配伍，治疗肝风内动痉挛抽搐；与安神药配伍，治疗浮阳上扰之烦躁不眠。

## 石决明 Shijueming
### 《名医别录》

本品为鲍科动物杂色鲍 *Hallotis diversicolor* Reeve、皱纹盘鲍 *Haliotis discus hannai* Ino、羊鲍 *Haliotis ovina* Gmelin、澳洲鲍 *Haliotis ruber*（Leach）、耳鲍 *Haliotis asinina* Linnaeus 或白鲍 *Haliotis laevigata*（Donovan）的贝壳。主产于广东、山东、福建等地。夏、秋二季捕捉，去肉，洗净，干燥。生用或煅用。

【性味归经】咸，寒。归肝经。

【功效】平肝潜阳，清肝明目。

【药性分析】本药咸寒清泄，质重，既能平肝阳，又能清肝热，为治疗肝阳上亢及肝热目疾的要药。

**课堂互动**

石决明与决明子的来源相同吗？两者在功效应用上有何区别？

【应用】

**1. 肝阳上亢，头晕目眩**　本品咸寒清热，质重潜阳。用治阴虚肝阳上亢，头目眩晕者，常与牡蛎、地黄、白芍等同用，如镇肝熄风汤；治肝阳上亢伴有肝火上炎者，可与夏枯草、菊花、钩藤等药同用。

**2. 目赤，翳障，视物昏花**　本品有清肝火而明目退翳的作用，为治疗目疾的要药。治肝火上炎，目赤肿痛者，常配桑叶、菊花等；治肝肾阴虚，视物模糊者，与熟地黄、山茱萸等同用，有养肝明目的功效。

【用量用法】3 ~ 15g，打碎先煎。平肝、清肝宜生用，外用眼疾宜煅用。

### 知识拓展

#### 石决明的现代研究与应用

石决明主含碳酸钙，亦含有机质和少量的镁、铁、硅酸盐、硫酸盐、磷酸盐、氯化物和极微量的碘，煅烧后碳酸盐分解，产生氧化钙，有机质则被破坏。其有清热、镇静、降血压、抗感染等作用。现代以石决明为主，内服或外用，可治疗胃酸过多所致的胃脘痛、外伤出血、脑血栓、内耳眩晕症、癫痫、急性湿疹痤疮等。

## 牡蛎 Muli
### 《神农本草经》

本品为牡蛎科动物长牡蛎 *Ostrea gigas* Thunberg、大连湾牡蛎 *Ostrea talienwhanensis* Crosse 或近江牡蛎 *Ostrea rivularis* Gould 的贝壳。主产于广东、福建、山东等地。全年均可采收，去肉，洗净，晒干。打碎，生用或煅用。

【性味归经】咸，微寒。归肝、胆、肾经。

【功效】重镇安神，潜阳补阴，软坚散结。

【药性分析】本品微寒质重，沉降下行，能潜阳安神；味咸能软坚散结。凡阴虚阳气躁动，气虚滑脱不禁及痰核瘰疬均为常用。煅用味涩收敛，能够固涩滑脱。

【应用】

**1. 肝阳上亢，头晕目眩**　本品能滋阴潜阳。治阴虚阳亢之眩晕耳鸣、失眠心悸，配龙骨、龟甲、白芍等，如镇肝熄风汤；治热病伤阴之虚风内动，配龟甲、鳖甲、地黄等，如大定风珠。

**2. 心神不安，惊悸失眠**　本品能重镇安神，治惊悸怔忡、烦躁不安、失眠多梦等，与龙骨相须为用，以达到重镇安神之效，如桂枝甘草龙骨牡蛎汤。

**3. 瘰疬痰核，癥瘕积聚，瘿瘤**　本品能软坚散结，用于痰火郁结之瘰疬、痰核，常配伍浙贝母、玄参等，以化痰散结，如消瘰丸；治疗血瘀气结之癥瘕痞块，多配伍丹参、鳖甲等。

**4. 滑脱诸证** 本品煅后味涩，能收敛固涩。用治自汗、盗汗，与黄芪、浮小麦、麻黄根同用，即牡蛎散；治肾虚精关不固之遗精、滑精，常与沙苑子、芡实等同用，如金锁固精丸；治崩漏、带下，则配伍煅龙骨、山药、乌贼骨等。

此外，煅牡蛎有制酸止痛作用，可治胃痛泛酸，与乌贼骨、浙贝母共为细末，内服取效。

【用量用法】9～30g，打碎先煎。平肝潜阳、软坚散结宜生用，收敛固涩宜煅用。

**知识拓展**

### 牡蛎的现代研究与应用

牡蛎含80%～95%的碳酸钙、磷酸钙及硫酸钙，并含镁、铝、硅及氧化铁等，煅烧后碳酸盐分解，产生氧化钙等。其水提物具有增强免疫作用；煅牡蛎有抗实验性胃溃疡的作用；所含钙盐能致密毛细血管，降低血管的渗透性；入胃后与胃酸作用形成可溶性钙盐。现代以牡蛎为主，内服或外用，可治疗各种眩晕、肝脾肿大、胃酸过多、肺结核盗汗、乳房包块、慢性肝炎等。

## 珍珠母 Zhenzhumu
*《本草图经》*

本品为蚌科动物三角帆蚌 *Hyriopsis cumingii*（Lea）、褶纹冠蚌 *Cristaria plicata*（Leach）或珍珠贝科动物马氏珍珠贝 *Pteria martensii*（Dunker）的贝壳。主产于江苏、浙江、广东等地。全年均可捕捞，去肉，洗净，干燥。生用或煅用。

【性味归经】咸，寒。归肝、心经。

【功效】平肝潜阳，安神定惊，明目退翳。

【药性分析】本品咸寒质重，入心、肝经。其生用善镇潜肝阳、清肝明目，治疗肝阳上亢之头痛眩晕、肝火上炎之目赤肿痛；煅用能收湿敛疮，治湿疮、湿疹。

【应用】

**1. 肝阳上亢** 本品味咸，主入肝经，能够平肝潜阳，用于肝阳上亢的头痛眩晕，常与白芍、生地黄、龙齿等同用。

**2. 惊悸失眠** 本品质重归心经，能够重镇安神。治疗心神不宁、惊悸失眠，可与朱砂、龙骨等同用。

**3. 目赤翳障，视物昏花** 本品性寒，归肝经，能够明目退翳，用治肝热目赤翳障、肝虚目暗、视物昏花等，常与石决明、芍药等同用。

此外，本品煅用能收湿敛疮，用于湿疹、湿疮，可单用珍珠母粉研撒患处。

【用量用法】10～25g，打碎先煎。平肝潜阳、清肝明目宜生用，收湿敛疮宜煅用。

【注意事项】脾胃虚寒者慎服。

知识拓展

**珍珠母的现代研究与应用**

珍珠母主含碳酸钙，含量达 80%～90% 以上。其有抗过敏、保肝、镇静、抗溃疡等作用，现代用于治疗各种类型的失眠、慢性结膜炎等。

## 代赭石 Daizheshi
### 《神农本草经》

本品为氧化物类矿物刚玉族赤铁矿，主含三氧化二铁（$Fe_2O_3$）。主产于山西、河北等地。采挖后，除去杂石。生用或煅后醋淬用。

【性味归经】苦，寒。归肝、心经。

【功效】平肝潜阳，重镇降逆，凉血止血。

【药性分析】本品苦寒清降，质重镇潜。入肝经，能镇潜平肝，用治肝阳上亢；又能降肺胃之逆，治呃逆喘息；此外，还功善凉血止血，治血热气逆之吐衄。

【应用】

1. **肝阳上亢，头晕目眩** 本品为矿石类药物，质重善降，入肝经，故为镇潜肝阳之佳品。治肝肾阴虚，肝阳上亢之头晕、头痛、目胀、耳鸣、头重脚轻等，常与生牛膝、生牡蛎、生龙骨、生白芍等同用，如镇肝息风汤；治肝阳上亢兼肝火盛之头晕头痛、心烦难眠，可配珍珠母、磁石、猪胆膏、冰片等，如脑立清胶囊。

2. **呕吐，呃逆，嗳气** 本品质重性降，为重镇降逆之要药，尤善降上逆之胃气而止呕、止呃、止嗳。用治胃气上逆之呕吐，呃逆，嗳气，常与旋覆花、半夏、生姜等同用，如旋覆代赭汤。

3. **气逆喘息** 本品重镇降逆，可降上逆之肺气而平喘。用治哮喘有声、卧睡不得者，可单味研末，米醋调服；治肺肾不足、阴阳两虚之虚喘，常与党参、山茱萸、胡桃肉等同用，如参赭镇气汤。

4. **血热吐衄，崩漏下血** 本品性寒沉降，入肝心血分，善降逆气，凉血而止血。如胃热盛、火气上逆所致之吐血、衄血，常与白芍、竹茹、清半夏等同用，如寒降汤。治疗血热崩漏下血，常与禹余粮、赤石脂、五灵脂等同用，如震灵丹。

【用量用法】9～30g，应打碎先煎。平肝宜生用，止血宜煅用。

【注意事项】虚寒证、孕妇慎服。

**代赭石的现代研究与应用**

代赭石主含三氧化二铁（$Fe_2O_3$），尚含少量 $SiO_2$ 及铝、钙等元素。其内服后能收敛胃肠壁，保护黏膜面；吸收入血，能促进红细胞及血红蛋白的新生。现代代赭石用于治疗内耳眩晕症、精神分裂症、癫痫、瘾病、牙痛、幽门或贲门痉挛、胃下垂、胃扩张、顽固性呃逆、胆汁返流性胃炎等。

## 罗布麻叶 Luobumaye
### 《本草纲目》

本品为夹竹桃科植物罗布麻 *Apoeynum venetum* L. 的干燥叶。主产于我国东北、西北、华北等地，现江苏、山东、安徽、河北等地有大量种植。夏季采收，晒干或阴干，亦有蒸炒揉制后用者；除去杂质，干燥，切段用。

【性味归经】甘、苦，凉。归肝经。

【功效】平抑肝阳，清热利尿。

【药性分析】本品苦凉清泄，甘凉清利，专入肝经。既平肝清热，治疗肝阳上亢；又能降压利水，治水肿及高血压属肝阳上亢者。

【应用】

**1. 头晕目眩**　本品既有平抑肝阳之功，又有清泄肝热之效，故可治肝阳上亢及肝火上攻之头晕目眩，烦躁失眠等。本品单用有效，煎服或开水泡汁代茶饮，亦可与牡蛎、石决明、代赭石等同用，以治肝阳上亢之头晕目眩；若与钩藤、夏枯草、野菊花等配伍，可治肝火上攻之头晕目眩。

**2. 水肿，小便不利**　本品具有较好的清热利尿作用。治水肿，小便不利而有热者，可单用取效，或配伍车前子、木通、猪苓、泽泻等同用。

【用量用法】6 ~ 12g，煎汤内服或开水浸泡。

**罗布麻叶的现代研究与应用**

罗布麻叶主含黄酮苷、酚性物质、有机酸、氨基酸、多糖苷、鞣质、甾醇、甾体皂苷元和三萜类物质。其对头痛、眩晕、脑涨、失眠多梦和浮肿有较好的缓解作用；或作为治疗高血压病的辅助剂，对改善症状有较好疗效。现代罗布麻叶用于治疗心力衰竭、水肿，防治感冒等。

其他平抑肝阳药见表 18-1。

**表 18-1 其他平抑肝阳药**

| 药名 | 来源 | 药性 | 功效 | 主治 | 用量用法 |
|------|------|------|------|------|----------|
| 紫贝齿 | 宝贝科动物蛇首眼球贝、山猫宝贝或绶贝等的贝壳 | 咸，平。归肝经、心经 | 平肝潜阳，镇静安神，清肝明目 | 1. 肝阳上亢，头晕目眩<br>2. 惊悸失眠<br>3. 目赤翳障，目昏眼花 | 10～15g，煎服；打碎先煎，或研末入丸、散剂 |
| 刺蒺藜 | 为蒺藜科植物蒺藜的干燥成熟果实 | 辛、苦，微温；有小毒。归肝经 | 平肝疏肝，祛风明目 | 1. 肝阳上亢，头晕目眩<br>2. 胸胁胀痛，乳闭胀痛<br>3. 风热上攻，目赤翳障<br>4. 风疹瘙痒，白癜风 | 6～9g，煎服；或入丸、散剂。外用适量 |

# 第二节　息风止痉药

**目标任务：**
1. 认识息风止痉药常用药物的外观形态。
2. 掌握息风止痉药重点药物牛黄、钩藤、天麻、全蝎等的性能特点、功效应用、用量用法、注意事项，认识该类药物的毒副作用。
3. 熟悉息风止痉其他药的功效与主治。
4. 总结本类药物药性功用的特征规律。

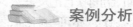 案例分析

　　患者，男，7岁。症见耸鼻，努嘴，扭脖子及喉中不自主发出异声，无秽语，夜间睡眠时症状消失，神清，咽红，扁桃体未见肿大，舌淡红，苔薄黄，脉弦。
　　该患者为何证？应如何治疗？

　　本类药物主入肝经，以息肝风、止痉抽为主要功效，主要适用于温热病热极动风、肝阳化风、血虚生风等所致之眩晕欲仆、项强肢颤、痉挛抽搐等症，以及风阳夹痰，痰热上扰之癫痫、惊风抽搐，或风毒侵袭，引动内风之破伤风、痉挛抽搐、角弓反张等症。部分兼有平肝潜阳、清泻肝火作用的息风止痉药，亦可用治肝阳眩晕和肝火上攻之目赤、头痛等。

## 牛黄 Niuhuang
《神农本草经》

　　本品为牛科动物牛 *Bos taurus domesticus* Gmelin 干燥的胆结石。宰牛时，如发现有牛黄，即滤去胆汁，将牛黄取出，除去外部薄膜，阴干。人工牛黄是由牛胆汁或猪胆汁经提取加工制成的产物。
　　【性味归经】苦，凉。归心、肝经。

【功效】息风止痉，清热解毒，化痰开窍。

【药性分析】本品苦凉，入肝、心经。有良好的清热解毒功能，且能凉肝息风定惊、清心豁痰开窍，凡热毒或痰热所致诸疾均可酌情应用。其对于咽喉肿痛溃烂、口舌生疮、痈疽疔毒等热毒郁结之证，内服外用均有良效；又善治热病神昏谵语、中风痰迷昏厥、癫痫发狂、惊风抽搐等证。

## 课堂互动

　　牛黄是传统名贵中药材，我国许多常用中成药以牛黄为主要原料，如"牛黄清心丸""安宫牛黄丸"等。思考其所含牛黄的来源？

【应用】

　　**1. 热极生风**　本品性凉入肝经，有清热凉肝、息风止痉功效。用治温热病热盛所致惊厥、抽搐者，常与朱砂、全蝎、钩藤等配伍，如牛黄散；治小儿急惊风之壮热神昏、痉挛抽搐之证，可配伍麝香、朱砂、天竺黄等。

　　**2. 多种热毒证**　本品清热解毒作用较强。治咽喉肿痛、溃烂，口舌生疮，可配伍麝香、珍珠、冰片等外用，如八宝吹喉散，或配以车前草、金银花、黄芩、雄黄等内服，如牛黄解毒丸，并治一切痈疽疔毒之证；治瘰疬、痈毒等证，以本品为主，与麝香、乳香等药合用，清热解毒，活血散结，如犀黄丸。

　　**3. 闭窍神昏**　本品又能清心豁痰，开窍醒神。治温热病热入心包，神昏谵语，或中风、惊风、癫痫等痰热阻闭心包所致神昏口噤、不省人事者，单用本品为末，淡竹沥化服；若与朱砂、犀角、黄连等配伍，其效尤著，如安宫牛黄丸。

【用量用法】0.15～0.35g，多入丸散用。外用适量，研末敷患处。

【注意事项】本品性凉，故非实热证不宜用，孕妇慎用。

## 知识拓展

### 牛黄的现代研究与应用

　　牛黄主含胆酸、去氧胆酸、鹅去氧胆酸及其盐类、胆红素及其钙盐等。本品有镇静、抗惊厥、解热、镇痛作用，有降压、强心、抗心律失常、抗心肌损伤的作用，还有抗炎、抗病毒、抗过敏、镇咳、祛痰、平喘、保肝、利胆、解痉、抗肿瘤、增强机体免疫力等作用。现代牛黄用于治疗上呼吸道感染、小儿高热惊厥、癫痫、乙型脑炎、冠心病、急性胰腺炎、急性黄疸型肝炎、白血病、肝癌、食道癌、胃癌、宫颈癌、乳腺癌等。

# 钩藤 Gouteng
## 《名医别录》

本品为茜草科植物钩藤 *Uncaria rhynchophylla*（Miq.）Jacks.、大叶钩藤 *Uncaria macrophylla* Wall.、毛钩藤 *Uncaria hirsuta* Havil.、华钩藤 *Uncaria sinensis*（Oliv.）Havil. 或无柄果钩藤 *Uncaria sessilifructus* Roxb. 的干燥带钩茎枝。主产于广西、广东、湖南等地。秋、冬二季采收，去叶，切段，晒干。生用。

【性味归经】甘，凉。归肝、心包经。

【功效】息风止痉，清热平肝。

【药性分析】本品甘凉清热，质轻兼透，主入肝经，兼入心包。善平肝阳、息肝风、清肝热，兼透散风热之邪。主治肝阳上亢之头晕目眩、肝热头痛头胀及惊痫抽搐。

【应用】

**1. 肝风内动，惊痫抽搐**　本品能息风止痉，因其性寒凉，故尤适宜于属实证、热证者。如治温病热极生风，痉痫抽搐，常与羚羊角、白芍、菊花等同用，如羚角钩藤汤；治小儿急惊风，症见壮热神昏、牙关紧闭、手足抽搐者，常与天麻、全蝎、僵蚕等同用，如钩藤饮子。

**2. 头痛，眩晕**　本品性凉入肝，善平抑肝阳、清泄肝热。如治肝阳上亢之头痛晕眩、失眠，常与天麻、石决明、夜交藤等同用，如天麻钩藤饮；治肝火上攻之头痛口苦、急躁善怒，常与夏枯草、龙胆草等同用。

此外，本品具有轻清疏泄之性，能清热透邪，还可用于外感风热、头痛目赤及斑疹透发不畅之证。其与蝉蜕、薄荷等同用，也可用治受惊吓或积热所致之小儿惊啼、夜啼，有凉肝止惊的作用。

【用量用法】3～12g，煎服，入煎剂宜后下。

【注意事项】脾胃虚寒及无阳热实火者慎服。

---

### 知识拓展

#### 钩藤的现代研究与应用

钩藤茎和根主含钩藤碱、异钩藤碱等生物碱成分。现代药理研究证实本品具有镇静、降压的作用；其发挥药效作用的活性成分主要为生物碱，其中钩藤碱的含量最高。现代钩藤用于治疗高血压病、偏头痛、哮喘病、眩晕症、链霉素反应、更年期或老年期抑郁症及小儿夜啼等。

---

# 天麻 Tianma
## 《神农本草经》

本品为兰科植物天麻 *Gastrodia elata* Blume. 的干燥块茎。主产于湖北、四川、云南等地。春季 4~5 月间采挖为"春麻"，质次；立冬前 9~10 月间采挖的为"冬麻"，质量较好。挖起后趁鲜洗去泥土，用清水或白矾水略泡，刮去外皮，水煮或蒸透心，切片，摊开晾干。生用。

【性味归经】甘，平。归肝经。

【功效】息风止痉，平抑肝阳，祛风通络。

【药性分析】本品甘缓而不峻，性平而不偏，质润而不燥，主入肝经，长于平肝息风。凡肝风内动、头目眩晕之证，不论虚实，均为要药。

【应用】

1. 肝风内动，惊痫抽搐　本品功能息风止痉，用于肝风内动，不论虚实均可应用。治小儿急惊风，可配伍钩藤、全蝎等同用；治小儿脾虚慢惊风，可配伍人参、白术等；治破伤风之痉挛抽搐，配伍天南星、白附子等，如玉真散。

2. 眩晕，头痛　本品既能息肝风，又能平肝阳。治肝阳上亢之头痛、眩晕，常配伍钩藤、黄芩、怀牛膝等，如天麻钩藤饮；亦用于风痰上扰之眩晕、偏正头痛，常配伍半夏、白术、茯苓等，如半夏白术天麻汤。

3. 肢体麻木，手足不遂，风湿痹痛　本品能祛风通络而止痛。治肢体麻木、半身不遂等，常配伍没药、乌头，如天麻丸；治风湿痹痛，常与秦艽、桑寄生等同用。

【用量用法】3~9g，煎服。

### 知识拓展

**天麻的现代研究与应用**

天麻中的有效成分为香荚兰醇、香荚兰醛、天麻甙、多糖、维生素 A 类物质、粘液质等。其具有镇静、抗惊厥、抗炎、镇痛等作用，现代用于治疗轻型破伤风、癫痫、神经衰弱、脑外伤综合征、眩晕症、血管紧张性头痛、偏头痛、面肌痉挛等。

### 知识链接

**天麻生长的特点**

天麻可用种子繁殖，但其种子无胚乳，胚未分化，自身不能为萌发提供营养来源。在自然条件下，其种子萌发除普通绿色植物所需的条件外，还需有真菌参加。天麻的种子萌发靠紫萁小菇等种子萌发菌供给营养，发芽后的原球茎靠蜜环菌才能生长。天麻被萌发菌及蜜环菌先后感染是其完成生活史有别于其他兰科植物的主要特点。

# 全蝎 Quanxie
## 《蜀本草》

本品为钳蝎科动物东亚钳蝎 *Buthus martensii* Karsch 的干燥体。主产于河南、山东等地。春末至秋初捕捉，除去泥沙，置沸水或沸盐水中，煮至全身僵硬，捞出，置通风处，阴干。

【性味归经】辛，平；有毒。归肝经。

【功效】息风镇痉，攻毒散结，通络止痛。

【药性分析】本品辛平，力强有毒，入肝经。善息风止痉，治疗痉挛抽搐、破伤风及中风面瘫、半身不遂；又善攻毒散结，治疗疮毒瘰疬；还善通络止痛，治疗头痛和风湿顽痹。

【应用】

**1. 急慢惊风，癫痫抽搐，破伤风**　本品性善走窜，有较强的息风止痉之功，为治痉挛抽搐之要药。如与蜈蚣等量同用，即止痉散，研细末内服，可治各种原因所致痉挛抽搐。治小儿急惊风之高热抽搐，常与钩藤、羚羊角、天麻等同用，如钩藤饮；治小儿慢惊风抽搐，常与天麻、白术、党参等益气健脾药同用；治癫痫抽搐，常与天麻、胆南星等同用，如定痫丸；治破伤风痉挛抽搐，角弓反张，常与蜈蚣、天南星、蝉蜕同用，如五虎追风散；治风中经络，口眼㖞斜，常与僵蚕、白附子同用，如牵正散。

**2. 疮疡肿毒、瘰疬**　本品有攻毒散结之功。治诸疮肿毒、瘰疬痰核、小儿疳腮等，常与栀子、麻油组成外敷膏，或配伍党参、白芷，以黄酒冲服。

**3. 偏正头痛、风湿顽痹**　本品窜筋透骨，善于走窜，逐湿除风，蠲痹通络。治顽固性偏正头痛，常配伍蜈蚣、僵蚕、川芎等；治风湿顽痹，筋脉拘挛，多与麝香同用，或配伍川乌、没药等以祛风通络。

【用量用法】3～6g，煎服。治疮疡多外用，适量。

【注意事项】该品有毒，用量不宜过大。孕妇慎用。血虚生风者慎用。

### 知识拓展

#### 全蝎的现代研究与应用

全蝎所含的蝎毒，为一种含碳、氢、氧、氮、硫等元素的毒性蛋白，对呼吸中枢有麻痹作用。据药理研究，本品对士的宁、烟碱、戊四氮等引起的惊厥有不同程度的对抗作用；东亚钳蝎毒和从粗毒中纯化得到的抗癫痫肽（AEP）有明显的抗癫痫作用；此外，本品还有一定的镇痛作用。现代全蝎用于治疗癫痫、急性发作性疼痛、脑血栓形成、血栓闭塞性脉管炎、慢性荨麻疹、乳腺小叶增生、腮腺炎、百日咳、骨结核、淋巴结结核、小儿麻痹症等。

## 羚羊角 Lingyangjiao
《神农本草经》

本品为牛科动物赛加羚羊 *Saiga tatarica* Linnaeus 的角。主产于俄罗斯。猎取后锯取其角，晒干，粉碎成细粉用。

【性味归经】咸，寒。归肝、心经。

【功效】平肝息风，清肝明目，清热解毒。

【药性分析】本品咸寒质重，入肝、心经。既能息肝风，又能平肝阳，治疗肝阳上亢、肝风内动及肝火上炎诸证；又清心解热，治疗心经热盛导致的神昏谵语等。

【应用】

**1. 肝风内动，惊痫抽搐**　本品能息风止痉，治温病热邪炽盛之高热、神昏、惊厥抽搐者，常与钩藤、白芍、菊花等同用，如羚角钩藤汤；治妇女子痫，可与防风、独活、茯神等配伍；治癫痫、惊悸等，可与钩藤、天竺黄、郁金等同用。

**2. 肝阳上亢，头晕目眩**　本品有平肝潜阳之功，治肝阳上亢所致之头晕目眩、烦躁失眠、头痛等，常与石决明、龟甲、菊花等同用。

**3. 肝火上炎，目赤头痛**　本品善清泻肝火而明目，治肝火上炎之头痛、目赤肿痛、羞明流泪等，常与决明子、黄芩、车前子等同用。

**4. 温热病壮热神昏，热毒发斑**　本品能气血两清，清热凉血散血，泻火解毒。治温热病壮热神昏、谵语躁狂，甚或抽搐、热毒斑疹等，常与石膏、寒水石、麝香等配伍，如紫雪丹；又以羚羊角、犀角加入白虎汤中，称羚犀石膏知母汤，治温热病壮热、谵语发斑等。

【用量用法】1～3g，煎服，宜另煎2小时以上；磨汁或研粉服，每次0.3～0.6g。

【注意事项】本品性寒，脾虚慢惊者忌服，脾胃虚寒者慎用。

### 知识拓展

#### 羚羊角的现代研究与应用

羚羊角主含角质蛋白，其水解后可得18种氨基酸及多肽物质；另含多种磷脂、磷酸钙、胆固醇、维生素A等；此外，还含有多种微量元素。羚羊角外皮浸出液对中枢神经系统有抑制作用，有镇痛作用，并能增强动物耐缺氧能力；煎剂有抗惊厥、解热作用；煎剂或醇提取液有降压作用。现代羚羊角配合他药或制成制剂，用于治疗小儿肺炎、小儿外感发热、急性扁桃体炎、麻疹、高血压、神经性疼痛、脑血栓、破伤风、血小板减少性紫癜等。

# 地龙 Dilong
## 《神农本草经》

本品为钜蚓科动物参环毛蚓 *Pheretima aspergillum*（E. Perrier）、通俗环毛蚓 *Pheretima vulgaris* Chen、威廉环毛蚓 *Pheretima guillelmi*（Michaelsen）或栉盲环毛蚓 *Pheretima pectinifera* Michaelsen 的干燥体。前一种习称"广地龙"，后三种习称"沪地龙"。主产于广东、广西、浙江等地。广地龙春季至秋季捕捉，沪地龙夏季捕捉，及时剖开腹部，除去内脏及泥沙，洗净，晒干或低温干燥。生用。

【性味归经】咸，寒。归肝、脾、膀胱经。

【功效】清热定惊，通络，平喘，利尿。

【药性分析】本品咸寒清泄，通利走窜。入肝经，清热息风而止痉；入肺经，清肺泄热而平喘；走经络而通络；入膀胱经而利尿。

【应用】

**1.高热惊痫，癫狂** 本品既能息风止痉，又善清热解毒，故适用于高热所致的狂躁、惊风抽搐、癫痫等。治温病热极生风之神昏谵语、痉挛抽搐，可单用本品煎服取效，或与钩藤、牛黄、僵蚕等息风止痉药同用；治小儿惊风高热、惊风抽搐，可以本品研烂，与朱砂共为丸服；治高热狂躁或癫痫，常单用鲜品，同盐化为水，饮服。

**2.痹证，中风** 本品长于通行经络，用于多种原因引起的经络阻滞，血脉不畅，肢节不利之证。因其性寒能清热，故适宜治疗关节红肿疼痛、屈伸不利之热痹，常与防己、秦艽、忍冬藤等除湿热、通经络药物配伍；亦用治风寒湿痹，肢体关节麻木、疼痛、屈伸不利等，可与川乌、天南星、乳香等配伍，如小活络丹；治气虚血滞，中风后经络不利、半身不遂、口眼歪斜等，常与黄芪、当归、川芎等配伍，如补阳还五汤。

**3.肺热喘咳** 本品清肺热平喘，用治邪热壅肺，肺失肃降之喘息不止，喉中哮鸣有声者，单用研末内服即效，亦可与麻黄、石膏、杏仁等同用。

**4.水肿，尿闭** 本品能清热结、利水道，治小便不利或尿闭不通，可用鲜品捣烂，浸水，滤取浓汁服，也可与车前子、木通、泽泻等利水渗湿药同用。

【用量用法】5～10g，煎服。

【注意事项】阳气虚损、脾胃虚弱、肾虚喘促、血虚不能濡养筋脉者不宜使用。

## 知识拓展

### 地龙的现代研究与应用

地龙含蚯蚓解热碱、蚯蚓素、蚯蚓毒素及黄嘌呤、腺嘌呤、鸟嘌呤、胆碱等。其具有解热、镇静、抗惊厥作用；有缓慢而持久的降压作用；能显著舒张支气管，而起平喘作用；有明显的抑制血栓形成作用；此外，还有抗突变、抗疲劳、利尿作用等。现代地龙配合他药或制成制剂，内服或外用，可治疗高血压、小儿支气管哮喘、哮喘性支气管炎、百日咳、带状疱疹、慢性荨麻疹、腮腺炎、下肢慢性溃疡、水火烫伤、烧伤、中耳炎和脉管炎等。

## 蜈蚣 Wugong
### 《神农本草经》

本品为蜈蚣科动物少棘巨蜈蚣 *Scolopendra subspinipes mutilans* L. Koch 的干燥体。主产于浙江、湖北、湖南等地。春、夏二季捕捉，用竹片插入头尾，绷直，干燥。

【性味归经】辛，温；有毒。归肝经。

【功效】息风镇痉，攻毒散结，通络止痛。

【药性分析】本品辛温有毒，专入肝经。性善走窜，通达内外，能息风止痉、搜风通络。其功同全蝎而药力更胜，并常与全蝎相须为用，以增药力。

【应用】

**1. 急慢惊风，癫痫抽搐，破伤风**　本品性善走窜，具有比全蝎更强的息风止痛之功，二者常相须为用，治急慢惊风、破伤风引起的痉挛抽搐、角弓反张、口噤等。治小儿惊风，手足抽搐，可与全蝎、僵蚕、钩藤等同用；治破伤风，多配伍天南星、防风等。

**2. 疮疡，瘰疬**　本品有毒，能以毒攻毒。治疗疮疡肿毒或瘰疬溃烂，可配雄黄外敷；凡瘰疬结块未溃者，可单用研末调服，或用夏枯草煎汤送服；亦可用于治疗毒蛇咬伤。

**3. 顽固性头痛，风湿顽痹**　本品有搜风、通络止痛之功，近于全蝎而作用更强，用治顽固性头痛，风湿顽痹等证，常相须为用。凡顽痹疼痛麻木者，可与防风、独活、威灵仙等配伍，以增祛风通络舒筋之功；治顽固性头痛或偏正性头痛，多与天麻、川芎、僵蚕等同用。

【用量用法】3～5g，煎服。

【注意事项】孕妇禁用。

### 知识拓展

#### 蜈蚣的现代研究与应用

蜈蚣含两种类似蜂毒的有毒成分，即组胺样物质及溶血性蛋白质；尚含脂肪油、胆固醇、蚁酸等。本品具有抗炎、抗病原微生物、抗惊厥、抗肿瘤、强心等作用，现代用于治疗周围性面神经麻痹、顽固性偏头痛、癫痫、破伤风、慢性肾炎、小儿痉咳、复发性口腔溃疡、软组织感染和阳痿等。

## 僵蚕 Jiangcan
### 《神农本草经》

本品为蚕蛾科昆虫家蚕 *Bombyx mori* Linnaeus 4～5 龄的幼虫感染（或人工接种）白僵菌 *Beauveria bassiana*（Bals.）Vuillant 而致死的幼虫干燥体。主产于浙江、江苏等地。

多于春、秋季生产，将感染白僵菌病死的蚕干燥。生用或炒用。

【性味归经】咸、辛，平。归肝、肺、胃经。

【功效】息风止痉，祛风止痛，化痰散结。

【药性分析】本品辛散，入肝、肺二经，既善息风止痉，治疗肝风或痰热之惊痫抽搐，又能祛外风、散风热、止痛、止痒，治疗风热或肝热之头痛目赤、咽痛牙痛及风疹瘙痒等；还能解毒散结，治疗瘰疬痰核及疮肿丹毒。

【应用】

1.惊痫抽搐　本品既能息风止痉，又能化痰定惊，故对惊风、癫痫而夹痰热者尤为适宜。治高热抽搐者，可与蝉衣、钩藤同用；治急惊风，痰喘发痉者，同全蝎、天麻等配伍；治小儿脾虚久泻，慢惊搐搦者，与白术、天麻等益气健脾，息风定惊药配伍；治破伤风，角弓反张者，则与全蝎、蜈蚣等配伍，如撮风散。

2.风中经络，口眼㖞斜　本品能祛风、化痰、通络，治疗风中经络，口眼㖞斜等，常与全蝎、白附子等同用，如牵正散。

3.痰核，瘰疬　本品味咸，能软坚散结，又兼可化痰，故可用治痰核、瘰疬，可单用为末，或与浙贝母、夏枯草等化痰散结药同用；亦可用治乳腺炎、流行性腮腺炎、疔疮痈肿等，可与金银花、连翘等清热解毒药同用。

4.风热头痛，目赤，咽痛，风疹瘙痒　本品有祛外风、散风热、止痛、止痒之功。治肝经风热上攻之头痛、目赤肿痛、迎风流泪等，常与桑叶、荆芥等疏风清热之品配伍；治风热上攻，咽喉肿痛、声音嘶哑，可与桔梗、薄荷等同用；治风疹瘙痒，用僵蚕为末，内服；治风疮瘾疹，可单味研末服，或与蝉蜕、薄荷等疏风止痒药同用。

【用量用法】5～10g，煎服。

> ### 知识拓展
>
> **僵蚕的现代研究与应用**
>
> 僵蚕主含蛋白质、脂肪，尚含多种氨基酸及铁、锌、铜、锰、铬等微量元素。白僵蚕体表的白粉中含草酸铵。本品具抗癌活性，对移植性小鼠肉瘤 S–180 的生长有抑制作用；煎剂能对抗士的宁引致的小鼠惊厥作用；醇水浸出液对小鼠和兔有催眠作用。现代僵蚕用于治疗小儿高热惊厥、颌下淋巴结炎、面神经麻痹、癫痫、破伤风、高脂血症、糖尿病等。

# 小　结

1.本类药物具有平肝潜阳、缓和或制止肝阳上亢及息风止痉、制止或缓解痉挛抽搐的作用，主要适用于肝阳上亢和肝风内动两类病证。根据药物主要作用的不同，分为平抑肝阳药、息风止痉药两类。

2. 平抑肝阳药主要用于肝阳上亢病证。石决明平肝潜阳，清肝明目，为凉肝镇肝之要药。牡蛎煅制收敛制酸，是治疗胃痛泛酸的要药。珍珠母重在平肝潜阳，善治肝阳上亢、肝火上攻之眩晕。代赭石既能平肝潜阳，又能凉血止血。罗布麻叶既能平抑肝阳，又能清热利尿。刺蒺藜既能平抑肝阳，又能疏肝解郁。

3. 息风止痉药主要用于治疗肝风内动所致痉厥抽搐等病证。牛黄长于清心火，化痰开窍醒神，解毒消肿。钩藤既能清热平肝，又能息风止痉，入煎剂宜后下。天麻性平，治疗肝风内动，惊痫抽搐，不论寒热虚实皆可配伍，也是治眩晕头痛的要药。全蝎是治疗痉挛抽搐的要药，蜈蚣息风止痉、解毒散结之力优于全蝎，二者均有毒。羚羊角是治热病高热，热极生风，惊痫抽搐的要药。地龙既能清热定惊，又能平喘利尿。僵蚕既能息风止痉，又能化痰定惊，尤适于惊风、癫痫有痰热者。

# 目标测试

**A1 型题**（以下每一道题有 A、B、C、D、E 五个备选答案，从中选择一个最佳答案）

1. 肝火上炎、目赤肿痛宜用（　　）
   A. 石决明　　　　　　　B. 代赭石　　　　　　　C. 生龙骨
   D. 杭白芍　　　　　　　E. 灵磁石

2. 石决明的作用是（　　）
   A. 平肝潜阳，清肝明目　B. 息风止痉，化痰开窍　C. 息风平肝
   D. 息风止痉，清热平肝　E. 息风止痉，清热平肝，解毒散结，通络止痛

3. 天麻的作用是（　　）
   A. 平肝潜阳，清肝明目　B. 息风止痉，化痰开窍　C. 息风平肝
   D. 息风止痉，清热平肝　E. 息风止痉，清热平肝，解毒散结，通络止痛

4. 壮热不退、热极生风，最宜选用（　　）
   A 钩藤　　　　　　　　B 羚羊角　　　　　　　C 天麻
   D 地龙　　　　　　　　E 胆南星

5. 寒、热惊风皆宜用（　　）
   A. 钩藤　　　　　　　　B. 羚羊角　　　　　　　C. 天麻
   D. 地龙　　　　　　　　E. 胆南星

6. 羚羊角对于以下哪种病证不适宜（　　）
   A. 小儿壮热不退、手足抽搐
   B. 肝阳上亢所致的头晕目眩
   C. 肝火炽盛所致的头痛目赤
   D. 温病壮热、神昏、谵语、躁狂
   E. 肝虚慢惊、喜唾涎沫

7. 治疗惊风抽搐之证, 不论寒证、热证, 皆可选用 (　　)

    A. 制南星              B. 地龙              C. 天麻

    D. 蝉蜕              E. 钩藤

8. 既能平肝潜阳, 又能软坚散结的药物是 (　　)

    A. 石决明             B. 珍珠             C. 牡蛎

    D. 珍珠母            E. 紫贝齿

9. 治疗惊风、癫痫, 又能治疗疮疡溃烂, 久不愈合的药物是 (　　)

    A. 珍珠母            B. 珍珠             C. 牡蛎

    D. 代赭石            E. 石决明

10. 既能息风平肝, 又能清热解毒的药物是 (　　)

    A. 钩藤              B. 天麻             C. 全蝎

    D. 地龙            E. 羚羊角

**A2 型题**（以下每个案例有 A、B、C、D、E 五个备选答案, 从中选择一个最佳答案）

1. 患者, 男 50 岁。头痛眩晕, 手足蠕动, 肢体麻木, 震颤, 语言不利, 步履不稳, 舌红, 脉弦细。宜选 (　　)

    A. 代赭石            B. 当归             C. 玄参

    D. 川芎            E. 丹参

2. 患者, 男, 61 岁。卒然昏仆, 舌强不语, 口眼歪斜, 半身不遂, 舌红, 脉弦细。宜选 (　　)

    A. 当归              B. 生地            C. 代赭石

    D. 川芎            E. 丹参

3. 患者, 女, 59 岁。头痛如掣, 手足蠕动, 肢体麻木, 震颤, 语言不利, 眩晕欲仆, 步履不稳, 舌红, 脉弦细。宜选 (　　)

    A. 代赭石配半夏       B. 代赭石配龟板       C. 代赭石配旋覆花

    D. 代赭石配杏仁       E. 代赭石配白附子

4. 患者, 男, 59 岁。卒然意外, 中风不语, 口眼歪斜, 半身不遂, 舌红, 脉弦细。宜选用 (　　)

    A. 代赭石配白芍       B. 代赭石配半夏       C. 代赭石配旋覆花

    D. 代赭石配丁香       E. 代赭石配柿蒂

5. 患者, 男, 12 岁。高热烦渴, 神昏, 两目上翻, 抽搐, 舌红苔黄, 脉弦数。宜首选 (　　)

    A. 钩藤              B. 生地             C. 夏枯草

    D. 蒲公英            E. 玄参

6. 患者, 女, 49 岁。眩晕耳鸣, 头痛且胀, 因烦劳而加剧, 面色潮红, 急躁易怒, 少寐多梦, 口苦, 舌质红, 苔黄, 脉弦。宜选 (　　)

    A. 生地              B. 夏枯草           C. 钩藤

    D. 蒲公英           E. 紫花地丁

**B1 型题**（以下提供若干组考题，每组考题共用在考题前列出的 A、B、C、D、E 五个备选答案，从中选择一个与问题关系最密切的答案）

A. 息风止痉，通络止痛　　B. 息风止痉，通络利尿　　C. 息风止痉，祛风明目

D. 息风止痉，祛风止痒　　E. 息风止痉，祛风通络

1. 全蝎的功效是（　　　）

2. 天麻的功效是（　　　）

A. 全蝎　　　　　　　　B. 牛黄　　　　　　　　C. 僵蚕

D. 牡蛎　　　　　　　　E. 鳖甲

3. 有化痰散结之效的息风止痉药是（　　　）

4. 具软坚散结之效的平抑肝阳药是（　　　）

5. 既息风，又开窍化痰的药物是（　　　）

# 第十九章　开窍药

▌ 学习目标

**知识目标**

掌握开窍药的药效特征及主治；掌握开窍药的分类及常用开窍药的功效应用、用量用法、使用注意及毒副作用。

**能力目标**

能正确认识、合理使用开窍药。

凡能开窍醒神，以治疗闭证神昏为主的药物，称为开窍药。因气味芳香，又称芳香开窍药。

开窍药多辛香走窜，主入心经，具有通关开窍、醒神回苏的作用，适用于温病热陷心包、痰浊蒙蔽清窍之神昏谵语，以及惊风、癫痫、中风等卒然昏厥、痉挛抽搐等神志昏迷之内闭实证。部分药物兼有活血、行气、止痛、解毒等作用，可用于血瘀气滞之心腹疼痛、经闭癥瘕、跌仆损伤、风湿痹痛、目赤咽肿、痈疽疔疮等。

神志昏迷有虚实之分，实证即闭证，虚证即脱证。闭证多由热陷心包，或痰湿、秽浊、瘀血等实邪阻闭心窍所致，症见神志昏迷、口噤、握拳、脉搏有力等。闭证又有寒闭、热闭之别。热闭兼见面赤、身热、苔黄、脉数等，治宜凉开法；寒闭兼见面青、身凉、苔白、脉迟等，治宜温开法。脱证多由大汗、大吐、大泻、大出血等原因使阴阳亡失，气血虚极而心失所养导致神志昏迷，症见神昏、口开、手撒、遗尿、汗出、脉虚无力等，治宜急救回阳，益气固脱，非开窍药所宜。

治疗神志昏迷患者，首先要辨闭脱。闭证神昏使用开窍药，脱证神昏治宜固本培元。其次要辨寒热。热闭者，以辛凉开窍药为主，配伍清热泻火、解毒凉血药，组成凉开剂治疗；寒闭者，以辛温开窍药为主，配伍温里散寒药，组成温开剂治疗。再次辨兼夹。兼惊厥抽搐，配伍息风止痉药；兼烦躁不安，配伍安神定志药；兼痰浊壅盛，配伍化湿祛痰药。

开窍药辛香走窜，有效成分易于挥发，多不入煎剂，内服只入丸、散剂。开窍药为救急治标之品，且能耗伤正气，故只宜暂用，不可久服，并忌用于脱证，孕妇禁用。

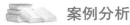 **案例分析**

　　患者，女，55 岁。症见盛夏卒然晕厥，神志昏迷，握拳，口噤，面赤，身热，苔黄，脉数而有力。

　　该患者为何证？应如何治疗？

# 麝香 Shexiang
## 《神农本草经》

　　本品为鹿科动物林麝 *Moschus berezovskii* Flerov、马麝 *Moschus sifanicus* Przewalski 或原麝 *Moschus moschiferus* Linnaeus 成熟雄体香囊中的干燥分泌物。又名当门子、寸香、元寸。主产于四川、西藏、云南、陕西等地。野麝多在冬季至次春猎取，猎获后，割取香囊，阴干，习称"毛壳麝香"；剖开香囊，除去囊壳，习称"麝香仁"。家麝直接从其香囊中取出麝香仁，阴干或用干燥器密闭干燥。密封、避光、置阴凉干燥处保存。

　　【性味归经】辛，温。归心、脾经。

　　【功效】开窍醒神，活血通经，消肿止痛，催产下胎。

　　【药性分析】麝香味辛气极香，走窜之性甚烈，有极强的开窍醒神作用，为开窍醒神之要药，无论寒闭、热闭，用之皆效，因其性温而尤宜于寒闭；因温通走窜，又可行血中之瘀滞，开经络之窒塞，活血通经以止痛、催产下胎。

　　【应用】

　　1.闭证神昏　本品能开窍醒神。治温病热陷心包、痰热蒙蔽心窍、小儿惊风及中风痰厥等热闭神昏，常与牛黄、冰片等配伍，如安宫牛黄丸、至宝丹；治中风卒昏、中恶、食物不洁或痰湿阻闭心窍等寒闭神昏，常与苏合香、安息香等配伍，如苏合香丸。

　　2.血瘀经闭，癥瘕，心腹暴痛，跌打损伤，风寒湿痹　本品能活血通经，治血瘀经闭，常与当归、红花、桃仁等同用；治癥瘕，配伍水蛭、虻虫等，如化癥回生丹；治心腹暴痛，常与牛黄、苏合香等配伍，如麝香保心丸；治跌打损伤，骨折肿痛，可与血竭、乳香等配伍，如七厘散、八厘散；治风寒湿痹之疼痛，顽固不愈，可与川乌、全蝎等配伍，如麝香丸。

　　3.阴疽肿毒，咽喉肿痛　本品能消肿止痛。治阴疽肿毒，坚硬疼痛，常与雄黄、乳香等配伍，如醒消丸；治咽喉肿痛，可与牛黄、蟾酥等配伍，如六神丸。

　　4.难产，死胎，胞衣不下　本品可催生下胎。治难产、死胎等，可与肉桂为散同用，即香桂散。

　　【用量用法】0.03～0.1g。入丸散。外用适量。

　　【注意事项】本品为走窜通关之品，易耗气伤阳，夺血伤阴，凡气血阴阳虚弱者均应慎用；脱证及孕妇忌用。

**麝香的现代研究与应用**

麝香主含麝香酮、麝香醇、甾族化合物、脂肪酸、尿素、纤维素、蛋白激活剂等成分。其具有调节中枢神经、改善脑循环、镇痛、抗心肌缺血、抗血栓、升压、增加呼吸频率、兴奋子宫、抗炎、抑菌、抗肿瘤等作用，现代用于治疗肝癌、消化道肿瘤、心绞痛、心肌梗死等。

**鉴别用药：麝香与牛黄**

麝香与牛黄均能开窍醒神，同治热病神昏及中风痰迷等。然麝香辛温，芳香走窜力强，长于开窍，寒闭、热闭均可应用；而牛黄苦凉，偏于清心豁痰定惊，只宜热闭，用于痰热阻窍神昏、惊狂癫痫等。二者又可消肿，均可治疗热毒疮肿。麝香又能活血通经，催产下胎，用于血瘀证及难产胞衣不下；而牛黄又能息风止痉，用于惊痫抽搐。

## 冰片 Bingpian
《新修本草》

本品为龙脑香科植物龙脑香 *Dryobalanops aromatica* Gaertn. f. 树脂加工品，或龙脑香树的树干、树枝切碎，经蒸馏冷却所得的结晶，又称"梅片""龙脑冰片""龙脑香""龙脑"。由菊科植物艾纳香 *Blumea balsamfera*( L. )DC. 的新鲜叶经蒸馏提取的结晶，又称"艾片""艾粉""艾纳香"。梅片主产于印度尼西亚苏门答腊、婆罗洲、南洋等地，我国台湾有引种；艾片主产于广东、广西、云南、贵州等地。现多用樟脑、松节油等经化学方法合成，称"合成龙脑"，主产于各地的香料厂或制药厂。冰片应贮于密闭容器内，置阴凉干燥处保存，研粉用。

【性味归经】辛、苦，微寒。归心、脾、肺经。

【功效】开窍醒神，清热止痛。

【药性分析】冰片辛散苦泄，药偏寒凉，能开窍醒神，清热止痛，为凉开之品，更宜于热闭神昏，开窍之力不及麝香，常与麝香相须为用；又有清热止痛，解毒消肿，防腐生肌之功，为五官科、外科常用药。

麝香与冰片均属开窍药，其药性、功效有何异同？

【应用】

**1. 闭证神昏**　本品能开窍醒神。治热病神昏、痰热内闭、暑热卒厥、小儿惊风等，常与牛黄、麝香等配伍，如安宫牛黄丸；治中风或感受时行疫疬之气所致寒闭神昏，常与麝香、苏合香等配伍，如苏合香丸。

**2. 热毒之目赤肿痛，咽喉肿痛，疮疡肿毒，烧烫伤**　本品能清热止痛。治目赤肿痛，单用点眼即效，也可与炉甘石、硼砂等制成滴眼药水，如八宝眼药水；治咽喉肿痛、口舌生疮等，常与硼砂、朱砂、玄明粉同用，即冰硼散，共研细末，吹敷患处；治疮疡肿毒，溃后不敛，可配伍牛黄、珍珠等，如八宝丹；治烫火伤，常与虎杖、黄柏同用，即烧伤灵酊。

【用量用法】0.15～0.3g，入丸散剂。外用适量。

【注意事项】孕妇慎用。

## 知识拓展

### 冰片的现代研究与应用

龙脑冰片主含右旋龙脑、β－榄香烯、石竹烯、齐墩果酸、麦珠子酸、积雪草酸、龙脑香醇；艾片主含左旋龙脑；机制冰片主含龙脑、异龙脑等成分。其具有止痛、防腐、改善血脑屏障通透性、抑菌、抗心肌缺血、引产、促进神经胶质细胞的分裂和生长等作用；现代用于治疗肺癌、乳腺癌、外科感染，以及急、慢性化脓性中耳炎等。

## 苏合香 Suhexiang
### 《名医别录》

本品为金缕梅科植物苏合香树 *Liquidambar orientalis* Mill. 的树干渗出的香树脂经加工精制而成。又名苏合香油、苏合油。主产于土耳其、叙利亚、埃及等国。我国广西、云南有栽培。初夏将树皮击伤或割至木部，使香树脂渗入树皮内，于秋季剥下树皮，榨出香树脂，残渣加水煮后再压榨，榨出的香树脂即为普通苏合香。将其溶解在酒精中，过滤，蒸去酒精，即成精制苏合香。通常贮于铁桶中，并灌以清水浸之以防香气走失，置于阴凉处保存。

【性味归经】辛，温。归心、脾经。

【功效】开窍醒神，辟秽止痛。

【药性分析】苏合香辛香气烈，有开窍醒神之效，其作用与麝香相似而力稍逊，且长于温通、辟秽，故为寒闭神昏之要药。

【应用】

**1. 寒闭神昏**　本品能开窍醒神，治寒闭之中风痰厥、惊痫，痰浊内闭，常与麝香、安息香等配伍，如苏合香丸。

**2. 心腹冷痛，满闷** 本品能散寒止痛，治痰浊或寒凝气滞之心腹痞满、冷痛等，常与冰片、乳香、檀香等同用，如冠心苏合丸。

【用量用法】0.3 ~ 1g，入丸、散剂。

【注意事项】阴虚有热及孕妇慎用。

## 石菖蒲 Shichangpu
### 《神农本草经》

本品为天南星科植物石菖蒲 *Acorus tatarinowii* Schott 的干燥根茎。主产于四川、浙江、江苏等地。秋、冬二季采挖，除去须根及泥沙，晒干。切片，生用或鲜用。

【性味归经】辛、苦，温。归心、胃经。

【功效】开窍醒神，化湿和胃，宁神益智。

【药性分析】石菖蒲辛散温通，入心经，能开窍醒神，善治痰湿、秽浊蒙蔽清窍之窍闭神昏，但力量较弱；辛开苦燥，入胃经，芳香化湿，醒脾开胃；兼能宁心神，益心智。

【应用】

**1. 窍闭神昏证** 本品能开窍醒神。治痰热蒙蔽心包之高热、神昏，常与竹沥、郁金等配伍，如菖蒲郁金汤；治痰热癫痫抽搐，可与枳实、竹茹等配伍，如清心温胆汤；治湿浊蒙蔽之头晕、嗜睡、健忘、耳鸣等，常与茯苓、远志等配伍，如安神定志丸。

**2. 湿阻中焦证** 本品能化湿和胃。治湿浊中阻之脘痞、腹胀，可与广藿香、苍术、砂仁等同用；治湿热蕴结胃肠之霍乱吐泻、胸脘痞闷、不思饮食等，常与黄连、厚朴等配伍，如连朴饮。

**3. 心神不安证** 本品能宁神益智。治心神失养之健忘，可与人参、茯苓等同用，如不忘散；治心神失养之心悸、失眠、多梦，可配伍人参、白术、酸枣仁、茯神等，如安神定志丸。

【用量用法】3 ~ 10g，煎服。鲜品加倍。

# 小 结

开窍药主治闭证神昏。常用药物有麝香、冰片、苏合香、石菖蒲等。麝香开窍之力最强，为治神昏闭证之要药，寒闭、热闭均可应用，尤宜于治寒闭，又能活血散结、止痛、催产，用治血瘀经闭、癥瘕、心腹暴痛、跌打损伤、风湿痹痛等。冰片开窍之力逊于麝香，善治热闭，因兼有清热止痛之功，又为五官科、外科常用药。苏合香长于开窍辟秽，多用于神昏之寒闭证。石菖蒲开窍化湿，主要用于痰湿秽浊蒙蔽清窍所致诸证。

# 目标测试

**A1 型题**（以下每一道题有 A、B、C、D、E 五个备选答案，从中选择一个最佳答案）

1. 治疗热闭神昏，常与麝香配伍相须为用的药物是（　　）

　　A. 苏合香　　　　　　　B. 石膏　　　　　　　　C. 石菖蒲

　　D. 冰片　　　　　　　　E. 大黄

2. 具有开窍醒神，辟秽止痛之效的药物是（　　）

　　A. 麝香　　　　　　　　B. 冰片　　　　　　　　C. 苏合香

　　D. 蟾酥　　　　　　　　E. 石菖蒲

3. 具有开窍宁神，化湿和胃功效的药物是（　　）

　　A. 石菖蒲　　　　　　　B. 苏合香　　　　　　　C. 麝香

　　D. 冰片　　　　　　　　E. 牛黄

4. 热闭、寒闭神昏，均常选用的药物是（　　）

　　A. 石菖蒲　　　　　　　B. 麝香　　　　　　　　C. 牛黄

　　D. 羚羊角　　　　　　　E. 苏合香

5. 冰片的作用是（　　）

　　A. 开窍醒神，活血散结，催产下胎

　　B. 开窍醒神，清热止痛

　　C. 开窍辟秽

　　D. 开窍，祛痰，行气，活血

　　E. 解毒，止毒，开窍

**A2 型题**（以下每个案例有 A、B、C、D、E 五个备选答案，从中选择一个最佳答案）

1. 患者，男，56 岁。突然昏倒，不省人事，牙关紧闭，两手握固，胸膈喘满，呼吸气粗，脉弦有力。宜选用（　　）

　　A. 麝香　　　　　　　　B. 苏合香　　　　　　　C. 石菖蒲

　　D. 藿香　　　　　　　　E. 细辛

2. 患者，男，37 岁。高热烦躁，神昏谵语，口干舌燥，舌红，脉数。宜选（　　）

　　A. 麝香配冰片　　　　　B. 麝香配远志　　　　　C. 麝香配朱砂

　　D. 麝香配白术　　　　　E. 麝香配茯苓

3. 患者，男，28 岁。高热烦躁，神昏谵语，口干舌燥，痰涎壅盛，舌红，脉数。宜选（　　）

　　A. 冰片　　　　　　　　B. 苏合香　　　　　　　C. 石菖蒲

　　D. 朱砂　　　　　　　　E. 远志

4. 患者，男，30 岁。高热烦躁，时有痉厥，目赤肿痛，口渴引饮，唇焦齿燥，尿赤便秘，舌绛，苔干黄，脉数有力。宜选（　　）

　　A. 朱砂　　　　　　　　B. 石菖蒲　　　　　　　C. 苏合香

D. 远志　　　　　　　　　　E. 冰片

5. 患者，男，39 岁。突然昏倒，牙关紧闭，不省人事，苔白，脉迟。宜选（　　）

A. 丁香　　　　　　　　B. 苏合香　　　　　　　C. 檀香

D. 龙脑香　　　　　　　E. 远志

**B1 型题**（以下提供若干组考题，每组考题共用在考题前列出的 A、B、C、D、E 五个备选答案，从中选择一个与问题关系最密切的答案）

A. 开窍醒神　　　　　　B. 开窍宁神　　　　　　C. 化痰开窍

D. 宁心安神　　　　　　E. 镇惊安神

1. 石菖蒲的功效是（　　）

2. 麝香的功效是（　　）

A. 麝香配苏合香　　　　B. 麝香配羚羊角　　　　C. 麝香配冰片

D. 麝香配远志　　　　　E. 麝香配石菖蒲

3. 患者，女，31 岁。突然昏倒，牙关紧闭，不省人事，苔白，脉迟。宜选（　　）

4. 患者，女，35 岁。高热神昏，烦躁谵语，痉厥，口渴引饮，唇焦齿燥，尿赤便秘，舌绛，苔干黄，脉数有力。宜选（　　）

A. 麝香配冰片　　　　　B. 麝香配苏合香　　　　C. 麝香配牛黄

D. 麝香配羚羊角　　　　E. 麝香配半夏

5. 治疗寒闭神昏最宜用（　　）

6. 治疗痰热蒙蔽，神志昏迷最宜选用（　　）

# 第二十章　化痰止咳平喘药

🔖 **学习目标**

**知识目标**

掌握化痰止咳平喘药的药效特征及主治；掌握化痰止咳平喘药的分类及常用化痰止咳平喘药的功效、应用、用量用法、使用注意及毒副作用。

**能力目标**

能正确认识、合理使用化痰止咳平喘药。

凡能祛痰或消痰，以治疗痰证为主的药物，称化痰药；能制止或减轻咳嗽和喘息，以治疗咳喘为主的药物，称止咳平喘药。

本类药物味多辛、苦，主入肺、脾、肝经，能宣降肺气、化痰止咳平喘。因药性有寒温之别，功用各有侧重，故有温化寒痰、清化热痰、止咳平喘等不同功效。其主要用于治疗外感或内伤引起的痰饮阻肺、肺失宣降的痰多咳嗽气喘，痰蒙清窍或引动肝风所致的眩晕、癫痫惊厥、脑卒中痰迷，以及痰阻经络所致的瘿瘤、瘰疬、阴疽流注、麻木肿痛等病证。

化痰止咳平喘药根据药性及临床应用之不同，分为温化寒痰药、清化热痰药及止咳平喘药三类。

使用化痰止咳平喘药，应针对痰、咳、喘的不同病因病机而配伍。临证咳嗽每多夹痰，痰多易发咳喘，故化痰、止咳、平喘三者配伍同用乃常法。因外感而致咳喘，配解表散邪药；火热而致者，应配清热泻火药；里寒者，需配温里散寒药；眩晕、癫痫、昏迷、惊厥、失眠者，则当配平肝息风、开窍、安神药；痰核、瘰疬、瘿瘤者，配软坚散结之品；阴疽流注者，配温阳通滞散结之品。此外，"脾为生痰之源"，脾虚则津液不归正化而聚湿生痰，当配健脾燥湿药同用，以标本兼顾。痰又易阻滞气机，"气滞则痰凝，气行则痰消"，故配理气药，行气有助于化痰。

某些温燥之性强烈的刺激性化痰药，凡痰中带血或有出血倾向者，应慎用。麻疹初起有表邪之咳嗽，不宜单投止咳药，当以疏解清宣为主，以免恋邪及影响麻疹透发，尤其要避免使用收敛性及温燥止咳药。对于那些有毒性的化痰止咳平喘药物，应注意炮制、用量与用法，避免不良反应的发生。

# 第一节 温化寒痰药

**目标任务:**

1. 认识温化寒痰药常用药物的外观形态。

2. 掌握温化寒痰药重点药物半夏、天南星、禹白附、白芥子、旋覆花的功用特征、用量用法、使用注意事项,认识该类药物的毒副作用。

3. 总结本类药物药性功用的特征规律。

 **案例分析**

患者,男,42岁。咳嗽反复发作,咳嗽痰多,黏腻,白色或带灰色黏液,食少体倦,大便时溏,舌苔白腻,脉象濡滑。

该患者为何证?应如何治疗?

温化寒痰药味多辛、苦,性多温燥,有温肺祛寒,燥湿化痰之功。主要适用于寒痰、湿痰证,症见咳嗽气喘、痰多色白、苔腻;寒痰、湿痰所致的眩晕、肢体麻木、阴疽流注,以及疮痈肿毒。部分药物外用有消肿止痛的作用。

## 半夏 Banxia
### 《神农本草经》

本品为天南星科植物半夏 *Pinellia ternatat*(Thunb.)Breit. 的干燥块茎。全国大部分地区均产。夏、秋二季采挖,洗净,除去外皮和须根,晒干。生用或制用。

【性味归经】辛、温;有毒。归脾、胃、肺经。

【功效】燥湿化痰,降逆止呕,消痞散结;外用消肿止痛。

【药性分析】半夏辛散温燥,入脾肺经,善燥湿而化痰浊,并有止咳作用,为燥湿化痰及温化寒痰之要药,尤善治脏腑湿痰;入胃经,能降逆和胃,为止呕要药;因其辛开散结,内服能消痰散结,外用能消肿止痛。

【应用】

**1. 湿痰、寒痰证** 本品能燥湿化痰。治湿痰阻肺,咳嗽气逆,常配伍陈皮、茯苓,如二陈汤;治寒饮咳喘,痰多清稀,常与干姜、细辛等配用,如小青龙汤;治湿痰上蒙清窍之头痛、眩晕,常与白术、天麻同用,如半夏白术天麻汤。

**2. 呕吐** 本品长于降逆和胃,各种原因的呕吐,皆可随证配伍用之。治痰饮或胃寒所致呕吐,常配伍生姜,如小半夏汤;治胃热呕吐,需与黄连、竹茹等配用;治胃虚呕吐,需与人参、白蜜等配伍,如大半夏汤;治妊娠呕吐,常配伍干姜、人参等,如干姜人参半夏丸。

**3. 心下痞,结胸,梅核气** 本品能化痰消痞。治寒热互结之心下痞满,常与干姜、黄连等配伍，如半夏泻心汤；治痰热结胸，配伍清热燥湿药；治气郁痰凝之梅核气，配伍厚朴、紫苏叶，如半夏厚朴汤。

**4. 痈疽肿毒，毒蛇咬伤** 本品内服能消痰散结，外用能消肿止痛。可配伍海藻、昆布治瘿瘤痰核；治痈疽发背、无名肿毒初起或毒蛇咬伤，可生品研末调敷或鲜品捣敷。

【用量用法】3～9g，煎服。一般宜制用。姜半夏长于降逆止呕，法半夏长于燥湿，半夏曲则有化痰消食之功，竹沥半夏能清化热痰。

【注意事项】不宜与川乌、草乌、附子同用。其性温燥，阴虚燥咳、血证、热痰、燥痰者应慎用。

---

**知识拓展**

**半夏的现代研究与应用**

半夏主含挥发油、茴香脑、β-谷甾醇、左旋麻黄碱、胆碱、葡萄糖苷、氨基酸、皂苷、多糖、脂肪等成分。其具有明显的镇咳、祛痰、抗心律失常、镇静、抗肿瘤、抗早孕等作用，现代用于治疗急慢性胃炎、胃溃疡、胆囊炎、结肠炎、甲状腺肿瘤等。

## 天南星 Tiannanxing
### 《神农本草经》

本品为天南星科植物天南星 *Arisaema erubescens*（Wall.）schott、异叶天南星 *A.heterophyllum* Bl. 或东北天南星 *A.amurense* Maxim. 的干燥块茎。主产于河南、江苏、辽宁等地。秋、冬二季采收。制用或生用。

【性味归经】苦、辛，温；有毒。归肺、肝、脾经。

【功效】燥湿化痰，息风止痉，散结消肿。

【药性分析】天南星辛散苦燥，入肺脾经，能燥湿化痰，其功似半夏而祛痰之力较强，燥烈之性更甚，常用于湿痰、寒痰证；其入肝经，走经络，善祛风痰而止痉厥；外用能散结消肿止痛。

【应用】

**1. 湿痰、寒痰证** 本品燥湿化痰。治湿痰、寒痰阻肺，咳喘痰多，色白清稀，常与半夏、枳实、橘红等同用，如导痰汤；治热痰咳嗽，咯痰黄稠，可配伍黄芩、瓜蒌等。

**2. 风痰证** 本品善祛风痰而止痉厥。治风痰眩晕，常配伍半夏、天麻等；治风痰留滞经络，半身不遂、口眼㖞斜等，配伍半夏、白附子等，如青州白丸子；治癫痫，可与半夏、全蝎、僵蚕等同用，如五痫丸。

**3. 痈疽肿痛，蛇虫咬伤** 本品外用能消肿散结止痛。治痈疽肿痛，单用生品研末醋调外敷；治毒蛇咬伤，可配雄黄研末外敷。

【用量用法】3～9g，煎服，宜制过用。外用适量。

【注意事项】阴虚燥痰及孕妇忌用。

知识拓展

**天南星的现代研究与应用**

天南星主含三萜皂苷、安息香酸、淀粉、氨基酸、β-谷甾醇等成分。其具有抗惊厥、镇静、镇痛、祛痰、抗肿瘤、抗脂质过氧化、抗心律失常等作用，现代用于治疗肩周炎、颈椎病、癫痫等。

## 禹白附 Yubaifu
### 《中药志》

本品为天南星科植物独角莲 *Typhonium giganteum* Engl. 的干燥块茎。主产于河南、甘肃等地。秋季采挖，除去须根和外皮，晒干。切片，制用。

【性味归经】辛，温；有毒。归胃、肝经。

【功效】祛风痰，定惊搐，解毒散结，止痛。

【药性分析】禹白附辛散温燥，入肝经，走经络，长于祛风痰而止痉厥，功类天南星，亦为治风痰之要药；外用有攻毒散结、消肿止痛之功。

【应用】

**1. 风痰证** 本品善祛风痰而解痉止痛，多用于头面部之风痰诸症。治中风口眼㖞斜，常配全蝎、僵蚕用；治风痰壅盛致惊风、癫痫，常配半夏、南星；治破伤风，与防风、天麻、南星等药配用。

**2. 瘰疬痰核，毒蛇咬伤** 本品能解毒散结，止痛。外用可治瘰疬痰核，鲜品捣烂外敷；治毒蛇咬伤，可磨汁内服并外敷，亦可配其他解毒药同用。

【用量用法】3～6g，煎服；研末服0.5～1g。宜炮制后用。外用适量。

【注意事项】本品辛温燥烈，阴虚血虚动风或热盛动风者不宜使用，孕妇忌用。

知识拓展

**禹白附的现代研究与应用**

禹白附主含β-谷甾醇、葡萄糖苷、肌醇、胆碱、尿嘧啶、黏液质、白附子凝集素等成分。其具有镇静、抗惊厥、抗炎、镇痛、抗结核等作用，现代用于治疗肺结核、脑血栓、肝癌等。

## 知识链接

### 鉴别用药：半夏、天南星、禹白附

半夏、天南星、禹白附均辛温有毒，能燥湿化痰，为治寒痰、湿痰要药，可相须为用；又能消肿止痛，治痈疽肿毒、瘰疬肿痛、癌症等。然半夏主归脾胃经，善除脾胃湿痰；还能降逆止呕，为治呕吐要药；并能消痞散结，治胸脘痞闷、梅核气等。天南星主归肝经，温燥之性强于半夏，善治风痰、顽痰。天南星、禹白附又能祛风止痉，善治脑卒中口眼㖞斜、破伤风等。

## 芥子 jiezi
### 《名医别录》

本品为十字花科植物白芥 *Sinapis alba* L. 或芥 *Brassica juncea*（L.）Czern. et Coss. 的干燥成熟种子。前者习称"白芥子"，后者习称"黄芥子"。主产于安徽、河南、四川等地。夏末秋初果实成熟时采割植株，晒干，打下种子，除去杂质。生用或炒用。

【性味归经】辛，温。归肺经。

【功效】温肺化痰，利气散结，通络止痛。

【药性分析】芥子辛散温通，性善走散，入肺经，能温肺散寒，利膈宽胸，化痰逐饮，善治寒痰壅肺之咳喘；又能温通经络，善治"皮里膜外之痰"；还能消肿散结止痛。

【应用】

1.寒痰喘咳，悬饮　本品能散肺寒，通经络，化寒痰，逐水饮。治寒痰壅肺之咳喘痰多，常配伍苏子、莱菔子，如三子养亲汤；治饮停胸胁，可配甘遂、大戟、芫花等。

2.阴疽流注，肢体麻木，关节肿痛　本品能温通经络，散结止痛。治阴疽肿毒，常配鹿角胶、肉桂、熟地等，如阳和汤；治痰湿阻滞经络之肢体麻木或关节肿痛，可配马钱子、没药等，如白芥子散。

【用量用法】3～9g，煎服。外用适量。

【注意事项】本品辛温走散，耗气伤阴，久咳肺虚及气阴亏虚者忌用；消化道溃疡、出血者及皮肤过敏者忌用。用量不宜过大。

## 知识拓展

### 芥子的现代研究与应用

芥子主含芥子油苷、白芥子苷、脂肪油、芥子碱、芥子酶等成分。其具有祛痰、促进消化液分泌、催吐、抑菌等作用，现代用于治疗咳嗽、慢性支气管炎、阻塞性肺气肿等。

## 旋覆花 Xuanfuhua

《神农本草经》

本品为菊科植物旋覆花 *Inula japonica* Thunb. 或欧亚旋覆花 *Inula Britannica* L. 的头状花序。主产于河南、河北、江苏等地。夏、秋二季花开时采收。生用或蜜炙用。

【性味归经】苦、辛、咸，微温。归肺、脾、胃、大肠经。

【功效】降气，消痰，行水，止呕。

【药性分析】旋覆花味苦降泄，味辛行散，入肺经，能降气消痰平喘，行水消痞除满，主治寒痰咳喘及热痰咳喘；入脾、胃、大肠经，又善降胃气，有较好的止呕噫作用，用于痰浊中阻。

【应用】

1. 咳喘痰多，痰饮蓄结，胸膈痞满　本品化痰降气，平喘止咳。治寒痰咳喘，常配苏子、半夏；治痰热咳喘，则须配桑白皮、瓜蒌；治顽痰胶结，胸中满闷，则可配海浮石、海蛤壳。

2. 噫气，呕吐　本品善降胃气而止呕噫。治痰浊中阻，胃气上逆之嗳气呕吐，常配代赭石、半夏、生姜等同用，如旋覆代赭汤。

【用量用法】3 ~ 9g，煎服，包煎。

【注意事项】本品辛香温燥之性较烈，故阴血亏虚者慎用。用量过多，易致呕吐，脾胃虚弱者不宜服。

其他温化寒痰药见表 20-1。

表 20-1　其他温化寒痰药

| 药名 | 来源 | 药性 | 功效 | 主治 | 用量用法 |
|---|---|---|---|---|---|
| 皂荚 | 豆科植物皂荚的干燥果实 | 辛、咸，温；有小毒。归肺、大肠经 | 祛痰开窍，散结消肿，通便 | 1. 顽痰阻肺，咳喘痰多 2. 喉痹痰盛关窍阻闭之证 | 1 ~ 1.5g，研末服 |
| 白前 | 萝藦科植物柳叶白前或芫花叶白前的干燥根茎和根 | 辛、苦，微温。归肺经 | 降气，消痰，止咳 | 1. 咳嗽痰多 2. 气喘 | 3 ~ 10g，煎服 |

# 第二节　清化热痰药

目标任务：

1. 认识清化热痰药常用药物的外观形态。

2. 掌握清化热痰药重点药物川贝母、浙贝母、瓜蒌、桔梗、竹茹、竹沥、前胡、胖大海、海藻等的功用特征、用量用法、使用注意事项，认识该类药物的毒副作用。

3. 了解其他清化热痰药的功效与主治。

4. 总结本类药物药性功用的特征规律。

**案例分析**

　　患者，男，27岁。胸膈痞闷，痰稠色黄，咯之不爽，甚则气急呕恶，舌质红，苔黄腻，脉滑数。

　　该患者为何证？应如何治疗？

　　本类药物性多寒凉，有清化热痰之效，部分药物质润，兼能润燥化痰；药物味咸者，兼能软坚散结。主要适用于热痰证，症见咳嗽气喘，痰黄质稠；若痰稠难咯，唇舌干燥，宜选润燥化痰药；有咸能软坚之功的药物，还可用治痰火郁结之瘿瘤、瘰疬等。

## 川贝母 Chuanbeimu
### 《神农本草经》

　　本品为百合科植物川贝母 *Fritillaria cirrhosa* D. Don、暗紫贝母 *Fritillaria unibracteata* Hsiao et K. C. Hsia、甘肃贝母 *Fritillaria przewalskii* Maxim.、梭砂贝母 *Fritillaria delavayi* Franch.、太白贝母 *Fritillaria taipaiensis* P. Y. Li. 或瓦布贝母 *Fritillaria unibracteata* Hsiao et K. C. Hsia var. *wabuensis*（S. Y. Tang et S. C. Yue）Z. D. Liu，S. Wang et S. C. Chen 的干燥鳞茎。按性状不同分别习称"松贝""青贝""炉贝"和"栽培品"。主产于四川、云南、甘肃等地。夏、秋二季或积雪融化后采挖，除去须根、粗皮及泥沙，晒干或低温干燥。生用。

　　【性味归经】甘、苦，微寒。归肺、心经。

　　【功效】清热润肺，化痰止咳，散结消痈。

　　【药性分析】川贝母味甘质润，苦寒清热，主入肺经，既能清化热痰，又能润化燥痰，且有止咳之功，尤宜于内伤久咳，燥痰、热痰之证；苦味降泄，性寒清热，又能清化郁热，化痰散结消痈，善治瘰疬、肺痈、乳痈。

　　【应用】

　　1.肺热燥咳，热痰咳嗽　本品能清热化痰，润肺止咳。治阴虚劳嗽，久咳有痰，配伍沙参、麦冬等，如贝母散；治肺热、肺燥咳嗽，常与知母配伍，如二母散。

　　2.瘰疬，乳痈，肺痈　本品能散结消痈。治痰火郁结之瘰疬，常配玄参、牡蛎等药用，如消瘰丸；治热毒壅结之乳痈、肺痈，常与蒲公英、鱼腥草等清热解毒药同用。

　　【用量用法】3～10g，煎服。

　　【注意事项】不宜与川乌、草乌、附子同用。脾胃虚寒及有湿痰者不宜用。

**知识拓展**

### 川贝母的现代研究与应用

　　川贝母主含川贝碱、青贝碱、松贝碱甲、松贝碱乙、西贝素等。其具有镇咳、祛痰、平喘、抗溃疡等作用，现代用于治疗咳嗽、咳痰、支气管炎等。

## 浙贝母 Zhebeimu
### 《本草正》

本品为百合科植物浙贝母 *Fritillaria thunbergii* Miq. 的干燥鳞茎。原产于浙江象山，现主产于浙江鄞县。初夏植株枯萎时采挖，洗净。生用。

【性味归经】苦，寒。归肺、心经。

【功效】清热化痰止咳，解毒散结消痈。

【药性分析】浙贝母功似川贝母而偏苦泄，清火作用较强，长于清化热痰，降泄肺气，尤宜于外感风热及痰热郁肺之咳嗽。其苦泄清解热毒，化痰散结消痈，善治痰火瘰疬结核。

【应用】

1. 痰热咳嗽　本品能清热化痰止咳。治风热咳嗽，常与桑叶、牛蒡子等同用；治痰热郁肺之咳嗽，常与瓜蒌、知母等同用。

2. 瘰疬，瘿瘤，乳痈，肺痈　本品能清解热毒，化痰散结消痈。治痰火瘰疬结核，配伍玄参、牡蛎等，如消瘰丸；治瘿瘤，可与海藻、昆布等同用；治肺痈，可与鱼腥草、桃仁等同用；治乳痈、疮痈，可与连翘、蒲公英等同用。

【用量用法】5～10g，煎服。

【注意事项】不宜与川乌、草乌、附子同用。脾胃虚寒及有湿痰者不宜用。

### 知识链接

#### 鉴别用药：川贝母与浙贝母

　　川贝母、浙贝母均性寒，具有化痰止咳、清热散结的功效，同治痰热咳嗽、瘰疬疮痈等证。然川贝母偏于甘润，长于润肺止咳，善治肺燥及肺肾阴虚等虚证咳嗽；而浙贝母偏于苦泄，长于清热化痰，散结力强，多用治风热及痰热咳嗽实证，以及痰火、热毒郁结的瘰疬疮痈等证。

## 瓜蒌 Gualou
### 《神农本草经》

本品为葫芦科植物栝楼 *Trichosanthes kiriowii* Maxim. 或双边栝楼 *Trichosanthes rosthornii* Harms 的干燥成熟果实。全国大部分地区均产。秋季果实成熟时，连果梗剪下，置通风处阴干。生用。

【性味归经】甘、微苦，寒。归肺、胃、大肠经。

【功效】清热化痰，宽胸散结，润燥滑肠。

【药性分析】瓜蒌甘寒而润，入肺胃经，善清肺热，润肺燥，用于肺热咳嗽痰喘；且能利气宽胸，导痰下行，通利胸膈之痞塞，用于痰浊痹阻；性寒能清热散结消肿，治痈证；入大肠经，又能润燥滑肠。

瓜蒌和天花粉两药有何异同？

【应用】

1. **热痰、燥痰证**　本品能清热化痰。治痰热阻肺，咳嗽痰黄，胸膈痞满，可配黄芩、胆南星、枳实等，如清气化痰丸；治燥热伤肺，干咳无痰，咯吐不利，可配伍川贝母、天花粉、桔梗等。

2. **胸痹，结胸**　本品能利气宽胸，通利胸膈痹塞。治胸痹疼痛，不得卧，常配伍薤白、半夏，如栝楼薤白半夏汤；治痰热结胸，胸膈痞满，按之则痛，配伍黄连、半夏，如小陷胸汤。

3. **肺痈，肠痈，乳痈**　本品能清热消痈散结。治肺痈，常与鱼腥草、芦根等同用；治肠痈，常与败酱草、红藤等同用；治乳痈，配伍牛蒡子、皂角刺等，如瓜蒌牛蒡汤。

4. **肠燥便秘**　本品能润燥滑肠，治肠燥便秘，常与火麻仁、郁李仁等同用。

【用量用法】9～15g，煎服

【注意事项】本品甘寒而滑，脾虚便溏及寒痰、湿痰证忌用。不宜与川乌、草乌、附子同用。

**知识拓展**

### 瓜蒌的现代研究与应用

瓜蒌主含三萜皂苷、有机酸、盐类、树脂、糖类、脂肪油、皂苷等成分。其具有祛痰、增加冠脉流量、抗心律失常、抗癌等作用，现代用于治疗冠心病、喘息性气管炎及肺心病哮喘等。

## 竹茹 Zhuru
### 《名医别录》

本品为禾本科植物青秆竹 *Bambusa tuldoides* Munro. 大头典竹 *Sinocalamus beecheyanus*（Munro）McClure var. *pubescens* P. F. Li 或淡竹 *Phyllostachys nigra*（Lodd.）Munro var. *henonis*（Mitf.）Stapf ex Rendle 的茎秆的干燥中间层。主产于长江流域和南方各省。全年均可采制。生用或姜制用。

【性味归经】甘，微寒。归肺、胃、心、胆经。

【功效】清热化痰，除烦止呕。

【药性分析】竹茹甘寒质润，入肺经，善清化热痰，用于肺热咳嗽；微寒清热，入胃经，长于清胃热，降逆气，为治热性呕逆之要药。

【应用】

**1.肺热咳嗽，痰热心烦不眠**　本品能清化热痰。治肺热咳嗽，痰稠色黄，常与瓜蒌、桑白皮等同用；治痰火内扰，胸闷痰多，心烦不寐，常配枳实、半夏、茯苓等，如温胆汤。

**2.胃热呕吐，妊娠恶阻**　本品能清胃热，降逆气。治胃虚有热之呕吐，可配人参、陈皮、生姜等，如橘皮竹茹汤；治胎热之恶阻呕逆，常与枇杷叶、陈皮等同用。

【用量用法】5～10g，煎服。生用清化痰热，姜汁炒用止呕。

## 竹沥 Zhuli
### 《名医别录》

本品来源、分布同竹茹，系新鲜的淡竹和青秆竹等竹秆经火烤而流出的淡黄色澄清液汁。

【性味归经】甘，寒。归心、肺、肝经。

【功效】清热豁痰，定惊利窍。

【药性分析】竹沥性寒滑利，入肺经，祛痰力强，能清热豁痰，善治痰热咳喘，痰稠难咯；入心肝经，善涤痰泄热而开窍定惊，治中风口噤。

### 课堂互动

竹叶、竹茹、竹沥三药来源及功用有何异同？

【应用】

**1.痰热咳喘**　本品能清热豁痰，治痰热咳喘，痰稠难咯，顽痰胶结者最宜，常配半夏、黄芩等，如竹沥达痰丸。

**2.中风痰迷，惊痫癫狂**　本品能涤痰泄热，开窍定惊。治中风口噤，以本品配姜汁饮之；治小儿惊风，常与胆南星、牛黄等同用。

【用量用法】30～50mL，冲服。

【注意事项】本品性寒滑利，寒痰及便溏者忌用。

## 前胡 Qianhu
### 《名医别录》

本品为伞形科植物白花前胡 *Peucedanum praeruptorum* Dunn 或紫花前胡 *Peucedanum decursivum* Maxim. 的干燥根。主产于浙江、湖南、四川等地。冬季至次春茎叶枯萎或未抽花茎时采挖，除去须根，洗净，晒干或低温干燥。生用或蜜制用。

【性味归经】苦、辛，微寒。归肺经。

【功效】降气化痰，散风清热。

【药性分析】前胡味苦降泄，性寒清热，入肺经，善祛痰涎而降肺气；其味辛，又能宣散肺经风热，宜于痰热壅肺者。

【应用】

1. 痰热咳喘　本品能降气化痰，治痰热壅肺，肺失宣降之咳喘胸满，常与杏仁、桑白皮、贝母等药同用，如前胡散。

2. 风热咳嗽　本品能疏散风热，宣发肺气，化痰止咳，治外感风热，身热头痛，咳嗽痰多者，常与桑叶、牛蒡子、桔梗等同用。

【用量用法】3~10g，煎服。或入丸、散剂。

## 桔梗 Jiegeng
《神农本草经》

本品为桔梗科植物桔梗 *Platycodon grandiflorum*（Jacq.）A. Dc. 的干燥根。全国大部分地区均产。春、秋二季采挖，洗净，除去须根，趁鲜剥去外皮或不去外皮，干燥。切厚片，生用。

【性味归经】苦、辛，平。归肺经。

【功效】宣肺，祛痰，利咽，排脓。

【药性分析】桔梗辛宣苦降，为开提肺气之药，长于宽胸祛痰止咳，且药性平和，无论寒热皆可应用，为治咳嗽痰多之要药；且能宣肺祛邪以利咽开音，治疗咽痛失声；其性辛散上行，为肺经引经药，古有"诸药舟楫，载之上浮"之称。

【应用】

1. 咳嗽痰多，胸闷不畅　本品能宣肺祛痰。治风寒咳嗽痰多，配伍紫苏、杏仁，如杏苏散；治风热咳嗽痰多，则配桑叶、菊花、杏仁，如桑菊饮；治痰滞胸痞，常与枳壳同用。

2. 咽喉肿痛，失音　本品能宣肺利咽开音。治外邪犯肺，咽痛失音，常配甘草、牛蒡子等用，如桔梗汤；治咽喉肿痛，热毒壅盛者，可与射干、马勃、板蓝根等同用。

3. 肺痈咳吐脓血痰　本品能宣肺祛痰排脓，治肺痈咳嗽胸痛，咯痰腥臭，可与甘草同用，如桔梗汤；或与鱼腥草、冬瓜皮等同用。

此外，本品又可宣开肺气而通二便，治癃闭，便秘。

【用量用法】3~10g，煎服。

【注意事项】用量过大易致恶心呕吐。

### 知识拓展

**桔梗的现代研究与应用**

桔梗主含桔梗皂苷、桔梗皂苷元、远志酸、桔梗酸、菊糖、植物甾醇等成分。其具有祛痰、镇咳、抗炎、增强免疫、镇静、降血糖等作用，现代用于治疗急慢性支气管炎、咽喉炎、肺气肿等。

## 胖大海 Pangdahai
《本草纲目拾遗》

本品为梧桐科植物胖大海 *Sterculia lychnophora* Hance 的干燥成熟种子。主产于东南亚。4～6月果实成熟开裂时，采收种子，晒干。生用。

【性味归经】甘，寒。归肺、大肠经。

【功效】清热润肺，利咽开音，润肠通便。

【药性分析】胖大海甘寒清润，归肺经，能清宣肺气，化痰利咽开音，为治疗咽痛、音哑要药；入大肠经，能润肠通便，清热泻下，用于燥热便秘。

【应用】

**1. 肺热声哑，咽喉疼痛，咳嗽** 本品能清热润肺，利咽开音，治肺热声哑，咽喉疼痛，咳嗽，多单味泡服，或配伍桔梗、甘草等同用。

**2. 燥热便秘，头痛目赤** 本品能润肠通便，清泄火热，治热结便秘，可单味泡服，或配伍泻下药同用。

【用量用法】2～3枚。沸水泡服或煎服。

## 海藻 Haizao
《神农本草经》

本品为马尾藻科植物海蒿子 *Sargassum pallidum*（Turn.）C. Ag. 或羊栖菜 *S. fusiforme.*（Harv.）Setch. 的藻体。前者习称"大叶海藻"，后者习称"小叶海藻"。主产于辽宁、山东、福建等沿海地区。夏，秋二季采捞，切段晒干用。

【性味归经】苦、咸，寒。归肝、胃、肾经

【功效】消痰软坚散结，利水消肿。

【药性分析】海藻咸能软坚，消痰散结，"专消坚硬之病"，为治痰气郁结之瘰疬、瘿瘤之要药；又有利水消肿之功，治痰饮水肿。

【应用】

**1. 瘿瘤，瘰疬，睾丸肿痛** 本品能消痰软坚散结。治瘿瘤，常配昆布、贝母等，如海藻玉壶汤；治瘰疬，常与夏枯草、玄参、连翘等同用，如内消瘰疬丸；治睾丸肿胀疼痛，配橘核、昆布、川楝子等，如橘核丸。

**2. 痰饮水肿** 本品有利水消肿之功。治痰饮、水肿，单用药力薄弱，须配伍茯苓、猪苓、泽泻等利湿药同用。

【用量用法】6～12g，煎服。

【注意事项】反甘草。

其他清化热痰药见表20-2。

表 20-2　其他清化热痰药

| 药名 | 来源 | 药性 | 功效 | 主治 | 用量用法 |
|---|---|---|---|---|---|
| 天竺黄 | 禾本科植物青皮竹或华思劳竹等秆内的分泌液干燥后的块状物 | 甘，寒。归心、肝经 | 清热豁痰，清心定惊 | 1.小儿惊风<br>2.中风癫痫<br>3.痰热咳喘 | 3~9g，煎服 |
| 昆布 | 为海带科植物海带或翅藻科植物昆布的叶状体 | 咸，寒。归肝、胃、肾经 | 消痰软坚散结，利水消肿 | 1.瘿瘤<br>2.瘰疬<br>3.睾丸肿痛<br>4.痰饮水肿 | 6~12g，煎服 |
| 黄药子 | 为薯蓣科植物黄独的块茎 | 苦，寒;有小毒。归肺、肝、心经 | 化痰散结消瘿，清热解毒 | 1.瘿瘤<br>2.疮疡肿毒<br>3.咽喉肿痛<br>4.毒蛇咬伤<br>5.凉血止血 | 5~9g，煎服 |
| 海蛤壳 | 为帘蛤科动物文蛤和青蛤等的贝壳 | 苦、咸，寒。归肺、肾、胃经 | 清肺化痰，软坚散结 | 1.肺热，痰热咳喘<br>2.瘿瘤，痰核<br>3.胃痛泛酸<br>4.湿疮，烫伤 | 10~15g，煎服，宜包煎 |
| 海浮石 | 为胞孔科动物脊突苔虫的骨骼 | 咸，寒。归肺、肾经 | 清肺化痰，软坚散结，利尿通淋 | 1.痰热咳喘<br>2.瘰疬，瘿瘤<br>3.血淋、石淋 | 10~15g，煎服，打碎先煎 |
| 瓦楞子 | 为蚶科动物毛蚶、泥蚶或魁蚶的贝壳 | 咸，平。归肺、胃、肝经 | 消痰化瘀，软坚散结，制酸止痛 | 1.顽痰胶结<br>2.瘿瘤，瘰疬，癥瘕痞块<br>3.胃痛泛酸 | 10~15g，煎服，打碎先煎 |
| 礞石 | 为绿泥石片岩或云母岩的石块或碎粒 | 甘、咸，平。归肺、心、肝经 | 坠痰下气，平肝镇惊 | 1.顽痰胶结<br>2.癫狂，惊痫 | 6~10g，煎服，先煎 |

# 第三节　止咳平喘药

目标任务：

1.认识止咳平喘药常用药物的外观形态。

2.掌握止咳平喘药重点药物苦杏仁、紫苏子、百部、紫菀、款冬花、枇杷叶、桑白皮、葶苈子、白果、罗汉果等的功用特征、用量用法、使用注意事项，认识该类药物的毒副作用。

3.熟悉其他止咳平喘药的功效与主治。

4.总结本类药物药性功用的特征规律。

**案例分析**

> 患者，女，31岁。胸脘痞闷，咳痰色黄，舌苔黄腻，脉滑数。
> 该患者为何证？应如何治疗？

止咳平喘药主归肺经，其味或辛或苦或甘，其性或温或寒，止咳平喘之机理有宣肺、清肺、润肺、降肺、敛肺及化痰之别。主要用于各种原因所致的咳嗽和喘息。临床应用时，不能单纯地见咳治咳、见喘治喘，应审证求因，随证选用不同的止咳、平喘药，并配伍相应药物。个别麻醉镇咳定喘药，因易成瘾，易恋邪，用之宜慎。

## 苦杏仁 Kuxingren
### 《神农本草经》

本品为蔷薇科植物山杏 *Prunus armeniaca* L. var. *ansu* Maxim.、西伯利亚杏 *Prunus sibirica* L.、东北杏 *Prunus mandshurica*（Maxim.）Koehne 或杏 *Prunus armeniaca* L. 的干燥成熟种子。主产于我国东北、华北、西北及长江流域。夏季采收成熟果实，除去果肉和核壳，取出种子，晒干。生用或炒用。

【性味归经】苦，微温；有小毒。归肺、大肠经。

【功效】止咳平喘，润肠通便。

【药性分析】苦杏仁味苦降泄，入肺经，功专降泄肺气，兼能宣肺，以降为主，降中兼宣，为治咳喘之要药，凡咳喘无论新久、偏寒偏热，皆可配伍用之；又质润多脂，味苦而下气，入大肠经，能润肠通便。

【应用】

**1. 咳嗽气喘**　本品能止咳平喘，可随证配伍治多种咳喘病证。治风寒咳喘，常配麻黄、甘草，如三拗汤；治风热咳嗽，可配桑叶、菊花，如桑菊饮；治燥热咳嗽，配伍桑叶、贝母、沙参，如桑杏汤；治肺热咳喘，配伍石膏、麻黄等，如麻杏石甘汤。

**2. 肠燥便秘**　本品能润肠通便。治肠燥便秘，常配柏子仁、郁李仁等同用，如五仁丸。

【用量用法】5~10g，煎服，宜打碎入煎。

【注意事项】本品有小毒，用量不宜过大。阴虚咳喘及大便溏泻者忌用，婴儿慎用。

### 知识拓展

**苦杏仁的现代研究与应用**

　　苦杏仁主含苦杏仁苷、脂肪油、蛋白质、氨基酸、苦杏仁酶、苦杏仁苷酶、绿原酸、肌醇、苯甲醛等成分。其具有镇咳、平喘、祛痰、抗肿瘤、抗炎、抗病毒等作用，现代用于治疗咳嗽、支气管哮喘、慢性咽炎、癌症、上消化道溃疡等。

知识链接

### 甜杏仁

甜杏仁为蔷薇科植物杏及其栽培变种的干燥成熟味甜的种子。性味甘，平，功效润肺止咳，主要用于虚劳咳嗽或津伤便秘。5～10g，煎服。

## 紫苏子 Zisuzi
### 《名医别录》

本品为唇形科植物紫苏 *Perilla frutescens*（L.）Britt. 的干燥成熟果实。主产于湖北、江苏、安徽、河南等地。秋季果实成熟时采收，除去杂质，晒干。生用或炒用。

【性味归经】辛，温。归肺、大肠经。

【功效】降气化痰，止咳平喘，润肠通便。

【药性分析】紫苏子辛温入肺经，性降质润，长于降肺气、化痰涎，为除喘定嗽之良剂；其富含油脂，入大肠经，能润燥滑肠，且善降泄肺气以助大肠传导。

课堂互动

紫苏作药用的有哪些部位？其叶、茎、果实的作用一样吗？

【应用】

**1.咳喘痰多**　本品善止咳平喘，多用于痰壅气逆，咳嗽气喘之证。治痰壅气逆，咳嗽气喘，痰多胸痞，甚则不能平卧，常配白芥子、莱菔子，如三子养亲汤；治上盛下虚之久咳痰喘，则配肉桂、当归、厚朴，如苏子降气汤。

**2.肠燥便秘**　本品能润燥滑肠。治肠燥便秘，常配杏仁、火麻仁、瓜蒌仁等，如紫苏麻仁粥。

【用量用法】3～10g，煎服。

【注意事项】阴虚喘咳及脾虚便溏者慎用。

知识拓展

#### 紫苏子的现代研究与应用

紫苏子主含油酸、亚油酸、棕榈酸、迷迭香酸、氨基酸等成分。其具有镇咳、平喘、祛痰、降血脂、降血压等作用，现代用于治疗咳喘、高血脂、慢性支气管炎等。

## 百部 Baibu
《名医别录》

本品为百部科植物直立百部 *Stemona sessilifolia*（Miq.）Miq.、蔓生百部 *Stemona japonica*（Bl.）Miq. 或对叶百部 *Stemona tuberosa* Lour. 的干燥块根。主产于安徽、江苏、山东等地。春、秋二季采挖，除去须根，洗净，置沸水中略烫或蒸至无白心，取出，晒干。生用或蜜制用。

【性味归经】甘、苦，微温。归肺经。

【功效】润肺止咳，杀虫灭虱。

【药性分析】百部甘润苦降，微温不燥，主入肺经，功专润肺降气而止咳，无论新久、寒热咳嗽，可通用之；且具杀虫灭虱之功。

【应用】

**1. 新久咳嗽，顿咳，肺痨咳嗽** 本品蜜炙使用，功专润肺止咳。治风寒咳嗽，配伍荆芥、桔梗、紫菀等，如止嗽散；治风热咳嗽，常与桑叶、菊花、桔梗等同用；治久咳不已，气阴两虚，配伍黄芪、沙参、麦冬等，如百部汤；治肺痨咳嗽，阴虚燥咳，常与沙参、麦冬、川贝母等同用。

**2. 蛲虫，阴道滴虫，头虱及疥癣** 本品有杀虫灭虱之功，以治蛲虫病为多用，浓煎睡前保留灌肠；治阴道滴虫，可配蛇床子、苦参等煎汤坐浴外洗；治头虱、体虱及疥癣，可制成20％乙醇液，或50％水煎剂外搽。

【用量用法】3～9g，煎服。外用适量。

【注意事项】久咳虚嗽宜蜜炙用。

---

### 知识拓展

**百部的现代研究与应用**

百部主含百部碱、百部定碱、原百部碱、次百部碱、糖、脂类、蛋白质、琥珀酸等成分。其具有镇咳、平喘、抑菌等作用，现代用于治疗支气管炎、百日咳、小儿阵发性痉挛咳嗽等。

---

## 紫菀 Ziwan
《神农本草经》

本品为菊科植物紫菀 *Aster tataricus* L. f. 的干燥根和根茎。主产于东北、河南、安徽等地。春、秋二季采挖，除去泥沙，编成辫状晒干。生用或蜜炙用。

【性味归经】辛、苦，温。归肺经。

【功效】润肺下气，化痰止咳。

【药性分析】紫菀温而不热，苦辛不燥，质地柔润，入肺经，长于润肺脏，开肺郁，消痰浊，对痰多咳喘，无论外感、内伤，病程长短，虚实寒热，皆宜应用，故为化痰止咳之要药。

【应用】

痰多咳喘　本品能润肺下气，化痰止咳。治风寒外感，咳嗽咽痒，常配荆芥、桔梗等，如止嗽散；治久咳不愈，配伍款冬花、百部等；治阴虚劳嗽，痰中带血，则配阿胶、贝母等，如紫菀汤；治肺虚寒咳喘息，常与党参、黄芪、干姜等同用。

【用量用法】5～10g，煎服。

## 款冬花 Kuandonghua
《神农本草经》

本品为菊科植物款冬 *Tussilago farfara* L. 的干燥花蕾。主产于河南、甘肃、陕西等地。12 月或地冻前当花尚未出土时采挖，除去花梗和泥沙，阴干。生用或蜜炙用。

【性味归经】辛、微苦，温。归肺经。

【功效】润肺下气，止咳化痰。

【药性分析】款冬花辛散而润，温而不燥，入肺经，长于润肺下气止咳，略具化痰作用，与紫菀功效相似，而偏于止咳，为止咳要药，治咳喘无论寒热虚实，皆可随证配伍，对肺寒咳嗽尤宜，常与紫菀相须为用。

**课堂互动**

紫菀与款冬花两药功用有何异同？

【应用】

咳嗽气喘　本品能润肺下气，止咳化痰。治肺寒咳喘，常与紫菀、百部、干姜等同用；治肺热咳喘，配伍桑叶、知母等，如款冬花汤；治咳喘日久，痰中带血，配伍百合，如百花膏；治肺虚咳喘，与人参、黄芪等药同用；治肺痈咳吐脓痰，常与桔梗、薏苡仁等同用。

【用量用法】5～10g，煎服。

【注意事项】外感暴咳宜生用，内伤久咳蜜炙用。

## 枇杷叶 Pipaye
《名医别录》

本品为蔷薇科植物枇杷 *Eriobotrya japonica*（Thunb.）Lindl. 的干燥叶。全国大部分地区均有栽培。全年均可采收，晒至七八成干时，扎成小把，再晒干，除去绒毛，切丝，干燥。生用或蜜炙用。

【性味归经】苦，微寒。归肺、胃经。

【功效】清肺止咳，降逆止呕。

【药性分析】枇杷叶味苦降泄，微寒清热；入肺经，长于降泄肺气，清肺化痰以止咳平喘；入胃经，长于清胃热，降胃气而止呕逆。

【应用】

1. 肺热咳喘　本品具有清肺热、降肺气之功。治肺热咳嗽，常与黄芩、桑白皮等配伍，如枇杷清肺饮；治燥热咳喘，宜与桑叶、麦冬、阿胶等同，如清燥救肺汤。

2. 胃热呕逆　本品能清胃热，降胃气而止呕逆。治胃热呕吐、呃逆，常与陈皮、竹茹等同用。

【用量用法】6～10g，煎服。止咳宜炙用，止呕宜生用。

## 桑白皮 Sangbaipi
《神农本草经》

本品为桑科植物桑 *Morus alba* L. 的干燥根皮。全国大部分地区均产。秋末叶落时至次春发芽前采挖根部，刮去黄棕色粗皮，纵向剖开，剥取根皮，晒干。生用或蜜炙用。

【性味归经】甘，寒。归肺经。

【功效】泻肺平喘，利水消肿。

【药性分析】桑白皮甘寒清热，入肺经；长于泻肺中之火热，兼泻肺中之水饮而平喘定嗽；又能降泄肺气，通调水道而利水消肿，善治水肿实证。

### 课堂互动

桑叶、桑枝、桑白皮三药分别来源于桑的叶、枝、根皮。三药在功用上有何不同？

【应用】

1. 肺热咳喘　本品能泻肺平喘。治肺热痰多咳喘，常配地骨皮同用，如泻白散；治肺虚有热，咳喘气短，潮热盗汗，配伍人参、五味子等，如补肺汤；治痰饮咳喘，胀满喘急，可与细辛、干姜等同用。

2. 水肿　本品能利水消肿，尤宜用于水肿实证。治全身水肿，面目肌肤浮肿，常与茯苓皮、大腹皮、陈皮等配伍使用，如五皮散。

【用量用法】6～12g，煎服。

### 知识拓展

**桑白皮的现代研究与应用**

桑白皮主含桑根皮素、桑皮色烯素、桑根皮素、伞形花内酯、东莨菪素、多糖、挥发油等成分。其具有镇咳、祛痰、平喘、镇静、抗惊厥、镇痛、降温等作用，现代用于治疗支气管炎、支气管哮喘等。

## 葶苈子 Tinglizi
### 《神农本草经》

本品为十字花科植物播娘蒿 *Descurainia sophia*（L.）Webb. ex Prantl. 或独行菜 *Lepidium apetalum* Willd. 的干燥成熟种子。前者习称"南葶苈子"，后者习称"北葶苈子"。主产于河北、辽宁、江苏等地。夏季果实成熟时采割植株，晒干，搓出种子，除去杂质。生用或炒用。

【性味归经】辛、苦，大寒。归肺、膀胱经。

【功效】泻肺平喘，行水消肿。

【药性分析】葶苈子辛散苦降，大寒清热，入肺经；专泻肺中水饮及痰火而平定喘咳；又能泻肺气之壅闭而通调水道，利水消肿，用于肺气闭塞、水气不化之胸腹水肿。

> **课堂互动**
>
> 葶苈子与桑白皮均可泻肺平喘，利水消肿。试述二药之本质区别？

【应用】

**1. 痰涎壅盛，喘息不得平卧**　本品能泻肺平喘，其降泻之力较桑白皮强。治痰涎壅盛，喘息不得卧者，常配大枣以缓其性，如葶苈大枣泻肺汤，或与紫苏子、苦杏仁、桑白皮等同用。

**2. 胸腹积水，小便不利**　本品能利水消肿。治湿热蕴结之腹水肿满，配伍防己、椒目、大黄等，如己椒苈黄丸；治痰热结胸，胸胁积水，可配杏仁、大黄、芒硝，如大陷胸丸。

【用量用法】3 ~ 10g，煎服，包煎。

## 白果 Baiguo
### 《日用本草》

本品为银杏科植物银杏 *Ginkgo biloba* L. 的干燥成熟种子。全国各地均有栽培。主产于广西、四川、河南等地。秋季种子成熟时采收，除去肉质外种皮，洗净，稍蒸或略煮后，烘干。生用或炒用。

【性味归经】甘、苦、涩，平；有毒。归肺、肾经。

【功效】敛肺定喘，止带缩尿。

【药性分析】白果味涩收敛，味苦燥湿，入肺经，能敛肺定喘，兼有化痰之功，药性平和，无论虚实之哮喘痰咳，皆可配伍应用，为治疗哮喘痰嗽之常用药物；入肾经，又能除湿泻浊，收涩止带，缩尿止遗。

课堂互动

银杏叶与白果两药功用有何异同？

【应用】

1. 哮喘痰多　本品能敛肺定喘。治风寒痰喘，常与麻黄、甘草等同用；治风寒日久，内有蕴热喘咳，则配麻黄、黄芩等同用，如定喘汤；治肺热燥咳无痰，常与麦冬、天冬等同用；治肺肾两虚之虚喘，常与五味子、胡桃仁等同用。

2. 带下白浊，尿频遗尿　本品能止带缩尿。治妇女带下，常配山药、莲子等；治湿热带下，色黄腥臭，可配黄柏、车前子等，如易黄汤；治小便白浊，可与萆薢、益智仁等同用；治遗精、尿频、遗尿，常与熟地黄、山茱萸、覆盆子等同用。

【用量用法】5～10g，煎服，捣碎。

【注意事项】本品生食有毒，不可多用，小儿尤当注意。

## 罗汉果 Luohanguo
《岭南采药录》

本品为葫芦科植物罗汉果 *Siraitia grosvenorii*（Swingle）C. Jeffreyex A. M. Lu et Z. Y. Zhang. 的干燥果实。主产于广西、广东等地。秋季果实由嫩绿色变深绿色时采收，低温干燥。生用。

【性味归经】甘，凉。归肺、大肠经。

【功效】清热润肺，利咽开音，滑肠通便。

【药性分析】罗汉果味甘性凉，入肺经，善清肺热，润肺燥，利咽止痛，化痰止咳，常用治咳嗽，气喘；因其甘润入肠，故可润肠通便。

【应用】

1. 咳喘，咽痛　本品能清肺热，消化痰饮，利咽止痛。治肺热燥咳，可单味，或与桑白皮、天冬、百部等同用；治咽痛失音，可单用泡茶饮。

2. 便秘　本品能润肠通便，治肠燥便秘，可配蜂蜜泡服。

【用量用法】9～15g，煎服，或开水泡服。

其他止咳平喘药见表20-3。

表20-3　其他止咳平喘药

| 药名 | 来源 | 药性 | 功效 | 主治 | 用量用法 |
|---|---|---|---|---|---|
| 矮地茶 | 本品为紫金牛科植物紫金牛的干燥全草 | 辛、微苦，平。归肺、肝经 | 化痰止咳，清利湿热，活血化瘀 | 1. 新久咳嗽<br>2. 喘满痰多<br>3. 湿热黄疸<br>4. 经闭瘀阻<br>5. 风湿痹痛<br>6. 跌打损伤 | 15～30g，煎服 |

续表

| 药名 | 来源 | 药性 | 功效 | 主治 | 用量用法 |
|------|------|------|------|------|---------|
| 洋金花 | 本品为茄科植物白曼陀罗的干燥花 | 辛，温；有毒。归肺、肝经 | 平喘止咳，解痉定痛 | 1. 哮喘咳嗽<br>2. 脘腹冷痛<br>3. 风湿痹痛<br>4. 小儿慢惊<br>5. 外科麻醉 | 0.3～0.6g，宜入丸、散剂；亦可作卷烟分次燃吸 |
| 华山参 | 本品为茄科植物漏斗泡囊草的干燥根 | 甘、微苦，温；有毒。归肺、心经 | 温肺祛痰，平喘止咳，安神镇惊 | 1. 寒痰喘咳<br>2. 惊悸失眠 | 0.1～0.2g，煎服 |

# 小 结

1. 化痰止咳平喘药主治各种咳喘痰证。根据其药性不同分为温化寒痰药、清化热痰药和止咳平喘药。温化寒痰药主要用于寒痰、湿痰证，常用药物有半夏、天南星、禹白附、芥子、旋覆花等。清化热痰药主要用于热痰证，常用药物有川贝母、浙贝母、瓜蒌、竹茹、竹沥、前胡、桔梗、海藻等。止咳平喘药主要用于咳喘证，常用药物有苦杏仁、紫苏子、百部、紫菀、款冬花、枇杷叶、桑白皮、葶苈子、白果、罗汉果等。

2. 温化寒痰药有温肺祛寒，燥湿化痰之功。半夏为治湿痰寒痰之要药。天南星善祛经络治风痰。白附子为治风痰之要药。芥子善治"皮里膜外之痰"。旋覆花是治肺胃气逆之要药。

3. 清化热痰药有清化热痰之效。川贝母清热痰偏润。浙贝母清热痰兼散结。瓜蒌是治痰热及胸痹之要药。竹茹善治热性呕逆。竹沥为治惊利痰圣药。前胡善降气化痰，疏风清热。桔梗为诸药舟楫，宣肺祛痰，利咽排脓。海藻善软坚散结，利水消肿。

4. 止咳平喘药主要用于各种原因所致的咳嗽和喘息。杏仁为治疗咳喘之要药。紫苏子降肺平喘，润肠通便。百部为治新久咳嗽之要药。紫菀长于化痰。款冬花长于止咳。枇杷叶清肺止咳。桑白皮、葶苈子泻肺平喘。白果敛肺定喘。罗汉果善清肺止咳，利咽开音。

# 目标测试

**A1 型题**（以下每一道题有 A、B、C、D、E 五个备选答案，从中选择一个最佳答案）
1. 功能燥湿化痰，祛风止痉，善治头面部风痰的药是（　　）
　　A. 半夏　　　　　　　　B. 天南星　　　　　　　　C. 白芥子

D. 禹白附          E. 旋覆花

2. 功能清化热痰，除烦止呕的药是（      ）

     A. 竹沥          B. 竹茹          C. 芦根

     D. 竹叶          E. 天竺黄

3. 白前、前胡的共同点是（      ）

     A. 宣散风热          B. 止咳平喘          C. 降气祛痰

     D. 宽胸理气          E. 润肠通便

4. 既降肺气，又降胃气的药物是（      ）

     A. 旋覆花          B. 桔梗          C. 白前

     D. 前胡          E. 皂荚

5. 哪项不是百部的主治病证（      ）

     A. 百日咳          B. 痰热咳嗽          C. 新久咳嗽

     D. 肺痨咳嗽          E. 头虱疥癣

6. 治疗咳嗽，紫菀多与何药相须为用（      ）

     A. 百部          B. 杏仁          C. 桑白皮

     D. 款冬花          E. 白果

7. 桑白皮多用治（      ）

     A. 肺热咳喘          B. 肺寒咳喘          C. 寒饮咳喘

     D. 痰热咳喘          E. 哮喘咳嗽

8. 既可敛肺平喘，又能收涩止带，治疗白浊带下的药是（      ）

     A. 百部          B. 白果          C. 白芷

     D. 白前          E. 紫苏子

9. 治疗痰浊痹阻之胸痹，首选（      ）

     A. 芥子          B. 天南星          C. 浙贝母

     D. 瓜蒌          E. 桔梗

10. 善祛"皮里膜外之痰"的药物是（      ）

     A. 半夏          B. 白附子          C. 皂荚

     D. 芥子          E. 瓜蒌

**A2 型题**（以下每个案例有 A、B、C、D、E 五个备选答案，从中选择一个最佳答案）

1. 患者，男，45 岁。胸膈满闷，喘咳短气，痰涎壅盛，肢体浮肿，舌苔白腻，脉弦滑。宜首选（      ）

     A. 瓜蒌          B. 胆南星          C. 半夏

     D. 关白附          E. 桔梗

2. 患者，女，39 岁。寒热互结，心下痞，但满而不痛，或呕吐，肠鸣下利，舌苔腻而微黄。宜首选（      ）

     A. 竹茹          B. 半夏          C. 贝母

     D. 茯苓          E. 旋覆花

3. 患者，男，38岁。咳嗽反复发作，咳声重浊，痰多，痰出咳平，痰黏腻色白，每天早晨或食后加重，胸闷呕恶食少，体倦，大便时溏，舌苔白腻，脉濡滑。宜首选（  ）

A. 瓜蒌　　　　　　　B. 桑白皮　　　　　　C. 苍术

D. 半夏　　　　　　　E. 关白附

4. 患者，男，40岁。反复咳嗽痰多，声音重浊，痰黏腻，白色，每进甘甜油腻食品咳嗽加重，胸闷，呕恶，食少体倦，大便时溏，舌苔白腻，脉濡滑。宜选（  ）

A. 半夏　　　　　　　B. 禹白附　　　　　　C. 桑白皮

D. 葶苈子　　　　　　E. 胆南星

5. 患者，女，16岁。暴发呕吐下利，初起所下带有稀粪，继则下利清稀，不甚臭秽，胸膈痞闷，四肢清冷，舌苔白腻，脉濡弱。宜选（  ）

A. 半夏　　　　　　　B. 竹茹　　　　　　　C. 防风

D. 前胡　　　　　　　E. 荆芥

6. 患者，男，26岁。咽中如有物阻，吞咽不下，略吐不出，胸膈满闷，或咳或呕，舌苔白腻，脉弦滑。宜首选（  ）

A. 半夏配桃仁　　　　B. 半夏配柏子仁　　　C. 半夏配厚朴

D. 半夏配麻黄　　　　E. 半夏配香薷

7. 患者，女，29岁。胸脘痞闷，按之则痛，咳痰黄稠，舌苔黄腻，脉滑数。宜选（  ）

A. 竹茹　　　　　　　B. 全瓜蒌　　　　　　C. 浙贝母

D. 白前　　　　　　　E. 桔梗

8. 患者，男，27岁。胸膈痞闷，痰稠色黄，略之不爽，甚则气急呕恶，舌质红，苔黄腻，脉滑数。宜首选（  ）

A. 前胡　　　　　　　B. 浙贝母　　　　　　C. 海蛤壳

D. 瓜蒌仁　　　　　　E. 白前

9. 患者，男，23岁。胸中闷痛，甚至胸痛彻背，喘息咳唾，短气，舌苔白腻，脉沉弦。宜首选（  ）

A. 全瓜蒌　　　　　　B. 前胡　　　　　　　C. 旋覆花

D. 海蛤壳　　　　　　E. 浙贝母

10. 患者，男，28岁。胸膈痞闷，痰多色白，易略，恶心呕吐，肢体倦怠，或头眩心悸，舌苔白润，脉滑。宜选（  ）

A. 桔梗　　　　　　　B. 半夏　　　　　　　C. 竹茹

D. 白前　　　　　　　E. 前胡

**B1 型题**（以下提供若干组考题，每组考题共用在考题前列出的 A、B、C、D、E 五个备选答案，从中选择一个与问题关系最密切的答案）

A. 半夏　　　　　　　B. 旋覆花　　　　　　C. 白前

D. 前胡　　　　　　　E. 杏仁

1. 既降肺气，又降胃气的药物是（　　　）
2. 既降肺气，又散风热宣肺的药物是（　　　）
    A. 清热化痰，定惊利窍　　　B. 清热化痰，除烦止呕　　　C. 清热化痰，宽胸散结
    D. 清热化痰，清心定惊　　　E. 清热化痰，开郁散结
3. 竹茹的功效（　　　）
4. 天竺黄的功效（　　　）
    A. 通络止痛　　　　　　　　B. 消肿散结　　　　　　　　C. 燥湿和胃
    D. 清化热痰　　　　　　　　E. 解毒散结
5. 半夏的功用之一是（　　　）
6. 制南星的功用之一是（　　　）
    A. 白附子　　　　　　　　　B. 白芥子　　　　　　　　　C. 琥珀
    D. 远志　　　　　　　　　　E. 皂荚
7. 具有燥湿化痰，祛风止痉，解毒散结功能的药物是（　　　　）
8. 具有祛痰开窍功效的药物是（　　　）
    A. 瓜蒌配半夏　　　　　　　B. 瓜蒌配枳实　　　　　　　C. 瓜蒌配木香
    D. 瓜蒌配青木香　　　　　　E. 瓜蒌配薤白
9. 患者，女，31岁。胸脘痞闷，咳痰色黄，舌苔黄腻，脉滑数。宜首选（　　　）
10. 患者，男，29岁。胸痹胸痛，甚至胸痛彻背，喘息咳唾，短气，舌苔白腻，脉沉弦。宜首选（　　　）

# 第二十一章　补虚药

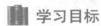 学习目标

知识目标

掌握补虚药的药效及主治；掌握补虚药的分类及常用补虚药的功效及应用、用量用法、注意事项及毒副作用。

能力目标

能正确认识、合理使用补虚药。

凡能补益正气，纠正人体气血阴阳之不足，治疗虚证的药物，称为补虚药，亦称补益药、补养药。

补虚药物味甘能补，具有补益作用，能够扶助正气，补益精微，治疗由于人体正气虚衰、精微物质亏耗而引起的多种虚弱证候。根据各药药性之差异，而有补气、补阳、补血、补阴之不同，分别治疗气虚证、阳虚证、血虚证和阴虚证。此外，部分药物尚兼祛寒、润燥、生津、清热、收涩等功效，分别适用于不同的病证。

根据本类药物的性能特点及临床应用之不同，本章内容相应分为补气药、补阳药、补血药、补阴药四类。

运用补虚药时，首先要对证选药。即根据虚证之不同选用相应的补虚药，一般而言，气虚证主要选用补气药，血虚证主要选用补血药，阳虚证主要选用补阳药，阴虚证主要选用补阴药。其次应相互兼顾。因气血阴阳四者之间相互依存，相互影响，故针对复杂证候，需两类以上的补虚药配合应用。如阳虚多兼气虚，而气虚多致阳虚；阴虚多兼血虚，而血虚也易致阴虚。因此，补气药与补阳药、补血药与补阴药往往相互配伍。气血互生，阴阳互根，对于气血两虚或阴阳两衰者，则应气血兼顾，阴阳双补。再次，扶正祛邪。补虚药还常常配伍祛邪药，用于邪盛正虚或正气虚弱而邪气未尽之证候，以达扶助正气，驱除邪气的目的。

使用补虚药注意事项：一是无虚忌补。补虚药专为虚证而设，对于身体健康，正气不虚者，不宜滥用，以免打破机体本身的阴阳气血之相对平衡，造成阴阳气血之失衡，即"误补益疾"。二是未虚忌补。针对邪实方盛，正气未虚者，以祛邪为要，不宜使用补虚药，以免"闭门留寇"。三是顾护脾胃。部分药物性质壅滞，妨碍脾胃运化，常常

配伍健脾消食药以顾护脾胃,或配伍理气药以行气消滞。四是汤剂久煎。部分药物药性滋腻,做汤剂需要久煎,使药味尽出。虚证一般病程较长,故久服补虚药时,一般宜作丸、散剂或膏剂,以便长期保存和服用。

# 第一节　补气药

目标任务:
1. 认识补气药常用药物外观形态。
2. 掌握人参、党参、黄芪、白术、山药、甘草等的功用特征、用量用法、注意事项,认识该类药物的毒副作用。
3. 熟悉西洋参、太子参、白扁豆、大枣、绞股蓝、红景天的功效与应用。
4. 总结本类药药性功用的特征规律。

 案例分析

　　患者,女,53岁。症见面色萎黄,语声低微,气短乏力,食欲不振,大便溏泻,舌淡苔白,脉虚弱。
　　该患者为何证? 应何治疗?

补气药性味大多甘温或甘平,主归脾、肺、心、肾经。能够补益脏腑之气,提高脏腑功能,具有补气作用,适用于气虚证。

气虚证常见脾气虚和肺气虚。脾气虚症见神疲倦怠、食欲不振、面色萎黄、消瘦、大便溏泻、脘腹虚胀、苔白、脉缓等。肺气虚症见少气懒言、语声低微、咳喘无力、易出虚汗等。此外,少数补气药还具有补心气、补肾气、补元气等作用,分别适用于心气虚、肾气虚、元气虚等证。

使用本类药物时,针对不同的气虚证选用不同的补气药,还要根据兼证之不同而酌情配伍药物。如气虚兼见阳虚者,则应配伍补阳药,以气阳双补;气虚兼见阴虚者,则应配伍补阴药,以补气养阴。

部分补气药味甘壅滞,碍气助湿,对湿盛中满者慎用,可适当配伍理气药,以防气滞湿阻而出现胸闷、腹胀纳呆等。

## 人参 Renshen
《神农本草经》

本品为五加科植物人参 *Panax ginseng* C. A. Mey. 的干燥根和根茎。主产于吉林、辽宁、黑龙江,以吉林抚松县产者为地道药材,称吉林参。野生者名"山参",栽培者称"园参"。播种在山林野生环境下生长的又称"林下参",习称"籽参"。一般应栽培6~7年后收获。秋季采挖,洗净晒干或烘干。鲜参干燥后称"生晒参",蒸制后称"红参"，细根称"参须"，山参晒干后称"生晒山参"。切片，干燥。生用或研粉用。

【性味归经】甘、微苦，微温。归脾、肺、心、肾经。

【功效】大补元气，复脉固脱，补脾益肺，生津止渴，安神益智。

【药性分析】人参甘温补益，能大补元气，复脉固脱，为拯危救脱之要药。其善补脏腑之气，鼓舞气血生长，入脾肺经，为补益脾肺之要药；入心经，能安神益智，治疗心悸失眠；入肾经，能补肾气，助肾阳，治疗肺肾虚喘证。

## 课堂互动

有人宣传人参是一种有益无害的补药，可以"蛮补"或"滥补"。请讨论此种做法是否正确？

【应用】

**1. 气虚欲脱证** 本品能大补元气，复脉固脱，善治气虚欲脱证。若因大汗、大吐、大泻、大失血或大病、久病之元气虚极欲脱，气短神疲，脉微欲绝之危候，急用本品大剂量浓煎服，即独参汤；治亡阳虚脱，配伍附子以益气回阳，如参附汤；治气虚欲脱兼见汗多、口渴之气阴两伤者，配伍麦冬、五味子以益气敛阴，如生脉散。

**2. 脾肺气虚证** 本品能补气健脾，益气补肺。治脾虚倦怠乏力、食少便溏，配伍白术、茯苓、甘草，如四君子汤；治脾虚中气下陷，内脏下垂，配伍黄芪、柴胡、升麻等，如补中益气汤；治脾虚运化无力，致气血两虚者，配伍白术、当归等，如归脾汤、八珍汤；治肺气虚弱，气喘乏力，配伍五味子、黄芪等。

**3. 肺肾两虚之咳喘证** 本品能补肺益肾。治肺肾两虚之咳喘，配伍蛤蚧、杏仁等，如人参蛤蚧散；治肾虚精亏，阳痿宫冷，多与鹿茸、肉苁蓉等同用。

**4. 气虚津伤之口渴及消渴证** 本品补气中又兼生津之功。治热伤气津之身热汗多、口渴、脉虚大无力者，配伍石膏、知母等，如白虎加人参汤；治内热消渴，配伍黄芪、天花粉、山药等，如玉液汤。

**5. 心气不足，惊悸失眠** 本品能补益心气，安神益智。治气血亏虚，心神失养之失眠健忘、心悸怔忡等，常与当归、酸枣仁等同用，如归脾汤；亦与生地黄、丹参等同用，如天王补心丹。

**6. 正虚邪实** 本品能扶正祛邪，常与解表药、攻下药等配伍，用于正虚外感或里实热结而正气亏虚之证，可辅助正气，驱邪外出，如败毒散、黄龙汤等。

【用量用法】3~9g，煎服；研末吞服，每次2g，1日2次；挽救虚脱可用15~30g，文火另煎兑服。

【注意事项】反藜芦，畏五灵脂，不宜与莱菔子同用。

**人参的现代研究与应用**

人参主含人参皂苷、挥发油、氨基酸、有机酸、糖类等成分。其具有抗休克、促进糖代谢、增强免疫、抗疲劳、抗衰老、抗心肌缺血、抗心律失常、抗脑缺血、降血脂、降血糖、抗过敏、抗利尿、抗癌等作用，现代用于治疗休克、糖尿病、阳痿、贫血、肺心病、白细胞减少症、慢性肝炎、病毒性心肌炎、肿瘤等。

## 西洋参 Xiyangshen
### 《增订本草备要》

本品为五加科植物西洋参 *Panax quinquefolium* L. 的干燥根。原产于美国、加拿大，我国均系栽培，主产于东北、西北、华北等地。秋季采挖 3～6 年的根，洗净，晒干或低温干燥。切片，生用。

【性味归经】甘、微苦，凉。归心、肺、脾、肾经。

【功效】补气养阴，清热生津。

【药性分析】西洋参味甘能补，入心、肺、脾、肾经，既能补气，又能养阴，可治气阴两伤证；因其苦泄凉润，偏于清热养阴生津，故善治气阴两伤而热较盛者，其补气作用弱于人参。

【应用】

**1.气阴两伤证** 本品能补气养阴，治疗肺、脾、肾之气阴两伤证。治肺之气阴两虚的短气喘促、咳嗽痰少、痰中带血等，配伍麦冬、川贝母等；治心之气阴两虚的心悸心痛、失眠多梦，配伍甘草、麦冬等；治脾之气阴两虚的纳呆食滞、口渴多饮，配伍太子参、山药、神曲、麦芽等；治肾虚之腰膝酸软、遗精滑精，配伍山茱萸、沙苑子等。

**2.热伤气阴，口燥咽干，内热消渴** 本品能清热养阴，生津止渴。治热伤气阴之口渴、心烦、脉细数无力等，可单用煎服，或与麦冬、竹叶等同用，如清暑益气汤；治消渴病气阴两伤，常与黄芪、山药等同用。

【用量用法】3～6g，另煎兑服；入丸散剂，每次 0.5～1g。

【注意事项】不宜与藜芦同用。

**西洋参的现代研究与应用**

西洋参主含西洋参皂苷、黄酮类、氨基酸、核酸、肽类、甾醇类、多糖等成分。其具有抗休克、抗惊厥、镇静、抗心律失常、强心、利尿、护肝、增强免疫力、抗缺氧、降血脂、降血糖、抗肿瘤等作用，现代用于治疗病毒性心肌炎、慢性胃炎、小儿尿频、咽炎、白细胞减少症、高脂血症、高血糖等。

## 鉴别用药：西洋参与人参

西洋参与人参均可补气生津，同治气虚津伤证。然人参补气救脱作用较强，能大补元气，复脉固脱，单用奏效；而西洋参补气之力不及人参，但能清热养阴，宜于气阴两伤兼热者。人参又能安神益智，用于心神不安，失眠心悸者。

## 党参 Dangshen
### 《增订本草备要》

本品为桔梗科植物党参 Codonopsis pilosula（Franch.）Nannf.、素花党参 Codonopsis Pilosula Nannf. Var. modesta（Nannf.）L. T. Shen 或川党参 Codonopsistangshen Oliv. 的干燥根。主产于甘肃、四川、湖北、陕西等地。秋季采挖，洗净，晒干。切厚片，生用或米炒用。

【性味归经】甘，平。归脾、肺经。

【功效】健脾益肺，养血生津。

【药性分析】党参味甘性平，作用缓和，入脾肺经，善补脾肺之气，然补气之力不及人参，可作为人参的替代品，治疗一般的脾肺气虚轻证；又兼补血生津之功，善治气血两虚及气津两伤证。

【应用】

**1. 脾肺气虚证**　本品能健脾益肺。治脾虚气弱之倦怠乏力、食少便溏等，常与白术、茯苓等同用；治肺气亏虚之咳嗽短促、气短懒言等，常与黄芪、五味子等同用。

**2. 气血两虚证**　本品能补气养血。治体倦乏力、面色萎黄、头晕心悸之气血两虚证，常配伍黄芪、白术、当归、熟地等益气补血之品。

**3. 气津两伤证**　本品又能养血生津。治热伤气津之体倦气短、口渴多饮等，常与麦冬、五味子等同用。

此外，本品可治气虚外感、虚人便秘等虚实夹杂之证侯，常与解表药、攻下药等同用，以扶助正气，驱除邪气。

【用量用法】9～30g，煎服。

【注意事项】不宜与藜芦同用。

### 党参的现代研究与应用

党参主含党参多糖、党参苷、党参内酯、甾醇、生物碱、黄酮类、酚酸类、氨基酸等成分。其具有调节中枢神经、增强免疫、改善微循环、抗血栓、抗溃疡、抑菌、抗癌、抗炎、抗辐射、镇痛等作用，现代用于治疗冠心病、高脂血症、白细胞减少症、贫血、糖尿病、消化性溃疡、慢性乙肝、慢性萎缩性胃炎、胎漏、功能性子宫出血等。

> **知识链接**
>
> 　　党参与人参均具补益脾肺，养血生津之功，同治脾肺气虚及血虚津伤证。然人参补气之力最强，能峻补元气，复脉固脱，为拯救危脱之第一要药，善治气虚重证及虚脱危候，又能安神益智，治疗心神不安、惊悸失眠；而党参药力薄弱，作用缓和，针对脾肺气虚轻证及慢性疾病多用，可作为人生的替代品用。一般气虚的重证、急证宜用人参，气虚之轻证、缓证可用党参。

# 太子参 Taizishen
### 《中国药用植物志》

　　本品为石竹科植物孩儿参 *Peseudostellaria heterophylla*（Miq.）*Pax ex pax et* Hoffm. 的干燥块根。主产于江苏、山东、安徽等地。夏季茎叶枯萎时采挖，沸水略烫后晒干或直接晒干。生用。

　　【性味归经】甘、微苦，平。归脾、肺经。

　　【功效】益气健脾，生津润肺。

　　【药性分析】太子参味甘性平；入脾经，补脾气，养胃阴，用治脾虚胃弱证；入肺经，补肺气，养肺阴，用治脾肺气阴两虚证。本品因作用平和，作为清补之品，常作病后调补之用。

　　【应用】

　　**1. 脾胃虚弱，食少倦怠**　本品既能补脾气，又能养胃阴。治脾气虚弱，胃阴不足之食少体倦、口干舌燥，常与山药、石斛等同用。

　　**2. 肺燥干咳**　本品既能补肺气，又能润肺燥。治肺之气阴不足，干咳少痰，常与沙参、麦冬等同用。

　　**3. 病后虚弱气阴不足，心悸失眠，自汗口渴**　本品能养阴生津。治热病之后，气阴两虚之心悸失眠、虚热多汗、口渴咽干，配伍酸枣仁、五味子、麦冬等。

　　【用量用法】9～30g，煎服。

> **知识拓展**
>
> ### 太子参的现代研究与应用
>
> 　　太子参主含皂苷、黄酮、香豆素、甾醇、氨基酸、多糖、三萜等成分。其具有抗缺氧、抗应激、降血糖、降血脂、抗炎、抗菌、抗病毒、止咳、祛痰等作用，现代用于治疗小儿腹泻、肺心病、慢性支气管炎、支气管哮喘等。

**知识链接**

### 鉴别用药：太子参与西洋参

太子参与西洋参均具益气养阴，生津止渴之功，同为清补佳品。然太子参补气养阴，清热生津之力不及西洋参。故气阴不足，热不甚者可用太子参；气阴两伤及火盛者，宜用西洋参。

## 黄芪 Huangqi
### 《神农本草经》

本品为豆科植物蒙古黄芪 *Astragalus memeranaceus*（Fisch.）Bge. var. *mongholicus*（Bge.）Hsiao 或膜荚黄芪 *Astragalusmembranaceus*（Fisch.）Bge. 的干燥根。主产于内蒙古、山西、甘肃、黑龙江等地。山西绵山出产者，习称"西黄芪"或"绵芪"，为地道药材。春秋二季采挖，除去须根及根头，洗净，晒干。切片，生用或蜜炙用。

【性味归经】甘，微温。归脾、肺经。

【功效】补气升阳，益卫固表，托毒生肌，利水消肿。

【药性分析】黄芪甘温补益；入脾经，长于补中益气，升阳举陷，为补气升阳之要药，善治中气下陷，内脏下垂病证；入肺经，补肺气，益卫固表，托毒生肌，为治疗脾肺气虚证之要药；又能补脾气以化气利水，为治气虚水肿之要药。

【应用】

**1. 脾胃气虚证** 本品能补中益气，升阳举陷。治脾胃气虚之乏力倦怠、食少便溏等，配伍白术、茯苓等；治中气下陷，内脏下垂之胃下垂、肾下垂、子宫脱垂、久泻脱肛、眼睑下垂等，配伍人参、升麻、柴胡等，如补中益气汤。

**2. 肺气虚证** 本品能补肺气，益卫气。治肺气虚弱，咳喘气短，声低懒言，配伍紫菀、五味子等；治表虚自汗，配伍牡蛎、麻黄根等，如牡蛎散；治虚人感冒，配伍白术、防风，如玉屏风散。

**3. 疮痈脓成不溃或溃久难敛** 本品能补气生肌，托毒排脓。治疮疡脓成不溃，常用生黄芪配伍川芎、穿山甲等，如透脓散；治气血不足，疮疡内陷，溃久难敛，配伍人参、当归、肉桂等，如十全大补汤。

**4. 气虚水肿，小便不利** 本品补气利水消肿。治气虚水湿内停之水肿、小便不利，配伍防己、白术等，如防己黄芪汤。

**5. 血虚证，中风偏瘫，便血，崩漏，消渴证** 本品又能生血，行血，摄血，生津。治血虚证，配伍当归，如当归补血汤；治气虚血滞之中风偏瘫，配伍当归、川芎等，如补阳还五汤；治气虚不摄之便血、崩漏，配伍人参、当归等，如归脾汤；治气虚津亏之消渴证，配伍天花粉、葛根等，如玉液汤。

【用量用法】9~30g，煎服。生黄芪长于益卫固表，托毒生肌，利水消肿；炙黄芪长于益气补中。

知识拓展

### 黄芪的现代研究与应用

黄芪主含苷类、黄酮、多糖、氨基酸、核黄素等成分。其具有增强免疫、调节血压、强心、利尿、降血脂、降血糖、抗心律失常、抗血栓、抗炎、抗病毒、抗肿瘤等作用，现代用于治疗鼻炎、冠心病、心肌炎、脑血管病、慢性肾炎、慢性肝炎、胃溃疡、胃炎等。

## 白术 Baizhu
### 《神农本草经》

本品为菊科植物白术 *Atractylodes macrocephala* Koidz. 的干燥根茎。主产于浙江、湖北、安徽等地。习惯认为浙江於潜产者质量最佳，习称"於术"，为地道药材。冬季下部叶枯黄、上部叶变脆时采收，洗净，烘干或晒干，除去须根。切厚片，生用、土炒或麸炒用。

【性味归经】甘、苦，温。归脾、胃经。

【功效】健脾益气，燥湿利水，固表止汗，安胎。

【药性分析】白术甘温补虚，入脾胃经，为补气健脾第一要药；苦温能燥湿利水，用于脾虚水湿内停证，为治痰饮、水肿之良药；兼可补脾固表，安胎，治疗气虚自汗及脾虚胎动不安。

课堂互动

白术与苍术两药功用有何异同？

【应用】

**1. 脾胃气虚证**　本品能健脾燥湿。治脾胃气虚之食少、体倦、腹胀、吐泻，配伍人参、茯苓、甘草，如四君子汤；治脾胃虚寒之脘腹冷痛、吐泻，配伍人参、干姜等，如理中丸；治脾虚湿盛之食少、便溏，配伍人参、茯苓、薏苡仁等，如参苓白术散。

**2. 脾虚湿停之水肿，痰饮**　本品能燥湿利水。治脾虚水肿，小便不利，常与茯苓、猪苓等同用，如五苓散；治阳虚水肿，常与附子、生姜等同用，如真武汤；治脾虚失运之痰饮，常与桂枝、茯苓、甘草同用，如苓桂术甘汤；治脾虚湿浊下注，带下清稀，常与山药、苍术、车前子等同用，如完带汤。

**3. 气虚自汗**　本品能益气固表止汗。治气虚自汗证，常与黄芪、防风同用，如玉屏风散。

**4. 脾虚胎动不安**　本品能健脾益气安胎。治脾虚胎动不安，常与砂仁、苏梗等同用；治胎热胎动不安，常与黄芩同用；治肾虚胎动不安，配伍菟丝子、川续断等，如泰山磐石散。

【用量用法】6～12g，煎服。生白术长于燥湿利水，土炒白术长于健脾止泻，蜜炙白术长于健脾消胀。

【注意事项】本品苦温而燥，故阴虚内热或津液不足者慎用。

### 知识拓展

#### 白术的现代研究与应用

白术主含苍术酮、苍术醇、白术内脂、白术多糖、氨基酸等成分。其具有调节胃肠、促进免疫、抗溃疡、保肝、抗肿瘤、利尿、降血糖、降血压等作用，现代用于治疗急慢性肠炎、结肠炎、白细胞减少症、糖尿病、肝硬化腹水、急性肾炎、尿路感染、高血压等。

## 山药 Shanyao
### 《神农本草经》

本品为薯蓣科植物薯蓣 *Dioscorea opposita* Thunb. 的干燥根茎。主产于河南、河北、江苏、广西等地，河南古怀庆府所产者质量最好，习称"怀山药"，为地道药材。冬季茎叶枯萎后采挖，切去根头，洗净，除去须根及外皮，干燥；或经浸软闷透，搓压为圆柱状，晒干，打光，习称"光山药"，润透，切厚片。生用或麸炒用。

【性味归经】甘，平。归脾、肺、肾经。

【功效】补脾养胃，生津益肺，补肾涩精。

【药性分析】山药性味甘平，入脾、肺、肾经，既补气又养阴，补而不滞，滋而不腻，为肺、脾、肾三脏气阴双补药，为平补佳品。本品因味道甘甜，富含营养，容易消化，可作食疗。

【应用】

**1. 脾虚证**　本品补脾气，养脾阴。治脾虚食少、便溏，常与人参、白术、茯苓等同用，如参苓白术散；治脾虚带下，常与白术、人参、车前子等同用，如完带汤。

**2. 肺虚喘咳**　本品补肺气，养肺阴。治肺虚喘咳，常与太子参、南沙参等同用；治肺肾两虚之喘咳，常与熟地黄、山茱萸、五味子等同用，如七味都气丸。

**3. 肾虚不固之遗精，尿频**　本品补肾气，滋肾阴。治肾虚不固之腰膝酸软、夜尿频多、遗精滑精，常与熟地黄、山茱萸等同用，如六味地黄丸、肾气丸等。

**4. 虚热消渴**　本品能补气养阴。治气阴两虚之消渴病，配伍黄芪、知母等益气生津之品，如玉液汤。

【用量用法】10～30g，煎服。生山药长于养阴生津，炒山药长于补脾健胃。

### 山药的现代研究与应用

山药主含薯蓣皂苷元、皂苷、黏液质、胆碱、多糖、糖蛋白、山药素、多巴胺、氨基酸等成分。其具有调节胃肠、增强免疫、抗氧化、镇痛、抑菌、降血脂、抗肿瘤等作用，现代用于治疗腹泻、溃疡性口腔炎、湿疹、遗尿、支气管炎、慢性支气管炎等。

## 白扁豆 Baibiandou
《名医别录》

本品为豆科植物扁豆 *Dolichos lablab* L. 的干燥成熟种子。全国大部分地区均产。秋季采收，晒干。生用或炒用。

【性味归经】甘，微温。归脾、胃经。

【功效】健脾化湿，和中消暑。

【药性分析】白扁豆甘温气香，药性温和，入脾胃经，甘温补脾而不滋腻，芳香化湿而不燥烈，为健脾化湿之良药；兼可化湿解暑，善治夏月外寒内湿之阴暑证。

【应用】

**1. 脾胃气虚证**　本品能健脾化湿和中，治脾虚湿滞之食少、便溏，配伍人参、白术、茯苓等，如参苓白术散；治脾虚湿浊下注之带下病，配伍白术、薏苡仁、茯苓等。

**2. 暑湿吐泻**　本品能化湿和中解暑，治夏月外感风寒，内伤湿滞所致的恶寒发热、胸闷腹胀、上吐下泻之阴暑证，配伍香薷、厚朴等，如香薷散。

【用量用法】9～15g，煎服。生白扁豆长于解暑化湿，炒白扁豆长于健脾止泻。

### 白扁豆的现代研究与应用

白扁豆主含蛋白质、胡萝卜素、脂肪、泛酸、酪氨酸酶、淀粉酶抑制物、膜蛋白酶抑制物等成分。其具有抑菌、抗病毒、解毒、解酒、增强免疫等作用，现代用于治疗夏季中暑、慢性肠炎、带下病等。

## 甘草 Gancao
《神农本草经》

本品为豆科植物甘草 *Glycyrrhiza uralensis* Fisch.、胀果甘草 *Glycyrrhizainflata* Bat. 或光果甘草 *Glycyrrhizaglabra* L. 的干燥根及根茎。主产于内蒙古、甘肃、黑龙江等地。以内蒙古产者为地道药材。春、秋二季采挖，除去须根，晒干。切厚片，生用或蜜炙用。

【性味归经】甘，平。归心、肺、脾、胃经。

【功效】补脾益气，清热解毒，祛痰止咳，缓急止痛，调和诸药。

【药性分析】甘草味甘能补，药性平和；入脾胃经，善补脾胃之气；入肺经，能祛痰止咳；生甘草长于清热解毒；味甘能缓，可缓急止痛；味甘能和，与寒热补泻各类药物同用，能缓和诸药峻烈之性及毒性作用，有调和百药之功，故有"国老"之称。

### 课堂互动

甘草有"国老"之称，为什么？

【应用】

**1.脾胃气虚证** 本品能补气健脾。治脾虚胃弱，中气不足之倦怠乏力、食少便溏等，配伍人参、白术、茯苓，如四君子汤。

**2.心气不足，心动悸，脉结代** 本品能补益心气，益气复脉。治心气不足之心动悸、脉结代、气短乏力，常重用本品，配伍人参、阿胶、地黄等，如炙甘草汤。

**3.痰多咳嗽** 本品能祛痰止咳。治风寒咳嗽，配伍麻黄、杏仁等；治寒痰咳喘，配伍干姜、细辛等；治湿痰咳嗽，配伍半夏、茯苓等；治肺热咳喘，配伍石膏、杏仁等，如麻杏甘石汤；治肺虚咳喘，配伍黄芪、党参等。

**4.痈肿疮毒，咽喉肿痛，药食中毒** 本品长于清热解毒。治热毒疮疡，配伍金银花、穿山甲等，如仙方活命饮；治咽喉肿痛，配伍板蓝根、桔梗、牛蒡子等；治药物或食物中毒，可单用或与绿豆煎汤服。

**5.脘腹及四肢挛急疼痛** 本品长于缓急止痛，配伍白芍，名芍药甘草汤。临床以芍药甘草汤为基础，随证配伍，用于血虚、血瘀、寒凝等多种原因引起的脘腹、四肢挛急疼痛。

**6.调和药性** 本品有调和百药之功。甘草在四逆汤中缓和附子的毒性；在调胃承气汤中缓和大黄、芒硝之峻下之势；在白虎汤中防石膏、知母寒凉伤胃；在半夏泻心汤中与黄芩、黄连、干姜及半夏同用，可协调寒热，平调升降。

【用量用法】2～10g，煎服。生甘草长于清热解毒，祛痰止咳；炙甘草长于补中缓急，益气复脉。

【注意事项】反海藻、大戟、甘遂、芫花。因甘草味甘壅滞，湿盛中满、水肿者忌用。本品大剂量长期服用，可引起水肿、高血压。

### 知识拓展

**甘草的现代研究与应用**

甘草主含甘草甜素、甘草酸、甘草次酸、甘草黄酮、异甘草黄酮、甘草素、异甘草素等成分。其具有抗心律失常、抗溃疡、抗菌、抗病毒、镇静、保肝、解热、抗过敏、降血脂、抗动脉粥样硬化、镇咳祛痰、抗肿瘤等作用，现代用于治疗咽炎、消化道溃疡、食物中毒、药物中毒、急性乳腺炎、尿崩症、银屑病、痤疮等。

## 大枣 Dazao
《神农本草经》

本品为鼠李科植物枣 *Ziziphus jujube* Mall. 的干燥成熟果实。主产于河南、河北、山东、陕西等地。秋季果实成熟时采收，晒干。生用。

【性味归经】甘，温。归脾、胃、心经。

【功效】补中益气，养血安神。

【药性分析】大枣甘温益气，药力和缓；入脾胃经，补益脾胃，治疗脾胃气虚证；入心经，能养血安神，治疗脏燥、失眠证；还可缓和药性，在诸多方剂中作调和药。

【应用】

1. **脾胃气虚证**　本品能补脾益气。治脾胃气虚之倦怠乏力、食少便溏，配伍人参、白术等，以增强益气健脾之功。

2. **妇人脏躁及血虚失眠**　本品能养血安神。治妇人脏躁之精神恍惚、悲伤欲哭、烦躁失眠，配伍甘草、小麦，如甘麦大枣汤；治血虚面色萎黄、心悸失眠等，配伍熟地黄、当归、酸枣仁等。

此外，本品能缓和某些药物的峻烈之性，并能固护正气，祛邪不伤正，如十枣汤中的大枣能缓和甘遂、大戟、芫花的峻烈之性；桂枝汤中与生姜同用，可扶正祛邪，调和营卫。

【用量用法】6～15g，或3～10枚，煎服。

### 知识拓展

大枣主含有机酸、三萜苷、生物碱、黄酮、糖类、氨基酸等成分。其具有增强肌力、保肝、抗变态反应、镇静、镇咳祛痰、催眠、抗肿瘤等作用，现代用于治疗过敏性紫癜、再生障碍性贫血、白细胞减少症、胃炎、哮喘、更年期综合征等。

## 绞股蓝 Jiaogulan
《救荒本草》

本品为葫芦科植物绞股蓝 *Gynoacemmapentaphllum*（Thunb）Mak 的干燥地上部分。主产于陕西、福建等地。秋季采割，除去杂质，晒干。切段，生用。

【性味归经】甘、苦，寒。归脾、肺经。

【功效】益气健脾，化痰止咳，清热解毒。

【药性分析】绞股蓝味甘补益；入脾经，能健脾益气，善治脾胃气虚证；苦寒入肺，能益肺气，清肺热，用于肺之气阴两伤，燥咳痰黏。

【应用】

**1.脾气虚证** 本品能益气健脾。治脾虚体倦、纳差，常与白术、茯苓等同用；治脾胃气阴两伤之口渴、咽干、心烦，常与太子参、山药、南沙参等益气养阴药同用。

**2.肺虚咳嗽** 本品能养肺阴，清肺热，平喘咳。治气阴两虚之燥热咳嗽、痰少而黏，常与川贝母、百合等同用；治肺虚痰湿内盛，咳嗽痰多，常与半夏、陈皮等同用。

此外，本品有清热解毒作用，可与抗肿瘤药物同用，治疗肿瘤热毒较盛者。

【用量用法】10～20g，煎服，亦可泡服。

### 知识拓展

**绞股蓝的现代研究与应用**

绞股蓝主含皂苷、多糖、黄酮类、氨基酸、磷脂、萜类、生物碱等成分。其具有降血压、降血脂、降血糖、抗肿瘤、抗脑缺血、抗心肌缺血、抗血栓、保肝、镇静、镇痛等作用，现代用于治疗高血压、高血脂、冠心病、糖尿病、咽喉炎、乙肝、脂肪肝等。

## 红景天 Hongjingtian
### 《四部医典》

本品为景天科植物大花红景天 *Rhodiola crenulata*（Hook. f. et Thoms）H. Ohba 的干燥根及根茎。主产于云南、西藏、青海等地。秋季花茎凋枯后采挖，除去粗皮，洗净，晒干。切片，生用。

【性味归经】甘、苦，平。归肺、脾、心经。

【功效】益气活血，通脉平喘。

【药性分析】红景天味甘补益，味苦降泄，入肺、脾经，能益气健脾，平喘止咳，善治脾气虚证及肺虚咳喘；味甘补气，又能益气活血，通脉止痛，善治气虚血瘀之胸痹心痛、中风偏瘫。

【应用】

**1.肺虚咳喘** 本品能养阴润肺，清热平喘。治肺虚咳喘，配伍人参、黄芪、五味子等；治肺阴不足之咳嗽痰黏、咯血，可单用，或与南沙参、贝母等同用。

**2.脾气虚证** 本品能补气健脾，收涩止带。治脾虚体倦，单用奏效；治脾虚带下，常与白术、芡实、薏苡仁等同用。

**3.气虚血瘀证** 本品能益气活血，通脉止痛，用治气虚血瘀诸证。治气虚血瘀之胸痹心痛、心悸气短，常与黄芪、三七等同用；治中风偏瘫，半身不遂者，常与黄芪、川芎、地龙等同用；治跌打损伤，常与三七、乳香、没药等同用。

【用量用法】3 ~ 6g，煎服。

知识拓展

### 红景天的现代研究与应用

红景天主含红景天苷、红景天苷元、黄酮、多糖、脂肪等成分。其具有调节免疫、抗寒冷、抗辐射、抗心律失常、降血糖、降血脂、抗肿瘤等作用，现代用于治疗心脑血管疾病、糖尿病、低血压、高原红细胞增多症等。

其他补气药见表21-1。

**表21-1 其他补气药**

| 药名 | 来源 | 药性 | 功效 | 主治 | 用量用法 |
|---|---|---|---|---|---|
| 刺五加 | 五加科植物刺五加的干燥根和根茎 | 甘、微苦，温。归脾、肺、肾、心经 | 益气健脾，补肾安神 | 1.脾肺气虚<br>2.肺肾虚喘<br>3.肾虚腰膝酸痛<br>4.心脾不足，失眠多梦 | 9 ~ 27g，煎服 |
| 沙棘 | 胡颓子科植物沙棘的干燥成熟果实 | 甘、酸、涩，温。归脾、胃、肺、心经 | 健脾消食，止咳化痰，活血散瘀 | 1.脾虚食少，食积腹痛<br>2.咳嗽痰多<br>3.血瘀经闭，胸痹，跌打瘀肿 | 3 ~ 10g，煎服 |
| 饴糖 | 米、麦、粟等发酵糖化制品 | 甘，温。归脾、胃、肺经 | 补中益气，缓急止痛，润肺止咳 | 1.脾胃虚寒，脘腹疼痛<br>2.肺虚燥咳 | 15 ~ 20g，烊化 |
| 蜂蜜 | 蜜蜂科昆虫蜜蜂所酿的蜜 | 甘，平。归肺、脾、大肠经 | 补中，润燥，缓急止痛，解毒；外用生肌敛疮 | 1.脾虚，脘腹挛痛<br>2.肺燥干咳<br>3.肠燥便秘<br>4.解乌头类药毒<br>5.疮疡不敛，水火烫伤 | 15 ~ 30g，冲服 |

# 第二节　补阳药

目标任务：

1. 认识补阳药常用药物外观形态。

2. 掌握鹿茸、淫羊藿、杜仲、肉苁蓉、补骨脂等的功用特征、用量用法、注意事项，认识该类药物的毒副作用。

3. 熟悉巴戟天、仙茅、续断、锁阳、益智、菟丝子、沙苑子、蛤蚧、冬虫夏草的功效与应用。

4. 总结本类药药性功用的特征规律。

### 案例分析

患者，男，39岁。症见畏寒肢冷，腰膝酸软，性欲淡漠，阳痿早泄，遗尿尿频，舌淡苔白，脉沉细。

该患者为何证？应如何治疗？

本类药物味多甘辛咸，性多温热，主入肾经，主要具有补肾阳作用，适用于肾阳虚证，症见畏寒肢冷、腰膝酸软、遗尿尿频、男子阳痿、遗精、早泄、女子带下清稀、宫寒不孕、舌淡胖有齿痕、苔白滑、脉沉迟等。有的药物兼有补精血、强筋骨作用，用于精血不足、筋骨不健等；部分药物还能祛风除湿或活血消肿，用于风湿痹痛、跌打损伤等；有的药物尚能温脾阳、益心阳，用于脾阳虚证、心阳虚证。

应用本类药物时，首先应根据兼证做相应配伍，若肾阳虚兼表证者，配伍解表药；兼里证者配伍温里药。其次应注意气血阴阳之间相互依存的关系，阳虚兼气虚者，配伍补气药；精血亏虚者，配伍养阴益精药。阴阳互根互用，故治疗阳虚证时，常与补阴药同用，如张景岳云"善补阳者，必于阴中求阳，则阳得阴助，生化无穷"。

补阳药性多温燥，易助火伤阴，故实热证、阴虚火旺者均当慎用。

## 鹿茸 Lurong
《神农本草经》

本品为鹿科动物梅花鹿 *Cervus nippon* Temminck 或马鹿 *Cervus elaphus* Linnaeus 的雄鹿头上未骨化密生茸毛的幼角。前者习称"花鹿茸"，后者习称"马鹿茸"。花鹿茸主产于吉林、辽宁、河北等地；马鹿茸主产于黑龙江、吉林、内蒙古、新疆等地。东北产的和西北产的马鹿茸，分别称作"东马鹿茸"和"西马鹿茸"，二者均为地道药材。夏秋两季锯取鹿茸，经加工后，阴干或烘干。切薄片或研细粉用。

【性味归经】甘、咸，温。归肾、肝经。

【功效】补肾壮阳，益精养血，强筋健骨，调补冲任，托毒生肌。

【药性分析】鹿茸甘咸性温，为血肉有情之品，禀纯阳之性，含生发之气，入肝肾经，能峻补肾阳，为补肾壮阳要药；通过补肾阳，又可益精血，强筋骨，调冲任，托疮疡，用于肾阳不足，精血亏虚，筋骨不健，冲任虚寒，疮疡溃久难敛等。

【应用】

**1. 肾阳虚证** 本品能补肾壮阳。治肾阳虚衰之畏寒肢冷、腰膝冷痛、遗尿、遗精、溲清便溏等，单用研磨冲服，或配伍附子、五味子等，如十补丸；治肾阳虚衰之阳痿、遗精、早泄、带下清稀、宫寒不孕，配伍五味子、杜仲等，如鹿茸大补汤。

**2. 精血不足证** 本品能益精养血。治精血不足之头晕眼花、耳聋耳鸣、虚发早白、不孕不育等，配伍熟地、山茱萸等，如参茸固本丸。

**3. 肾虚腰膝冷痛，筋骨痿软** 本品能补肝肾，强筋骨。治腰膝冷痛、筋骨痿软、老年骨折、小儿发育迟缓等，配伍麝香、五加皮等，如加味地黄丸。

4. 冲任虚寒，崩漏带下　本品能补肾阳，调冲任，固崩止带。治肝肾虚损，冲任虚寒之崩漏、带下，配伍熟地、续断、乌贼骨等，如鹿茸散。

5. 阴疽内陷不起，疮疡久溃不敛　本品能托毒生肌。治阴疽疮肿内陷不起或疮疡久溃不敛等，配伍黄芪、肉桂等，如阳和汤。

【用量用法】1～2g，研末冲服。

【注意事项】服用本品宜从小量开始，逐渐加量，不可突用大量，以免阳升风动，头晕目眩，或伤阴动血。热证忌用。

### 知识拓展

#### 鹿茸的现代研究与应用

鹿茸主含激素样物质、前列腺素、磷脂、脂肪酸、氨基酸、多糖、固醇类等成分。其具有调节代谢、促进发育、增强免疫、促进肠蠕动、升高白细胞、强心、抗诱变、抗炎、保肝等作用，以及性激素样作用。鹿茸现代用于治疗乳腺增生症、遗尿、出血性紫癜、再生障碍性贫血、足跟痛、不孕不育等。

### 知识链接

#### 鉴别用药：鹿角、鹿角胶、鹿角霜

鹿角为鹿科动物梅花鹿或马鹿等雄鹿已骨化的角。味咸，性温。归肝、肾经。功能温肾阳，强筋骨，行血消肿。主治阳痿遗精，腰脊冷痛，阴疽疮疡，乳痈初期，瘀血肿痛。6～15g，煎服。

鹿角胶为鹿角经水煎煮、浓缩制成的固体胶。味甘、咸，性温。归肝、肾经。功能温补肝肾，益精养血。主治肾阳不足，精血亏虚，虚劳羸瘦，吐衄、崩漏偏于虚寒者，以及阴疽肿毒。3～6g。烊化兑服。

鹿角霜为鹿角去胶质的角块。味咸，性温。归肝、肾经。功能温肾助阳，收敛止血。主治滑脱诸证，如遗尿尿频、遗精滑精、带下量多、月经过多、崩漏下血、腹痛泄泻、尿血便血等。9～15g，先煎。

## 淫羊藿 Yinyanghuo
### 《神农本草经》

本品为小檗科植物淫羊藿 *Epimedium brevicornum* Maxim.、箭叶淫羊藿 *Epimedium sagittatum*（Sieb. et Zucc.）Maxim.、柔毛淫羊藿 *Epimedium Pubescens* Maxim. 或朝鲜淫羊藿 *Epimedium koreanum* Maxim. 的干燥地上部分。主产于陕西、山西、湖北、四川等地。夏、秋茎叶茂盛时采收，除去杂质，晒干或阴干。切丝，生用或羊脂油炙用。

【性味归经】辛、甘，温。归肾、肝经。

【功效】补肾阳，强筋骨，祛风湿。

【药性分析】淫羊藿味甘补益，味辛散邪，性温燥烈，入肝肾经，长于温壮肾阳，强筋健骨，善治肾阳虚衰、阳痿遗精、筋骨痿软等；辛散温通，又能祛风除湿，治疗风湿痹痛。

【应用】

1. 肾阳虚衰证　本品能温肾壮阳起痿。治肾阳虚衰之阳痿不育、宫寒不孕等，可单味浸酒服，如淫羊藿酒，亦可配伍杜仲、巴戟天等，如赞育丹；治肾虚遗精、遗尿，常与巴戟天、桑螵蛸、肉苁蓉等同用。

2. 筋骨痿软　本品能补肝肾，强筋骨。治肝肾不足之腰膝酸软、筋骨痿软无力，可与杜仲、巴戟天等同用。

3. 风湿痹痛　本品能祛风湿。治风湿痹痛，可单用浸酒服，或配伍威灵仙、川芎、肉桂等，如仙灵脾散。

此外，本品能温肾助阳，纳气平喘。治肺肾两虚之咳喘，常与核桃仁、五味子、蛤蚧等同用。

【用量用法】6～10g，煎服。生淫羊藿偏于祛风湿，强筋骨；炙淫羊藿偏于补肾壮阳。

【注意事项】阴虚火旺者忌用。

## 知识拓展

### 淫羊藿的现代研究与应用

淫羊藿主含淫羊藿苷、木脂素、生物碱、甾醇、多糖、脂肪酸等成分。其具有增强性机能、强心、降压、祛痰、镇咳、平喘、降血脂、降血糖、抗炎等作用，现代用于治疗不孕不育、高血压、高脂血症、慢性支气管炎、更年期综合征、糖尿病、肾病综合征等。

## 巴戟天 Bajitian

### 《神农本草经》

本品为茜草科植物巴戟天 *Morinda officinalis* How 的干燥根。主产于广东、广西等地。全年均可采挖，洗净，除去须根，晒至六七成干，轻轻捶扁，晒干。生用或制用。

【性味归经】甘、辛，微温。归肾、肝经。

【功效】补肾阳，强筋骨，祛风湿。

【药性分析】巴戟天甘辛质柔，温而不燥，入肾经，能补肾助阳，用治肾阳虚之阳痿不育、宫寒不孕；辛散温通，具强筋骨、祛风湿之功，用于风湿痹痛、筋骨痿软。

【应用】

1. 肾阳虚证　本品能补肾助阳。治肾阳虚衰之阳痿、遗精、早泄、宫寒不孕等，常与鹿茸、菟丝子等同用，如参茸固本丸；治下元虚冷，少腹冷痛，尿频遗尿，配伍桑螵蛸、菟丝子等，如巴戟丸。

**2. 风湿痹痛，筋骨痿软**　本品可补肝肾，强筋骨，祛风湿。治肝肾不足之腰膝疼痛、筋骨痿软，配伍杜仲、肉苁蓉等，如金刚丸；治痹证日久，损及肝肾，腰胯疼痛，筋骨不健，痿废不用，配伍羌活、肉桂、五加皮等，如巴戟散。

【用量用法】3～10g。煎服。生用，长于祛风湿、强筋骨；盐巴戟天长于补肾助阳；制巴戟天降低燥烈之性。

【注意事项】阴虚火旺者忌用。

### 知识拓展

#### 巴戟天的现代研究与应用

巴戟天主含糖类、黄酮、氨基酸等成分。其具有提高免疫、抗衰老、促成骨细胞分化、升高白细胞、抗炎、抗肿瘤等作用，现代用于治疗不孕不育、再生障碍性贫血、蛋白尿、百日咳等。

## 仙茅 Xianmao
### 《海药本草》

本品为石蒜科植物仙茅 *Curculigo orchioides* Gaertn. 的干燥根茎。主产于四川、云南、贵州等地。秋冬二季采挖，除去根头和须根，洗净，干燥。切段，生用。

【性味归经】辛，热；有毒。归肾、肝、脾经。

【功效】温肾阳，强筋骨，祛寒湿。

【药性分析】仙茅辛散温热，入肾脾经，善补命门之火而温壮肾阳，用治命门火衰之重证及脾肾阳虚之泄泻；其辛散燥烈，入肝肾经，又能强筋骨、散寒湿，用于寒湿久痹。

【应用】

**1. 肾阳不足，命门火衰证**　本品能补命门之火而壮阳。治肾阳不足，命门火衰之阳痿、遗精、早泄、遗尿，配伍淫羊藿、刺五加、巴戟天等，如仙茅酒。

**2. 肾虚腰痛**　本品能散寒湿，强筋骨。治肾虚腰膝冷痛、筋骨无力等，常与杜仲、淫羊藿、附子等同用，或浸酒服用。

**3. 寒湿久痹**　本品能散寒除湿。治寒湿久痹之拘挛疼痛、筋骨不利，配伍威灵仙、独活等，如仙茅丸。

**4. 脾肾阳虚之泄泻**　本品能壮肾阳而暖脾阳。治脾肾阳虚之久泻、脘腹冷痛，常与补骨脂、益智仁、干姜、白术等同用。

【用量用法】3～10g，煎服。

【注意事项】本品燥烈有毒，不宜久服。阴虚火旺者忌用。

### 知识拓展

**仙茅的现代研究与应用**

仙茅主含环木菠萝烷型三萜及其糖、甲基苯酚、氯代甲基苯酚等成分。其具有增强免疫、抗缺氧、镇静、镇痛、解热、抗惊厥、抗炎及雄激素样作用，现代用于治疗阳痿、不孕症、白塞氏综合征、慢性肾炎、风湿性关节炎、更年期综合征等。

### 知识链接

**鉴别用药：淫羊藿、巴戟天、仙茅**

淫羊藿、巴戟天与仙茅均能补肾阳，强筋骨，祛风湿，均治肾阳亏虚之阳痿早泄、宫寒不孕、腰膝冷痛、风湿痹痛等证。然淫羊藿补阳之力较强，善壮阳起痿，对肾虚阳痿尤宜；又能纳气平喘，治疗肺肾虚喘。巴戟天质柔，助阳力弱，且能益精血，善治肾阳不足兼精血亏虚者。仙茅辛热燥烈，善补命门之火而散寒湿，宜于肾阳不足，外寒内侵者；尚可温肾暖脾，治疗脾肾阳虚之泄泻。

## 杜仲 Duzhong

*《神农本草经》*

本品为杜仲科植物杜仲 *Eucommia ulmoides* Oliv. 的干燥树皮。主产于陕西、四川、云南、贵州、湖北等地。4～6月剥皮，刮去粗皮，堆置"发汗"至内皮呈紫褐色，晒干。生用或盐水炙用。

【性味归经】甘，温。归肝、肾经。

【功效】补肝肾，强筋骨，安胎。

【药性分析】杜仲甘温补益，入肝肾经，善补肝肾，强筋骨，为治疗肝肾亏虚腰膝酸痛之要药；又能补肝肾而固冲任，止血安胎，用治肝肾亏虚之胎动不安、胎漏下血。

【应用】

1.肝肾虚损证　本品长于补肝肾，强筋骨。治肾虚腰痛有标本兼治之功，可单用浸酒服，或配伍补骨脂、核桃仁，如青娥丸；治肾虚阳痿、尿频、带下，配伍鹿茸、山茱萸、菟丝子等，如右归丸；治风湿腰膝冷痛，配伍独活、桑寄生等，如独活寄生汤；治肝肾不足，头晕目眩，常与牛膝、枸杞子等同用。

2.肝肾亏虚之胎动不安、崩漏　本品善补肝肾、固冲任以安胎。治肝肾亏虚之胎动不安、胎漏下血，配伍续断、大枣等，如杜仲丸；治崩漏下血，常与山茱萸、续断、桑寄生等同用。

【用量用法】6～10g，煎服。生杜仲较多浸酒服；盐杜仲、炒杜仲偏于补肝肾，强筋骨，安胎。

【注意事项】阴虚火旺者慎用。

**杜仲的现代研究与应用**

杜仲主含杜仲胶、杜仲苷、杜仲醇、桃叶珊瑚苷、黄酮类等成分。其具有促进成骨细胞分化、降压、保肝、镇静、镇痛、抗应激、抗肿瘤、抗病毒等作用，现代用于治疗骨质疏松症、高血压、高脂血症、坐骨神经痛、肾病综合征等。

## 续断 Xuduan
### 《神农本草经》

本品为川续断科植物川续断 Dipsacus asper Wall ex Henry 的干燥根。主产于四川、湖北、湖南、贵州等地。以四川产者为地道药材，故又名川续断。秋季采挖，除去根头及须根，微火烘至半干，堆置"发汗"至内部变绿色时，再烘干。切片，生用或酒炙、盐炙用。

【性味归经】甘、苦、辛，微温。归肝、肾经。

【功效】补肝肾，强筋骨，续折伤，止崩漏。

【药性分析】续断味甘性温，辛散苦燥，入肝肾经，能补益肝肾，强健筋骨，祛风除湿，善治肝肾不足证；其辛行苦泄温通，又能疗伤续筋，消肿止痛，为骨伤科常用药；兼能补肝肾调冲任而安胎，用治肾虚胎漏下血及崩漏。

课堂互动

杜仲与续断两药功用有何异同？

【应用】

1. **肝肾虚损，腰膝酸软，风湿痹痛** 本品能补益肝肾，强健筋骨，祛风除湿。治肝肾不足，腰膝酸软，筋骨无力，配伍杜仲、牛膝、萆薢等，如续断丹；治风寒湿痹，常与杜仲、桑寄生、独活等同用。

2. **跌打损伤，骨折伤痛** 本品能活血祛瘀，续筋疗伤。治跌打损伤、瘀肿疼痛，常与乳香、牛膝等同用；治骨折伤痛，常与乳香、没药等同用。

3. **肾虚胎漏，崩漏** 本品能补肝肾，调冲任，止血安胎。治胎漏下血，胎动欲坠，配伍菟丝子、桑寄生、阿胶等，如寿胎丸；治崩漏下血，月经过多，配伍黄芪、地榆、艾叶等，如续断丸。

【用量用法】9～15g，煎服。生续断偏于补肝肾，强筋骨，祛风湿；酒续断长于活血疗伤；盐续断长于补肝肾，强筋骨，止血安胎。

**续断的现代研究与应用**

续断主含三萜皂苷类、龙胆碱、胡萝卜苷、蔗糖等成分。其具有兴奋子宫、抗菌、杀虫、镇痛、促进组织再生、促进骨折愈合、抗骨质疏松、增强免疫等作用，现代用于治疗腰腿痛、遗精、带下、习惯性流产、骨折、骨质疏松症等。

## 肉苁蓉 Roucongrong
### 《神农本草经》

本品为列当科植物肉苁蓉 *Cistanche deserticola* Y. C. Ma 或管花肉苁蓉 *Cistanchet ubulosa*（Schrenk）Wight 干燥带鳞叶的肉质茎。主产于内蒙古、甘肃、新疆等地。产于内蒙古阿拉善、巴彦淖尔的为地道药材。春季苗刚出土时或秋季冻土前采挖，除去茎尖，切段，晒干。切厚片，生用，或酒制用。又称寸芸、大芸。

【性味归经】甘、咸，温。归肾、大肠经。

【功效】补肾阳，益精血，润肠通便。

【药性分析】肉苁蓉甘咸性温质柔；入肾经，善温肾助阳，益精补血，作用从容和缓，善治肾阳不足，精血亏虚证；入大肠经，可润肠通便，善治肠燥便秘。

【应用】

1. 肾阳不足，精血亏虚证　本品可补肾阳，益精血。治肾阳亏虚，阳痿早泄，配伍熟地黄、菟丝子等，如肉苁蓉丸；治宫寒不孕，常与鹿角胶、紫河车等同用；治肾虚精亏，腰膝酸软，筋骨无力，配伍巴戟天、杜仲等，如金刚丸。

2. 肠燥便秘　本品能润肠通便。治肾阳不足，精血亏虚之肠燥便秘，可单用大剂量煎服，亦可配伍当归、牛膝等，如济川煎。

【用量用法】6～10g，煎服。生苁蓉长于补肾益精，润肠通便；酒苁蓉长于补肾助阳。

【注意事项】阴虚火旺及便溏者忌用。

**肉苁蓉的现代研究与应用**

肉苁蓉主含甜菜碱、麦角甾醇、胡萝卜苷、三十烷醇、甘露醇等成分。其具有调节内分泌、促进代谢、增强免疫、降血压、抗动脉粥样硬化、促进肠蠕动等作用，现代用于治疗高脂血症、骨质增生、口腔溃疡、咽炎、更年期综合征等。

## 锁阳 Suoyang
### 《本草衍义补遗》

本品为锁阳科植物锁阳 *Cynomorium songaricum* Rupr. 的干燥肉质茎。主产于内蒙古、甘肃、青海、新疆等地。春季采挖，除去花序，切段，晒干。切片，生用。

【性味归经】甘，温。归肾、肝、大肠经。

【功效】补肾阳，益精血，润肠燥。

【药性分析】锁阳甘温补益，入肾经，能补肾助阳，遗精补血，善治肾阳不足，精血亏虚证；其甘温质润入大肠，可润肠通便，用治肾虚肠燥便秘。

【应用】

1. 肾阳不足，精血亏虚证　本品能补肾阳，益精血。善治肾阳不足，精血亏虚之阳痿滑精、宫寒不孕，常与鹿茸、阳起石等同用，如固精丸；治肾虚腰膝酸软，筋骨无力，常与熟地黄、龟甲等同用，如虎潜丸。

2. 肠燥便秘　本品能润肠通便。治老人或大病久病后肾阳不足，精血亏虚之肠燥便秘，可单用熬膏服，或与肉苁蓉、核桃仁、火麻仁等同用。

【用量用法】5～10g，煎服。

【注意事项】阴虚阳亢、脾虚便溏者忌用。

### 知识拓展

#### 锁阳的现代研究与应用

锁阳主含三萜皂苷、花色苷、蛋白质、脂肪、还原糖等成分。其能调节内分泌、增强免疫、防骨质疏松、抗氧化、通便等作用，现代用于治疗胃及十二指肠溃疡、慢性肾炎、阳痿、早泄、肠燥便秘、血小板减少性紫癜等。

## 补骨脂 Buguzhi
### 《药性论》

本品为豆科植物补骨脂 *Psoralea corylifolia* L. 的成熟果实。主产于四川、河南、安徽、陕西等地，秋季果实成熟时采收果序，晒干，搓出果实，除去杂质。生用或盐水炙用。又称破故纸。

【性味归经】辛、苦，温。归肾、脾经。

【功效】补肾助阳，温脾止泻，纳气平喘；外用消风祛斑。

【药性分析】补骨脂辛散苦燥，药性温热，入肾经，能温肾助阳，纳气平喘，用治肾阳亏虚所致阳痿遗精、肾虚喘咳等；其辛温入脾肾经，能温肾暖脾，善治脾肾阳虚五更泄泻。

【应用】

**1. 肾阳不足证**　本品能温肾助阳，固精缩尿。治肾虚阳痿滑精，带下量多，配伍菟丝子、核桃仁等，如补骨脂丸；治肾阳亏虚之腰膝冷痛、筋骨痿软等，配伍杜仲、核桃仁，如青娥丸；治下元虚冷之遗尿尿频，常与小茴香等份为丸服，如破故纸丸。

**2. 脾肾阳虚五更泄泻**　本品能温肾暖脾，固肠止泻。治脾肾阳虚之五更泄泻，常与五味子、肉豆蔻、吴茱萸同用，如四神丸。

**3. 肾虚喘咳**　本品能补肾纳气平喘。治肾不纳气之虚喘，常与附子、肉桂、沉香等同用，如黑锡丹。

**4. 斑秃，白癜风**　本品能消风祛斑。治斑秃、白癜风，将本品研末酒浸制成酊剂，外涂患处。

【用量用法】6～10g，煎服。外用20%-30%酊剂涂患处。生补骨脂长于补肾壮阳；盐补骨脂长于温肾助阳，纳气平喘，温脾止泻。

【注意事项】阴虚火旺及便秘者忌用。

### 知识拓展

**补骨脂的现代研究与应用**

补骨脂主含香豆素类、黄酮类、单萜酚类等成分。其具有增强免疫、强心、促进造血、抗肿瘤、抑菌等作用，并具雌激素样作用，现代用于治疗白细胞减少症、再生障碍性贫血、冠心病、低血压、肾病综合征、更年期综合征、乳腺增生、白癜风、银屑病、扁平疣等。

## 益智 Yizhi
《本草拾遗》

本品为姜科植物益智 *Alpinia oxyphylla* Miq. 的干燥成熟果实。主产于海南、广东、广西等地。夏、秋季间果实由绿变红时采收，晒干或低温干燥。生用或盐水炙用。

【性能】甘、辛、涩，温。归肾、脾经。

【功效】温肾固精缩尿，暖脾止泻摄唾。

【药性分析】益智性温，入肾温补命门，助气化以能司封藏，故有固精缩尿之功；入脾温补中阳，助运化以能主升清，故有止泻摄唾之效。

### 课堂互动

益智与补骨脂两药功用有何异同？

【应用】

**1. 肾气不固之证**  本品有温补肾阳和收涩精气的作用。治遗精、滑精，多与金樱子、龙骨、山茱萸等同用；治遗尿或夜尿频多，可与山药、乌药为丸服，如缩泉丸。此外，又可用于女子肾虚不固的崩漏带下，可与补骨脂、乌贼骨等同用。

**2. 脾寒泄泻，口多涎唾**  本品可温肾暖脾，止泻摄唾。治脾胃虚寒之泄泻、脘腹冷痛，配伍干姜、青皮等，如益智散；治脾寒食少、小儿流涎不止等，可与理中丸或六君子汤等同用。

【用量用法】 3 ~ 10g，煎服。生益智长于温脾止泻摄唾，盐益智长于温肾固精缩尿。

【注意事项】阴虚火旺或因热而致遗精、尿频、崩带等均忌服。

---

### 知识拓展

**益智的现代研究与应用**

益智主含桉油精、姜烯、姜醇、绿业烯、香附酮、氨基酸、胡萝卜苷、糖类、脂类等成分。其具有抗利尿、抗炎、抗溃疡、升高白细胞、减少唾液分泌、镇痛、抗过敏、抗癌等作用，现代用于治疗尿频、遗尿、习惯性流产、遗精、腹痛等。

---

## 菟丝子 Tusizi
### 《神农本草经》

本品为旋花科植物南方菟丝子 *Cuscuta australis* R. Br. 或菟丝子 *Cuscuta chinensis* Lam. 的干燥成熟种子。我国大部分地区均产。秋季果实成熟时采收植株，晒干，打下种子，除去杂质。生用或盐水炙用。

【性味归经】辛、甘，平。归肝、肾、脾经。

【功效】补益肝肾，固精缩尿，安胎，明目，温脾止泻。

【药性分析】菟丝子甘以补虚，药性平和，为平补阴阳之品；入肝肾经，具补益肝肾、固精缩尿、安胎明目之功，用治肝肾不足之阳痿遗尿、胎动不安、目晕耳鸣等；辛以散寒，入脾经，能温脾止泻，用治脾肾两虚之泄泻。

【应用】

**1. 肝肾不足证**  本品能补益肝肾。治肝肾不足之腰膝酸软，配伍杜仲、山药等，如右归丸；治阳痿、遗精、早泄，配伍覆盆子、五味子、车前子等，如五子衍宗丸；治遗尿、尿频，配伍桑螵蛸、鹿茸等，如菟丝子丸；治带下、白浊，配伍茯苓、莲子等。

**2. 肾虚胎动不安**  本品可补肝肾安胎。治肾虚胎漏，胎动不安，常与阿胶、续断、桑寄生等同用，如寿胎丸。

**3. 肝肾不足，头晕眼花**  本品能滋补肝肾，益精明目。治肝肾不足之头晕眼花，常与熟地黄、车前子等同用。

**4. 脾肾两虚泄泻**  本品能补肾益脾止泻。治脾肾两虚之泄泻，常与补骨脂、肉豆蔻等同用。

【用量用法】6~12g，煎服。外用适量。生菟丝子能补肾，明目，止泻；盐菟丝子长于补肾固精，安胎。

【注意事项】本品在平补中偏于补阳，阴虚火旺，大便燥结者忌用。

**知识拓展**

### 菟丝子的现代研究与应用

菟丝子主含胆甾醇、菜油甾醇、β-谷甾醇、豆甾醇、三萜酸类、皂苷类等成分。其具有增强免疫、强心、促进造血、抑制肠蠕动、降血压、保肝、抑菌、抗癌等作用，现代用于治疗不孕症、肾病综合征、阳痿、白癜风、糖尿病、带状疱疹、痤疮等。

## 沙苑子 Shayuanzi
### 《本草衍义》

本品为豆科植物扁茎黄芪 *Astragalus complanatus* R. Br. 的干燥成熟种子。主产陕西、内蒙古、河北等地。陕西产者，量大质优，为地道药材。秋末冬初果实成熟尚未开裂时采割植株，晒干，打下种子，除去杂质。生用或盐水炙用。

【性味归经】甘，温。归肝、肾经。

【功效】补肾助阳，固精缩尿，养肝明目。

【药性分析】沙苑子甘温补益，兼具涩性；入肾经，能补肾助阳，固精缩尿，其作用与菟丝子相似而以收涩见长，善治肾虚腰痛、遗精遗尿、白浊带下等；入肝经，又能养肝明目，治疗肝肾不足，头晕目花。

【应用】

**1.肾虚不固证**　本品能补肾阳，固精缩尿，治肾虚腰痛，常与杜仲，巴戟天，桑寄生等同用；肾虚滑精早泄，白浊带下，配伍龙骨、芡实等，如金锁固精丸；遗尿尿频，常与桑螵蛸、菟丝子等同用。

**2.肝肾不足之头昏眼花**　本品可补益肝肾明目。治肝肾亏虚之头晕眼花、目暗不明，常与枸杞子、菟丝子、决明子等同用。

【用量用法】9~15g，煎服。沙苑子生用长于补肝肾，盐沙苑子补肾作用增强。

【使用注意】本品为温补固涩之品，阴虚火旺及小便不利者忌用。

**知识拓展**

### 沙苑子的现代研究与应用

沙苑子主含氨基酸、酚类、甾醇、三萜类、生物碱、黄酮类等成分。其具有提高免疫、降血脂、降血压、保肝、抗炎、抗癌、抗辐射等作用，现代用于治疗腰痛、阳痿、遗精、早泄、白带过多、眩晕、小儿遗尿症等。

## 蛤蚧 Gejie
### 《雷公炮炙论》

本品为壁虎科动物蛤蚧 *Gekko gecko* Linnaeus 的干燥体。主产于广东、广西等地。全年均可捕捉。除去内脏，洗净，用竹片撑开，使全体扁平顺直，低温干燥。用时除去头足及鳞片，切成小块，生用或酒制用。

【性味归经】甘、咸，平。归肺、肾经。

【功效】补肺益肾，纳气定喘，助阳益精。

【药性分析】蛤蚧甘咸性平，质润不燥，补益力强，入肺经补肺纳气定喘，入肾经补肾助阳益精，用于肺肾虚喘及肾虚阳痿遗精，为治肺肾虚喘之要药。

【应用】

1.肺肾虚喘　本品长于补肺气，助肾阳，定喘咳。治肺肾两虚之咳喘短气，配伍人参、杏仁、贝母等，如人参蛤蚧散；治虚劳咳嗽，配伍贝母、紫菀、杏仁等，如蛤蚧丸。

2.肾虚阳痿，遗精　本品能补肾阳，益精血。治肾阳不足，精血亏虚之阳痿、遗精，可单用浸酒服，或与巴戟天、补骨脂、益智仁等同用。

【用量用法】3～6g，煎服；多入丸、散或酒剂。

---

### 知识拓展

#### 蛤蚧的现代研究与应用

蛤蚧主含蛋白质、脂肪、氨基酸、胆固醇、硫酸钙等成分。其具有增强免疫、耐缺氧、解痉平喘、抗炎、降血糖、抗肿瘤等作用，现代用于治疗支气管哮喘、支气管炎、冠心病、前列腺肥大、泌尿系结石、更年期综合征等。

---

## 冬虫夏草 Dongchongxiacao
### 《本草从新》

本品为麦角菌科真菌植物冬虫夏草菌 *Cordyceps sinensis*（Berk.）Sacc. 寄生在蝙蝠蛾科昆虫幼虫上的子座及幼虫尸体的干燥复合体。主产于四川、西藏、青海、甘肃等地。夏初子座出土，孢子未发散时挖取，晒至六七成干，除去似纤维状的附着物及杂质，晒干或低温干燥。生用。

【性味归经】甘，平。归肺、肾经。

【功效】补肺益肾，化痰止血。

【药性分析】冬虫夏草味甘补益，性平和缓，入肺肾经，能补肺益肾，化痰止血，善治肺肾虚喘、劳嗽痰血及肾虚阳痿、遗精带下等病证。本品既为平补肺肾之佳品，又为诸虚劳损调补之要药。

【应用】

1.肺肾虚喘，劳嗽痰血　本品善补益肺肾，止血化痰，用治肺肾虚喘、劳嗽痰血等。治肺肾两虚，动则作喘，常与人参、黄芪、五味子等同用；治虚劳咳嗽，痰中带血，常与沙参、川贝母、阿胶等同用。

2.肾阳不足，腰膝酸痛，阳痿遗精，带下　本品能补肾益精，壮阳起痿。治肾阳不足，精血亏虚之腰膝酸痛、阳痿遗精、带下等，可单用浸酒服，或与淫羊藿、巴戟天、菟丝子等同用。

此外，本品可与鸡、鸭或猪肉等炖服，有补虚扶弱之效，用于病后体虚之康复。

【用量用法】3～9g，煎服或炖服，亦可入丸、散剂。

【用量用法】有表邪者忌用。

### 知识拓展

#### 冬虫夏草的现代研究与应用

冬虫夏草主含氨基酸、脂肪、虫草酸多糖醇等成分。其具有提高免疫、平喘、镇咳、祛痰、镇静、降血压、降血脂、抗菌、抗病毒、抗癌等作用，现代用于治疗性功能低下、肾病综合征、慢性肝炎、肝硬化、高脂血症、血小板减少症、更年期综合征等。

其他补阳药见表21-2。

表21-2　其他补阳药

| 药名 | 来源 | 药性 | 功效 | 主治 | 用量用法 |
|------|------|------|------|------|----------|
| 紫河车 | 健康产妇的干燥胎盘 | 甘、咸，温。归肺、肝、肾经 | 温肾补经，益气养血 | 1.肾阳不足，精血亏虚<br>2.肺肾虚喘，骨蒸劳嗽<br>3.气血两虚证 | 2～3g，研末吞服 |
| 核桃仁 | 胡桃科植物胡桃的干燥成熟种子 | 甘，温。归肾、肺、大肠经 | 补肾填精，温肺纳气，润肠通便 | 1.肾虚精亏诸证<br>2.肺肾虚喘<br>3.肠燥便秘 | 6～9g，煎服 |
| 胡芦巴 | 豆科植物胡芦巴的干燥成熟种子 | 苦，温。归肾经 | 温肾助阳，祛寒止痛 | 1.肾阳虚证，阳痿滑泄<br>2.小腹冷痛，寒疝腹痛<br>3.寒湿脚气，足膝冷痛 | 5～10g，煎服 |
| 韭菜子 | 百合科植物韭菜的成熟种子 | 辛、甘，温。归肝、肾经 | 温补肝肾，壮阳固精 | 1.肝肾亏虚，腰膝酸痛<br>2.阳痿遗精，遗尿，白浊带下 | 3～9g，煎服 |
| 阳起石 | 硅酸盐类矿物阳起石或阳起石石棉的矿石 | 咸，温。归肾经 | 温肾壮阳 | 肾阳亏虚，阳痿，宫冷不孕 | 3～6g，煎服 |

续表

| 药名 | 来源 | 药性 | 功效 | 主治 | 用量用法 |
|---|---|---|---|---|---|
| 紫石英 | 氟化物类矿物萤石族萤石 | 甘，温。归肾、心、肺经 | 温肾暖宫，镇心安神，温肺平喘 | 1.肾阳亏虚，宫冷不孕，崩漏带下<br>2.惊悸不安，失眠多梦<br>3.虚寒咳喘 | 9~15g，先煎 |
| 海狗肾 | 海狗科动物海狗或海豹科动物海豹的雄性外生殖器 | 咸，热。归肾经 | 暖肾壮阳，益精补髓 | 1.肾阳亏虚，阳痿不育<br>2.肾阳衰微，心腹冷痛 | 1~3g，研末服 |
| 海马 | 海龙科动物线纹海马的干燥体 | 甘、咸，温。归肝、肾经 | 温肾壮阳，散结消肿 | 1.肾虚阳痿，遗精遗尿<br>2.肾虚咳喘<br>3.癥瘕积聚，跌打损伤<br>4.痈肿疔疮 | 3~9g，煎服，外用适量 |

# 第三节　补血药

**目标任务：**
1. 认识补血药常用药物外观形态。
2. 掌握当归、熟地黄、白芍等的功用特征、用量用法、注意事项，认识该类药物的毒副作用。
3. 熟悉阿胶、何首乌的功效与应用。
4. 总结本类药药性功用的特征规律。

　**案例分析**

患者，女，36岁。症见面色萎黄，唇甲苍白，眩晕耳鸣，心悸怔忡，失眠健忘，月经延后，量少色淡，舌淡苔白，脉细。
该患者为何证？应如何治疗？

本类药物大多甘温质润，以滋补生血为主要作用，适用于血虚证。
血虚证症见面色萎黄，唇甲苍白，眩晕耳鸣，心悸怔忡，失眠健忘，月经延期，量少色淡，甚则经闭，舌淡脉细。多与脾、心、肝、肾关系密切。脾为气血生化之源，生化乏源则面色萎黄、唇甲苍白；心主血而藏神，心血不足，心神失养，则心悸怔忡、失眠健忘；肝藏血，血虚则眩晕耳鸣、妇女月经延后、量少色淡，甚至闭经；肾藏精，精能生血，故血虚又常兼阴精亏虚而见腰膝酸软、须发早白等。上述诸证均可选用补血药治疗。

应用补血药时，要考虑气、血、阴液之间的关系，气能生血，故补血药常配伍补气药，即"有形之血生于无形之气"；血虚导致阴虚，常配伍补阴药，或选用既能补血又能滋阴的药物；脾为气血生化之根本，治疗血虚证，又常配伍健脾益气药。

本类药物性多滋腻，妨碍运化，故湿阻中焦，脘腹胀满，食少便溏者慎用，或配伍化湿、行气、消食药以助运化。

## 当归 Danggui
《神农本草经》

本品为伞形科植物当归 *Angelica sinensis* (Oliv.) *Diels* 的干燥根。主产于甘肃、陕西、四川等地，以甘肃岷县产者量大质优，称为"岷当归"，为地道药材。秋末采挖，除去须根及泥沙，待水分稍蒸发后，捆成小把，上棚，用烟火缓缓熏干。切薄片，生用或酒炙用。

【性味归经】甘、辛，温。归肝、心、脾经。

【功效】补血活血，调经止痛，润肠通便。

【药性分析】当归味甘而重，故专能补血，其气轻而辛，故又能行血，补中有动，行中有补，诚为血中之气药，亦为血中之圣药，能补血活血，调经止痛，可广泛用于多种血瘀证，又为妇科调经之良药；因甘温质润，又可润肠通便，用治肠燥便秘。

【应用】

**1. 血虚诸证**　本品能补血养血。治血虚萎黄，心悸失眠，配伍熟地黄、白芍、川芎，如四物汤；治气虚血少者，配伍黄芪以补气生血，如当归补血汤。

**2. 血瘀诸证**　本品能活血祛瘀。治血瘀证，配伍桃仁、红花、川芎等，如桃红四物汤；治气虚血瘀之中风偏瘫，配伍黄芪、桃仁、地龙等，如补阳还五汤。

**3. 月经不调，痛经，经闭**　本品能调经止痛。治月经不调证属血虚者，常与熟地黄、白芍等同用；证属寒凝者，配伍肉桂、川芎等，如温经汤；证属气滞血瘀者，常与香附、桃仁等同用；证属血热者，常与赤芍、牡丹皮等同用；证属肝郁者，配伍柴胡、白芍、白术等，如逍遥散；证属气血两虚者，配伍党参、白术、熟地黄等，如八珍汤。

**4. 风湿痹痛，疮痈肿痛，跌打损伤**　本品能活血止痛，补血生肌。治风湿痹痛，肢体麻木，常与羌活、桂枝等同用；治疮疡初起，红肿热痛，配伍金银花、穿山甲等，如仙方活命饮；治痈疽溃后，气血不足，久不收口，常与人参、黄芪等同用；治跌打损伤，配伍川芎、红花等，如复元活血汤。

**5. 肠燥便秘**　本品能润肠通便。治阴血亏虚之肠燥便秘，常与肉苁蓉、牛膝等同用，如济川煎。

【用量用法】6～12g，煎服。生当归长于补血调经，润肠通便；酒当归长于活血通经，祛瘀止痛；全当归长于补血活血；归头长于止血；归身长于补血；归尾长于活血。

【注意事项】湿盛中满，便溏者慎用。

**当归的现代研究与应用**

当归主含 β-蒎烯、α-蒎烯、莰烯、有机酸、糖类、氨基酸等成分。其具有调节子宫、促进造血、抗心肌缺血、抗血栓、保肝、镇静、镇痛、抗炎等作用，现代用于治疗脑血栓、冠心病、肝炎、肾病综合征、产后身痛、月经不调、糖尿病、银屑病、关节炎、贫血等。

## 熟地黄 Shudihuang
### 《本草拾遗》

本品为玄参科植物生地黄加工炮制而成。把生地黄用黄酒拌蒸至内外色黑、油润，或直接蒸至黑润而成，切厚片，干燥用。

【性味归经】甘，微温。归肝、肾经。

【功效】补血滋阴，益精填髓。

【药性分析】熟地黄甘温滋润，入肝肾经，能滋补阴血，益精补髓，既能大补血虚之不足，为补血要药，又能大补真阴，为治疗肝肾阴虚之要药。

【应用】

1. 血虚诸证　本品能补阴益精而生血。治血虚所致面色萎黄、眩晕、心悸失眠、月经不调、崩漏等，配伍当归、川芎、白芍，如四物汤；治血虚崩漏，配伍阿胶、艾叶等，如胶艾汤；治气血两虚，配伍人参、当归等，如八珍汤。

2. 肝肾阴虚证　本品能滋补肾阴，益精填髓，治肝肾阴虚之腰膝酸软、遗精、盗汗、耳鸣、耳聋及消渴等，配伍山茱萸、山药等，如六味地黄丸；治阴虚火旺之骨蒸潮热、颧红盗汗、耳鸣遗精等，配伍知母、黄柏等，如知柏地黄丸；治肝肾精血亏虚之头晕耳鸣、腰膝酸软、须发早白，配伍何首乌、枸杞子等，如七宝美髯丹。

【用量用法】9~15g，煎服。

【注意事项】本品滋腻碍脾，故脾虚食少及腹满便溏者忌用；重用或久服时，宜与陈皮、砂仁同用以理气健脾和胃。

**熟地黄的现代研究与应用**

熟地黄主含梓醇、地黄素、甘露醇、维生素A、糖类、氨基酸等成分。具有促进肾上腺皮质激素合成、增强免疫、抗衰老、强心、利尿、降血糖、抗菌等作用，现代用于治疗不育症、肾病综合征、充血性心力衰竭、糖尿病、关节炎、骨质疏松症、贫血等。

**知识链接**

### 鉴别用药：熟地黄与生地黄

熟地黄与生地黄均能养阴生津，用治阴虚津亏诸证。然生地黄甘寒质润，偏于清热凉血，养阴生津，善治热入营血，热病伤阴，阴虚发热诸证，滋阴力不及熟地黄；而熟地黄甘而微温，性质滋腻，功专补血滋阴，填精益髓，长于治疗血虚证及肝肾阴虚证。

## 白芍 Baishao
### 《神农本草经》

本品为毛茛科植物芍药 *Paeonia lactiflora* Pall. 的干燥根。主产于浙江、安徽、四川等地。夏、秋二季采挖，洗净，除去头尾和细根，置沸水煮后除去外皮或去皮后再煮，晒干，切薄片。生用、炒用或酒炒用。

【性味归经】苦、酸，微寒。归肝、脾经。

【功效】养血调经，敛阴止汗，柔肝止痛，平抑肝阳。

【药性分析】白芍味酸，主入肝经，长于养肝之血，敛肝之阴，柔肝之痛，平肝之阳，既治血虚萎黄、自汗盗汗、阳亢眩晕，又治胁痛、腹痛、四肢挛急疼痛等，为治疗肝经诸痛之良药。

【应用】

1. **血虚萎黄，月经不调**　本品能养血敛阴，调经止痛。治血虚面色萎黄，眩晕心悸，配伍熟地黄、当归、川芎，如四物汤；治阴虚血热之月经不调，常与黄芩、黄柏、续断等同用；治崩漏下血，常与阿胶、艾叶等养血止血之品同用。

2. **自汗，盗汗**　本品能敛阴和营而止汗。治营卫不和之表虚自汗，配伍桂枝、甘草等，如桂枝汤；治阴虚盗汗，常与地黄、牡蛎等同用。

3. **挛急疼痛**　本品能养肝柔肝，缓急止痛。治血虚肝郁之胁痛、乳房胀痛，配伍柴胡、当归等，如逍遥散；治脾虚肝旺，腹痛泄泻，配伍防风、白术、陈皮，如痛泻要方；治痢疾腹痛，配伍木香、黄连等，如芍药汤；治脘腹、四肢挛急疼痛，配伍甘草，如芍药甘草汤。

4. **肝阳上亢，头痛眩晕**　本品能养血敛阴，平抑肝阳。治肝阴不足，肝阳上亢之头痛眩晕，配伍牛膝、龙骨、牡蛎等，如镇肝熄风汤。

【用量用法】6～15g，煎服。生白芍长于养肝阴，平肝阳；炒白芍长于养血和营；酒白芍长于调经止血，柔肝止痛。

### 白芍的现代研究与应用

白芍主含芍药苷、牡丹酚、芍药花苷、芍药内酯苷、氧化芍药苷、苯甲酰芍药苷等成分。其具有解痉、镇静、镇痛、降压、扩张血管、调节免疫、抑菌等作用，现代用于治疗疼痛、便秘、肌肉痉挛、关节炎等。

知识链接

### 鉴别用药：白芍与赤芍

白芍与赤芍均为肝经血分药，古有"白补赤泻，白敛赤散"之说。意即白芍酸敛，主补血敛阴，能平肝阳、养肝血、敛肝阴、柔肝止痛，善治肝阳眩晕、血虚萎黄、月经不调、脘腹挛急疼痛等证；赤芍善泄，主凉血、活血、散瘀、清肝，善治热入营血发斑、吐衄、血瘀经闭痛经、跌打损伤等证。

## 阿胶 Ejiao
《神农本草经》

本品为马科动物驴 *Equus asinus* L. 的干燥皮或鲜皮经煎煮、浓缩制成的固体胶。主产于山东、浙江、河北等地，以山东省东阿县的产品最为著名。捣成碎块或以蛤粉烫炒成珠用。

【性味归经】甘，平。归肺、肝、肾经。

【功效】补血，止血，滋阴，润燥。

【药性分析】阿胶为血肉有情之品，甘平质润，为补血要药；因味甘质黏，为止血良药，对于出血兼血虚者，尤为适宜；兼可滋阴润燥，治多种阴虚证。

【应用】

**1. 血虚证** 本品能补血滋阴。治血虚萎黄、眩晕心悸、肌痿无力等，单用有效，或配伍熟地黄、当归、白芍等，如阿胶四物汤。

**2. 出血证** 本品有良好的止血作用，治阴虚血热之吐血，衄血，常与蒲黄、生地黄等同用；治脾胃虚寒之吐血、便血，配伍白术、附子等，如黄土汤；治崩漏下血及妊娠下血等，配伍白芍、艾叶等，如胶艾汤。

**3. 阴虚证** 本品补血中兼能滋阴润燥。治阴虚火旺之心烦不眠，配伍黄连、白芍等，如黄连阿胶汤；治阴虚风动，手足瘛疭，配伍龟甲、鳖甲等，如大定风珠；治燥热伤肺之干咳少痰，配伍石膏、桑叶等，如清燥救肺汤；治肺热阴虚，干咳痰黏，痰中带血，配伍牛蒡子、杏仁等，如补肺阿胶汤。

【用量用法】3～9g，烊化兑服。

【注意事项】本品性质黏腻，有碍消化，脾胃虚弱者不宜用。

> ### 知识拓展
>
> **阿胶的现代研究与应用**
>
> 阿胶主含骨胶原、氨基酸、微量元素等成分。其具有促进红细胞生成、改善钙平衡、抗休克、抗癌、抗疲劳、耐缺氧、增强记忆等作用，现代用于治疗各种贫血、血小板减少性紫癜、消化道出血等。

## 何首乌 Heshouwu
### 《日华子本草》

本品为蓼科植物何首乌 *Polygonum multiforum* Thumb. 的干燥块根。主产于河南、湖北、广西、广东、贵州等地。秋、冬二季叶枯萎时采挖，削去两端，洗净，切厚片或块，称"生首乌"；用黑豆汁拌蒸，晒干，称"制何首乌"。

【性味归经】苦、甘、涩，微温。归肝、心、肾经。

【功效】制用：补肝肾，益精血，乌须发，强筋骨。生用：截疟，解毒，润肠通便。

【药性分析】何首乌甘涩，性质温和，不寒、不燥、不腻，能平补肝肾精血，为滋补良药。制用补肝肾，益精血，乌须发，强筋骨，善治肝肾不足，精血亏虚证；生用能截疟，解毒，润肠通便，用治疟疾、瘰疬、疮痈、便秘等。

【应用】

**1.肝肾不足，精血亏虚证** 本品能补肝肾，益精血，乌须发，强筋骨。治血虚失养之面色萎黄、失眠健忘，常与当归、熟地黄、酸枣仁等同用；治精血亏虚之头晕眼花、须发早白、腰膝酸软，配伍当归、枸杞子等，如七宝美髯丹。

**2.久疟体虚** 本品生用有截疟之功。治疟疾日久，气血虚弱，可与人参、当归等同用，如何人饮。

**3.瘰疬，疮痈，风疹瘙痒** 本品能解毒散结消痈。治瘰疬结块，常与夏枯草、浙贝母等同用；治痈疽疮疡，常与金银花、连翘等同用；治风疹瘙痒，常与荆芥、防风等同用，或与艾叶煎汤外洗。

**4.肠燥便秘** 本品能润肠通便。用治年老体弱，精血亏虚，肠燥便秘，可单用，或与当归、肉苁蓉、火麻仁等同用。

【用量用法】制首乌 6～12g，生首乌 3～6g，煎服。

【注意事项】大便溏泄及湿痰较重者不宜服用。

知识拓展

**何首乌的现代研究与应用**

何首乌主含大黄酚、大黄素、卵磷脂、脂肪等成分。其具有增强免疫、促进造血、抗心肌缺血、降胆固醇、缓解动脉粥样硬化、健脑益智、泻下等作用，现代用于治疗高脂血症、血管性痴呆、肛裂、桡神经损伤等。

其他补血药见表21-3。

**表21-3　其他补血药**

| 药名 | 来源 | 药性 | 功效 | 主治 | 用量用法 |
|------|------|------|------|------|---------|
| 龙眼肉 | 无患子科植物龙眼的假种皮 | 甘，温。归心、脾经 | 补益心脾，养血安神 | 气血不足，心悸怔忡，健忘失眠，血虚萎黄 | 9～15g，煎服 |

# 第四节　补阴药

**目标任务：**

1. 认识补阴药常用药物外观形态。
2. 掌握北沙参、百合、麦冬、石斛、龟甲、鳖甲等的功用特征、用量用法、注意事项，认识该类药物的毒副作用。
3. 熟悉南沙参、天冬、玉竹、枸杞子的功效与应用。
4. 总结本类药药性功用的特征规律。

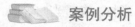 案例分析

患者，男，56岁。症见腰膝酸软，头晕目眩，耳鸣耳聋，骨蒸潮热，盗汗，手足心热，口燥咽干，齿牙动摇，足跟疼痛，舌红少苔，脉沉细数。

该患者为何证？应如何治疗？

本类药物大多甘寒质润，具有滋养阴液、生津润燥作用，适用于阴虚证。

阴虚证常见于肺、胃、脾、肾、肝、心等脏腑阴虚，根据药物归经的不同，本类药物分别具有补肺阴、补胃阴、补肾阴、补肝阴、补心阴等作用，分别适用于肺阴虚、胃（脾）阴虚、肾阴虚、肝阴虚、心阴虚等证。肺阴虚症见口燥咽干、干咳少痰、甚则咯血等；胃阴虚症见舌绛苔剥、咽干口渴、饥不欲食或胃中嘈杂、大便干结等；脾阴虚症见食少腹胀、口干少津、呕呃、便秘等；肾阴虚症见腰膝酸软、牙齿松动、耳鸣遗精

等；肝阴虚症见两目干涩、视物昏花、头晕耳鸣、耳聋等；心阴虚症见心悸怔忡、失眠多梦等。

　　使用补阴药时，首先，应针对不同脏腑阴虚证选用相应的药物。如肺阴虚者，选用补肺阴的药物；肾阴虚者，选用补肾阴药物。其次，根据兼证的不同配伍相应的药物。如热邪伤阴而余热未尽者，配伍清热药；阴虚阳亢者，配伍平肝潜阳药；阴虚内热者，配伍清退虚热药；阴虚血亏者，配伍补血药。最后，根据阴阳互根的原理，在应用补阴药时，常与补阳药同用，如张景岳云"善补阴者，必于阳中求阴，则阴得阳升，源泉不竭"。

　　本类药物大多寒凉滋腻，故痰湿内阻、脾虚便溏者慎用。

## 北沙参 Beishashen
### 《本草汇言》

　　本品为伞形科植物珊瑚菜 *Glehnia littoralis* Fr. Schmidtex Miq. 的干燥根。主产于山东、河北、辽宁等地，以山东莱阳胡城产者质量最佳，称为"莱胡参"。夏、秋两季采挖，置沸水中烫后，除去外皮，干燥，或洗净直接干燥。切段，生用。

　　【性味归经】甘、微苦，微寒。归肺、胃经。

　　【功效】养阴清肺，益胃生津。

　　【药性分析】北沙参甘润微苦微寒，入肺经，能养肺阴，润肺燥，清肺热，适用于肺阴虚证；甘寒入胃，又能养胃阴，生津液，清胃热，适用于胃阴虚证。

　　【应用】

　　1. 肺阴虚证　本品能养肺阴，清肺热。治阴虚肺燥或肺热伤阴之干咳少痰、久咳劳嗽、咽干音哑等，配伍麦冬、玉竹、桑叶等，如沙参麦冬汤；治阴虚肺痨之咳嗽咯血，配伍熟地黄、知母、川贝母等，如月华丸。

　　2. 胃阴虚证　本品能养胃阴，清胃热。治胃阴虚有热之口干多饮、饥不欲食、胃脘嘈杂、大便干结、舌苔光剥等，配伍麦冬、玉竹等，如益胃汤；治胃阴不足而脾气亏虚者，宜与山药、太子参等养阴益气之品同用。

　　【用量用法】5~12g，煎服。

　　【注意事项】不宜与藜芦同用。

### 知识拓展

**北沙参的现代研究与应用**

　　北沙参主含香豆素、香豆素苷、聚炔、黄酮、脂肪酸等成分。其具有降糖、保肝、抗菌、镇静、镇痛、抗癌等作用，现代用于治疗咽炎、胃炎、小儿支原体肺炎、小儿迁延性肺炎、小儿秋季腹泻、糖尿病、干眼症、骨结核等。

## 南沙参 Nanshashen
### 《神农本草经》

本品为桔梗科植物轮叶沙参 *Adenophora tetraphylla*（Thunb.）Fisch. 或沙参 *Adenophora stricta* Miq. 的干燥根。主产于安徽、江苏、浙江、贵州等地。春秋二季采挖，除去须根，趁鲜刮去粗皮，洗净，干燥。切厚片，生用。

【性味归经】甘，微寒。归肺、胃经。

【功效】养阴清肺，益胃生津，化痰，益气。

【药性分析】南沙参甘润微寒，入肺经，能养肺阴，清肺热，善治肺阴虚证；甘寒入胃，能养胃阴，清胃热，善治胃阴虚证。其清养肺胃之力略逊于北沙参，又兼补气化痰之功，较宜于气阴两伤及燥痰咳嗽。

### 课堂互动

南沙参与北沙参两药功用有何异同？

【应用】

**1. 肺阴虚证**　本品能养阴清肺。治肺阴虚或气阴两虚之干咳少痰、咽干音哑或劳嗽咯血等，常与北沙参、麦冬、知母、川贝母等同用。

**2. 胃阴虚证**　本品既能益胃生津，又能益气健脾，有气阴双补之功。治热病后期，气阴两伤，余热未清，常与玉竹、地黄、麦冬等同用。

【用量用法】9~15g，煎服。

【注意事项】不宜与藜芦同用。

### 知识拓展

#### 南沙参的现代研究与应用

南沙参主含羽扇豆烯酮、蒲公英萜酮、β-谷甾醇棕榈酸酯、生物碱、黄酮类、多糖等成分。其具有调节免疫、强心、镇咳、祛痰、抗炎、抗辐射、保肝、抗肿瘤等作用，现代用于治疗高脂血症、血管性痴呆、肛裂、桡神经损伤等。

## 百合 baihe
### 《神农本草经》

本品为百合科植物卷丹 *Lilium lancifolium* Thunb.、百合 *Lilium brownii* F. E. Brown var. *viridulium* Baker 或细叶百合 *Lilium pumilum* DC. 的干燥肉质鳞叶。全国各地均产，以湖南、湖北产者为多。秋季采挖。洗净，剥取鳞叶，沸水略烫，干燥。生用或蜜炙用。

【性味归经】甘，寒。归肺、心经。

【功效】养阴润肺，清心安神。

【药性分析】百合甘寒质润，作用平和，入肺经，能补肺阴，清肺热，用治肺阴虚燥咳证；甘寒入心，能养阴清心，宁心安神，善治热扰心神、烦躁失眠等。

【应用】

**1. 肺阴虚证** 本品能养阴润肺。治阴虚肺燥，干咳少痰，痰中带血，配伍款冬花，即百花膏；治肺肾阴虚，虚火上炎之久咳不止、劳嗽咳血，配伍生地黄、玄参、川贝等，如百合固金汤。

**2. 虚烦惊悸，失眠多梦，神思恍惚** 本品能清心安神。治温热病后期，余热未尽，虚热内扰之神思恍惚、烦躁失眠等，常与麦冬、酸枣仁、丹参等同用；治心肺阴虚内热，症见神志恍惚、情绪不能自主、口苦、尿赤、脉微数等，常与知母、生地黄等同用，如百合知母汤、百合地黄汤。

【用量用法】6～12g，煎服。生百合长于清心安神，蜜百合长于润肺止咳。

---

**知识拓展**

### 百合的现代研究与应用

百合主含甾体皂苷类成分、百合皂苷、去乙酰百合皂苷、糖类、秋水仙碱等成分。其具有镇咳、祛痰、镇静、抗缺氧、抗氧化、抗菌、提高免疫等作用，现代用于治疗咳嗽、胃炎、消化性溃疡、抑郁症、更年期综合征等。

---

## 麦冬 Maidong
### 《神农本草经》

本品为百合科植物麦冬 *Ophiopogon japonicus* （L.f）Kergawl. 的干燥块根。主产于浙江、四川、贵州、湖北等地，以浙江、四川、贵州产者为地道药材。夏季采挖，洗净，晒至七八成干，除去须根，干燥。生用。

【性味归经】甘、微苦，微寒。归肺、胃、心经。

【功效】养阴润肺，益胃生津，清心除烦。

【药性分析】麦冬甘寒养阴，苦寒清热，入肺经，能养肺阴、润肺燥、清肺热，为肺阴虚证之要药；入胃经，长于养阴益胃，生津止渴，广泛用于胃阴虚证；入心经，又能养阴清心，除烦安神，用治热扰心神，神烦少寐。

---

**课堂互动**

具有养阴润肺、益胃生津功用的药物有哪些？

【应用】

**1. 肺阴虚证**　本品善养肺阴，清肺热。治阴虚肺燥之干咳少痰、口干咽燥，配伍桑叶、杏仁、阿胶等，如清燥救肺汤；治肺肾阴虚，虚火上炎之咳嗽、痰少、咯血等，配伍百合、生地黄、玄参等，如百合固金汤。

**2. 胃阴虚证**　本品能养阴清热，益胃生津。治热伤胃阴，口干舌燥，常与沙参、玉竹等同用，如益胃汤、沙参麦冬汤；治热伤津液，肠燥便秘，配伍生地黄、玄参，如增液汤。

**3. 心阴虚及温病热扰心营，心烦失眠**　本品能养心阴，清心热。用治热伤心营之身热夜甚、心烦口渴、舌绛等，配伍玄参、生地黄等，如清营汤；治阴虚有热之心烦、失眠多梦，配伍生地黄、酸枣仁等，如天王补心丹。

【用量用法】6～12g，煎服。

## 知识拓展

### 麦冬的现代研究与应用

麦冬主含麦冬皂苷 B、D，甲基麦冬黄烷酮 A、B，以及氨基酸、多糖等成分。其具有促进免疫、抗癌、抗缺氧、抗心律失常、抗休克、降血糖、镇静、催眠等作用，现代用于治疗心肌炎、心衰、心绞痛、心功能不全、咽炎、胃炎、干眼症、低血压、糖尿病等。

## 天冬 Tiandong
### 《神农本草经》

本品为百合科植物天冬 *Asparagus cochinchinensis*（Lour.）Merr. 的干燥块根。主产于贵州、四川、云南、广西等地。秋、冬二季采挖，洗净，除去茎基和须根，在沸水中煮或蒸至透心，趁热除去外皮，洗净，干燥。切薄片，生用。

【性味归经】甘、苦，寒。归肺、肾经。

【功效】养阴润燥，清肺生津。

【药性分析】天冬性质甘润，苦寒之性较强，入肺经，能养肺阴、润肺燥、清肺热；入肾经，能滋肾阴、降虚火、生津润燥，善治肺肾阴虚证。

## 课堂互动

天冬与麦冬两药功用有何异同？

【应用】

**1. 肺阴虚证**　本品能养肺阴，清肺热。治肺热阴虚之燥咳、痰稠难咯，可单用熬膏服，如天门冬膏，或与麦冬、沙参、川贝母等同用；治劳嗽咯血，或干咳痰黏，痰中带血，常与麦冬、川贝母、阿胶等同用。

**2. 肾阴虚证** 本品能滋肾阴，降虚火。治肾阴亏虚之眩晕耳鸣、腰膝酸软，常与熟地、枸杞子、牛膝等同用；治阴虚火旺之骨蒸潮热、盗汗、遗精，常与熟地黄、黄柏等同用；治肺肾阴虚之咳嗽咯血，常与生地黄、阿胶、川贝母等同用；治心肾阴虚血少之心悸失眠，配伍酸枣仁、远志等，如天王补心丹。

**3. 内热消渴，热病伤津，肠燥便秘** 本品能清热生津润燥。治内热消渴、热病伤津口渴，常与人参、生地黄等同用；治热病伤阴肠燥便秘，常与生地黄、当归、生首乌等同用。

【用量用法】6～12g，煎服。

【注意事项】本品甘寒滑肠，脾虚便溏及外感风寒者忌用。

---

**知识拓展**

**天冬的现代的研究与应用**

天冬主含天冬酰胺、β－谷甾醇、甾体皂苷、氨基酸等成分。其具有镇咳、祛痰、平喘、降血糖、增强免疫、抗肿瘤、抗血栓、抗菌等作用，现代用于治疗肺结核、支气管炎、白喉、百日咳、乙肝、糖尿病、乳腺增生、疮毒、蛇伤等。

---

## 石斛 Shihu
### 《神农本草经》

本品为兰科植物金钗石斛 *Dendrobium nobile* Lind*l*.、鼓槌石斛 *Dendrobium chrysotoxum* Lind*l*. 或流苏石斛 *Dendrobium fimbriatum* Hook. 的栽培品及其同属近似种的新鲜或干燥茎。主产于广西、贵州、云南、湖北等地。全年均可采收，鲜用者除去根及泥沙；干用者采收后，除去杂质，开水略烫或烘软，再边搓边烘晒，至叶鞘搓净，干燥。切段，生用。

【性味归经】甘，微寒。归胃、肾经。

【功效】益胃生津，养阴清热。

【药性分析】石斛甘寒养阴；入胃经，长于益胃生津而清虚火，为治疗胃阴虚证的常用药物；入肾经，能滋肾阴，清虚热，善治肾阴亏虚及阴虚火旺证。

【应用】

**1. 胃阴虚证及热病伤津证** 本品能滋养胃阴，生津止渴，兼清虚火。治阴虚胃热之口渴咽干、食少干呕、胃脘隐痛，可单用煎汤代茶饮，或与麦冬、竹茹、白芍等同用；治热病伤津之烦渴、舌干苔黑，常与生地黄、麦冬、天花粉等同用。

**2. 肾阴虚证** 本品能滋肾阴，清虚热。治肾阴亏虚之筋骨痿弱，常与熟地黄、山茱萸、杜仲等同用；治阴虚火旺，骨蒸劳热，常与黄柏、胡黄连、枸杞子等同用；治肾阴亏虚之目暗不明、视物昏花，常与枸杞子、熟地黄、菟丝子等同用，如石斛夜光丸。

【用量用法】6～12g，煎服；鲜品 15～30g。

【注意事项】本品敛邪助湿，故温热病不宜早用，湿温尚未化燥伤津者忌用。

### 石斛的现代研究与应用

石斛主含石斛碱、石斛酮碱、石斛高碱、石斛胺、石斛次胺等成分。其具有调节胃肠、增强代谢、抗氧化、抗肿瘤、抗血栓、降血糖、降低心率、降血压等作用，现代用于治疗干眼症、青光眼、口腔黏膜扁平苔藓、慢性萎缩性胃炎、糖尿病、小儿厌食症等。

### 铁皮石斛

铁皮石斛有"中华仙草""药中黄金"之美称，与灵芝、人参、冬虫夏草等被列为上品中药，并被誉为"中华九大仙草之首"，被国际药用植物界称为"药界大熊猫"。中国有句古话叫"北有人参，南有枫斗"，这铁皮枫斗即是铁皮石斛。铁皮石斛具有免疫调节、延缓衰老等功效；能增强胰岛素活性，显著降低血糖水平，使血糖正常，自古以来就是治疗糖尿病的专用药；可促进循环、扩张血管、降低血胆固醇和甘油三酯；还能抗肿瘤，对肺癌、卵巢癌和早幼粒细胞性白血病等恶性肿瘤的某些细胞有杀灭作用，具有较强的抗肿瘤活性，临床用于恶性肿瘤的辅助治疗，能改善肿瘤患者的症状，减轻放、化疗的副作用，增强免疫力，提高生存质量，延长生存时间。

## 玉竹 Yuzhu
### 《神农本草经》

本品为百合科植物玉竹 *Polygonatum odoratum*（Mill.）Druce 的干燥根茎。主产于湖南、湖北、江苏、浙江等地。秋季采挖，除去须根，洗净，晒至柔软后，反复揉搓，晾晒至无硬心，晒干；或蒸透后，揉至半透明，晒干。切厚片或段，生用。

【性味归经】甘，微寒。归肺、胃经。

【功效】养阴润燥，生津止渴。

【药性分析】玉竹甘润养阴，微寒清热；入肺经，能养肺阴，清肺热，善治肺阴虚证；入胃经，能养胃阴，清胃热，善治胃阴虚证。

善补肺胃之阴的药物有哪些？

【应用】

**1. 肺阴虚证** 本品能养阴润肺。治阴虚肺燥之干咳少痰、咳血、声音嘶哑等症，常与沙参、麦冬等同用，如沙参麦冬汤。

**2. 胃阴虚证** 本品能养胃阴，清胃热。治胃阴不足之咽干口渴、消谷善饥，配伍沙参、麦冬等，如益胃汤；治胃热伤津之消渴，常与石膏、知母、天花粉等同用。

**3. 阴虚外感** 本品滋阴而不恋邪，尚可用于阴虚外感之发热、咳嗽，常与薄荷、葱白、淡豆豉等同用，如加减葳蕤汤。

【用量用法】6～12g，煎服。

### 知识拓展

**玉竹的现代研究与应用**

玉竹主含玉竹黏多糖、玉竹果聚糖、黄精螺甾醇、黄精螺甾醇苷、黄精呋甾醇苷、铃兰苷等成分。其具有提高免疫、抗氧化、抗结核、抗菌、降血糖、降血脂、降压等作用，现代用于治疗糖尿病、冠心病、肺心病、高血脂、高血压等。

## 枸杞子 Gouqizi
### 《神农本草经》

本品为茄科植物宁夏枸杞 *Lycium barbarum* L. 的干燥成熟果实。主产于宁夏、甘肃、新疆等地，宁夏中宁县、银川市栽培者质量最佳，为地道药材。夏、秋二季果实呈红色时采收，热风烘干，或晾至皮皱后，晒干，除去果梗。生用。

【性味归经】甘，平。归肝、肾经。

【功效】滋补肝肾，益精明目。

【药性分析】枸杞子甘平补益，入肝肾经，长于补肝血、滋肾精，为平补肝肾精血之佳品，有滋补强壮作用，凡肝肾阴虚诸证均可配伍应用。

### 课堂互动

枸杞的果实及根皮均可以入药，试述二者的区别。

【应用】

**肝肾阴虚证** 本品能补益肝肾，益精明目。治肝肾阴虚之腰膝酸软、阳痿遗精，常与生地黄、当归、川楝子等同用，如一贯煎；治肝肾不足，精血亏虚之头目眩晕、两目干涩、内障目昏、视力减退，常与菊花、熟地黄等同用，如杞菊地黄丸；治精血亏虚之眩晕耳鸣、须发早白，常与何首乌、菟丝子等同用，如七宝美髯丹；治阴虚消渴，常与熟地黄、麦冬等同用。

【用量用法】6～12g，煎服。

### 枸杞子的现代研究与应用

枸杞子主含枸杞子多糖、甜菜碱、莨菪亭等成分。其具有促进造血、升高白细胞、降血脂、降血糖、降血压、保肝、抑菌、抗氧化、抗肿瘤等作用，现代用于治疗高脂血症、高血压、白细胞减少症、糖尿病、心力衰竭等。

## 龟甲 Guijia
### 《神农本草经》

本品为龟科动物乌龟 *Chinemys reevesii*（Gray）的背甲及腹甲。主产于湖南、湖北、江苏、浙江、安徽等地。全年均可捕捉，以秋、冬二季为多，捕捉后杀死，或用沸水烫死，剥取背甲及腹甲，除去残肉，晒干。生用或砂烫后醋淬用。

【性味归经】咸、甘，微寒。归肝、肾、心经。

【功效】滋阴潜阳，益肾健骨，养血补心，固经止崩。

【药性分析】龟甲为血肉有情之品，味咸入血分，味甘补益，微寒清热，入肝肾经，能滋阴潜阳，善治阴虚阳亢证；味甘而咸，又能补血滋阴而益肾健骨，用治肾虚筋骨不健、小儿五迟等；甘咸入心，又能养血补心，安神定志，用治阴血不足，心神失养证；尚有止血作用，用于崩漏经多。

【应用】

**1. 阴虚内热，阴虚阳亢及阴虚风动等证** 本品能滋阴潜阳。治阴虚内热，骨蒸潮热，盗汗遗精，配伍知母、黄柏、熟地黄等，如大补阴丸；治阴虚阳亢之眩晕耳鸣，配伍牡蛎、赭石、白芍等，如镇肝熄风汤；治阴虚风动之手足瘈疭、神倦、舌干红绛，配伍阿胶、鳖甲等，如大定风珠。

**2. 肾虚筋骨痿软，囟门不合** 本品能滋肾养肝，强筋健骨。治肝肾亏虚之筋骨不健、腰膝酸软、小儿五迟等，配伍熟地黄、锁阳、知母等，如虎潜丸；或与紫河车、鹿茸、当归等同用。

**3. 阴血不足，心虚健忘** 本品能养血补心，安神定志。治阴血不足，心肾失养之惊悸、失眠、健忘等，配伍龙骨、远志、石菖蒲等，如孔圣枕中丹。

**4. 阴虚血热，崩漏经多** 本品既能滋养肝肾，又能固冲任，清热止血，用于阴虚血热，冲任不固之月经过多、崩漏，常与白芍、黄柏等同用，如固经丸。

【用量用法】9～24g，煎服，宜先煎。生龟甲长于滋阴潜阳；醋龟甲长于补肾健骨，滋阴止血。

【注意事项】脾胃虚寒者忌用；孕妇慎用。

知识拓展

**龟甲的现代研究与应用**

龟甲主含角蛋白、骨胶原蛋白、胆固醇、氨基酸等成分。其具有促进造血、增强免疫、抗凝血、抗心肌缺血、抗骨质疏松、解热、镇静等作用，现代用于治疗高脂血症、血管性痴呆、小儿神经性尿频、肛裂、桡神经损伤等。

## 鳖甲 Biejia

*《神农本草经》*

本品为鳖科动物鳖 *Trionyx sinensis* Wiegmann 的背甲。主产于湖南、湖北、安徽、江苏、浙江等地。全年均可捕捉，以秋、冬二季为多，捕捉后杀死，置沸水中烫至背甲上的硬皮能剥落时，剥取背甲，除去残肉，晒干。生用或砂烫后醋淬用。

【性味归经】咸，微寒。归肝、肾经。

【功效】滋阴潜阳，退热除蒸，软坚散结。

【药性分析】鳖甲咸而微寒，为血肉有情之品，入肝肾经，既能滋阴潜阳息风，又善滋阴退热除蒸，其清退虚热之力优于龟甲，为治阴虚发热之要药；味咸又能软坚散结，用治癥瘕痞块。

课堂互动

鳖甲与龟甲均为血肉有情之品，两药功用有何异同？

【应用】

**1. 阴虚发热，阴虚阳亢及阴虚风动等证**　本品能滋阴潜阳。治阴虚发热，骨蒸盗汗，配伍知母、地骨皮等，如清骨散；治温病后期，邪伏阴分，夜热早凉，配伍青蒿、丹皮、生地黄等，如青蒿鳖甲汤；治阴虚阳亢，头晕目眩，常与菊花、生地黄、牡蛎等同用；治阴虚风动，手足瘛疭，配伍龟甲、牡蛎、阿胶等，如大定风珠。

**2. 癥瘕积聚，久疟疟母**　本品能软坚散结。治癥瘕痞块，久疟疟母所致胁肋疼痛、腹部包块，常与丹皮、柴胡、土鳖虫等同用，如鳖甲煎丸。

【用量用法】9～24g，煎服，宜先煎。生鳖甲长于养阴清热，潜阳息风；醋鳖甲偏于入肝消积，软坚散结。

【注意事项】脾胃虚寒者忌用；孕妇慎用。

知识拓展

**鳖甲的现代研究与应用**

鳖甲主含角蛋白、骨胶原蛋白、氨基酸、多糖等成分。其具有增强免疫、抗肿瘤、促进造血、降低胆固醇、降低甘油三酯、保肝、抑制结缔组织增生等作用，现代用于治疗肝硬化、肝纤维化、心绞痛、乳腺增生、更年期综合征等。

其他补阴药见表 21-4。

**表 21-4 其他补阴药**

| 药名 | 来源 | 药性 | 功效 | 主治 | 用量用法 |
|---|---|---|---|---|---|
| 黄精 | 百合科滇黄精、黄精、多花黄精的干燥根 | 甘，平。归脾、肺、肾经 | 补气养阴，健脾润肺，益肾 | 1. 肺阴虚证<br>2. 脾胃虚弱证<br>3. 肾精亏虚，内热消渴 | 9~15g，煎服 |
| 墨旱莲 | 菊科植物鳢肠的干燥地上部分 | 甘、酸，寒。归肾、肝经 | 滋补肝肾，凉血止血 | 1. 肝肾阴虚证<br>2. 阴虚血热出血证 | 6~12g，煎服 |
| 女贞子 | 木犀科植物女贞的干燥成熟果实 | 甘、苦，凉。归肝、肾经 | 滋补肝肾，明目乌发 | 肝肾阴虚证 | 6~12g，煎服 |
| 桑椹 | 桑科植物桑的干燥果穗 | 甘、酸，寒。归心、肝、肾经 | 滋阴补血，生津润燥 | 1. 肝肾阴虚证<br>2. 口渴，消渴，肠燥便秘 | 9~15g，煎服 |
| 黑芝麻 | 脂麻科植物脂麻的干燥成熟种子 | 甘，平。归肝、肾、大肠经 | 补益肝肾，益精养血，润肠通便 | 1. 肝肾不足证<br>2. 精血亏虚证<br>3. 肠燥便秘 | 9~27g，煎服 |

# 小 结

1. 补虚药主治各种虚证。根据其药性不同分为补气药、补阳药、补血药、补阴药四类。

2. 补气药主要用于气虚证，常用药物有人参、党参、黄芪、白术、山药、甘草等。人参能大补元气，复脉固脱，为拯救危脱第一要药。党参为治脾胃气虚常用药物。黄芪善补气升阳，益卫固表。白术能燥湿健脾。山药为肺脾肾三脏气阴双补药。甘草为调和药性之良药。

3. 补阳药主要用于阳虚证，常用药物有鹿茸、淫羊藿、杜仲、肉苁蓉、补骨脂等。鹿茸补力最强，为补肾壮阳，益精养血要药。淫羊藿能补肾阳，强筋骨，祛风湿。杜仲能补肝肾，强筋骨，安胎，为治肾虚腰痛之要药。肉苁蓉能补肾阳，益精血，润肠通便，为肾阳不足，肠燥便秘的主药。补骨脂能补肾助阳，温脾止泻，为治五更泄泻之要药。

4.补血药主要用于血虚证，常用药物有当归、熟地黄、白芍、阿胶等。当归补血活血，调经止痛，为妇科调经良药。熟地黄滋阴之力强，又兼益精填髓之力，为滋阴补肾之要药。白芍能平肝阳，养肝血，敛肝阴，柔肝止痛，为肝经诸痛证之良药。阿胶为血肉有情之品，是补血止血要药。

5.补阴药主要用于阴虚证，常用药物有北沙参、百合、麦冬、石斛、龟甲、鳖甲等。北沙参善补肺胃之阴。百合善补肺肾心之阴。麦冬善补肺胃心之阴。石斛善补胃肾之阴。龟甲善补肝肾心之阴，滋阴之力较强；又善益肾健骨，养血补心，固经止血。鳖甲善补肝肾之阴，清虚热之力较强，为治阴虚发热之要药；兼能软坚散结。

# 目标测试

**A1 型题**（以下每一道题有 A、B、C、D、E 五个备选答案，从中选择一个最佳答案）

1.具有补气升阳作用的药物是（ ）
　A.人参　　　　　B.党参　　　　　C.黄芪
　D.白术　　　　　E.山药

2.既补气，又补血的药物是（ ）
　A.人参　　　　　B.西洋参　　　　C.太子参
　D.党参　　　　　E.制首乌

3.治疗心气亏虚、心悸、健忘者，宜选用的药物是（ ）
　A.人参　　　　　B.西洋参　　　　C.太子参
　D.党参　　　　　E.制首乌

4.治疗卫气不固，表虚自汗，宜选用（ ）
　A.西洋参　　　　B.太子参　　　　C.党参
　D.白芍　　　　　E.黄芪

5.具有燥湿与利尿功效的补气药是（ ）
　A.人参　　　　　B.白术　　　　　C.黄芪
　D.扁豆　　　　　E.党参

6.性味甘、苦，温的药物是（ ）
　A.人参　　　　　B.西洋参　　　　C.白术
　D.麦冬　　　　　E.百合

7.量大久服可引起浮肿的药物是（ ）
　A.黄芪　　　　　B.白术　　　　　C.白扁豆
　D.甘草　　　　　E.山药

8.主要用于肺、胃阴虚证的药物是（ ）
　A.北沙参　　　　B.百合　　　　　C.石斛
　D.沙苑子　　　　E.枸杞子

9. 治疗肾阴亏虚，骨蒸潮热，口渴者，宜选用的药物是（　　　）
   A. 天冬　　　　　　　　B. 麦冬　　　　　　　　C. 百合
   D. 南沙参　　　　　　　E. 北沙参

10. 能养阴润肺，清心安神的药物是（　　　）
   A. 天冬　　　　　　　　B. 玉竹　　　　　　　　C. 石斛
   D. 百合　　　　　　　　E. 枸杞子

11. 治疗肾虚而筋骨不健者，宜选用的药物是（　　　）
   A. 北沙参　　　　　　　B. 麦冬　　　　　　　　C. 黄精
   D. 天冬　　　　　　　　E. 龟甲

12. 能益精血，调冲任的药是（　　　）
   A. 鹿茸　　　　　　　　B. 冬虫夏草　　　　　　C. 锁阳
   D. 淫羊藿　　　　　　　E. 杜仲

13. 续断能治而杜仲不能治的病证是（　　　）
   A. 胎动不安　　　　　　B. 肾虚腰痛　　　　　　C. 筋伤骨折
   D. 风湿久痹　　　　　　E. 肾虚阳痿

14. 白芍缓急止痛宜配伍（　　　）
   A. 甘草　　　　　　　　B. 大枣　　　　　　　　C. 当归
   D. 熟地　　　　　　　　E. 龙眼肉

15. 熟地黄药性黏腻，久服宜配伍（　　　）
   A. 陈皮、砂仁　　　　　B. 砂仁、木香　　　　　C. 木香、香附
   D. 香附、厚朴　　　　　E. 厚朴、橘皮

16. 既能补血，又能止血的药是（　　　）
   A. 当归　　　　　　　　B. 三七　　　　　　　　C. 小蓟
   D. 大蓟　　　　　　　　E. 阿胶

17. 既能止血，又能滋阴润燥的药是（　　　）
   A. 生地黄　　　　　　　B. 熟地黄　　　　　　　C. 代赭石
   D. 阿胶　　　　　　　　E. 白芍

18. 既能补血，又能活血、润肠的药是（　　　）
   A. 鸡血藤　　　　　　　B. 何首乌　　　　　　　C. 当归
   D. 阿胶　　　　　　　　E. 丹参

19. 生用解毒通便，制用补血生精的药物是（　　　）
   A. 熟地黄　　　　　　　B. 何首乌　　　　　　　C. 黄精
   D. 当归　　　　　　　　E. 阿胶

20. 治疗脾肾阳虚之五更泻，宜首选（　　　）
   A. 党参、白术　　　　　B. 补骨脂、附子　　　　C. 补骨脂、肉豆蔻
   D. 赤石脂、补骨脂　　　E. 黄芪、干姜

**A2 型题**（以下每个案例有 A、B、C、D、E 五个备选答案，从中选择一个最佳答案）

1. 患者，男，52 岁。症见面色苍白，气息微弱，虚汗不止，舌苔薄白，脉微欲绝。首选（　　）
  A. 党参　　　　　　　　B. 人参　　　　　　　　C. 西洋参
  D. 太子参　　　　　　　E. 北沙参

2. 患者，女，39 岁。症见食欲不振，脘腹虚胀，大便溏薄，体倦神疲，面色萎黄，舌淡苔白，脉细缓。首选（　　）
  A. 西洋参　　　　　　　B. 山楂　　　　　　　　C. 甘草
  D. 党参　　　　　　　　E. 木香

3. 患者，女，38 岁。症见少气倦怠，小腹坠胀，子宫下垂，舌淡苔白，脉弱。宜选（　　）
  A. 人参配五味子　　　　B. 黄芪配当归　　　　　C. 黄芪配升麻
  D. 柴胡配香附　　　　　E. 当归配白芍

4. 患者，男，35 岁。症见畏寒神疲，腰膝冷痛，阳痿遗精，不育，舌淡胖，脉沉迟。首选（　　）
  A. 淫羊藿配巴戟天　　　B. 杜仲配续断　　　　　C. 补骨脂配益智
  D. 熟地黄配何首乌　　　E. 当归配白芍

5. 患者，男，37 岁。因从高处摔伤，小腿骨折，经手法复位后石膏固定，静养。内服中药首选（　　）
  A. 杜仲　　　　　　　　B. 牛膝　　　　　　　　C. 桑寄生
  D. 续断　　　　　　　　E. 仙茅

6. 患者，女，60 岁。症见五更泄泻，不思饮食，食不消化，腹痛喜温，腰酸肢冷，神疲乏力，舌淡，苔薄白，脉沉迟无力。首选（　　）
  A. 白术　　　　　　　　B. 党参　　　　　　　　C. 干姜
  D. 白芍　　　　　　　　E. 补骨脂

7. 患者，男，70 岁。症见自汗畏风，气短乏力，咳嗽有痰，动则作喘，腰膝酸软，舌淡，苔薄腻，脉弱。首选（　　）
  A. 蛤蚧　　　　　　　　B. 杏仁　　　　　　　　C. 苏子
  D. 麻黄　　　　　　　　E. 紫菀

8. 患者，女，25 岁。症见面色萎黄，唇甲苍白，眩晕耳鸣，心悸，失眠，健忘，月经推后，量少色淡，舌淡苔白，脉细。首选（　　）
  A. 党参　　　　　　　　B. 当归　　　　　　　　C. 香附
  D. 柴胡　　　　　　　　E. 茯苓

9. 患者，女，26 岁。症见妊娠 4 个月，体倦食少，因跌倒下部见血，舌淡苔白，脉细滑。首选（　　）
  A. 阿胶　　　　　　　　B. 艾叶　　　　　　　　C. 黄芩
  D. 龟甲　　　　　　　　E. 菟丝子

10. 患者，男，35 岁。症见须发早白，头晕眼花，腰膝酸软，肢体麻木，舌红少苔，脉沉迟。首选（　　）

    A. 山药               B. 益智               C. 杜仲

    D. 石斛               E. 何首乌

**B1 型题**（以下提供若干组考题，每组考题共用在考题前列出的 A、B、C、D、E 五个备选答案，从中选择一个与问题关系最密切的答案）

    A. 宜先煎           B. 宜后下           C. 宜包煎

    D. 宜另煎           E. 宜烊化

1. 龟甲入汤剂（　　）

2. 阿胶入汤剂（　　）

    A. 益气补血          B. 补血滋阴        C. 缓急止痛

    D. 补肾壮阳          E. 滋阴潜阳

3. 白芍、甘草都能（　　）

4. 龟甲、鳖甲都能（　　）

    A. 补气健脾          B. 补肝肾安胎     C. 养血敛阴

    D. 润肠通便          E. 益胃生津

5. 当归、肉苁蓉都能（　　）

6. 杜仲、续断都能（　　）

    A. 黄芪               B. 人参              C. 当归

    D. 补骨脂           E. 百合

7. 脾虚中气下陷，久泻脱肛，内脏下垂常选用的药物是（　　）

8. 血虚萎黄，爪甲苍白，眩晕心悸，月经量少色淡，常选用的药物是（　　）

    A. 甘草配麻黄      B. 甘草配生地     C. 甘草配桔梗

    D. 甘草配白芍      E. 甘草配石膏

9. 患者，男，56 岁。脉结代，心动悸，虚羸少气，舌光少苔，舌苔白滑。宜首选（　　）

10. 患者，女，39 岁。自诉饭后淋雨，腹痛异常，见面色苍白，冷汗如豆，双手捂肚，舌淡苔薄白，脉弦者。宜首选（　　）

# 第二十二章　收涩药

📖 **学习目标**

**知识目标**

掌握收涩药的药效特征及主治；掌握收涩药的分类及常用收涩药的功效应用、用量用法、使用注意及毒副作用。

**能力目标**

能正确认识、合理使用收涩药。

凡能收敛固涩，以治疗各种滑脱病证为主的药物，称为收涩药，又称固涩药。

本类药物味多酸涩，性温或平，主入肺、脾、肾、大肠经，分别具有固表止汗、敛肺止咳、涩肠止泻、固精缩尿、收敛止血、止带等作用。适用于久病体虚，正气不固，脏腑功能衰退所致的自汗、盗汗、久咳虚喘、久泻、久痢、遗精、滑精、遗尿、尿频、崩漏、带下等滑脱不禁的病证。

收涩药根据其药性及临床应用的不同，可分为固表止汗药、敛肺涩肠药、固精缩尿止带药三类。但某些药物具有多种功用，临床应用应全面考虑。

滑脱病证的根源是正气虚弱，无力固摄，因此临床应用固涩药时，常与补虚药配伍，以标本兼治。如气虚自汗、阴虚盗汗者，则分别配伍补气药、补阴药；脾肾阳虚之久泻、久痢者，应配伍温补脾肾药；肾虚遗精、滑精、遗尿、尿频者，当配伍补肾药；冲任不固，崩漏不止者，当配伍补肝肾，固冲任药；肺肾虚损，久咳虚喘者，宜配伍补益肺肾，纳气平喘药等。总之，应根据具体证候，辨证审因，适当配伍，标本兼顾，才能收到较好的疗效。

收涩药性涩敛邪，故凡表邪未解，湿热所致之泻痢、带下、血热出血，以及郁热未清者，均不宜使用，误用有"闭门留寇"之弊。但某些收涩药除收涩作用之外，兼有清湿热、解毒等功效，应分别对待。

# 第一节　固表止汗药

目标任务：

1. 认识固表止汗药常用药物的外观形态。

2. 掌握固表止汗药重点药物麻黄根、浮小麦的功用特征、用量用法、使用注意事项。

3. 总结本类药物药性功用的特征规律。

 案例分析

患者，男，7 岁。夜间睡眠时汗出 2 个月，无发热，无咳嗽，各项生化检查均在正常范围。症见：精神略疲，动则尤甚，面色苍白，形寒肢冷，不欲饮食，舌苔白滑，脉沉细。

该患者为何证？应如何治疗？

本类药物性味多甘平，性涩收敛，能行肌表，调节卫分，顾护腠理而有固表止汗之功。临床常用于治疗气虚肌表不固，腠理疏松，津液外泄而自汗；阴虚不能制阳，阳热迫津外泄而盗汗。治自汗常与补气固表药同用，治盗汗宜与滋阴除蒸药同用，以求治病求本。

凡实邪所致汗出，应以祛邪为主，非本类药物所宜。

## 麻黄根 Mahuanggen
### 《本草经集注》

本品为麻黄科植物草麻黄 *Ephedrasinica* Stapf 或中麻黄 *Ephedraintermedia* Schrenket C. A. Mey. 的根及根茎。主产于河北、山西、内蒙古、甘肃、四川等地。立秋后采收，剪去须根，干燥。切段，生用。

【性味归经】甘、涩，平。归心、肺经。

【功效】固表止汗。

【药性分析】麻黄根甘涩性平，专入肺经，能行周身之表而固卫气，敛肌腠，闭毛窍，功善收敛止汗，为止汗专药。本品内服、外用皆可。

【应用】

自汗，盗汗　本品为敛肺固表止汗之要药。治气虚自汗，常与黄芪、牡蛎同用，如牡蛎散；治阴虚盗汗，常与熟地黄、当归等同用，如当归六黄汤；治产后虚汗不止，常与当归、黄芪等配伍，如麻黄根散。

此外，麻黄根外用配伍牡蛎共研细末，扑于身上，可治各种虚汗证。

【用量用法】3 ~ 9g，煎服。外用适量，研细粉撒扑。

【注意事项】有表邪者忌用。

## 知识拓展

### 麻黄根的现代研究与应用

麻黄根主含麻黄根素、麻黄根碱、阿魏酰组胺等成分。其具有调节降压、止汗等作用，现代常内服、外用，治疗各种自汗、盗汗。

## 知识链接

### 鉴别用药：麻黄根与麻黄

麻黄根与麻黄二药同出一源，均可治汗。然麻黄以其地上草质茎入药，主发汗，以发散表邪为用，临床上用于外感风寒表实证；麻黄根以其地下根及根茎入药，功专止汗，以敛肺固表为用，为止汗专药，可内服、外用治疗各种虚汗。

## 浮小麦 Fuxiaomai
### 《本草蒙筌》

本品为禾本科植物小麦 *Triticum aestivum* L. 未成熟的颖果。各地均产。收获时，扬起其轻浮干瘪者，或以水淘之，浮起者为佳，晒干。生用，或炒用。

【性味归经】甘，凉。归心经。

【功效】固表止汗，益气，除热。

【药性分析】浮小麦味甘性凉，甘能益气，凉可除热，入心经，益气除热止汗是其所长，盖汗为心之液，养心除热，津液不被火邪扰动，则自汗、盗汗可止；又可治骨蒸虚热。本品药力平和，一切汗证皆可配伍应用。

【应用】

1.自汗，盗汗　本品能益心气，敛心阴，凡自汗、盗汗，均可应用，可单用炒焦研末，米汤调服。治气虚自汗，可与黄芪、煅牡蛎、麻黄根等同用，如牡蛎散；治阴虚盗汗，可与五味子、麦冬、地骨皮等同用。

2.骨蒸劳热　本品能益气阴，除虚热，治阴虚发热、骨蒸劳热等证，常与玄参、麦冬、生地黄、地骨皮等同用。

【用量用法】15～30g，煎服。研末服，每次3～5g。

【注意事项】表邪汗出者忌用。

其他固表止汗药见表22-1。

**表 22-1　其他固表止汗药**

| 药名 | 来源 | 药性 | 功效 | 主治 | 用量用法 |
|---|---|---|---|---|---|
| 糯稻根须 | 禾本科植物糯稻的根茎及根 | 甘，平。归心、肝经 | 固表止汗，益胃生津，退虚热 | 1. 自汗，盗汗<br>2. 虚热不退，骨蒸潮热 | 15~30g，煎服 |

# 第二节　敛肺涩肠药

**目标任务：**

1. 认识敛肺涩肠药常用药物的外观形态。

2. 掌握敛肺涩肠药重点药物五味子、乌梅、五倍子、罂粟壳、诃子、肉豆蔻的功用特征、用量用法、使用注意事项，认识该类药物的毒副作用。

3. 总结本类药物药性功用的特征规律。

## 案例分析

患者，女，39 岁。腹痛肢冷，神疲乏力，不思饮食，食不消化，五更泄泻，舌淡苔薄白，脉沉迟无力。

该患者为何证？应如何治疗？

本类药物酸涩收敛，主入肺、大肠经。具有敛肺止咳、涩肠止泻作用。敛肺止咳主要用于肺虚喘咳，久治不愈，或肺肾两虚，摄纳无权的肺肾虚喘证；涩肠止泻用于大肠虚寒不能固摄或脾肾虚寒所致的久泻、久痢。

本类药物酸涩收敛，对痰多壅肺所致的咳喘实证，泻痢初起及伤食腹泻不宜使用。

## 五味子 Wuweizi
### 《神农本草经》

本品为木兰科植物五味子 *Schisandra chinesis*（Turcz.）Baill 或华中五味子 *Schisandra sphenanthera* Rehd. et Wils. 的成熟果实。前者习称"北五味子"，主产于东北；后者习称"南五味子"，主产于西南及长江流域以南各省。秋季果实成熟时采摘，晒干。生用或经醋、蜜拌蒸晒干用。

【性味归经】酸、甘，温。归肺、心、肾经。

【功效】收敛固涩，益气生津，宁心安神。

【药性分析】五味子味酸收敛，甘温而润，既能收敛固涩，又能补气养阴生津，作用力强而广泛；尤长于入肺、肾经，具有敛肺止咳、滋肾涩精、收敛止汗、涩肠止泻、益气生津等多种功效，凡肺肾两虚，精气耗伤之证，皆可应用；且可益心气、养心阴、安心神，常用于心悸、失眠等证。本品是一味具有收涩和补益双重作用的常用药，对于正气不足所致的多种滑脱证均可使用。

【应用】

1.久咳虚喘　本品能敛肺止咳。治肺虚久咳，可与罂粟壳同用，如五味子丸；治肺肾两虚喘咳，常与山茱萸、熟地、山药等同用，如都气丸；治寒饮咳喘证，配伍麻黄、细辛、干姜等，如小青龙汤。

2.自汗，盗汗　本品能收敛止汗。治自汗、盗汗，可与麻黄根、牡蛎等同用。

3.遗精，滑精　本品能补肾涩精止遗，为治肾虚精关不固所致遗精、滑精的常用药。治滑精，可与桑螵蛸、附子、龙骨等同用，如桑螵蛸丸；治梦遗，常与麦冬、山茱萸、熟地、山药等同用，如麦味地黄丸。

4.久泻不止　本品能涩肠止泻。治脾肾虚寒久泻不止，可与吴茱萸同炒香研末，米汤送服，如五味子散；或与补骨脂、肉豆蔻、吴茱萸同用，如四神丸。

5.津伤口渴，消渴　本品具有益气生津止渴之功。治热伤气阴，汗多口渴，常与人参、麦冬同用，如生脉散；治阴虚内热、口渴多饮之消渴证，多与山药、知母、天花粉、黄芪等同用，如玉液汤。

6.心悸，失眠，多梦　本品既能补益心肾，又能宁心安神。治阴血亏损，心神失养，或心肾不交之虚烦心悸、失眠多梦，常与麦冬、丹参、酸枣仁等同用，如天王补心丹。

【用量用法】2~6g，煎服；研末服，每次1~3g。

【注意事项】凡表邪未解，内有实热，咳嗽初起，麻疹初期，均不宜用。

### 知识拓展

**五味子的现代研究与应用**

五味子主含五味子素、有机酸、鞣质、维生素、糖及树脂等成分。其具有兴奋神经中枢、兴奋子宫、镇咳、祛痰、降血压、提高免疫、抗氧化、抗肝损伤、抗溃疡、抑菌等作用，现代用于治疗神经官能症、冠心病、急慢性肝炎、急性菌痢、哮喘、内耳眩晕、难产、克山病等。

## 乌梅 Wumei
《神农本草经》

本品为蔷薇科植物梅 *Prunusmume*（Sieb.）Sieb. et Zucc. 的近成熟果实。主产于浙江、福建、云南等地。夏季果实近成熟时采收，低温烘干后闷至皱皮，色变黑时即成。去核生用或炒炭用。

【性味归经】酸、涩，平。归肝、脾、肺、大肠经。

【功效】敛肺止咳，涩肠止泻，生津止渴，安蛔止痛。

【药性分析】乌梅酸涩收敛，药性平和；入肺经，敛肺止咳；入大肠经，涩肠止泻；味酸生津，又能生津止渴；因蛔虫得酸则静，本品又能安蛔止痛，为安蛔良药。

【应用】

1.肺虚久咳　本品能敛肺气，止咳嗽。治肺虚久咳少痰或干咳无痰之证，可与罂粟壳、杏仁等同用，如一服散。

2.久泻，久痢　本品有良好的涩肠止泻作用，为治久泻、久痢之常用药。治久泻、久痢可与罂粟壳、诃子等同用，如固肠丸；治湿热泻痢，大便脓血，配伍黄连，如乌梅丸。

3.虚热消渴　本品能生津液，止烦渴。治虚热消渴，可单用煎服，或与天花粉、麦冬、人参等同用，如玉泉散。

4.蛔厥腹痛，呕吐　本品能安蛔止痛。治蛔虫所致腹痛、呕吐、四肢厥冷的蛔厥病证，常与细辛、川椒、黄连、附子等同用，如乌梅丸。

此外，本品炒炭后，涩重于酸，收敛力强，能固冲止漏，可用于崩漏不止、便血等；外敷能消疮毒，可治胬肉外突、头疮等。

【用量用法】6～12g，煎服，大剂量可用至30g。外用适量，捣烂或炒炭研末外敷。止泻止血宜炒炭用。

【注意事项】外有表邪或内有实热积滞者均不宜服。

## 知识拓展

### 乌梅的现代研究与应用

乌梅主含柠檬酸、苹果酸、琥珀酸、酒石酸、碳水化合物、谷甾醇等成分。其具有抗病原微生物、抗过敏、抗肿瘤、整肠、利胆、抑制蛔虫活动、消除疲劳、增强免疫等作用，现代用于治疗神经官能症、慢性肝炎、哮喘、内耳眩晕、急性菌痢等。

## 知识链接

### 鉴别用药：五味子与乌梅

五味子与乌梅均能敛肺止咳，涩肠止泻，同用于肺虚久咳、久泻久痢。然五味子酸甘温润，上能敛肺气，下能滋肾阴，用治肺肾两虚之喘咳；并能补肾涩精，用治肾虚精关不固之遗精、滑精；尚能宁心安神，用于心悸、失眠、多梦。而乌梅酸涩性平，虽无补益之功，但长于生津止渴、安蛔止痛，为治虚热消渴、蛔厥腹痛之要药。

# 五倍子 Wubeizi
《本草拾遗》

本品为漆树科植物盐肤木 *Rhus chinensis* Mill.、青麸杨 *Rhus potaninii* Maxim. 或红麸杨 *Rhus punjabensis* Stew. Val. *sinica*（Diels）Rchd. et Wils. 叶上的虫瘿，主要由五倍子蚜 *Melaphis chinensis*（Bell）Baker 寄生而形成。我国大部分地区均有，而以四川为主。秋季摘下虫瘿，煮死内中寄生虫，干燥。生用。

【性味归经】酸、涩，寒。归肺、大肠、肾经。

【功效】敛肺降火，涩肠止泻，固精止遗，敛汗，止血，收湿敛疮。

【药性分析】五倍子酸涩收敛，性寒清降，入肺、大肠、肾经，既可止咳、敛汗、止泻，又能涩精止遗、止血；性寒清热，兼有良好的解毒、收湿、敛疮之功。

【应用】

1. 咳嗽，咯血　本品既能敛肺止咳，又能清肺降火，适用于久咳及肺热咳嗽，因其又能止血，故尤宜于咳嗽咯血者。治肺虚久咳，常与五味子、罂粟壳等同用；治肺热痰嗽，可与瓜蒌、黄芩、贝母等同用；治热灼肺络咳嗽咯血，常与藕节、白及等同用。

2. 自汗，盗汗　本品能敛肺止汗。治自汗、盗汗，可单用研末，与荞面等分作饼，煨熟食之；或研末水调敷肚脐处。

3. 久泻，久痢　本品有涩肠止泻之功，用治久泻，久痢，可与诃子、五味子同用，以增强涩肠之功。

4. 遗精，滑精　本品又能涩精止遗。治肾虚精关不固之遗精、滑精，常与龙骨、茯苓等同用，如玉锁丹。

5. 崩漏，便血，痔血　本品能收敛止血。治崩漏，可单用，或与棕榈炭、血余炭等同用；治便血、痔血，可与槐花、地榆等同用，或煎汤熏洗患处。

6. 湿疮，肿毒　本品外用能收湿敛疮，且有解毒消肿之功，治湿疮流水、溃疡不敛、疮疖肿毒、肛脱不收、子宫下垂等，可单味或配枯矾研末外敷，或煎汤熏洗。

【用量用法】3～6g，煎服；入丸散服，每次 1～1.5g。外用适量，研末外敷或煎汤熏洗。

【注意事项】湿热泻痢者忌用。

## 知识拓展

### 五倍子的现代研究与应用

五倍子主含单宁酸、没食子酸、树脂、蜡质、淀粉、脂肪等成分。其主要具有凝固组织蛋白、抗菌、抗病毒、解毒等作用，现代用于治疗上消化道出血、痔疮、褥疮、带状疱疹、手术出血、胃下垂、溃疡性结肠炎、小儿腹泻、菌痢、脂溢性皮炎等。

## 罂粟壳 Yingsuqiao
### 《本草发挥》

本品为罂粟科植物罂粟 *Papaver somniferum* L. 成熟蒴果的外壳，原产于国外，我国部分地区的药物种植场有少量栽培药用。夏季采收，去蒂及种子，晒干。蜜炙或醋炒用。

【性味归经】酸、涩，平；有毒。归肺、大肠、肾经。

【功效】敛肺止咳，涩肠止泻，止痛。

【药性分析】罂粟壳酸涩，功专收敛固涩，既能敛肺止咳，又能涩肠止泻，为止咳及止泻之圣药；又有良好的止痛作用，可用于多种疼痛的治疗。

【应用】

1. **肺虚久咳**　本品具有较强的敛肺气，止咳逆作用。治肺虚久咳，可单用蜜炙研末冲服，或配伍乌梅肉，如小百劳散。

2. **久泻，久痢**　本品能固肠道，涩滑脱。治脾虚久泻不止，常与诃子、陈皮、砂仁等同用，如罂粟散；治脾虚中寒，久痢不止，常与肉豆蔻等同用，如真人养脏汤；治脾肾两虚，久泻不止，可配苍术、人参、乌梅、肉豆蔻等，如固肠丸。

3. **胃痛，腹痛，筋骨疼痛**　本品止痛作用良好，可单用或配入复方中治疗各种疼痛。

【用量用法】3 ~ 6g，煎服。止咳蜜炙用，止血止痛醋炒用。

【注意事项】本品易成瘾，不宜常服；咳嗽或泻痢初起邪实者忌用；孕妇及儿童禁用；运动员慎用。

---

### 知识拓展

#### 罂粟壳的现代研究与应用

罂粟壳主含罂粟碱、罂粟壳碱、吗啡、可待因、那可汀、那碎因等成分。其具有显著的镇痛、催眠、镇咳、舒张平滑肌、止泻等作用，现代用于治疗胃肠炎、结肠炎、烫伤、脑血栓、肺栓塞、肢端动脉痉挛、栓塞性疼痛等。

---

## 诃子 Hezi
### 《药性论》

本品为使君子科植物诃子 *Terminalia chebula* Retz. 的成熟果实。主产于云南、广东、广西等地。秋冬二季采取，晒干，生用或煨用。

【性味归经】苦、酸、涩，平。归肺、大肠经。

【功效】涩肠止泻，敛肺止咳，利咽开音。

【药性分析】诃子酸收苦降，入肺与大肠，既能涩肠止泻，又能敛肺止咳，还能下气降火，不仅为治疗久泻、久痢之常用药物，而且为治久咳失音之要药。

【应用】

1. 久泻，久痢 本品能涩肠止泻。治久泻、久痢，可单用，如诃黎勒散；治久泻、久痢属虚寒，常与干姜、罂粟壳、陈皮配伍，如诃子皮饮；治泻痢日久，中气下陷之脱肛，配伍人参、黄芪、升麻等药；治肠风下血，配伍防风、秦艽、白芷等，如肠风泻血丸。

2. 久咳，失音 本品能敛肺下气止咳，清肺利咽开音。治肺虚久咳、失音，可与人参、五味子等同用；治痰热郁肺，久咳失音，常与桔梗、甘草同用，如诃子汤；治久咳失音，咽喉肿痛，常与硼酸、青黛、冰片等蜜丸噙化，如清音丸。

【用量用法】3～10g，煎服。涩肠止泻宜煨用，敛肺清热、利咽开音宜生用。

【注意事项】凡外有表邪，内有湿热积滞者忌用。

---

### 知识拓展

**诃子的现代研究与应用**

诃子主含诃子酸、原诃子酸、诃子素、鞣酸酶、番泻苷A等成分。其主要具有收敛、抗菌、强心、解痉等作用，现代用于治疗咽炎、肠炎、急性菌痢、湿疹、胃及十二指肠溃疡等。

---

## 肉豆蔻 Roudoukou
### 《药性论》

本品为肉豆蔻科植物肉豆蔻 *Myristica fragrans* Houtt 的成熟种仁。主产于马来西亚、印度尼西亚，我国广东、广西、云南亦有栽培。冬、春两季果实成熟时采收，除去皮壳后，干燥。生用，或煨制去油用。

【性味归经】辛，温。归脾、胃、大肠经。

【功效】涩肠止泻，温中行气。

【药性分析】肉豆蔻辛散芳香，温燥而涩，入脾、胃、大肠经，能温中行气、开胃消食、涩肠止泻，为治虚寒泻痢之要药。

---

### 课堂互动

肉豆蔻与白豆蔻在功效、主治方面有何异同？

---

【应用】

1. 虚泻，冷痢 本品能暖脾胃、固大肠、止泻痢。治脾胃虚寒之久泻、久痢，常与肉桂、干姜、党参、白术、诃子等同用；治脾肾阳虚，五更泄泻，与补骨脂、五味子、吴茱萸同用，如四神丸。

**2. 胃寒胀痛，食少呕吐** 本品能温中理脾，行气止痛。治胃寒气滞，脘腹胀痛，食少呕吐，常与木香、干姜、半夏等同用。

【用量用法】3 ~ 10g，煎服；入丸散，每次 0.5 ~ 1g。内服须煨熟去油用。

【注意事项】湿热泻痢者忌用。

## 知识拓展

### 肉豆蔻的现代研究与应用

肉豆蔻主含挥发油、肉豆蔻醚、丁香酚、异丁香酚及多种萜烯类化合物。其具有增加胃液分泌、增加胃肠蠕动、抗菌、麻醉、致幻等作用，现代用于治疗溃疡性结肠炎、急慢性腹泻等。

## 知识链接

### 肉豆蔻的毒性

肉豆蔻所含挥发油中的有效成分肉豆蔻醚具有一定的毒性。其用于动物试验可引起肝变性；对正常人有致幻作用，对人的大脑有中度兴奋作用。在中毒时，轻者出现幻觉，或恶心、眩晕；重者则谵语、昏迷、瞳孔散大、呼吸变慢、反射消失，甚至死亡。

其他敛肺涩肠药见表22-2。

**表 22-2 其他敛肺涩肠药**

| 药名 | 来源 | 药性 | 功效 | 主治 | 用量用法 |
|---|---|---|---|---|---|
| 石榴皮 | 为石榴科植物石榴的果皮 | 酸、涩、温。归大肠经 | 涩肠止泻，杀虫，收敛止血 | 1. 久泻，久痢，脱肛<br>2. 虫积腹痛<br>3. 崩漏，便血 | 3 ~ 9g，煎服。入汤剂生用，入丸、散多炒用，止血多炒炭用 |
| 赤石脂 | 硅酸盐类矿物多水高岭石，主含含水硅酸铝 | 甘、涩、温。归大肠、胃经 | 涩肠止泻，收敛止血，敛疮生肌 | 1. 久泻，久痢<br>2. 崩漏，便血<br>3. 疮疡久溃 | 9 ~ 12g，先煎。外用适量，研末敷患处 |
| 禹余粮 | 氢氧化物类矿物褐铁矿，主含碱式氧化铁 | 甘、涩、平。归胃经 | 涩肠止泻，收敛止血，止带 | 1. 久泻，久痢<br>2. 崩漏，便血<br>3. 带下 | 9 ~ 15g，先煎；或入丸、散剂 |

## 第三节　固精缩尿止带药

**目标任务：**

1. 认识固精缩尿止带药常用药物的外观形态。
2. 掌握固精缩尿止带药重点药物山茱萸、覆盆子、桑螵蛸、金樱子、海螵蛸、莲子、刺猬皮等的功用特征、用量用法、使用注意事项，认识该类药物的毒副作用。
3. 熟悉莲子与芡实在功效、主治方面的异同。
4. 总结本类药物药性功用的特征规律。

 案例分析

患者，女，30岁。产后两个月来，咳嗽则遗尿，面色苍白，语言无力，心悸，气短，胸满，心烦，口干，脉虚而弦。

该患者为何证？应如何治疗？

本类药物酸涩收敛，主入肾、膀胱经，具有固精、缩尿、止带作用。某些药物甘温还兼有补肾之功，适用于肾虚不固所致的遗精滑精、遗尿尿频、带下清稀等证，常与补肾药同用，以标本兼治。

本类药酸涩收敛，对外邪内侵，湿热下注所致的遗精、尿频等不宜用。

### 山茱萸 Shanzhuyu
《神农本草经》

本品为山茱萸科植物山茱萸 *Cornus officinalis* Sieb. et Zucc. 的成熟果肉。主产于浙江、安徽、河南、陕西、山西等地。秋末冬初采收果实，用文火烘焙或置沸水中略烫，及时挤出果核，干燥。生用或制用。

【性味归经】酸、涩，微温。归肝、肾经。

【功效】补益肝肾，收敛固涩。

【药性分析】山茱萸酸涩收敛，微温质润，其性温而不燥，补而不峻，功善补益肝肾，既能益精，又可助阳，为平补阴阳之要药；其于补益之中兼具酸涩收敛之功，又为收敛固涩之要药。

**课堂互动**

山茱萸与吴茱萸在功效、主治方面有何异同？

【应用】

**1. 腰膝酸软，头晕耳鸣，阳痿**　本品能补益肝肾。治肝肾阴虚，头晕目眩，腰酸耳鸣，常与熟地黄、山药等配伍，如六味地黄丸；治命门火衰，腰膝冷痛，小便不利，常与肉桂、附子等同用，如肾气丸；治肾阳虚阳痿，多与鹿茸、补骨脂、巴戟天、淫羊藿等同用。

**2. 遗精滑精，遗尿尿频**　本品能收敛固涩，固精缩尿。治肾虚精关不固之遗精、滑精，常与熟地、山药等同用，如六味地黄丸、肾气丸；治肾虚遗尿、尿频，常与覆盆子、金樱子、沙苑子、桑螵蛸等同用。

**3. 崩漏，月经过多**　本品能补肝肾，固冲任以止血。治妇女肝肾亏损，冲任不固之崩漏及月经过多，常与熟地黄、白芍药、当归等同用，如加味四物汤；治脾气虚弱，冲任不固而漏下不止，常与龙骨、黄芪、白术、五味子等同用，如固冲汤。

**4. 大汗不止，体虚欲脱**　本品能收敛止汗，固涩滑脱，为防止元气虚脱之要药。治大汗欲脱或久病虚脱，常与人参、附子、龙骨等同用，如来复汤。

此外，本品亦治消渴证，多与生地黄、天花粉等同用。

【用量用法】6～12g。煎服；急救固脱可用至20～30g。

【注意事项】素有湿热而致小便淋涩者，不宜应用。

## 知识拓展

### 山茱萸的现代研究与应用

山茱萸主含挥发性、环烯醚萜类、鞣质、黄酮等成分。其具有调节免疫、抗炎、降血糖、抗休克、抗氧化、利尿、降压、抑菌、保肝、抗癌、升高白细胞等作用，现代用于治疗口腔溃疡、内耳眩晕、糖尿病、偏头痛等。

## 覆盆子 Fupenzi
### 《名医别录》

本品为蔷薇科植物华东覆盆子 *Rubus chingii* Hu 的未成熟果实。主产于浙江、福建等地。夏初果实青时采收，沸水略烫，晒干。生用。

【性味归经】甘、酸，温。归肝、肾、膀胱经。

【功效】固精缩尿，养肝明目。

【药性分析】覆盆子以功效得名，甘能补益，酸能收敛，药性温和，入肝、肾经，既能固精缩尿，又能补益肝肾，为治疗肾虚遗精、遗尿常用药；兼能养肝明目，用于目暗不明。

【应用】

**1. 遗精滑精，遗尿尿频**　本品既能收涩固精缩尿，又能补益肝肾。治肾虚遗精、滑精、阳痿、不孕，常与枸杞子、菟丝子、五味子等同用，如五子衍宗丸；治肾虚遗尿、尿频者，常与桑螵蛸、益智仁、补骨脂等同用。

**2. 肝肾不足，目暗不明**　本品能益肝肾明目。治肝肾不足，目暗不明，可单用久服，或与枸杞、桑椹子、菟丝子等同用。

【用量用法】5~10g，煎服。

**知识拓展**

**覆盆子的现代研究与应用**

覆盆子主含有机酸、糖类、维生素C、覆盆子酸、三萜类等成分。其具有抑菌、抗衰老、抗诱变、促进淋巴细胞增殖、减少血清胆固醇等作用，以及类雌激素样作用；现代用于治疗男性不育、痤疮、遗尿症等疾病。

## 桑螵蛸 Sangpiaoxiao
《神农本草经》

本品为螳螂科昆虫大刀螂 *Tenodera sinensis* Saussure、小刀螂 *Statilia maculate*（Thunberg）或巨斧螳螂 *Hierodula patellifera*（Serville）的干燥卵鞘。分别习称"团螵蛸""长螵蛸"及"黑螵蛸"。全国大部分地区均产。深秋至次春采收，置沸水浸杀其卵，或蒸透，干燥。生用。

【性味归经】甘、咸，平。归肝、肾经。

【功效】固精缩尿，补肾助阳。

【药性分析】桑螵蛸甘能补益，咸以入肾，药性收敛，入肝、肾经，能补肾阳、固精关、缩小便，为治疗肾虚遗精滑精、遗尿尿频、白浊之良药。

【应用】

**1. 遗精滑精，遗尿尿频，白浊**　本品能固精缩尿。治肾虚遗精、滑精，常与龙骨、五味子、制附子等同用，如桑螵蛸丸；治小儿遗尿，可单用为末，米汤送服；治心神恍惚，小便频数，遗尿，白浊，可与远志、龙骨、石菖蒲等配伍，如桑螵蛸散。

**2. 阳痿**　本品有补肾助阳功效。治肾虚阳痿，常与鹿茸、肉苁蓉、菟丝子等药同用。

【用量用法】6~10g，煎服。

【注意事项】本品助阳固涩，故阴虚火旺，膀胱有热而小便频数者忌用。

**知识拓展**

**桑螵蛸的现代研究与应用**

桑螵蛸主含蛋白质、脂肪、粗纤维、铁、钙、胡萝卜素样色素等成分。其具有抗利尿、敛汗等作用，现代用于治疗小儿遗尿、男性不育、儿童疳疖等。

## 金樱子 Jinyingzi
《雷公炮炙论》

本品为蔷薇科植物金樱子 *Rosa laevigata* Michx. 的成熟果实。主产于广东、四川、云南、湖北、贵州等地。10～11 月采收，去刺及核，晒干。生用。

【性味归经】酸、甘、涩，平。归肾、膀胱、大肠经。

【功效】固精缩尿，固崩止带，涩肠止泻。

【药性分析】金樱子味酸而涩，功专收敛，入肾、膀胱经，可固精缩尿、固崩止带，固涩下焦为其所长；入大肠经，又能涩肠止泻。

【应用】

1. 遗精滑精，遗尿尿频，带下　本品能固精缩尿，固崩止带。治肾虚遗精滑精、遗尿尿频、崩漏带下，可单用本品熬膏服，如金樱子膏；治遗精滑精、遗尿尿频，还可与芡实相须为用，如水陆二仙丹，或与菟丝子、补骨脂、海螵蛸等同用；治崩漏下血，与山茱萸、黄芪、阿胶等同用；治带下不止，常与椿皮、海螵蛸、莲子等同用。

2. 久泻，久痢　本品能涩肠止泻。治脾虚久泻、久痢，可单用浓煎服；或配伍党参、白术、芡实、五味子等同用，如秘元煎。

此外，取其收敛固涩之功，本品还可用于脱肛、子宫脱垂等证。

【用量用法】6～12g，煎服。

### 知识拓展

**金樱子的现代研究与应用**

金樱子主含多糖、黄酮类物质、三萜类及其衍生物等成分。其具有调节免疫、抗氧化、抑菌消炎、抗肿瘤、抗病毒、降糖、降脂、保护肾脏等作用，现代用于治疗子宫脱垂、盗汗、婴幼儿秋季腹泻、小儿暑疖等。

## 海螵蛸 Haipiaoxiao
《神农本草经》

本品为乌贼科动物无针乌贼 *Sepiella maindroni* de Rochebrune 或金乌贼 *Sepia esculenta* Hoyle 的内壳。主产于辽宁、江苏、浙江沿海等省。收集其骨状内壳洗净，干燥。生用。

【性味归经】咸、涩，温。归脾、肾经。

【功效】固精止带，收敛止血，制酸止痛，收湿敛疮。

【药性分析】海螵蛸咸涩收敛，入脾、肾经，能收敛固精止带，收敛止血，善治遗精、带下及出血证；其咸而涩，又能制酸止痛，为治胃痛泛酸之佳品；外用能收湿敛疮。

【应用】

1. 遗精，带下　本品能涩精止带。治肾失固藏之遗精、滑精，常与山茱萸、菟丝子、沙苑子等同用；治肾虚带脉不固之带下清稀，常与山药、芡实等同用；治赤白带下，则配伍白芷、血余炭等，如白芷散。

**2. 崩漏，吐血，便血及外伤出血** 本品能收敛止血。治崩漏，常与茜草、棕榈炭、五倍子等同用，如固冲汤；治吐血、便血，常与白及等分为末服；治外伤出血，可单用研末外敷。

**3. 胃痛吐酸** 本品能制酸止痛，治胃痛胃酸过多，常与延胡索、白及、贝母、瓦楞子等同用。

**4. 湿疮，湿疹，溃疡不敛** 本品外用能收湿敛疮。治湿疮、湿疹，配黄柏、青黛、煅石膏等药研末外敷；治溃疡多脓，久不愈合，可单用研末外敷，或配煅石膏、枯矾、冰片等共研细末，撒敷患处。

【用量用法】5～10g。煎服，散剂酌减。外用适量。

---

**知识拓展**

### 海螵蛸的现代研究与应用

海螵蛸主含碳酸钙、壳角质、黏液质、微量元素等成分。其具有抗溃疡、促进疮面愈合、抗肿瘤、抗辐射等作用，现代用于治疗慢性胃炎、胃溃疡、十二指肠球部溃疡、溃疡性结肠炎等。

---

**知识链接**

### 鉴别用药：桑螵蛸与海螵蛸

桑螵蛸与海螵蛸均归肝肾经，均能固精缩尿止带，都可用于遗精滑精、遗尿尿频、白带过多等证。但二者来源不同，功用有别。桑螵蛸为螳螂的卵鞘入药，其甘咸平，又能补肾助阳，用于肾虚阳衰诸证，尤宜于遗尿尿频。海螵蛸为乌贼的内壳入药，其咸涩微温，固涩之力较强，而无补益之功，多用于遗精带下；又能收敛止血，制酸止痛，外用收湿敛疮；还用于崩漏下血、肺胃出血、创伤出血、胃痛吐酸、湿疮湿疹等病证。

---

## 莲子 Lianzi
### 《神农本草经》

本品为睡莲科植物莲 *Nelumbo nucifera* Gaertn. 的干燥成熟种子。主产于湖南、福建、江苏、浙江等地。秋季果实成熟时采割莲房，取出果实，干燥。生用。

【性味归经】甘、涩，平。归脾、肾、心经。

【功效】补脾止泻，止带，益肾固精，养心安神。

【药性分析】莲子甘涩而平，具有补益与收涩双重功效，在补益方面能补脾、益肾、养心，在收涩方面能固精、止泻、止带，兼能化湿、醒脾、安神，为治疗脾虚带下之常用之品。

### 课堂互动

莲子与芡实在功效、主治方面有何异同？

【应用】

**1. 脾虚泄泻**  本品既可补益脾气，又能涩肠止泻。治脾虚久泻，食欲不振，常与党参、茯苓、白术等同用，如参苓白术散。

**2. 带下**  本品补涩兼施，既补脾益肾，又固涩止带。治脾虚带下，常与茯苓、白术等同用；治脾肾两虚，带下清稀，腰膝酸软，可与山茱萸、山药、芡实等同用。

**3. 遗精，滑精**  本品能益肾固精。治肾虚精关不固之遗精、滑精，常与芡实、龙骨等同用，如金锁固精丸。

**4. 心悸，失眠**  本品能养心血，益肾气，交通心肾而有安神之功。治心肾不交之虚烦、心悸、失眠，常与酸枣仁、茯神、远志等同用。

【用量用法】10 ~ 15g，煎服。去心打碎用。

### 知识拓展

**莲子的现代研究与应用**

莲子主含蛋白质、脂肪、钙、磷、铁等成分。其具有防癌、降血压、强心、安神、补虚、抗衰老等作用，现代用于治疗贫血、失眠、焦虑症、帕金森病、高血压、心绞痛等。

### 知识链接

**鉴别用药：莲须、莲房、莲子心、荷叶**

莲须为莲花中的雄蕊。甘、涩，平。归肾经。功能固肾涩精。主治肾虚不固之遗精、滑精、尿频、带下。1.5 ~ 5g，煎服。

莲房为莲的成熟花托。苦、涩，微温。归肝经。功能止血化瘀。主治崩漏，尿血，痔疮出血及产后瘀阻，恶露不尽。炒炭用。5 ~ 10g，煎服。

莲子心为莲子中的青嫩胚芽。苦，寒。归心、肾经。功能清心安神，涩精，止血。主治热入心包，神昏谵语；心肾不交，失眠遗精；血热吐衄。1.5 ~ 3g，煎服。

荷叶为莲的叶片。苦、涩，平。归脾、心、肝经。功能清暑利湿，升阳止血。主治暑热夹湿证，脾虚泄泻和多种出血证。3 ~ 10g，煎服。

## 刺猬皮 Ciweipi
*《神农本草经》*

本品为刺猬科动物刺猬 *Erinaceus europaeus* L. 或短刺猬 *Hemiechinus dauuricus* Sundevall 的皮。主产于河北、江苏、山东、河南、陕西等地。全年可捕捉，将皮剥下，阴干。切片炒用。

【性味归经】苦、涩，平。归肾、胃、大肠。

【功效】固精缩尿，收敛止血，化瘀止痛。

【药性分析】刺猬皮味苦涩收敛，主入肾经，长于固精缩尿，善治遗精滑精，遗尿尿频；苦涩入胃、大肠经，又能收敛止血，而治下焦出血证；苦味降泄，兼能化瘀止痛，用于血瘀气滞诸痛证。

【应用】

1. 遗精滑精，遗尿尿频　本品能固精缩尿。治肾虚精关不固之遗精、滑精，及肾虚膀胱失约之遗尿、尿频，可单用炒炙研末服；或配伍益智仁、龙骨、金樱子等同用。

2. 便血，痔血　本品能收敛止血。治肠风下血，常与木贼同用，如猬皮散；治痔疮出血，常与槐角同用，如猬皮丸。

3. 胃痛，呕吐　本品能化瘀止痛。治胃痛日久，气血瘀滞兼呕吐，可单用焙干研末黄酒送服；或与延胡索、香附等同用。

【用量用法】3～10g，煎服；入散剂，每次用1.5～3g。外用，研末撒或调敷。

其他固精缩尿止带药见表22-3。

**表 22-3　其他固精缩尿止带药**

| 药名 | 来源 | 药性 | 功效 | 主治 | 用量用法 |
|---|---|---|---|---|---|
| 芡实 | 为睡莲科植物芡的成熟种仁 | 甘、涩，平。归脾、肾经 | 益肾固精，健脾止泻，除湿止带 | 1. 遗精，滑精<br>2. 脾虚久泻<br>3. 带下 | 9～15g，煎服 |
| 椿皮 | 为苦木科植物臭椿（樗）的根皮或树皮 | 苦、涩，寒。归大肠、肝经 | 清热燥湿，收敛止带，止泻，止血 | 1. 赤白带下<br>2. 久泻久痢，湿热泻痢<br>3. 崩漏经多，便血痔血 | 6～9g，煎服。外用适量 |
| 鸡冠花 | 苋科植物鸡冠花的干燥花序 | 甘、涩，凉。归肝、大肠 | 收敛止带，止血，止痢 | 1. 带下<br>2. 崩漏，便血痔血<br>3. 赤白下痢，久痢不止 | 6～12g。煎服 |

# 小　结

1. 收涩药具有收敛固涩作用，主治滑脱不禁病证。根据其药性不同分为固表止汗药、敛肺涩肠药、固精缩尿止带药三类。

2. 固表止汗药主要用于自汗、盗汗，常用药物有麻黄根、浮小麦等。麻黄根为收敛止汗专用药，内服、外用皆可。浮小麦能固表止汗，又能益气除热。

3. 敛肺涩肠药主要用于久咳、久喘、久泻、久痢等，常用药物有五味子、乌梅、五倍子、罂粟壳、诃子、肉豆蔻等。五味子能上敛肺气，下滋肾阴，为收敛固涩之要药。乌梅能敛肺、涩肠、生津、安蛔，为治蛔厥腹痛之要药。五倍子长于清敛肺肾大肠，能止咳、敛汗、止泻、固精。罂粟壳为止咳、止泻、止痛良药，但易成瘾，不宜常用。诃子能止泻、止咳，利咽。肉豆蔻为虚寒性泻痢要药。

4. 固精缩尿止带药主要用于遗精、遗尿、带下等，常用药物有山茱萸、覆盆子、桑螵蛸、金樱子、海螵蛸、莲子、刺猬皮等。山茱萸可补益肝肾，收敛固涩，为平补肝肾之要药。覆盆子善涩精缩尿，养肝明目。桑螵蛸为治遗精滑精、遗尿尿频、白浊之良药。金樱子善止遗、止带、止泻。海螵蛸固涩力强，可止血、止带、敛疮、制酸止痛。莲子善补脾止泻、止带、涩精、安神。刺猬皮能止遗，止血，止痛。

# 目标测试

**A1 型题**（以下每一道题有 A、B、C、D、E 五个备选答案，从中选择一个最佳答案）

1. 应用收涩药时，常配伍（　　）
   A. 温里药　　　　　　　B. 补虚药　　　　　　C. 行气药
   D. 开窍药　　　　　　　E. 化湿药

2. 下列哪项不是收涩药的功效（　　）
   A. 止咳　　　　　　　　B. 止泻　　　　　　　C. 止血
   D. 止痛　　　　　　　　E. 涩精

3. 上能敛肺气，下能滋肾阴的药物是（　　）
   A. 诃子　　　　　　　　B. 五味子　　　　　　C. 乌梅
   D. 五倍子　　　　　　　E. 覆盆子

4. 既能敛肺止咳，又能涩肠止泻的药物是（　　）
   A. 乌梅　　　　　　　　B. 金樱子　　　　　　C. 银杏
   D. 肉豆蔻　　　　　　　E. 赤石脂

5. 外用具有收湿敛疮、收敛止血作用的药物是（　　）
   A. 乌贼骨　　　　　　　B. 乌梅　　　　　　　C. 煅石膏
   D. 五倍子　　　　　　　E. 桑螵蛸

6. 覆盆子与山茱萸均能（　　）
   A. 补脾止泻　　　　　　B. 补肾固精　　　　　C. 敛肺止咳
   D. 收敛止血　　　　　　E. 涩肠止泻

7. 桑螵蛸、益智仁、补骨脂共同的功效是（　　）
   A 补肾助阳，固精缩尿　　B 补肾助阳，强筋壮骨　C 补肾固精，养肝明目
   D 温肾补精，益气养血　　E 益肾壮阳，补肺平喘

8. 海螵蛸、桑螵蛸均能（　　　）

    A. 固精　　　　　　　　　　B. 止血　　　　　　　　　　C. 涩肠

    D. 敛汗　　　　　　　　　　E. 止咳

9. 既能敛肺止咳平喘，又能敛汗、涩精，且有安神作用的药物是（　　　）

    A. 酸枣仁　　　　　　　　　B. 五味子　　　　　　　　　C. 银杏

    D. 胡桃仁　　　　　　　　　E. 诃子

10. 肉豆蔻内服的炮制要求是（　　　）

    A. 煨制去油用　　　　　　　B. 生用　　　　　　　　　　C. 麸炒用

    D. 蜜炙用　　　　　　　　　E. 酒制用

**A2 型题**（以下每个案例有 A、B、C、D、E 五个备选答案，从中选择一个最佳答案）

1. 患者，女，35 岁。症见心烦少寐，惊悸多梦，头晕耳鸣，健忘，腰膝酸软。宜选用（　　　）

    A. 乌梅　　　　　　　　　　B. 肉豆蔻　　　　　　　　　C. 诃子

    D. 桑螵蛸　　　　　　　　　E. 莲子

2. 患者，男，16 岁。症见腹痛时作，烦闷呕吐，时发时止，得食即吐，常自吐蛔，手足厥冷。宜选用（　　　）

    A. 使君子　　　　　　　　　B. 槟榔　　　　　　　　　　C. 苦楝皮

    D. 乌梅　　　　　　　　　　E. 南瓜子

3. 患者，女，45 岁。症见带下不止，色白，量多，质稀。可选用（　　　）

    A. 诃子　　　　　　　　　　B. 乌梅　　　　　　　　　　C. 麻黄根

    D. 五味子　　　　　　　　　E. 芡实

4. 患者，男，61 岁。症见形寒肢冷，脘腹冷痛，久泻不止。可选用（　　　）

    A. 桑螵蛸　　　　　　　　　B. 覆盆子　　　　　　　　　C. 海螵蛸

    D. 肉豆蔻　　　　　　　　　E. 莲房

5. 患者，男，63 岁。小便频数，清长，尿有余沥，遗尿，或小便点滴不爽，排出无力，舌润苔薄，脉沉细。宜选用（　　　）

    A. 桑螵蛸　　　　　　　　　B. 五味子　　　　　　　　　C. 五倍子

    D. 乌梅　　　　　　　　　　E. 芡实

6. 患者，男，31 岁。面色淡白，腰背酸软，听力减退，小便频频而清，甚则不禁，滑精早泄，尿后余沥，舌淡苔薄白，脉细弱。宜选用（　　　）

    A. 五味子　　　　　　　　　B. 山茱萸　　　　　　　　　C. 莲子

    D. 五倍子　　　　　　　　　E. 乌梅

7. 患者，男，16 岁。胃脘嘈杂，甚或不思饮食，脐周腹痛，时作时止，便虫，面黄肌瘦，鼻孔作痒，睡中口角流涎。宜选用（　　　）

    A. 五倍子　　　　　　　　　B. 乌梅　　　　　　　　　　C. 五味子

    D. 益智仁　　　　　　　　　E. 灶心土

8. 患者，男，26岁。常觉胃脘灼热疼痛、泛酸水，饮食不佳，舌红，苔薄黄，脉细数。宜选用（　　　）

    A. 莲子               B. 芡实              C. 五味子

    D. 海螵蛸           E. 山茱萸

9. 患者，女，39岁。腹痛肢冷，神疲乏力，不思饮食，食不消化，五更泄泻，舌淡，苔薄白，脉沉迟无力。宜选用（　　　）

    A. 五味子         B. 诃子             C. 莲子

    D. 五倍子         E. 乌梅

10. 患者，女，45岁。心悸失眠，虚烦神疲，梦遗健忘，手足心热，口舌生疮，舌红少苔，脉细数。宜选（　　　）

    A. 五味子         B. 肉豆蔻        C. 桑螵蛸

    D. 芡实             E. 莲子

**B1 型题**（以下提供若干组考题，每组考题共用在考题前列出的 A、B、C、D、E 五个备选答案，从中选择一个与问题关系最密切的答案）

    A. 补益肝肾，收敛固涩    B. 止带，止血，固精，制酸；外用收湿敛疮

    C. 补肾阳，缩尿，涩精    D. 涩肠止泻，温中行气

    E. 敛肺止咳，涩肠止泻，止痛

1. 桑螵蛸的功效为（　　　）

2. 肉豆蔻的功效为（　　　）

    A. 虚汗不止        B. 胃痛吐酸       C. 咽痛失音

    D. 腹泻腹痛        E. 肺寒咳嗽

3. 山茱萸的适应证为（　　　）

4. 海螵蛸的适应证为（　　　）

    A. 久咳             B. 胃寒冷痛      C. 虫积腹痛

    D. 带下色黄        E. 湿热痢疾

5. 五味子能治疗（　　　）

6. 石榴皮能治疗（　　　）

    A. 牡蛎             B. 桑螵蛸       C. 巴戟天

    D. 海螵蛸        E. 金樱子

7. 既能固精，又能补肾助阳的药物是（　　　）

8. 既能固精，又能收敛止血的药物（　　　）

    A. 乌梅             B. 覆盆子       C. 肉豆蔻

    D. 金樱子        E. 山茱萸

9. 能够涩肠止泻、敛肺止咳的药物是（　　　）

10. 能够涩肠止泻、固精缩尿的药物是（　　　）

# 第二十三章　驱虫药

📖 **学习目标**

**知识目标**

掌握驱虫药的药效特征及主治；掌握常用驱虫药的功效应用、用量用法、使用注意及毒副作用。

**能力目标**

能正确认识、合理使用驱虫药。

凡以驱除或杀灭人体寄生虫为主要功效的药物，称为驱虫药。

本类药物主入脾、胃、大肠经，对人体寄生虫有驱除或杀灭作用，用于治疗各种虫证。部分药物具有一定的毒性。某些药物兼有消积、行气、利水、润肠、止痒等作用，可用于治疗食积、痔积、气滞、水肿、便秘、疥癣瘙痒等证。

人体寄生虫病以肠道寄生虫病多见，主要有蛔虫、蛲虫、绦虫、钩虫、姜片虫等感染致病，小儿好发。虫证的共同表现有绕脐腹痛，时作时止，烦躁易怒，不思饮食或多食易饥，嗜食异物等。若迁延日久，则见面色萎黄，精神萎靡，肌肉消瘦，腹部膨大，青筋暴露，周身浮肿等虫疳证。不同虫证临床表现各异。蛔虫病可见脐周阵痛，时吐清涎，睡眠不安，睡中磨牙等；蛲虫病可见夜间肛门或会阴奇痒；绦虫病可见食纳减少，大便不调，便中有白色节片虫体等；钩虫病可见面色萎黄，爪甲不荣，毛发稀疏易脱等。部分患者无明显症状，但大便镜检时可发现虫卵。

使用驱虫药时，要根据寄生虫的种类及患者体质强弱，选用适宜的驱虫药，并根据兼证之不同进行妥善配伍。如大便秘结者，配伍泻下药；积滞者，配伍消积导滞药；脾胃虚弱者，配伍健脾益胃药；体质虚弱者，可先补后攻或攻补兼施。驱虫药常配伍泻下药，以利虫体排出体外。

驱虫药一般应在空腹时服用，可使药物充分与虫体接触，奏效更为迅捷。虫证腹痛剧烈时，不宜急于驱虫，待疼痛缓解后再行驱虫。某些驱虫药有毒，要严格控制剂量，防止中毒或损伤正气；体弱及孕妇慎用。

**案例分析**

　　患儿，男，5岁。症见食纳差，面色苍白，日渐消瘦，绕脐性腹痛，大便检出蛔虫卵。

　　该患儿为何证？应如何治疗？

## 使君子 Shijunzi
### 《开宝本草》

　　本品为使君子科植物使君子 *Quisqualis indica* L. 的干燥成熟果实。主产于四川、广东、广西等地。秋季果皮变紫黑时采收，除去杂质，干燥。生用或炒用。

　　【性味归经】甘，温。归脾、胃经。

　　【功效】杀虫消积。

　　【药性分析】使君子味甘气香而不苦，性温，主归脾、胃经；善驱虫，且具缓慢的滑利通肠之性，为驱蛔要药；又可消疳积，且其味甘气香，儿童乐于服用，常用于小儿疳积。

　　【应用】

　　**1. 蛔虫病**　本品有杀虫消积之功。治蛔虫病轻证，单用使君子仁炒香嚼服；治蛔虫病重证，可与苦楝皮、槟榔等配伍，以增强驱虫之功。

　　**2. 小儿疳积**　本品能消积杀虫。治疳积，常配槟榔、神曲、麦芽等以健运脾胃，杀虫消积，如肥儿丸。

　　【用量用法】9～12g，捣碎入煎剂；使君子仁 6～9g，多入丸散或单用，作 1～2 次分服；小儿每岁每日 1～1.5 粒，炒香嚼服，1 日总量不超过 20 粒。

　　【注意事项】服药时忌饮热茶。大量服用可致呃逆、眩晕、呕吐、腹泻、四肢发冷、呼吸困难、血压下降等反应。

### 知识拓展

#### 使君子的现代研究与应用

　　使君子主含使君子酸钾、脂肪油等成分。其具有抗寄生虫、抑制真菌等作用，现代用于治疗蛔虫病、蛲虫病、脱肛、化脓性中耳炎等。

## 槟榔 Binglang
### 《名医别录》

　　本品为棕榈科植物槟榔 *Areca catechu* L. 的干燥成熟种子。主产于海南、广东及云南等地。春末或秋初采收成熟果实，用水煮后，干燥，除去果皮（大腹皮），取出种子，干燥。切片，生用、炒黄或炒焦用。

【性味归经】苦、辛，温。归胃、大肠经。

【功效】杀虫，消积，行气，利水，截疟。

【药性分析】槟榔辛开苦降温通，其性下行，既能杀虫，又兼缓泻作用，以利虫体排出，为广谱驱虫药，广泛用于绦虫、蛔虫、蛲虫、钩虫等多种肠道寄生虫病，尤善驱杀绦虫；其辛散苦泄，入肠胃经，善行胃肠之气，又能行气消积导滞。

## 课堂互动

使君子与槟榔均能驱虫，在治疗人体寄生虫病方面各有何特点？

【应用】

1. 多种肠道寄生虫病 本品能杀虫消积。治绦虫病，可单用，也可与南瓜子同用，以提高驱绦药效；治蛔虫、蛲虫病，可与使君子、苦楝皮等同用，如化虫丸。

2. 食积气滞，腹胀便秘，泻痢里急后重 本品又有消积导滞，破气除胀之功。治食积气滞，泻痢后重，常与木香、青皮等同用，如木香槟榔丸；治湿热泻痢，配伍黄连、芍药等，如芍药汤。

3. 水肿，脚气肿痛 本品可行气利水消肿。治水肿实证，二便不通，常与商陆、茯苓皮、泽泻等同用，如疏凿饮子；治脚气肿痛证属寒湿，又常与木瓜、吴茱萸等同用，如鸡鸣散。

4. 疟疾 本品尚可截疟。治疟疾，常用截疟七宝饮。

【用量用法】3～10g，煎服。驱绦虫、姜片虫30～60g。生用力佳，炒用力缓，鲜者优于陈久者。

【注意事项】脾虚便溏者不宜服用。

## 知识拓展

### 槟榔的现代研究与应用

槟榔主含槟榔碱、槟榔次碱、去甲基槟榔碱、去甲基槟榔次碱等成分。其具有有驱虫、抗真菌、抗病毒等作用，现代用于治疗绦虫病、蛔虫病、腹水、消化不良、麻痹性肠梗阻等。

## 知识链接

### 大腹皮

大腹皮为槟榔的果皮。辛，微温。归脾、胃、大肠、小肠经。功能下气宽中，利水消肿。用于湿阻气滞，脘腹胀闷，大便不爽；水肿胀满，脚气浮肿，小便不利。用量5～10g，煎服。

# 苦楝皮 Kulianpi
## 《名医别录》

本品为楝科植物川楝 *Melia toosendan* Sieb. et Zucc. 或楝 *Melia azedarach* L. 的干燥树皮及根皮。主产于四川、湖北、安徽、江苏、河南。春、秋两季剥取，晒干，或除去粗皮，晒干。切丝，生用。

【性味归经】苦，寒；有毒。归脾、胃、肝经。

【功效】杀虫，疗癣。

【药性分析】苦楝皮味苦性寒，有毒，杀虫之力尤，疗效较佳，为广谱驱虫药；味苦能燥，具疗癣之功，外用可治疥癣湿疮等。

【应用】

1. 蛔虫病，钩虫病，蛲虫病 本品杀虫作用较强，可治疗多种寄生虫病。治蛔虫病，可单用水煎服，或与槟榔、使君子、大黄同用；治蛲虫病，可配伍百部、乌梅，每晚煎取浓液灌肠，连用 2～4 天；治钩虫病，常与槟榔同用。

2. 头癣，疥疮 本品能疗癣。治疥癣瘙痒，以本品研末，用醋或猪脂调涂患处。

【用量用法】3～6g，煎服。外用适量，研末，用猪脂调敷患处。

【注意事项】本品有一定毒性，不宜持续或过量服用。孕妇及肝肾功能异常者慎用。

---

### 知识拓展

#### 苦楝皮的现代研究与应用

苦楝皮主含川楝素、苦楝酮、苦楝萜酮内酯、苦楝萜醇内酯、苦楝萜酸甲酯、苦楝子三醇等成分。其具有驱虫、抗真菌等作用，现代用于治疗蛔虫病、钩虫病、蛲虫病、体癣、疥疮、阴道滴虫病等。

---

其他驱虫药见表 23-1。

表 23-1 其他驱虫药

| 药名 | 来源 | 药性 | 功效 | 主治 | 用量用法 |
|------|------|------|------|------|----------|
| 南瓜子 | 葫芦科植物南瓜的种子 | 甘，平。归胃、大肠经 | 杀虫 | 绦虫病、蛔虫病 | 60～120g，连壳或去壳后研细粉用冷开水调服 |
| 鹤草芽 | 蔷薇科龙牙草（即仙鹤草）的冬芽 | 苦、涩，凉。归肝、小肠、大肠经 | 杀虫 | 绦虫病，为驱杀绦虫的要药 | 30～45g，研末吞服。不宜入煎剂 |
| 雷丸 | 为白蘑科真菌雷丸的干燥菌核 | 微苦，寒。归胃、大肠经 | 杀虫消积 | 1.绦虫病，钩虫病，蛔虫病，虫积腹痛 2.小儿疳积 | 每次 5～7g，每日 3 次，不入煎剂，一般研粉服 |

续表

| 药名 | 来源 | 药性 | 功效 | 主治 | 用量用法 |
|---|---|---|---|---|---|
| 鹤虱 | 菊科植物天名精或伞形科植物野胡萝卜的干燥成熟果实 | 苦、辛，平；有小毒。归脾、胃经 | 杀虫消积 | 1. 蛔虫、蛲虫及绦虫等多种寄生虫病，虫积腹痛 2. 小儿疳积 | 3~9g，煎服 |
| 榧子 | 红豆杉科植物榧的干燥成熟种子 | 甘，平。归肺、胃、大肠经 | 杀虫消积，润肺止咳，润燥通便 | 1. 钩虫病，蛔虫病，绦虫病，虫积腹痛 2. 小儿疳积 3. 肺燥咳嗽 4. 肠燥便秘 | 9~15g，煎服 |
| 芜荑 | 榆科植物大果榆果实的加工品 | 辛、苦，温。归脾、胃经 | 杀虫消疳 | 1. 虫积腹痛 2. 小儿疳积 | 3~10g，煎服 |

# 小　结

驱虫药主治肠道寄生虫病。该类药物多味苦，主归脾、胃或大肠经，具有毒性。常用药物有使君子、槟榔、苦楝皮等。使君子既善于驱虫，又能消疳积，为驱蛔要药，尤适用于儿童。槟榔辛开苦降温通，既能杀虫，又兼能缓泻通便，尤宜于绦虫病；此外还能行气，利水，截疟。苦楝皮为苦、寒有毒之品，杀虫之力较强，还常外用治疗疥癣湿疮等证。

# 目标测试

**A1 型题**（以下每一道题有 A、B、C、D、E 五个备选答案，从中选择一个最佳答案）
1. 驱虫药的最佳服用时间一般是（　　　）
　A. 饭后服　　　　　B. 晚睡前服　　　　C. 空腹
　D. 早晨　　　　　　E. 腹痛剧烈时
2. 使君子主要驱杀（　　　）
　A. 蛔虫　　　　　　B. 绦虫　　　　　　C. 虱子
　D. 钩虫　　　　　　E. 姜片虫
3. 槟榔主要驱杀（　　　）
　A. 蛔虫　　　　　　B. 绦虫　　　　　　C. 蛲虫
　D. 钩虫　　　　　　E. 姜片虫
4. 苦楝皮的功效为（　　　）
　A. 驱虫通便　　　　B. 杀虫疗癣　　　　C. 杀虫行气
　D. 杀虫利水　　　　E. 杀虫截疟

5. 服用使君子时需要注意（　　　）

    A. 禁止饮茶　　　　　　　B. 禁服他药　　　　　　　C. 禁大量甜食

    D. 禁与泻下剂同服　　　　E. 禁与健脾药同服

**A2 型题**（以下每个案例有 A、B、C、D、E 五个备选答案，从中选择一个最佳答案）

1. 患者，男，6 岁。腹痛绕脐，多食善饥，面黄肌瘦，大便曾排出蛔虫。应首选（　　　）

    A. 使君子　　　　　　　　B. 榧子　　　　　　　　　C. 雷丸

    D. 南瓜子　　　　　　　　E. 苦楝皮

2. 患者，女，21 岁。形体消瘦，腹部隐痛，大便有虫节片排出，诊断为绦虫。应首选（　　　）

    A. 使君子　　　　　　　　B. 榧子　　　　　　　　　C. 雷丸

    D. 苦楝皮　　　　　　　　E. 槟榔

3. 患者，男，29 岁。脘腹胀满，食积内停，大便秘结，舌苔黄腻，脉沉实。宜选（　　　）

    A. 雷丸　　　　　　　　　B. 使君子　　　　　　　　C. 槟榔

    D. 南瓜子　　　　　　　　E. 鹤草芽

4. 患者，女，19 岁。症见腹中疼痛，往来上下，其痛甚剧，呕吐清水，或吐蛔虫。应首选（　　　）

    A. 槟榔配车前子　　　　　B. 槟榔配麦芽　　　　　　C. 槟榔配陈皮

    D. 槟榔配山楂　　　　　　E. 槟榔配使君子

**B1 型题**（以下提供若干组考题，每组考题共用在考题前列出的 A、B、C、D、E 五个备选答案，从中选择一个与问题关系最密切的答案）

    A. 1 ~ 3g　　　　　　　　B. 3 ~ 6g　　　　　　　　C. 6 ~ 15g

    D. 15 ~ 30g　　　　　　　E. 30 ~ 60g

1. 槟榔驱绦虫的成人 1 日用量是（　　　）

2. 苦楝皮驱蛔虫的成人 1 日用量是（　　　）

    A. 使君子　　　　　　　　B. 雷丸　　　　　　　　　C. 南瓜子

    D. 贯众　　　　　　　　　E. 苦楝皮

3. 宜炒香嚼服的是（　　　）

4. 宜生用，去壳或连壳研末，冷开水调服的是（　　　）

    A. 头癣，疥疮　　　　　　B. 疟疾，水肿脚气　　　　C. 滴虫性阴道炎

    D. 小儿疳积　　　　　　　E. 肺燥咳嗽

5. 槟榔可以用治（　　　）

6. 苦楝皮可以用治（　　　）

# 第二十四章　外用药

📖 **学习目标**

**知识目标**

掌握外用药的药效特征及主治；掌握外用药的分类及常用外用药的功效应用、用量用法、使用注意及毒副作用。

**能力目标**

能正确认识、合理使用外用药。

凡以外用为主的药物，称外用药。

本类药物有解毒消肿、杀虫止痒、化腐排脓、敛疮生肌等功效，适用于痈疽疮疡、疥癣、外伤、蛇虫咬伤及五官疾患等。根据疾病发生的不同部位及表现，有不同的用药形式和方法，如膏贴、涂搽、熏洗、点眼、吹喉、滴鼻等，有些药物还可酌情内服。

根据临床应用之不同，本类药物相应分为攻毒杀虫止痒药和拔毒化腐生肌药两类。攻毒杀虫止痒药主要适用于某些外科、皮肤科及五官科病证，如疮痈疔毒、疥癣、湿疹、聤耳、毒蛇咬伤等；拔毒化腐生肌药主要适用于痈疽疮疡溃后脓出不畅，或溃后腐肉不去、新肉难生，伤口难以生肌愈合之证。

使用本类药物时应注意，外用药多有不同程度的毒性，注意控制剂量，确保用药安全；内服一般入丸、散；外用剂量不能太大，不宜长期使用，亦不可大面积使用。

## 第一节　攻毒杀虫止痒药

**目标任务：**

1. 认识攻毒杀虫止痒药常用药物的外观形态。

2. 掌握攻毒杀虫止痒药重点药物硫黄、蛇床子、大蒜、白矾、土荆皮等的功用特征、用量用法、使用注意事项。

3. 认识该类药物的毒副作用，关注用药方式，合理应用攻毒杀虫止痒药。

案例分析

患者，男，10岁，过敏体质。症见皮肤发疹，为针头大小的丘疱疹和疱疹，指缝及腹股沟处丘疹密集，夜间剧痒，搔抓不安。

该患者为何证？应如何治疗？

凡以攻毒疗疮，杀虫止痒为主要功效的药物，称为攻毒杀虫止痒药。

本类药物以外用为主，兼可内服。主要适用于外科、皮肤及五官科某些病证，如疔毒、疥癣、湿疹、聤耳、梅毒、虫蛇咬伤、癌肿等。其外用方法因病因药而异，或研末外搽，或煎汤熏洗及热敷，或含漱，或用油脂及水调敷，或制成软膏涂抹，或做成药捻、栓剂等方便腔道给药。

本类药物内服时，宜作丸散剂应用，使其缓慢溶解吸收，且便于掌握剂量。由于本类药物多具有不同程度的毒性，有"以毒攻毒"之意，因此，无论外用或内服，均应严格控制剂量及用法，不可过量或持续使用，以防发生中毒反应。制剂时应严格遵守炮制和制剂流程，以降低毒性。

## 硫黄 Liuhuang
《神农本草经》

本品为自然元素类矿物硫族自然硫。主产于山西、山东、河南等地。采挖后，加热熔化，除去杂质，或用含硫矿物经加工制得。生用或制用。

【性味归经】酸，温；有毒。归肾、大肠经。

【功效】外用解毒杀虫疗疮；内服补火助阳通便。

【药性分析】硫黄酸温而燥，能解毒杀虫，燥湿止痒，外用为治疥疮之要药；且其秉性纯阳，入肾经，内服又可补命门之火而助元阳。

### 课堂互动

用硫黄来熏蒸中药，习称"中药打磺"。但服食过度打磺的中药对人体健康不利。新闻报道不法药材经销商用硫黄过度熏蒸黄芪、党参、当归等常用药物，请结合相关中药熏硫事件和我国相关法规进行分析讨论。

【应用】

1.疥癣，湿疹，阴疽疮疡　本品能解毒杀虫疗疮。治疥癣，可单用研末，麻油调涂患处；或配伍风化石灰、铅丹、腻粉研末，猪油调涂。治湿疹瘙痒，可与轻粉、斑蝥、冰片为末，同香油、面粉为膏，涂敷患处，如臭灵丹。治阴疽，可与荞麦面、白面为末贴敷患处，如痈疽发背方。

2.肾虚喘息，阳痿，虚冷便秘　本品内服补火壮阳通便。治下元虚冷之喘息，常与附子、肉挂、沉香等同用，如黑锡丹；治肾阳虚阳痿、尿频，可与鹿茸、补骨脂等同用；治虚冷便秘，常与半夏同用，如半硫丸。

【用量用法】外用适量，研末油调涂敷患处。内服 1.5～3g，炮制后入丸散服用。

【注意事项】孕妇慎用；不宜与芒硝、玄明粉同用。

### 知识拓展

#### 硫黄的现代研究与应用

硫黄主含硫元素。其外用可灭真菌、杀疥虫、溶解角质、脱毛，内服具有祛痰发汗等作用。硫黄现代用于治疗顽固性皮肤瘙痒、神经性皮炎、溃疡不收口、痱、疖、慢阻塞性肺病等。

如现代采用硫黄烟熏法治疗顽固性皮肤瘙痒症，以硫黄 3g，烧烟熏，每次 1 小时，每日或隔日 1 次，治阴囊或阴唇湿痒。作为治疗疥疮的良药，复方硫黄凝胶、气味芳香的护肤治疗型硫黄乳膏都有着广泛的临床应用。

## 蛇床子 Shechuangzi
### 《神农本草经》

本品为伞形科植物蛇床 *Cnidium monnieri*（L.）Cuss. 的成熟果实。主产于广东、广西、江苏、安徽等地。夏、秋二季果实成熟时采收，除去杂质，晒干。生用。

【性味归经】辛、苦，温；有小毒。归肾经。

【功效】外用燥湿祛风，杀虫止痒；内服温肾壮阳。

【药性分析】蛇床子辛散苦燥，外用可祛风燥湿，杀虫止痒，为皮肤科及妇科常用药；其性温热，归肾经，内服可温肾壮阳，治疗肾虚阳痿，宫冷不孕。

### 课堂互动

硫黄与蛇床子外用均能杀虫止痒，内服都能温肾助阳，请分析两者之间有何区别？

【应用】

1. 湿疹，疥癣，阴部湿痒　本品具有较好杀虫止痒，燥湿作用。治湿疹，常与苦参、黄柏、白矾、地肤子等配伍，多煎汤外洗；治疥癣瘙痒，单用本品研粉，猪脂调之外涂；治阴部瘙痒，与白矾、苦参等煎汤外洗或坐浴，现临床治滴虫性阴道炎较常用。

2. 寒湿带下，湿痹腰痛　本品可助阳散寒。治肾阳虚之寒湿带下，湿痹腰痛，常与山药、杜仲、牛膝、山萸肉、香附等同用。

3. 肾虚阳痿，宫冷不孕　本品能温肾壮阳。治阳痿无子，常配当归、枸杞、淫羊藿、肉苁蓉等内服，如赞育丹。

【用量用法】3～10g，煎服。外用适量，多煎汤熏洗，或研末调敷。

【注意事项】阴虚火旺或下焦湿热者不宜内服。

知识拓展

### 蛇床子的现代研究与应用

蛇床子主含香豆素类、色原酮类、苯并呋喃类、萜醇类等成分。其具有降压、抗菌、抗病毒、抗炎、抗肿瘤等作用，现代用于治疗疥疮、顽癣、风疹、阴部湿痒、滴虫性阴道炎、湿疹、皮炎等。

## 大蒜 Dasuan
### 《本草经集注》

本品为百合科植物大蒜 *Allium sativum* L. 的鳞茎。全国各地均产。夏季叶枯时采挖，除去须根和泥沙，通风晾晒至外皮干燥。生用。

【性味归经】辛，温。归脾、胃、肺经。

【功效】解毒消肿，杀虫，止痢。

【药性分析】大蒜生品辛热，熟品甘温。其外用可解毒消肿，善消一切肿毒；内服能杀虫，止痢。

【应用】

1.痈疖肿毒，癣疮　本品有消肿、解毒、杀虫功效。治痈疖肿毒，用独头蒜三四枚，捣烂，加麻油调敷；治痈肿初发，用独头蒜切片贴肿处，再以艾火灸之，能增强消肿作用；治头癣，用蒜切片外擦或捣烂外敷。

2.痢疾，泄泻　本品能杀虫止痢。治泻痢，可以生食大蒜，也可煎汤服，或用10% 的大蒜浸液 100mL 保留灌肠。

3.钩虫病，蛲虫病　本品有杀虫作用，可配伍槟榔、鹤虱、苦楝皮等驱虫药以增强疗效。对钩虫病，本品还可作预防用，在下田劳动前，将大蒜捣烂，涂于四肢；治蛲虫病，可外用，将大蒜捣烂，加入菜油少许，临睡前涂于肛门周围。

此外，本品还能解鱼蟹毒，防治流感等。

【用量用法】9~15g，煎服。外用适量，捣烂外敷，或切片外擦，或隔蒜灸。

【注意事项】阴虚火旺者不宜服用。本品外敷能引起皮肤发红、灼热、起泡，故不可久敷。灌肠法孕妇忌用。

知识拓展

### 大蒜的现代研究与应用

大蒜主含大蒜辣素、大蒜素、超氧化物歧化酶等成分。其具有抗病原微生物、抗癌、增强免疫、延缓衰老等作用，现代用于治疗流行性感冒、流行性乙型脑炎、大叶性肺炎、黄疸型传染性肝炎、细菌性痢疾、阿米巴痢疾等。

## 白矾 Baifan
### 《神农本草经》

本品为硫酸盐类矿物明矾石经加工提炼制成。主含含水硫酸铝钾〔$KAl(SO_4)_2 \cdot 12H_2O$〕。主产于甘肃、河北、安徽、福建、山西、湖北、浙江等地。生用或煅用。煅后称枯矾。

【性味归经】酸、涩，寒。归肺、脾、肝、大肠经。

【功效】外用解毒杀虫，燥湿止痒；内服止血止泻，祛除风痰。

【药性分析】白矾酸涩收敛，性寒无毒；外用可解毒杀虫，燥湿止痒，尤宜治疮面湿烂或瘙痒者；其味涩，入肝经血分，有收敛止血作用，用于多种出血证；入大肠经，又可涩肠止泻，用于久泻久痢。

【应用】

**1. 湿疹瘙痒，疮疡疥癣**　本品外用能解毒杀虫，燥湿止痒。治痈疽，常配朴硝研末外用，如二仙散；治口疮、聤耳、鼻息肉、酒齄鼻，可单用白矾或配伍硫黄、乳香等；治痔疮、脱肛、子宫脱垂，常与五倍子同用，如消痔灵注射液。

**2. 各种出血证**　本品可收敛止血。治衄血不止，以枯矾研末吹鼻；治崩漏下血，配五倍子、地榆同用；治金疮出血，用生矾、枯矾配松香研末，外敷伤处。

**3. 久泻久痢**　本品可涩肠止泻。治久泻久痢，配煨诃子肉为散，粥饮调下治之，如诃黎勒散。

**4. 痰厥癫狂痫证**　本品能祛除风痰，常配伍郁金为末，薄荷糊丸服，治痰壅心窍癫痫发狂，如白金丸。

此外，本品还可治湿热黄疸，可与硝石配伍，如硝石散。

【用量用法】0.6 ~ 1.5g，内服，入丸散剂。外用适量，研末敷或化水洗患处。

【注意事项】体虚胃弱及无湿热痰火者忌服。

### 知识拓展

#### 白矾的现代研究与应用

白矾主含含水硫酸铝钾。其具有抗菌、抗阴道滴虫、凝固蛋白、利胆、收敛等作用，现代用于治疗湿疹、湿疮、痔疮、脱肛、烧伤、中耳炎、头癣等。

## 土荆皮 Tujingpi
### 《本草纲目拾遗》

本品为松科植物金钱松 *Pseudolarix amabilis*（Nelson）Rehd. 的干燥根皮或近根树皮。主产于江苏、浙江、安徽等地。夏季剥取，晒干。切丝，生用。又名土槿皮。

【性味归经】辛，温；有毒。归肺、脾经。

【功效】杀虫，疗癣，止痒。

【药性分析】土槿皮辛温有毒，功专杀虫疗癣、祛湿止痒，善治疥癣、湿疹。

【应用】

**1. 体癣，手足癣，头癣** 本品能杀虫、疗癣、止痒。治体癣、手足癣、头癣等各种癣病，可单用浸酒涂擦或研末加醋调敷。

**2. 湿疹，疥疮，皮炎，皮肤瘙痒** 本品止痒效佳。治湿疹、疥疮、皮炎、皮肤瘙痒，可单用浸酒外擦，或配伍大黄、苦参、黄柏等煎洗患处。

【用量用法】外用适量，醋或酒浸涂擦，或研末调涂患处。

【注意事项】本品有毒，只供外用，不可内服。

## 知识拓展

### 土荆皮的现代研究与应用

土荆皮主含土荆皮酸、土荆皮酸苷、金钱松呋喃酸等成分。其具有抗真菌作用，现代用于治疗足癣、体癣、股癣、头癣、神经性皮炎等，多制成 10%～50% 的土荆皮酊，或与水杨酸、苯甲酸等合制成复方土荆皮酊使用。

其他攻毒杀虫止痒药见表 24-1。

**表 24-1 其他攻毒杀虫止痒药**

| 药名 | 来源 | 药性 | 功效 | 主治 | 用量用法 |
|---|---|---|---|---|---|
| 雄黄 | 为硫化物类矿物雄黄的矿石，主含二硫化二砷（$As_2S_2$） | 辛，温；有毒。归肝、大肠经 | 解毒杀虫，燥湿祛痰，截疟 | 1. 痈肿疔疮，蛇虫咬伤，虫积腹痛<br>2. 惊痫，疟疾 | 0.05～0.1g，内服入丸散。外用适量，熏涂患处 |
| 蟾酥 | 为蟾蜍科动物中华大蟾蜍或黑眶蟾蜍的耳后腺及皮肤腺分泌的白色浆液，经加工干燥制成 | 辛，温；有毒。归心经 | 解毒，止痛，开窍醒神 | 1. 痈疽疔疮，咽喉肿痛<br>2. 中暑神昏，痧胀腹痛吐泻 | 0.015～0.03g，内服研细，多入丸散用。外用适量 |
| 樟脑 | 为樟科植物樟的枝、干、根、叶，经提取制得的颗粒状结晶 | 辛，热；有毒。归心经 | 外用除湿杀虫，温散止痛；内服开窍辟秽 | 1. 外用治疥癣、牙痛、跌打损伤<br>2. 内服治神志昏迷或痧胀腹痛 | 0.1～0.2g，内服，入散剂，或用酒溶化服。外用适量，研末撒或调敷 |
| 木鳖子 | 本品为葫芦科植物木鳖的干燥成熟种子 | 苦、微甘，凉；有毒。归肝、脾、胃经 | 散结消肿，攻毒疗疮 | 1. 疮疡肿毒，乳痈，瘰疬，痔疮<br>2. 干癣，秃疮 | 0.9～1.2g，内服。外用适量，研末，用油或醋调涂患处 |
| 蜂房 | 胡蜂科昆虫果马蜂、日本长脚胡蜂或异腹胡蜂的巢 | 甘，平。归胃经 | 攻毒杀虫，祛风止痛 | 1. 疮疡肿毒，乳痈，瘰疬，皮肤顽癣，鹅掌风<br>2. 牙痛，风湿痹痛 | 3～5g，内服。外用适量，调敷患处，或煎水漱，或洗患处 |

# 第二节　拔毒化腐生肌药

目标任务：
1. 认识拔毒化腐生肌药常用药物的外观形态。
2. 掌握拔毒化腐生肌药重点药物炉甘石、硼砂、砒石的功用特征、用量用法、使用注意事项，认识该类药物的毒副作用。
3. 熟悉拔毒化腐生肌药其他药的功效与主治。

 案例分析

患儿，女，2岁。症见全身泛发疱疹，为密集粟粒大小丘疹、疱疹，周围明显红晕，疱疹内灌浆晶莹，中央见脐窝状，呈向心性分布，瘙痒。

该患儿为何证？应如何治疗？

凡以拔毒化腐排脓，生肌敛疮为主要作用的药物，称为拔毒化腐生肌药。

本类药物以矿石、金属类为主，辛味居多，大多有毒。以拔毒化腐排脓，生肌敛疮为主要功效。主要用于痈疽疮疡溃后脓出不畅，或腐肉不去、新肉难生所致伤口不愈，还用于治疗癌肿、梅毒、疔毒、疥癣及口疮、喉证、目翳等。

本类药物以外用为主，部分可内服。外用方法历来很多，主要依据病情、病变部位、药物剂型不同和用药途径而定。如研末外撒；或用香油及茶水调敷；或制成软膏涂抹；或作药捻、栓剂栓塞；或煎汤熏洗、浸泡，或热敷；或点眼、吹喉、滴耳等。内服一般多作丸、散用，以利药物缓慢溶解吸收。

本类药物由于具有不同程度的毒性，故无论外用或内服，均应严格控制剂量和用法，且不宜过量或持续使用。重金属类矿物药如升药、轻粉、砒石等，禁用于头面部及黏膜，以防局部吸收而发生中毒反应。制剂时，应严格遵守炮制和制剂规范，以减轻药物毒性，确保用药安全。

## 炉甘石 Luganshi
《本草品汇精要》

本品为碳酸盐类矿物菱锌矿石，主含碳酸锌（$ZnCO_3$）。主产于广西、四川、云南、湖南等地。采挖后，洗净，晒干，除去杂石。生用或煅后水飞用。

【性味归经】甘，平。归肝、脾经。

【功效】解毒明目退翳，收湿止痒敛疮。

【药性分析】炉甘石味甘性平，外用可解毒明目退翳，收湿止痒，为眼科常用药；又能收湿敛疮生肌，为湿疮、湿疹常用药。

【应用】

1. **目赤翳障，眼睑溃烂**　本品能解毒明目退翳。治目赤暴肿，常与玄明粉各等份为末点眼，如神应散；治风眼流泪，常与海螵蛸、冰片为细末点眼，如止泪散；治眼眶破烂，畏光羞明，常配黄连、冰片，如黄连炉甘石散。

2. **溃疡不敛，湿疮，湿疹**　本品能收湿止痒敛疮。治疮疡不敛，常与龙骨同用，研极细末，干撒患处，如平肌散；治湿疮、湿疹，常与煅石膏、龙骨、青黛、黄连等同用，以提高药效。

【用量用法】外用适量，研末撒布或调敷。水飞点眼、吹喉。一般不内服。

【注意事项】宜炮制后用。专作外用，不作内服。

### 知识拓展

#### 炉甘石的现代研究与应用

炉甘石主含碳酸锌。其具有防腐、收敛、消炎、止痒及保护创面、抑菌等作用；现代用于治疗眼病及皮肤病，主治目赤肿痛、眼缘赤烂、翳膜胬肉、溃疡不敛、脓水淋漓、湿疮、皮肤瘙痒、小儿臀红、新生儿脓疱等。

## 硼砂 Pengsha
### 《日华子本草》

本品为天然矿物硼砂的矿石经精制而成的结晶体。主产于西藏、青海等地。须置于密闭容器中防止风化。生用或煅用。

【性味归经】甘、咸，凉。归肺、胃经。

【功效】外用清热解毒，内服清肺化痰。

【药性分析】硼砂甘咸而凉，外用可清热解毒，消肿防腐，为喉科、眼科常用药；其入肺经，内服又可清肺化痰。

### 课堂互动

硼砂为一种外用为主的中药，内服宜慎。但媒体曝光了一些不法生产商在食品中添加硼砂。请利用所学知识，讨论这样做的隐患。

【应用】

1. **口舌生疮，咽喉肿痛，目赤翳障**　本品外用清热解毒，而有消肿防腐之效。治鹅口疮，配伍雄黄、冰片、甘草组成，共为细末，用蜜水调涂或干掺，如四宝丹；治咽喉疼痛，牙龈肿痛，配伍冰片、玄明粉、朱砂，研细末，吹搽患处，如冰硼散；治目赤肿痛或翳膜遮睛，可用本品水溶液洗眼，也可与炉甘石、冰片、玄明粉等配成点眼剂，如白龙丹。

**2. 痰火壅滞，痰黄黏稠，咳吐不利** 本品内服有清肺化痰之功，可配伍浙贝母、瓜蒌等，以增强清肺化痰作用。

【用量用法】1.5 ~ 3g，内服，入丸散用。外用适量，研细末撒或调敷。

【注意事项】多作外用，内服宜慎。

---

**知识拓展**

**硼砂的现代研究与应用**

硼砂主要成分为含水四硼酸钠。其具有抗肿瘤、消毒防腐、抗真菌、抗病毒等作用；现代用于皮肤黏膜的消毒防腐，治疗氟骨症、足癣、牙髓炎、霉菌性阴道炎、宫颈糜烂、褥疮、痤疮、外耳道湿疹、疱疹病毒性皮肤病、癫痫、肿瘤等。

---

## 砒石 Pishi
### 《日华子本草》

本品为矿物砷华 Arsenolite 的矿石，或毒砂（硫砷铁矿）、雄黄等含砷矿物的加工品。砒石升华的精制品即砒霜。主产于湖南、江西、广东、四川等地。除极少部分来自天然砷矿的氧化物外，大多由砷矿石烧炼升华或使雄黄氧化升华而成。商品分红砒、白砒两种，二者三氧化二砷（$As_2O_3$）的含量均在 96% 以上，但后者更纯，前者尚含少量硫化砷等红色矿物质。药用以红砒为主。研细水飞用或绿豆水煮后用。

【性味归经】辛，大热；有大毒。归肺、肝经。

【功效】外用攻毒杀虫，蚀疮去腐；内服劫痰平喘，截疟。

【药性分析】砒石性大热，有大毒，能以毒攻毒，外用具有攻毒杀虫、蚀疮祛腐之功效，且药性强烈，多配其他药物以轻其剂，缓其毒；其辛热入肺经，内服又可祛寒劫痰平喘，用于寒痰咳喘。

【应用】

**1. 恶疮，瘰疬，顽癣，牙疳，痔疮** 本品外用攻毒杀虫，蚀疮去腐。治恶疮日久，可配硫黄、苦参、附子、蜡同用，调油为膏，柳枝煎汤洗疮后外涂，如砒霜膏；治瘰疬、疔疮，常配明矾、雄黄、乳香为细末，如三品一条枪。

**2. 寒痰哮喘** 本品内服可劫痰平喘。主治寒痰咳喘，久治不愈，可配淡豆豉为丸服，如紫金丹。

**3. 疟疾** 本品还能截疟。治疗疟疾，内服外用均可，疗效可靠，只能暂服，不可持续或大量服用。

**4. 癌症** 本品有大毒，能以毒攻毒以抑癌，用治多种癌症。

【用量用法】0.002 ~ 0.004g，入丸、散剂服。外用适量，研末撒敷，宜作复方散剂或入膏药、药捻用。

【注意事项】本品剧毒，内服宜慎，不可持续服用；外用亦应注意，以防局部吸收中毒。不可作酒剂服。孕妇忌服。忌火煅。畏水银。

## 知识拓展

### 砒石的现代研究与应用

砒石主含三氧化二砷、硫化砷等成分。其具有杀灭微生物、疟原虫及阿米巴原虫，以及抑制肿瘤、促蛋白质合成、促进红细胞生成、抗组胺、平喘等作用；现代用于治疗淋巴结结核、骨结核、肺结核、白血病、皮肤癌、神经性皮炎、湿疹等。

## 知识链接

### 砒石的毒性

三氧化二砷有大毒，口服 5mg 以上即可中毒，20～200mg 可致死，口服吸收后随血液分布至全身各脏器，又以骨和毛发贮存量较大且较久。砷剂可使肝脏变性坏死，心、肝、肾、肠充血，上皮细胞坏死，还可致癌、致畸、致突变等，对皮肤、黏膜有强烈腐蚀作用。

其他拔毒化腐生肌药见表 24-2。

**表 24-2  其他拔毒化腐生肌药**

| 药名 | 来源 | 药性 | 功效 | 主治 | 用量用法 |
|---|---|---|---|---|---|
| 升药 | 由水银、火硝、白矾各等份混合升华制成 | 辛、热；有大毒。归肺、脾经 | 外用拔毒，去腐 | 痈疽溃后，脓出不畅，或腐肉不去，新肉难生 | 本品有大毒，不能内服，只供外用，外用适量 |
| 轻粉 | 为水银、白矾、食盐等经升华法炼制而成的氯化亚汞（Hg₂Cl₂） | 辛、寒；有毒。归大肠、小肠经 | 外用杀虫，攻毒，敛疮；内服祛痰消积，逐水通便 | 1.外治用于疥疮，顽癣，臁疮，梅毒，疮疡，湿疹 2.内服用于痰涎积滞，水肿鼓胀，二便不利 | 内服每次0.1～0.2g，每日1～2次，多入丸剂或装胶囊服，服后漱口；外用适量，研末掺敷患处 |
| 铅丹 | 为纯铅经加工制成的氧化物（Pb₃O₄），也称红丹 | 辛、微寒；有毒。归心、肝经 | 外用拔毒生肌，杀虫止痒；内服截疟 | 1.外用治疮疡溃烂，湿疹瘙痒，疥癣，狐臭，酒齄鼻 2.内服治疗惊痫癫狂，疟疾 | 0.3～0.6g，内服，入丸散剂；外用适量，研末撒布或熬膏贴敷 |

# 小　结

1.外用药是以外用为主，具有解毒消肿、杀虫止痒、化腐排脓、敛疮生肌等功效，适用于痈疽疮疡、疥癣、外伤、蛇虫咬伤及五官疾患等疾病。根据功效与应用的不同，分为攻毒杀虫止痒药和拔毒化腐生肌药两类。

2.攻毒杀虫止痒药常用药物有硫黄、蛇床子、大蒜、白矾、土荆皮。硫黄为治疗疥疮的要药，且秉性纯阳，内服可补火壮阳。蛇床子与硫黄功效相似，但在应用方面各有侧重，蛇床子为皮肤科及妇科常用药。大蒜解毒消肿、杀虫、止痢，为药食两用的佳品。

3.拔毒化腐生肌药常用药物有炉甘石、硼砂、砒石等。炉甘石为眼科常用外用药，同时也是治疗湿疹湿疮的常用药物；硼砂外用清热解毒，内服清肺化痰，为外科常用药，也为喉科、眼科常用药。砒石有大毒，应用时应严格控制剂量，以毒攻毒，可治恶疮及肿瘤。

# 目标测试

**A1 型题**（以下每一道题有 A、B、C、D、E 五个备选答案，从中选择一个最佳答案）

1.可用于下元虚冷、便秘的药物为哪种（　　　）

　　A.桃仁　　　　　　　　B.硫黄　　　　　　　　C.芒硝

　　D.玄参　　　　　　　　E.肉桂

2.外用既可燥湿止痒，又有显著的解毒功效的药物是（　　　）

　　A.硼砂　　　　　　　　B.轻粉　　　　　　　　C.硫黄

　　D.紫苏　　　　　　　　E.明矾

3.蛇床子辛、苦，温燥，专入（　　　）

　　A.心经　　　　　　　　B.肝经　　　　　　　　C.肾经

　　D.脾经　　　　　　　　E.胃经

4.大蒜的功效为（　　　）

　　A.解毒，杀虫，助阳通便

　　B.攻毒杀虫，利水通便

　　C.解毒杀虫，燥湿祛痰，截疟定惊

　　D.解毒消肿，杀虫，止痢

　　E.杀虫，截疟

5.既治目赤翳障，又治皮肤湿疮的药物是（　　　）

　　A.炉甘石　　　　　　　B.朱砂　　　　　　　　C.硼砂

　　D.石膏　　　　　　　　E.铅丹

**A2 型题**（以下每个案例有 A、B、C、D、E 五个备选答案，从中选择一个最佳答案）

1. 患者，男，53 岁。症见腰膝酸软冷痛，小便清长，腹痛便秘。可首选（　　）

A. 雄黄　　　　　　　　B. 硫黄　　　　　　　　C. 白矾

D. 砒石　　　　　　　　E. 炉甘石

2. 患者，女，30 岁。阴部湿疹，瘙痒。若配白矾、苦参等煎汤外洗，可首选（　　）

A. 硫黄　　　　　　　　B. 白矾　　　　　　　　C. 蛇床子

D. 土荆皮　　　　　　　E. 木鳖子

3. 患者，男，35 岁。有挖耳损伤病史。症见耳部瘙痒、疼痛，耳窍流脓。在内服给予消炎止痛药物同时，配合外用药物。可首选（　　）

A. 白矾　　　　　　　　B. 雄黄　　　　　　　　C. 蜂房

D. 炉甘石　　　　　　　E. 芒硝

4. 患者，女，28 岁。眼眶发炎，溃烂，畏光羞明。在内服给予对症药物的同时，配合外用药物，应首选（　　）

A. 炉甘石　　　　　　　B. 雄黄　　　　　　　　C. 硫黄

D. 蛇床子　　　　　　　E. 轻粉

**B1 型题**（以下提供若干组考题，每组考题共用在考题前列出的 A、B、C、D、E 五个备选答案，从中选择一个与问题关系最密切的答案）

A. 硼砂　　　　　　　　B. 升药　　　　　　　　C. 炉甘石

D. 大蒜　　　　　　　　E. 硫黄

1. 性温，能解毒杀虫的是（　　）

2. 性凉，能清热化痰的是（　　）

3. 性平，能明目退翳的是（　　）

A. 大蒜　　　　　　　　B. 硼砂　　　　　　　　C. 升药

D. 炉甘石　　　　　　　E. 土荆皮

4. 阴虚火旺及有目、口齿、喉舌诸疾不宜使用的药物（　　）

5. 能治咽喉肿痛、口舌生疮、目赤翳障的药物是（　　）

6. 治疗目赤翳障、眼睑溃烂的药物是（　　）

# 第三部分　技能实训

## 实训项目一　中药辨识技能实训

### 【实训目的】

1. 通过实训，复习和巩固课堂所学知识，掌握常用中药的功效及主治；熟悉常用中药的外观形态及饮片性状。

2. 学习用正确的方法及手段来观察和研究药用植物，激发学习兴趣，增强独立思考能力及学习积极性。

3. 通过实训，培养学生吃苦耐劳及团结协作精神，提高分析问题及解决问题能力，培养学生动手操作能力。

### 【实训内容】

（一）实训用品

1. 常用中药浸制标本。
2. 常用中药饮片标本。
3. 常用中药腊叶标本。
4. 贵重药材标本。

（二）实训方法

1. 通过对浸制标本、腊叶标本等的外观形态观察，认识和熟悉常用中药。

2. 通过看色泽、摸质地、嗅气味、尝味道等方法，对常用中药饮片进行观察，认识和熟悉常用中药。

3. 通过对贵重药材标本的观察，认识和熟悉贵重药材的形态，掌握贵重药材的功效及主治。

（三）实训步骤

**1. 准备工作** 打开门窗、排气扇，通风10分钟。检查实训设备、药品是否齐全，打开电源开关。组织学生，要求做到衣帽整洁，认真听取实训老师介绍实训内容及实训注意事项，分组实训。

**2. 实训过程**

（1）中药浸制标本见习 如麻黄、百部、柴胡、栀子、连翘、山楂、大蓟、仙鹤草、桔梗、紫苏、钩藤、苍术、何首乌、麦冬、石斛、山茱萸、川贝母、紫珠、木香、茵陈等。

（2）中药饮片辨识 如桂枝、白芷、知母、大血藤、黄芩、黄连、黄柏、生地黄、赤芍、大黄、独活、苍术、茯苓、猪苓、川木通、木通、附子、干姜、肉桂、陈皮、薤白、槟榔、三七、川芎、延胡索、丹参、川牛膝、怀牛膝、半夏、白附子、桔梗、天麻、党参、西洋参、白术、山药、甘草、当归、白芍、鸡血藤等。

（3）中药腊叶标本见习 如紫苏、荆芥、防风、薄荷、金银花、桑叶、竹叶、大青叶、紫花地丁、藿香、佩兰、石韦、侧柏叶、艾叶、北沙参、金钱草、虎杖、香附、地榆、茜草等。

（4）贵重药材见习 如人参、鹿茸、牛黄、麝香、冬虫夏草、犀角、羚羊角、灵芝、蛤蚧、蕲蛇、乌梢蛇、血竭、乳香、没药、穿山甲、朱砂、苏合香、阿胶、龟甲、鳖甲等。

**3. 清理场地** 实训结束后，将药物归还原处，并打扫实训室卫生，关闭水、电、门、窗。经实训教师验收合格后方可离开。

【实训注意】

1. 学生必须按要求穿好白大褂、鞋套等。

2. 进入标本馆须保持馆内安静、整洁，严禁喧哗、打闹或其他违纪行为。

3. 爱护公共财物，对陈列的各种标本，不得刻意破坏，如有损坏标本者按规定处理。

4. 必须服从馆内老师的指导，未经老师允许，不得触摸动物标本及贵重药材。

5. 浸制标本，不要打开盖子。

6. 腊叶标本，药材饮片，轻拿轻放，物归原处。

7. 注意安全，小心玻璃。

【实训思考】

1. 麻黄与麻黄根可以混用吗？为什么？

2. 桑叶、桑枝、桑白皮、桑椹药用部位是什么？其功用有何异同？

3. 紫苏、苏叶、苏梗与苏子药用部位是什么？其功用有何异同？

4. 黄芩、黄连、黄柏三药有何异同？

5. 生姜、干姜、炮姜三药功用有何异同?

6. 竹叶、竹茹、竹沥与天竺黄如何鉴别?

7. 怀牛膝与川牛膝如何鉴别?

8. 川贝母与浙贝母如何鉴别?

【实训报告】

**实训报告**

| 姓名 | | 院系 | | 专业 | |
|---|---|---|---|---|---|
| 班级 | | 日期 | | 成绩 | |

| 实训项目名称 | |
|---|---|
| 实训目的 | |
| 实训用品 | |
| 实训内容 | |
| 实训步骤 | |
| 实训结果与记录 | |
| 实训注意 | |
| 实训讨论 | |

## 【实训考核】

| 测试项目 | 辨认药材并描述功用 | 标准分值 | 得分 |
|---|---|---|---|
| 全草类 | 麻黄、薄荷、鱼腥草、茵陈、仙鹤草、金钱草、益母草、石斛、荆芥、大蓟 | 1×10 | |
| 叶类 | 石韦、侧柏叶、大青叶、枇杷叶、艾叶 | 2×5 | |
| 花类 | 辛夷、金银花、蒲黄、菊花、红花 | 2×5 | |
| 果实和种子 | 连翘、栀子、枳实、使君子、木瓜、莲子、山楂、杏仁、五味子、乌梅 | 1×10 | |
| 根和根茎 | 大黄、何首乌、川牛膝、附子、白芍、黄连、延胡索、甘草、黄芪、三七 | 1×10 | |
| 茎木 | 川木通、大血藤、鸡血藤、沉香、钩藤 | 2×5 | |
| 树皮和根皮 | 厚朴、肉桂、杜仲、黄柏、桑白皮、牡丹皮、白鲜皮、苦楝皮、秦皮、五加皮 | 1×10 | |
| 树脂与菌类 | 乳香、没药、苏合香、血竭、安息香、茯苓、猪苓、冬虫夏草、雷丸、马勃 | 1×10 | |
| 动物类 | 石决明、全蝎、蛤蚧、蕲蛇、牡蛎、鸡内金、龟甲、阿胶、鹿茸、羚羊角 | 1×10 | |
| 矿石类 | 石膏、滑石、朱砂、雄黄、芒硝 | 2×5 | |
| 合计 | | 100 | |

# 实训项目二 常用中药炮制技能实训

## 【实训目的】

1. 掌握药物清炒、加固体辅料炒、加液体辅料炒技术的操作程序及注意事项。
2. 熟悉不同药物火力要求，熟悉炒锅性能，能准确把握药物炒制的火力。
3. 准确判断各种药物的炮制规格、成品性状，熟悉炮制目的。
4. 掌握辅料的用量及使用方法。

## 【实训内容】

### （一）实训用品

**1. 实验设备** 炒锅、锅铲、刷子、盛药器具、药筛、瓷盆、瓷盘、量筒、电子秤、台秤、纱布等。

**2. 实验材料**

（1）药物 王不留行、苍耳子、山楂、侧柏叶、山药、苍术、白术、党参、狗脊、当归、白芍、乳香、香附、黄柏、车前子、百合、甘草。

（2）辅料 麸皮、大米、黄土、河砂、蜜、盐、醋、酒、水。

### （二）实训方法

学生以小组（3~4人）为单位，根据炮制任务，经教师示范和小组讨论后，进行炮制操作。实行组长负责制。

### （三）实训步骤

**1. 准备工作** 检查实训器具是否齐全，炒药锅、排气扇工作是否正常。将要炮制的药物筛去碎屑、杂质、果核等，分档备用。清洁炒锅、铲子和盛药器具，将炒锅按30°~45°角放置在煤气灶上，打开煤气灶开关，用大（武）火加热，将炒锅预热至一定程度后投药。若是加固体辅料炒制技术，根据不同辅料，按照不同炮制药物的重量按比例称取（其中，麸皮用量为药物量的10%，大米用量为药物量的20%，灶心土或黄土的用量为药物量的25%~30%，砂的用量以能埋没药物为度）。如果是加液体辅料炒制技术，根据不同药物炒制的要求，大多数用小（文）火加热，将吸尽辅料后的药物置炒锅内加热，部分药物需先炒后再加辅料。

**2. 实验过程**

（1）清炒技术

1）炒黄 将净制或切制后的药物，置炒锅内，用文火或中火加热，不断翻动至药物表面呈黄色或颜色加深，或发泡鼓起，或爆裂，并透出药物固有的气味，迅速出锅，放凉。将炮制好的药物盛于洁净的容器内，清洁炒锅、铲子和台面。

代表药物：

①王不留行：取净王不留行，称重，置热锅内，用中火加热，炒至大部分爆白花，迅速出锅，放凉。成品性状：炒王不留行大部分呈类球形白花，质脆。

②苍耳子：取净苍耳子，用中火炒至焦黄色时取出，放凉，碾去刺，筛净。用时捣碎。成品性状：本品炒后呈深黄色，刺尖焦脆，微有香气。去刺后碾碎（或捣碎）呈碎粒或饼状。

2）炒焦先将药物大小分档，用中火或武火加热，将适量的药物投入预热好的炒锅内加热翻炒。炒至药物表面呈焦黄或焦褐色，并透出焦香气味时迅速出锅，放凉。将炮制好的药物盛于洁净的容器内，清洁炒锅、铲子和台面。

代表药物：

焦山楂：取净山楂，用中火炒至外表焦褐色，内部焦黄色，并有焦香气味溢出时，取出放凉。成品性状：本品炒后色泽加深，表面呈焦褐色，内部焦黄色，酸味减弱。

3）炒炭将药物大小分档，置预热好的炒锅内加热翻炒。用武火或中火加热，不断翻动，炒至表面呈焦褐或焦黑色，内部焦黄色，喷淋少许清水，灭尽火星，取出，晾干。

代表药物：

①山楂炭：取净山楂，用武火炒至表面黑褐色，内部焦褐色。有火星时及时喷淋清水，灭尽火星，取出晾干。成品性状：本品表面呈黑褐色，内部焦褐色。

②侧柏叶：取净侧柏叶，用中火炒至表面呈焦褐色，内部焦黄色，表面有光泽，喷淋少许清水，灭尽火星，取出，晾干。成品性状：本品炒炭后呈焦褐色，具光泽，有焦香气。

（2）加辅料炒制技术

①麸炒山药：将炒锅预热至一定程度，均匀撒入定量的麸皮，冒烟时入山药片，中火翻炒至山药呈黄色时取出，筛去麦麸。成品性状：本品麸炒后呈黄色，具焦香气。

②麸炒苍术：将炒锅预热至一定程度，均匀撒入定量的麸皮，冒烟时投入苍术片，中火翻炒至苍术呈深黄色时取出，筛去麦麸。成品性状：本品麸炒后呈深黄色，香气较生品为浓。

③米炒党参：将炒锅预热至一定程度，均匀撒入定量的大米，炒至冒烟时，投入党参拌炒，中火翻炒至米呈焦黄色，党参呈老黄色时，取出，筛去米。成品性状：本品米炒后呈老黄色，具香气。

④土炒山药：将定量土粉置炒锅内，加热至灵活状态，投入净山药片拌炒，中火翻炒至表面均匀挂土粉时，取出，筛去土粉，放凉。成品性状：本品土炒后呈土色，具土香气。

⑤土炒白术：将定量土粉置炒锅内，加热至灵活状态，投入净白术片拌炒，中火翻炒至白术色泽加深，至表面均匀挂土粉时，取出，筛去土粉，放凉。成品性状：本品土炒后显土色，具土香气。

⑥砂炒狗脊：将适量河砂置炒锅内，加热至灵活状态，投入净狗脊片，武火翻炒至狗脊色泽加深、鼓起、绒毛呈焦褐色时，迅速出锅，筛去砂，放凉，除去绒毛。成品性状：本品炒后呈焦黄色或棕褐色，质地松泡，无绒毛。

⑦酒炙当归：取净当归片，用黄酒拌匀，闷润，待酒被吸尽后，置热锅内，用文火加热，炒至深黄色，取出放凉。筛去碎屑。当归每100kg，用黄酒10kg。成品性状：本品呈老黄色，略有焦斑，微有酒气。

⑧酒炙白芍：取净白芍片，用黄酒拌匀，闷润至酒被吸尽，置热锅内，用文火加热，炒至微黄色，取出放凉。筛去碎屑。白芍每100kg，用黄酒10kg。成品性状：本品呈微黄色，微具酒气。

⑨醋炙乳香：取净乳香置热锅内，用中火炒制表面微熔时喷淋米醋，再炒至表面显油亮光泽迅速出锅，放凉。乳香每100kg，用米醋10kg。成品性状：本品呈油黄色，微透明，质坚脆，具特异香气。

⑩醋炙香附：取净香附，加米醋拌匀，闷润至透，置热锅内，用文火加热，炒至香附微挂火色，取出晾干。筛去碎屑。香附每100kg，用米醋20kg。成品性状：本品制后颜色加深，断面有光泽，具醋气。

⑪盐炙黄柏：取净黄柏丝，加盐水拌匀，润透，置热锅内，用文火加热，炒至黄柏丝颜色变深时，取出晾干。筛去碎屑。黄柏每100kg，用食盐2kg。成品性状：本品显深黄色，带有焦斑。味苦微咸。

⑫盐炙车前子：取净车前子，置热锅内，用文火加热，炒至略有爆裂声，微鼓起时，喷入盐水，炒干后取出放凉。车前子每100kg，用食盐2kg。成品性状：本品鼓起，味微咸。

⑬蜜炙百合：取净百合，置热锅内，用文火炒至颜色加深时，加入用少量开水稀释过的炼蜜，迅速翻动，均匀拌炒，继续用文火炒至微黄色、不粘手时，取出放凉。百合每100kg，用炼蜜5kg。成品性状：本品呈金黄色，光泽明显。味甘微苦。

⑭蜜炙甘草：取炼蜜加适量开水稀释，加入净甘草片拌匀，闷润至蜜渗入饮片内部，置热锅内，用文火加热，炒至表面老黄色、不粘手时，取出放凉。筛去碎屑。甘草每100kg，用炼蜜25kg。成品性状：本品呈老黄色，微有光泽。味甜，具焦香气。

**3.场地清理**　实验结束后，将炮制好的药物置于包装袋内，密封后贮藏，清洁煤气灶和其他实训器具。并打扫实验室卫生，关闭水、电、气、门、窗。经教师验收合格后方可离开。

## 【实训注意】

1. 炒药工具要洁净，如炒锅、器具及其他工具洁净后才可以进行炒制。
2. 炒锅预热时，用手靠近锅底感受锅的温度，有灼烧感方可投药。
3. 根据药物炒制要求，掌握好火力，不能太大，也不能过小。
4. 药物翻炒要做到亮锅底，但药物不能翻出锅。
5. 准确把握颜色的标准，使药物受热均匀，注意把握好火候。

6. 药物出锅时要迅速，及时摊开。

7. 加固体辅料时要加热至灵活状态，辅料易翻动，有滑利感。

8. 固体辅料炒后需要筛去辅料，炮制后的药物倒入容器中，及时摊开。

9. 液体辅料需要尽量被药材吸尽后才炒炙。

10. 要准确把握炒炙的标准，使药物受热均匀炒干即可。

【实训思考】

1. 在操作过程中如何避免生熟不匀的现象？

2. 苍耳子、王不留行为什么要选择中火炒制？有何炮制目的？

3. 炒炭时怎样判断药物炒炭是否存性？

# 实训项目三 中药药效观察

## 一、观察麻黄对大白鼠的发汗作用（着色法）

### 【实训目的】

1. 掌握麻黄的功效及临床应用。
2. 学习用定性的方法观察辛温解表药对汗液分泌的影响。

### 【实训原理】

1. 麻黄具有发汗解表的功效。
2. 大鼠足跖部肉垫上有汗腺分布，可利用碘与淀粉遇汗液产生紫色反应的机理，来观察和测定药物对大鼠汗液分泌的影响。

### 【实训内容】

#### （一）实训用品

**1. 实训设备** 大鼠固定器、固定架、大鼠灌胃器、医用胶布、电子天平、放大镜、秒表、棉签、一次性手套。

**2. 实训材料**

（1）药品 麻黄水煎液（1g/mL）、苦味酸液、蒸馏水、无水乙醇、和田 - 高垣氏液。

（2）动物 大白鼠 6 只，体重 180～200g。

#### （二）实训方法

学生以小组为单位，根据实训任务，经教师讲解、示范和小组讨论后，进行实训操作。实行组长负责制。

#### （三）实训步骤

**1. 药液的制备**

（1）麻黄水煎液的制备：取麻黄 10g，先加冷水浸泡 20 分钟，以沸腾计时煎煮 30 分钟，倾出煎液；再加水煎煮 15 分钟；合并两次煎液，浓缩至 10mL。

（2）和田 - 高垣氏液的制备：①A 液：取碘 2g 溶于 100mL 无水乙醇，振荡混匀即可。②B 液：取可溶性淀粉 50g，蓖麻油 100mL，两者混匀即成。

**2.** 取健康大白鼠 6 只，称重，用苦味酸液标记，随机分为 2 组，每组 3 只。

**3.** 用棉签蘸无水乙醇擦干净大鼠足底部后，甲组大鼠灌服蒸馏水（1mL/100g），乙组大鼠灌服麻黄水煎液（1mL/100g）。给药后分别将大鼠固定于大鼠固定器中，暴露双下肢，并用医用胶布轻轻缚住，防止大鼠活动时下肢回缩到固定器中。

4.给药后 30 分钟，用棉签拭干大鼠足跖部原有汗液，然后在大鼠足跖部皮肤涂上和田 – 高垣氏液 A 液，待干燥后，再薄薄涂上 B 液，然后用放大镜观察深紫色着色点（即汗点）出现时间、颜色和数量。待汗点出现后，连续观察 30 分钟，每 5 分钟观察记录 1 次。

## 【实训注意】

1.煎药时水不要加入过多，以刚好淹没药为宜，否则浓缩困难。

2.固定大鼠时，操作应轻柔，尽量避免大鼠挣扎出汗而影响药效评价。

3.为避免影响实训结果的准确性，观察大鼠足跖部汗点出现时间，在同一批实训中务必一致。

4.实训室温度控制在（26±1）℃，湿度控制在（65±5）%。

## 【实训思考】

1.什么是解表药？根据药性及功效主治差异可分为哪几类？

2.麻黄的功效有哪些？临床上可用于治疗哪些病证？常用方剂有哪些？

## 【实训报告】

参考实训项目一的报告模板，包括实训目的、实训用品、实训内容、实训步骤、实训结果与记录、实训注意、实训讨论等内容。要求报告字迹工整，条理清晰，结果准确。

按此表进行记录实训结果：

**麻黄水煎液对大鼠足跖部汗液分泌的影响**

| 组别 | 编号 | 体重（g） | 给药剂量（mL） | 汗点出现时间（min） | 给药后 1 小时汗点数 |
|------|------|-----------|----------------|---------------------|---------------------|
| 甲组 |      |           |                |                     |                     |
| 乙组 |      |           |                |                     |                     |

## 【实训考核】

| 测试项目 | 参考标准 | 标准分值 | 得分 |
|---|---|---|---|
| 实训准备 | 器具洁净齐全、摆放合理 | 5 | |
| 实训实施 | 程序合理，实施恰当，操作正确 | 40 | |
| 实训结果 | 记录正确 | 15 | |
| 实训报告 | 字迹工整，条理清晰，结果准确，分析合理 | 20 | |
| 意外事件 | 操作过程中，没有发生安全事件 | 10 | |
| 实训清场 | 清理现场 | 10 | |
| 合计 | | 100 | |

## 二、观察延胡索对小白鼠的镇痛作用（热板法）

### 【实训目的】

1. 掌握延胡索的功效及临床应用。
2. 学习用小鼠热板法观察镇痛药的镇痛作用。

### 【实训原理】

1. 延胡索具有活血行气止痛的功效。
2. 将小鼠置于恒温（$55 \pm 0.5$）℃的热板上，以热刺激小鼠足部产生疼痛反应（舔后爪），通过比较给药前后小鼠痛阈值（出现疼痛反应即舔后爪时间）的变化，来判定药物有无镇痛作用。

### 【实训内容】

#### （一）实训用品

**1. 实训设备**　鼠笼、电子天平、小鼠灌胃器、小鼠热板仪、棉签、一次性手套。

**2. 实训材料**

（1）药品延胡索水煎液 4g/mL、生理盐水、苦味酸液。

（2）动物小白鼠，雌性，体重 18～22g。

#### （二）实训方法

学生以小组为单位，根据实训任务，经教师讲解、示范和小组讨论后，进行实训操作。实行组长负责制。

（三）实训步骤

1. 药液的制备：取延胡索 40g，敲碎，先加冷水浸泡 20 分钟，以沸腾计时煎煮 30 分钟，倾出煎液；再加水煎煮 15 分钟；合并两次煎液，浓缩至 10mL。

2. 准备工作：调定热板仪温度使之恒定于（55 ± 0.5）℃。

3. 小鼠的选择及正常痛阈的测定：取小鼠数只，依次置于热板仪上，按"开始"键记录时间。自放入热板仪至出现舔后足所需的时间（秒）作为该鼠的痛阈值。凡在 30 秒内不舔足或逃避者弃之不用。取筛选合格的小鼠 8 只，随机分为 2 组，每组 4 只，各鼠编号后重复测其正常痛阈值一次，将所测两次正常痛阈平均值作为该鼠给药前痛阈值。

4. 给药及给药后痛阈值测定：第一组灌胃延胡索水煎液 0.2mL/10g，第二组灌胃等容量的生理盐水作为对照。给药后的 15、30、45、60、90 分钟测定各小鼠痛阈值。若小鼠在热板上 60 秒仍无痛觉反应，应将小鼠取出，痛阈值按 60 秒计。

5. 实训完毕后，将结果记入表内，按不同时间测定的各鼠痛阈平均值计算用药后痛阈提高的百分率。

痛阈提高百分率（%）=（给药后平均痛阈值—给药前平均痛阈值）/ 给药前平均痛阈值 ×100%。

【实训注意】

1. 小鼠以雌性为好，因雄性小鼠受热后阴囊易松弛触及热板，呈现敏感反应，影响结果。

2. 室温对本实训有一定影响，以（15 ~ 20）℃为宜，过低小鼠反应迟钝，过高则小鼠过于敏感易引起跳跃，影响结果准确性。

3. 正常小鼠放入热板仪后易出现不安、举前肢、舔前足、踢后肢等现象，这些动作不能作为疼痛指标，只有舔后足才作为疼痛指标。

【实训思考】

1. 什么是活血化瘀药？药性特点如何？

2. 延胡索的功效有哪些？临床上可用于治疗哪些病证？

3. 延胡索镇痛的主要成分是什么？醋制有何目的？

【实训报告】

参考实训项目一的报告模板，包括实训目的、实训用品、实训内容、实训步骤、实训结果与记录、实训注意、实训讨论等内容。要求报告字迹工整，条理清晰，结果准确。

按此表进行记录实训结果：

**延胡索水煎液对小鼠的镇痛作用**

| 组别 | 给药前痛阈平均值（s） | 给药后痛阈值（s） | | | | | 痛阈提高百分率（%） | | | | |
|------|------|------|------|------|------|------|------|------|------|------|------|
| | | 15 | 30 | 45min | 60 | 90 | 15 | 30 | 45min | 60 | 90 |
| 对照组 | | | | | | | | | | | |
| 延胡索组 | | | | | | | | | | | |

## 【实训考核】

| 测试项目 | 参考标准 | 标准分值 | 得分 |
|------|------|------|------|
| 实训准备 | 器具洁净齐全、摆放合理 | 5 | |
| 实训实施 | 程序合理，实施恰当，操作正确 | 40 | |
| 实训结果 | 记录正确 | 15 | |
| 实训报告 | 字迹工整，条理清晰，结果准确，分析合理 | 20 | |
| 意外事件 | 操作过程中，没有发生安全事件 | 10 | |
| 实训清场 | 清理现场 | 10 | |
| 合计 | | 100 | |

## 三、观察马钱子对小白鼠的急性毒性作用（改进寇氏法）

### 【实训目的】

1. 掌握马钱子的功效、临床应用及使用注意事项。

2. 学习中药急性毒性实训的方法，观察马钱子的毒性反应。

### 【实训原理】

1. 马钱子性寒，味苦，有大毒。

2. 急性毒性试验是指受试动物在一次大剂量给药后所产生的毒性反应和死亡情况。药物毒性的大小，常用动物的致死量来表示，因为动物生与死的生理指标较其他指标明显、客观、容易掌握，致死量的测定也较准确。

致死量的测定常以半数致死量为标准。半数致死量是指能够引起试验动物一半死亡的剂量，即药物致死量对数值，用符号 $LD_{50}$ 表示。由于 $LD_{50}$ 的测定较简便、可靠而且稳定，现已成为标志动物急性中毒程度的重要常数。

### 【实训内容】

（一）实训用品

**1. 实训设备** 鼠笼、电子天平、小鼠灌胃器、棉签、一次性手套。

**2. 实训材料**

（1）药物　马钱子水煎液、苦味酸液。

（2）动物　小白鼠，性别相同或雌雄各半，体重 18～22g。

## （二）实训方法

学生以小组为单位，根据实训任务，经教师讲解、示范和小组讨论后，进行实训操作。实行组长负责制。

## （三）实训步骤

**1. 马钱子水煎液的制备**　取生马钱子粉碎成细粉，称取马钱子粉末 5g，加水 150mL 浸泡 30 分钟后，煎煮 30 分钟，药渣再加水 150mL，煎煮 30 分钟，合并滤液浓缩定容到 100mL。然后稀释成各种所需浓度。

**2. 预实训**　取禁食不禁水 12 小时小白鼠 9 只，按体重和性别随机分为 3 组，每组 3 只，苦味酸液标记，组间剂量比 1∶0.75，个别组根据小鼠死亡情况作适当调整。每只小鼠以 0.4mL 样品溶液进行灌胃，找出其 $D_m$ 值（100％死亡量）和 $D_n$ 值（0％死亡量）。

**3. 正式实训**　取禁食不禁水 12 小时小白鼠 50 只，按体重和性别随机分为 5 组，每组 10 只，苦味酸液标记。在 $D_m$ 值和 $D_n$ 值之间，根据分组及剂量比值公式确定组间剂量比值，配成 5 种浓度药液。每只小鼠 0.4mL 灌胃给药，给药后连续观察 7 天，逐日记录有无异常反应和死亡情况。

## 【实训注意】

1. 为能得到理想的效果，实训最好从中间剂量开始，以便从最初几个剂量组动物接受药物后的反应来判断两端剂量是否合适，便于调整剂量和组数。

2. 如实训中出现相邻剂量有重复的 100％ 和 0％ 反应率时，应将靠边的组弃去不计，使大剂量组只有一个 100％ 的反应率，小剂量组也只有一个 0％ 的反应率。

3. 在测定致死量的同时，还应仔细观察动物是否出现耸毛、倦卧、耳壳苍白或充血、突眼、步履蹒跚、肌肉瘫痪、呼吸困难、昏迷、惊厥、大小便失禁等不良反应。

## 【实训思考】

1. 马钱子的功效是什么？临床上常用于治疗哪些病症？使用时应注意什么？

2. 马钱子的不良反应有哪些？

## 【实训报告】

参考实训项目一的报告模板，包括实训目的、实训用品、实训内容、实训步骤、实训结果与记录、实训注意、实训讨论等内容。要求报告字迹工整，条理清晰，结果准确。

按此表进行记录实训结果：

**马钱子水煎液对小鼠死亡率的影响**

| 组别 | 每组鼠数 n | 剂量 g/kg（d） | 死亡数 r | 死亡率 P | 死亡率平方 $P^2$ |
|---|---|---|---|---|---|
| 1 | | | | | |
| 2 | | | | | |
| 3 | | | | | |
| 4 | | | | | |
| 5 | | | | | |
| 合计 | | | $\sum r=$ | $\sum P=$ | $\sum P^2=$ |

按下列公式计算 $LD_{50}$ 及 $LD_{50}$ 的 95% 可信限（FL）：

（1）$LD_{50}$ 的计算：$LD_{50}=\log^{-1}\left[X_m-i\left(\sum P-0.5\right)\right]$

（2）$LD_{50}$ 的 95% 可信限（FL）的计算：$FL=\log^{-1}\left(\log LD_{50} \pm 1.96i\right)$

式中：$X_m$：最大剂量的对数；

　　　i：相邻两组剂量比值的对数（大剂量的为分子）；

　　　P：各组的死亡率（用小数表示）；

　　　$\sum P$：各组死亡率的总和（以小数表示）；

　　　$\sum P^2$：各组死亡率的平方和；

　　　n：各组动物数。

【实训考核】

| 测试项目 | 参考标准 | 标准分值 | 得分 |
|---|---|---|---|
| 实训准备 | 器具洁净齐全、摆放合理 | 5 | |
| 实训实施 | 程序合理，实施恰当，操作正确 | 40 | |
| 实训结果 | 记录正确 | 15 | |
| 实训报告 | 字迹工整，条理清晰，结果准确，分析合理 | 20 | |
| 意外事件 | 操作过程中，没有发生安全事件 | 10 | |
| 实训清场 | 清理现场 | 10 | |
| 合计 | | 100 | |

## 四、大黄对小鼠排便时间和数量的影响（炭末法）

### 【实训目的】

1. 掌握大黄的功效及临床应用。
2. 学习用炭末法观察泻下药对小鼠排便时间和数量的影响。

### 【实训原理】

1. 大黄具有泻下攻积的功效。
2. 运用色素流动法，以黑色炭末为指示剂，以排黑便的时间、黑便性状和数量为指标，可直接观察大黄对肠道推进功能的影响。大黄泻下通便，可使肠蠕动加速，炭末推进快，排黑便时间短，次数多，成形差。

### 【实训内容】

#### （一）实训用品

**1. 实训设备** 鼠笼、电子天平、小鼠灌胃器、钟罩、滤纸、棉签、纱布、一次性手套、计时钟、镊子。

**2. 实训材料**

（1）药物 大黄药液 1g/mL（含炭末 0.1g/mL）、炭末生理盐水混悬液 0.1g/mL、苦味酸液。

（2）动物 小白鼠，性别相同或雌雄各半，体重 18 ~ 22g。

#### （二）实训方法

学生以小组为单位，根据实训任务，经教师讲解、示范和小组讨论后，进行实训操作。实行组长负责制。

#### （三）实训步骤

**1. 药液的制备**

（1）大黄药液（含炭末） 取大黄 10g，砸成小块后，以水浸没。冷浸 24 小时后，过滤（三层纱布），40℃水浴浓缩至 10mL；然后加入 1g 炭末搅拌均匀即可。

（2）炭末生理盐水混悬液 精确量取生理盐水 10mL，加入炭末 1g，搅拌均匀即可。

**2.** 取禁食 20 小时体重相近的小白鼠 6 只（腹泻者剔去），随机分为 2 组，每组 3 只，苦味酸标记。两组分别灌服上述两种炭末混悬液 0.3mL/10g。各鼠分置于铺有滤纸的钟罩内进行观察，记录小鼠排黑便的时间、性状和数目，以及稀粪沾染肛门的情况。连续观察 4 小时，每组 3 只小鼠取平均值，然后综合全实训结果，进行比较。

## 【实训注意】

1. 吸药液前，应将药液摇匀，以保证药量及炭末量准确。
2. 排黑便的计数和计时，以开始排出黑便为准。
3. 计数黑便时，应随时将小鼠排出的已计数的黑便清除，以免影响记数的准确性。
4. 实验小鼠在禁食与实训过程中应让其饮水，否则影响实训结果。

## 【实训思考】

1. 什么是泻下药？药性特点如何？根据其作用强弱的不同可分为哪些？
2. 大黄的功效有哪些？临床上可用于治疗哪些病证？

## 【实训报告】

参考实训项目一的报告模板，包括实训目的、实训用品、实训内容、实训步骤、实训结果与记录、实训注意、实训讨论等内容。要求报告字迹工整，条理清晰，结果准确。

按此表记录分析实训结果：

**大黄对小白鼠排便的影响（$\bar{x} \pm s$）**

| 组别 | 动物数（只） | 剂量（mL） | 开始排黑便时间（min） | 4小时内排黑便数（粒） | 黑便性状 | 粪便沾染肛门情况 |
|---|---|---|---|---|---|---|
| 生理盐水组 | | | | | | |
| 大黄组 | | | | | | |

## 【实训考核】

| 测试项目 | 参考标准 | 标准分值 | 得分 |
|---|---|---|---|
| 实训准备 | 器具洁净齐全、摆放合理 | 5 | |
| 实训实施 | 程序合理，实施恰当，操作正确 | 40 | |
| 实训结果 | 记录正确 | 15 | |
| 实训报告 | 字迹工整，条理清晰，结果准确，分析合理 | 20 | |
| 意外事件 | 操作过程中，没有发生安全事件 | 10 | |
| 实训清场 | 清理现场 | 10 | |
| 合计 | | 100 | |

# 实训项目四 中药审方技能实训

## 【实训目的】

1. 掌握中药处方包含的内容。
2. 掌握中药处方的规范书写。
3. 明确审方的原则和要求，解决审方过程中出现的问题。
4. 了解处方调配的基本过程。

## 【实训内容】

### （一）实训用品

中药饮片问题处方 10 个，详见后页表格。

### （二）实训方法及内容

**1. 处方格式** 处方是由注册的执业医师和执业助理医师在诊疗活动中为患者开具的、由取得药学专业技术职务资格的药学专业技术人员审核、调配、核对，并作为患者用药凭证的医疗文书。处方包含的内容有前记、正文、后记。

前记：包括医疗机构名称、费别、患者姓名、性别、年龄、门诊或住院病历号、科别或病区和床位号、中医临床诊断及开具日期等。

正文：以 Rp 或 R 标示，分列药名名称、数量、用量、用法，中成药表明剂型、规格。

后记：医师签名或加盖专用签章，药品金额以及审核、调配、核对、发药药师签名或加盖专用签章。

**2. 处方的常用术语**

（1）与药名有关的术语

①炮制类：采用不同的方法炮制中药，可获得不同的作用和疗效。医师根据医疗需要，提出不同的炮制要求。如酒蒸大黄，能缓和其泻下作用；蜜炙麻黄，能缓和其辛散之性，增强其止咳平喘功效；炒山药，能增强其健脾止泻作用。

②修治类：修治是除去杂质和非药用部分，以洁净药材，保证其符合医疗需要。如远志去心、山茱萸去核、乌梢蛇去头、鳞片等。

③产地类：中药讲究地道药材，医师在药名前常标明产地。如怀山药、田三七、东阿胶、杭白芍、广藿香、江枳壳、浙贝母等。

④品质类：药材的品质优劣直接影响到疗效，医师处方对药品质量提出了要求。如明天麻、子黄芩、左牡蛎、左秦艽、金毛狗脊、鹅枳实、马蹄决明、九孔石决明等。

⑤采时、新陈类：药材的质量与采收季节密切相关，有的以新鲜者为佳，有的以陈

久者为佳。医师处方对此也有不同要求。如绵茵陈（质嫩）、陈香橼、陈佛手、陈皮、嫩桂枝、鲜芦根、鲜茅根、霜桑叶等。

⑥颜色、气味类：药材的颜色和气味也与质量密切相关。如紫丹参、香白芷、苦杏仁等。

（2）与调剂有关的术语

①中药调剂：指调剂人根据医师处方，按照配方程序和原则，及时、准确地调配和发放药剂的一项操作技术。包括中药饮片调剂和中成药的调剂。具有临时调配的特点。

②饮片用量：以 g 为单位，按干品重量计算。鲜品使用时，药品名称前要注明"鲜"。

③饮片常规用量：指成人一日常用剂量，饮片用量的规定常规为一个数值范围，如黄芪，9～30g。

④脚注：根据治疗的需要和饮片的性质，用简明的词语指示药剂人员在调剂时要采取特定的处理方法，是对饮片复方中某单味药的特殊医嘱。脚注的内容包含特殊调剂方法、保存方法、煎法、服法等。

⑤小包装中药饮片：一种新型饮片包装和调剂形式。将传统饮片按固定剂量分装，便于调剂分剂，降低调剂误差。

（3）与煎煮等有关的术语

①脚注：属于特殊医嘱，常见的有单包、配方用、先煎、后下、包煎、另煎、烊化、冲服、煎汤代水等。

②煎药量：使用符合国家卫生标准的饮用水。儿童每剂煎至 100～300mL，成人每剂煎至 400～600mL，一般每剂按两份等量分装，或遵医嘱。

③煎药方法：采用传统的煎药器具，如砂锅、不锈钢锅等单剂煎煮；也可采用煎药机，在常压状态下煎煮药物，煎药温度不超过 100℃。一般煎煮两次。

**3. 中药处方的内容**

（1）一般项目：包括医疗机构名称、费别、患者姓名、性别、年龄、门诊或住院病历号、科别或病区和床位号等。可添列特殊要求的项目。

（2）中医诊断：包括病名和证型（病名不明确的可不写病名），应填写清晰、完整，并与病历记载相一致。

（3）药品名称、数量、用量、用法，中成药还应当标明剂型、规格。

（4）医师签名和／或加盖专用签章、处方日期。

（5）药品金额，审核、调配、核对、发药药师签名和／或加盖专用签章。

**4. 中药饮片处方的书写规范**

（1）应当体现"君、臣、佐、使"的特点要求。

（2）名称应当按《中华人民共和国药典》规定准确使用，《中华人民共和国药典》没有规定的，应当按照本省（区、市）或本单位中药饮片处方用名与调剂给付的规定书写。

（3）剂量使用法定剂量单位，用阿拉伯数字书写，原则上应当以克（g）为单位，

"g"（单位名称）紧随数值后。

（4）调剂、煎煮的特殊要求注明在药品右上方，并加括号，如包煎、先煎、后下等。

（5）对饮片的产地、炮制有特殊要求的，应当在药品名称之前写明。

（6）根据整张处方中药味多少选择每行排列的药味数，并原则上要求横排及上下排列整齐。

（7）中药饮片用法用量应当符合《中华人民共和国药典》规定，无配伍禁忌，有配伍禁忌和超剂量使用时，应当在药品上方再次签名。

（8）中药饮片剂数应当以"剂"为单位。

（9）处方用法用量紧随剂数之后，包括每日剂量、采用剂型（水煎煮、酒泡、打粉、制丸、装胶囊等）、每剂分几次服用、用药方法（内服、外用等）、服用要求（温服、凉服、顿服、慢服、饭前服、饭后服、空腹服等）等内容，例如："每日1剂，水煎400mL，分早晚两次空腹温服"。

（10）按毒麻药品管理的中药饮片的使用应当严格遵守有关法律、法规和规章的规定。

**5. 处方的审方与调配**

（1）审方　审方是中药饮片调剂工作中第一道程序。从事中药饮片调剂工作的人员既要对医师所开处方负责，更要对患者用药安全有效负责。因此应根据《处方管理办法》，认真逐项检查处方前记、正文和后记书写是否清晰、完整，并确认处方的合法性和处方用药的适宜性。具体包括以下事项：

①科别、姓名、性别、年龄、住址或工作单位、病历号或门诊号、处方药味、剂量、用法、剂数、医师签名、日期等。对超过3日的处方，在未征得原处方医师同意或未重新签名的情况下，应拒绝调剂。

②审阅处方如有字迹不清、错字、重复药味、未注明剂量、配伍禁忌、妊娠禁忌药、超过规定剂量的问题，应与处方医师联系，必须经过处方医师纠正或重新签名，方可调剂。

③审阅处方中所列药味如有"脚注"，要遵照医嘱要求办理。如有需要自备"药引"，要向取药者说明。（脚注：系指医师开处方时在某味药的右上角或右下角所加的注解，如打碎、炒制、先煎、后下、另煎、包煎、烊化、捣汁、冲服等。）

④对处方中药味短缺的品种，应请处方医师更换品种，调剂人员不得擅自变换。

⑤处方中如有属于特殊保存、特殊使用方法等情况的药味，应向取药者说明。

⑥调剂人员不得擅自涂改处方。

（2）调配

①调剂人员接到交费后的处方，对处方各项内容进行再次审核后进行调配。

②调剂所用的戥秤，首先核准定盘星。持戥方法为左手握住戥杆，右手取药，提起戥毫至眉齐，检视戥星指数与所取药味剂量相符。

③称取药味应按处方所列顺序间隔平摆，不得混放一堆，以利核对。对体积松泡品

种应先称取，以免覆盖其他药造成复核困难；对黏度大的品种可后取放在松泡药之上，防黏附包装纸；鲜药类品种应另包，以免干湿相混，发霉变质，影响疗效。

④对处方注明需临方炮制的品种，应符合炮制要求。

⑤调剂处方所列药味，应严格按照本规程的处方药味应付称取。

⑥处方中应先煎、后下、包煎、烊化、另煎、冲服等特殊煎法的品种，应单包并注明用法。

⑦要临时捣碎的药物应使用铜缸捣碎，用后立即擦拭干净，不得残留粉末。可预先捣碎的品种，用机械加工粉碎后备用。

⑧对一方多剂同时调剂时，应采取递减分戥法操作。对并开药应分别称取。对处方中贵重细料药须分别单包。每剂药总量的误差率不得超过 ±5%。

⑨处方注明要求临方加工成其他剂型的，对含挥发油和脂肪油多、树脂、黏性大、糖分多和动物类药，纤维性强、质地松软药，以及贵重细料药均应单取、单包，以利加工时分别处理。

⑩外用药须明显标注。

⑪ 调配处方完毕，调剂人员应检查核对无误后签名。

## （三）实训步骤

1. 熟悉中药饮片处方的书写、审方、调配的内容。

2. 按照处方书写规范，写出一张完整处方。

3. 调配一张中药饮片处方。

调配处方举例：

黄芪 20g　当归尾 15g　赤芍 10g　川芎 10g　地龙 10g　桃仁 10g　红花 10g

3 剂　每日 1 剂　水煎 400mL

分早晚两次空腹温服。

4. 审核处方，指出处方中的不当之处：

| 序号 | 处方内容 | | | | 说明 |
|---|---|---|---|---|---|
| 处方 1 | 党参 9g<br>二乌 24g<br>沙参 6g | 茯苓 9g<br>川军 3g<br>甘草 6g | 枳实 6g<br>陈皮 6g | 白芍 10g<br>瓜蒌 6g | 别名 |
| | | | | | 并开名 |
| | | | | | 超剂量 |
| | | | | | 配伍禁忌 |
| 处方 2 | 黄芩 10g<br>醋甘遂 6g<br>甘草 6g | 白芷 10g<br>茯苓 10g | 石膏 15g<br>二术 20g | 金铃子 10g<br>生白芍 10g | 别名 |
| | | | | | 并开名 |
| | | | | | 超剂量 |
| | | | | | 配伍禁忌 |

续表

| 序号 | 处方内容 | | | | 说明 |
|---|---|---|---|---|---|
| 处方 3 | 天花粉 9g<br>川贝母 9g | 赤白芍 24g<br>附子 18g | 豆蔻 9g<br>丹参 10g | 忍冬花 12g<br>甘草 6g | 别名<br>并开名<br>超剂量<br>配伍禁忌 |
| 处方 4 | 白术 18g<br>醋芫花 15g | 云苓 12g<br>砂仁 6g | 半夏 6g<br>陈皮 6g | 枳壳实 20g<br>甘草 6g | 别名<br>并开名<br>超剂量<br>配伍禁忌 |
| 处方 5 | 女贞子 20g<br>茯苓 15g<br>炒三仙 30g | 肉桂 9g<br>马钱子 1g | 玉片 10g<br>石膏 30g | 牛膝 12g<br>赤石脂 12g | 别名<br>并开名<br>超剂量<br>配伍禁忌 |
| 处方 6 | 白鲜皮 10g<br>山槐根 10g<br>制川乌 6g | 半夏 9g<br>白芷 15g<br>甘草 3g | 金银花 10g<br>苍白术 20g | 防风 9g<br>砒石 0.9g | 别名<br>并开名<br>超剂量<br>配伍禁忌 |
| 处方 7 | 川芎 10g<br>细辛 3g<br>五灵脂 6g | 陈皮 12g<br>桃红 18g<br>甘草 3g | 天仙子 6g<br>郁金 12g | 人参 9g<br>元胡 9g | 别名<br>并开名<br>超剂量<br>配伍禁忌 |
| 处方 8 | 熟地 12g<br>龙牡 30g<br>泽泻 9g | 山药 10g<br>玄参 12g<br>丹皮 9g | 山茱萸 12g<br>金樱子 9g<br>潼蒺藜 12g | 芡实 15g<br>藜芦 1g | 别名<br>并开名<br>超剂量<br>配伍禁忌 |
| 处方 9 | 山药 12g<br>杏仁 9g<br>郁金 9g | 白术 12g<br>二母 20g<br>黄草 9g | 陈皮 9g<br>麦冬 12g | 丁香 9g<br>罂粟壳 9g | 别名：<br>并开名<br>超剂量<br>配伍禁忌 |

续表

| 序号 | 处方内容 | | | | 说明 |
|---|---|---|---|---|---|
| 处方 10 | 棱术 20g<br>栀子 10g<br>连翘 15g | 冰片 2g<br>黄芩 10g<br>甘草 5g | 芒硝 15g<br>味连 10g | 朱砂 1g<br>硫黄 3g | 别名 |
| | | | | | 并开名 |
| | | | | | 超剂量 |
| | | | | | 配伍禁忌 |

## 【实训注意】

1. 注意审查处方是否规范，有无字迹不清、错字、重复药味、未注明剂量、超过规定剂量等问题。

2. 注意审查毒、麻药品处方是否符合规定。

3. 处方中是否有"十八反""十九畏"及妊娠禁忌。

4. 需特殊处理的药物有否"脚注""并开药"，是否明确等。

## 【实训思考】

1. 处方的基本内容有哪些？

2. 审方的基本内容有哪些？

3. 中药饮片处方调配的基本程序有哪些？

## 【实训考核】

| 考核内容 | 技能要求 | 分值 | 得分 |
|---|---|---|---|
| 书写处方 | 按照中药饮片处方规范书写处方的内容 | 20 | |
| 审阅处方 | 准确识别中药别名，并改为正名 | 10 | |
| | 准确识别中药并开名，并正确标注药名及剂量 | 10 | |
| | 能辨识毒性药品超剂量问题，并指出正确用量用法 | 10 | |
| | 准确指出处方中配伍禁忌 | 10 | |
| 调配处方 | 按照程序进行调配 | 40 | |
| 成绩 | | 100 | |

# 附　录

## 药名拼音索引

# 主要参考书目

［1］凌一揆 . 中药学 . 上海：上海科学技术出版社，1985.

［2］黄兆胜 . 中药学 . 北京：人民卫生出版社，2003.

［3］陶忠增 . 中药学 . 北京：中国中医药出版社，2006.

［4］高学敏 . 中药学 . 北京：中国中医药出版社，2007.

［5］张廷模 . 中药学 . 北京：高等教育出版社，2010.

［6］李飞雁 . 中药与方剂 . 郑州：河南科学技术出版社，2011.

［7］钟赣生 . 中药学 . 北京：中国中医药出版社，2012.

［8］孙师家 . 实用方剂与中成药 . 北京：化学工业出版社，2013.

［9］赵珍东 . 实用中医药基础 . 重庆：重庆大学出版社，2014.